陳存仁編校

皇漢醫學叢書

七

上海科学技术文献出版社

第七册

陳存仁編校

皇漢醫學叢書

傷寒用藥研究

川越正淑大亮著

傷寒用藥研究

提要

本書爲川越正淑大亮氏所著。書分上下二卷。首編列總論、氣論、正邪、虛實、陰陽、寒熱及辨虛實間之類似。施用方劑藥之部位。下編則列關於傷寒論中之應用藥品。發表藥物之體用精義。例如桂枝之體爲貫通。其用爲開發、緩融、宣暢。葛根之體爲摧拆。其用爲弛張、清解。麻黃之體爲疏漏。其用爲輕散、清開。細辛之體爲分披。其用爲消散、追逐之類是也。全書共列七十種。俱標明體與用之原理。彼感吾漢藥用。紛紜不一。殊乏系統。無所適從。遂謂藥品不可不約以療其疾。主治不可不統以取其要。此所以著輯本書之由來也。所謂體者。大體也。蔽一藥才能之謂。用者活用也。合數味效用之謂。此類解釋。頗有見地。誠能知其要。庶不惑於衆矣。

傷寒用藥研究目錄

卷上

卷下

傷寒用藥研究卷上

平安　川越正淑大亮著

總論

凡說藥品。昉于神農本草。中于李當之陶弘景。下則及于唐宋元明諸家本草。品物至千有餘數。而其說縱橫百出矣。然則措焉不論乎。曰否。凡極事物之理。雖尙至廣至遠。而唯驅廣遠。而不知約之。則專而無不惑焉。物而無不疑焉。夫疾病之狀態。雖不一。而均於傷其常則一也。以是乎備其品物也。不可不先約之施用。而推弘其才能矣。但設千有餘數之藥品。而不爲推弘之才能。則不素生疑惑而已。不能必療其疾病也。夫穀肉果菜鳥獸鱗介者。皆養人之常者也。然其要在于節之矣。豈謂盡舉穀肉果菜鳥獸鱗介之數。而不食之。則不能養人之常。而遂不知節之。則不素無益而已。恐傷其常也。故藥品可約。而得以療其疾病焉。穀肉果菜鳥獸鱗介。可節而得以養其平常焉。李時珍於本草綱目。品物益多多。而說其主治也。亦彌紛冗。請舉其一言之。凡諸藥方有五甘草者。則盡取其證候。而以歸之於甘草一品之能。其他數類。亦皆無不然矣。果其說之是乎。既足以一品曾治衆病也。何俟品物千有餘數。而後療其疾病乎。嗟乎。其言之矛盾。如是甚矣。殆不知所適從矣，所謂唯驅廣遠。而不知約之者也。藥品不可不約以療其疾病。主治不可不統以取其要。此余之所以著傷寒用藥研究也。於傷寒用藥研究之撰。就品物千有餘數之中。約取其一百五十品。次主治之十百。而先品物之體與用也。蓋體也者。大體也。蔽一品之能之謂也。用也者。活用也。數味相據。而爲効用之謂也。按古人亦有言體用者。雖然。充其體以氣味。充其用以効用。故體用畫其域。而爲兩斷也。余意則不然。夫體用者。猶經緯然矣。體以貫用。用則出于體。經以貫緯。緯則係于經。體用經緯。其義之似也如此。然則體與用。統一於効用而言之也。豈爲配氣味與効用乎。不可不考焉。或曰。吾子鑿鑿乎論體用之異同。雖然。徇傚之於古。而以氣味與効用。亦無害而已。何則。氣之於寒熱溫涼平。味之於甘苦辛酸鹹淡澁歛。皆自然之性也。品物之用。無一不出於自然之性矣。夫既性以出用。則氣味與効用。固一其歸。豈兩斷乎哉。如吾子之言。可謂勉而好違古。曰不然矣。體用者。皆以藥之才能言之也。氣味者。藥之性而非才能也。譬之音與樂。則音者體也。樂者用也。夫蓋音之性。金石絲竹匏土革木也。樂之性。乃音之相和也。是雖異其性。而於有其聲之可聽。則音樂同一矣。然則聲者。音樂之才能。而非性也。故藥之才能。猶音樂之於聲也。豈以氣味與効用。得充體用乎哉。曰。體用之具品物。既受教。雖然今驅使品物也。問主治於脈證。則歷然而有形。以品物之體用而臨脈證。則況然無形。有形則事順。無形則事不順。吾子復有說乎。曰有。夫脈證之雖有形。而不辨虛實之分界。則不能察主客之疑似也。不察主客之疑似。而漫從有形於外。則至處其方也必違矣。可謂有形之歸無形也。以是乎。欲知虛實之分界。則不可不察主客之疑似也。蓋察主客之疑似者。在推脈證於內。而究其本源也。夫脈證之於本源。皆在于血液神氣之失常也。故脈證者。量血液神氣之標也。既知血液神氣之如何。而以體用蔽之。則本源復。而其標從矣。譬如破竹乎。双觸其端。則末自分離矣。不可不考焉。

其二

宋元以降。醫家者流。汨汰陰陽配當。五行生克之理。滔滔乎疾醫之道。遂不講也既已久矣。以是乎近世唱古醫方者。皆惡說理。而唯取外脈證焉。不爲推脈證之源始。乃修飾之。各以其家言。曰或氣。或毒。或水。或寒。皆牽強己之所癖。而決乎不顧矣。嗟嘆是何偏乎惡說理。而頗乎建家言也。可謂惡陷阱而被杖者也。且其言曰。隨脈證治之。是千古之哲論。萬代之龜鑑矣。是於其言。似則似矣、而未可許以善矣。論曰。觀其脈證。知犯何逆、隨證治之。此言推窮其脈證之出于何逆、則自足辨於證之主客。主客既辨。則棄之客證。而隨之主證也。何爲以唯隨外脈證爲盡而不殘哉。故處方之要。雖固在于脈證。而不窮其所源始。則脈證亦不可從焉。試舉脈之不可從者言之。如桂枝湯曰脈洪大。大青龍湯曰脈浮緩、茯苓桂枝白朮甘草湯曰脈沈緊。建中湯曰陰脈弦。小柴胡湯曰陽脈濇。瓜蔕散曰脈微浮。大承氣湯曰脈遲。又曰脈弦。猪苓湯曰脈浮、四逆湯曰脈浮而遲。當歸四逆湯曰脈細欲絕。則不皆推其所源始。則脈與方。大不相愜者也。此豈得但隨脈而治之乎哉。試舉證之不可從者言之。如大青龍湯曰身不疼。但重乍有輕時。桂枝湯曰時發熱。自汗出而不愈者。承氣湯曰頭痛有熱者。厚朴生薑甘草半夏人參湯曰腹脹滿者。茯苓桂枝甘草大棗湯曰臍下悸者。眞武湯曰仍發熱。四逆湯曰發熱頭痛。小柴胡湯曰身熱惡風。頸項強。又曰腹中急痛。小建中湯曰心中悸而煩者。大柴胡湯曰鬱鬱微煩。柴胡加芒硝湯曰日晡所發潮熱。已而微利。柴胡加龍骨牡蠣湯曰譫語一身盡重。不可轉側者。桂枝甘草龍骨牡蠣湯曰煩躁者。大陷胸湯曰不大便五六日。舌上燥而渴。日晡所小有潮熱。自心下至少腹。鞕滿而痛不可近者。柴胡桂枝湯曰支節煩疼。心下支結。甘草瀉心湯曰下利日數十行。穀不化。赤石脂禹餘糧湯曰心下痞鞕。旋復代赭石湯曰心下痞鞕。桂枝人參湯曰心下痞鞕。大柴胡湯曰心下痞鞕。白虎加人參湯曰時時惡風。又曰背微惡寒。調胃承氣湯曰不吐不下心煩者。猪苓湯曰發熱渴欲飲水。小柴胡湯曰發潮熱。大便溏。大承氣湯曰小便不利。大便乍難乍易。時有微熱。又曰。發熱汗多者。麻黃附子細辛湯曰始得之反發熱。附子湯曰口中和。其背惡寒者。吳茱萸湯曰吐利手足厥冷。煩躁欲死者。四逆散曰四逆。大承氣湯曰自利清水。白虎湯曰脈滑而厥者。當歸四逆湯曰手足厥寒。茯苓甘草湯曰厥而心下悸者。乾薑黃連黃芩人參湯曰本自寒下。白頭翁湯曰熱利下重。小承氣湯曰下利讝語者。小柴胡湯曰差已後更發熱者。則不皆推其所源始。則證與方。大不相愜者也。此豈得但隨證而治之乎哉。以是乎脈證之源始。不可不推以窮極矣。脈證之源始既明。而處方可得施焉。處方之先務。在于辨品物之體用。體用既明。而處方從焉。

其三

傷寒之於論也。辭簡旨深。唯標其要語耳矣。疾病之與人活。本末主客。輕重變化。入機而出機。豈盡之於筆舌之間哉。將使讀者沈研感刻。思而得之也。故其學之也。猶習劍法乎。彼我互對場。而至決其雌雄。則雖固無暇以其法。而平常習法之熟者。無不必得勝利矣。傷寒之於論也。曲盡圓熟。則至療其疾病也。機用備焉。神妙出焉。曲盡圓熟之有道矣。先推脈證之本源於內。而辨識其病位。則縱令脈證同態。奚眩曜乎。曰。究極脈證之本源也者何。曰。推之於內。而不眩曜於脈證之同態也。今舉脈之同態者言之。則桂枝湯曰脈洪大。白虎湯亦曰脈洪大。不可不分別矣。蓋於桂枝湯則以初發汗之過於法。其邪氣盡揚越於太表。而尚未解。一時使脈洪大者也。故於其洪大。必無根柢者也。於白虎湯。則邪氣已陷一身。其勢跋扈于表裏。使脈洪大者也。故於其洪大。必有力。又有根柢者也。雖均一於洪大之字。而推之內而極其本源。則果有其別也如此矣。其他論中標脈者。亦皆無不然矣。不可不推知焉。又舉證之同態者言之。則少陽之熱。內結於心下。而爲痞鞕。此爲之半夏瀉心湯也。生薑瀉心湯甘草瀉心湯屬焉。下焦畜水氣。不和之氣。遂犯於心下。而爲痞鞕。此爲之赤石脂禹餘糧湯也。病新解後。以活氣弛。乃釀成痰飲於心下。而爲痞鞕。此爲之旋覆代赭石湯也。表裏有邪氣。其勢交會心下。而爲痞鞕。此爲之桂枝人參湯也。病雖尙在於少陽。而其勢將轉于胃。乃迫心下而爲痞鞕。此爲之大柴胡湯也。是雖皆均爲心下痞鞕。而推之內而極其本源。則果有其別也如此矣。其他論中論證者。亦皆無不然矣。不可不推知焉。是故脈證之雖不可緩而不推極之本源。但拘泥其脈證。則脈證亦何益乎。其要在推之於內。而先辨其病位也。病位既辨。而脈證之正變主客彰然矣。於是乎處方之意初一矣。

其四

夫人之所以立者無他。以血液宣布。神氣運行也。是爲之其常也。若乃當其有邪氣也。血液爲之失其常度。神氣爲之紊其機用。於是乎脈證出焉。脈證也者。有形之者也。邪氣也者。無形之者也。無形之克生有形者。蓋邪氣之在于人身乎。卽以血液神氣爲其態故也。是故脈證者。不止出於邪氣而已。血液神氣亦職之由矣。然則於治療之道。可推脈證於內。而索血液神氣之如何。而後以之治法矣。是爲之醫之先務也。若其血液神氣之於其常也。非固草水蟲石之所與。而但穀肉果菜得以養之也。若其血液神氣之爲邪氣失其常也。非固穀肉果菜之所與。而但草木蟲石得以復之也。本論諸篇。如所論之脈證。皆推究之於內。則無不惑於血液凝結。或於血液偏滿。或於血液虛耗。又或乘乎神氣之怠慢。或乘乎神氣之微乏或乘乎神氣之不旺也。夫然故血液神氣之既神仙靈妙于往日。亦以爲邪氣。魑魅魍魎于今日。是故於治療之道也。可推脈證於內。而索夫血液神氣之爲魑魅魍魎者。而以施其治法耳矣。且夫藥有剛柔。升降。疎密。開閉。乾潤。散收之宜。可擇以制夫血液神氣之爲魑魅魍魎者。而使之復其常度。使之振其機用矣。既如此。則邪氣何爲得淹留矣哉。猶大海之不承塵芥然矣。於是乎處其方劑也。先識於血液神氣之如何。而後足漸辨脈證之正變主客也。此余之所以先於病之源始。而後於脈證也。雖然。不既明脈證。則亦不能度量血液神氣矣。豈敢忽脈證矣哉。豈敢忽脈證矣哉。

其五

病有表裏內外之分矣。藥無表裏內外之別矣。凡藥之入腹中也。即就病之所在。而以爲之位者也。於是能得其肯綮乎。乃立之功績。其相戾乎。乃爲反逆者也。豈藥得固有表裏內外之別。而獨期其所之乎哉。夫人身之有病也。猶河海之浮船乎。病非人身之所固有也。船亦非河海之所固有也。乃其水之積厚乎。其力無勞乎負船。船必能濟焉。精之最健乎。其勢亦無勞乎逐病。病必揚越焉。若夫水之積既薄也。何勝負船。船恐委于泥沙焉。精之既衰也。亦何勝逐病。病或沈滯于重地焉。於是乎船加之以順風。則如之何。蓋病之得治方。其猶船之於順風乎矣。船得順風。而焉無不能濟矣。病得治方。而亦焉無不愈矣。苟藥之反于病也。亦猶船之於逆風也。病乎。不得不必至篤危矣。船乎。不得不必爲破毁矣。且夫風有西東南北之宜。藥有峻劇平易之宜。風得船而厲其勢。藥待病而見其力。不得風之宜。則奈船何。不得藥之宜。則奈病何。是故凡藥之入腹中也。固無表裏内外之別。即就病之所在。而以爲之位者也。豈獨期其所之乎哉。

氣

氣者機也。機發神妙。此謂之氣也。夫人身之有氣也。有先天後天之分。不可不辨焉。蓋以先天言之。則指出于天元之一氣。故曰之元氣也。以後天言之。則指歷乳汁穀肉之養。故曰之精氣也。是故元氣精氣固同一。而唯其所指之別而已。後世論氣極多端。曰宗氣。曰神氣。曰大氣。雖然。要之皆不出元氣精氣之外者也。於是乎知元氣精氣之可謂。而諸氣之不可謂也。故論中單曰氣者。皆指精氣言之也。如曰其氣上衝。曰氣上衝胸。曰氣上衝咽喉。曰少氣。曰氣上撞心。曰氣逆欲吐者是也。時又有冠氣以物者。此皆指其機發言之也。如曰胃氣不和。曰心下有水氣。曰噫氣不除。曰胃中有邪氣。曰腹中轉矢氣者是也。豈但是而已哉。凡以氣屬天地之動物。則唯彌其機發之義也。所謂如天氣地氣然矣。其他萬物亦皆無不然矣。是故今但就人身。單曰氣則精氣之氣也。冠氣或以胃或以水。或以噫或以邪。或以矢。則皆指其機發之謂也。然則氣之雖一。而因所其指。異其意義。豈可混同乎。詳說見于脈證式。

正邪

正氣者。天地四時之氣也。此氣克養萬物。亦克傷矣。然則氣候之於萬物也。順而養逆而傷乎。曰不然。順逆相據爲養。順逆相與亦爲傷。故順逆者。可與謂正氣。而不以配正邪。若夫於天地之間也。苟有邪氣而流行乎。何不使萬物盡病。且夥矣乎。觀於前有罹病者。後有在常者。右有夥者。左有生者。亘往古晚近而不改其政令。則豈天地之間。得別有邪氣哉。唯天地之正氣爲然矣。蓋邪氣者。俟人之彌也。故正氣犯人。則初現其態者也。凡人之於體也。精氣貫通。血液宣布。苟無一點之虧隙。此爲之其常也。既如此。則縱令其氣候逆。奚得傷之矣乎。而況於氣候之順乎。必無害守其常也。若夫人之於體也。雖固無病。而衣食之不適。情欲之不從。勞逸之不節。則不能不爲一時之虛。一時之不足也。既如此。則縱令其氣候順。奚得守其常矣乎。而究於氣候之逆乎。必不得不被傷也。於是乎病與不病。我自取焉。豈強之天地四時之氣候之爲哉。古語曰。邪氣乘虛入。此卽名字人之疾病而曰邪氣者也。奚外人身言之乎。後世不辨此義。論邪氣必於天地四時。復必於人之疾病也。以是受病之原。昏懵而可不知焉。癖或胚胎于茲。嗟嘆悲哉。

虛實

虛也者。精氣之虛也。實也者。邪氣之實也。故虛則初於實。而實則生於虛。以是乎有實則有虛。有虛必有實。實待虛而彌實。虛待實而益虛。實與虛。其不相離也如此矣。雖然。於疾醫之道。先立之標。而不期其方隅。則術無所從矣。於是乎其實之益實。則雖不能無虛。而單曰實。其虛之益虛。則雖不能無實。而單曰虛。此欲期其方隅也。然則實有本末。虛有首尾。實之爲實。獨在其本。而不在其末。以末之專于虛也。虛之爲虛。獨在其尾。而不在其首。以首之專于實也。此所以虛實之兩隅互相待者。而歸之一隅。而單曰實。單曰虛也。虛實之義既明。而陰陽定矣。故虛實者。陰陽之原也。

陰陽

陰陽者。內外之名。而顯隱之義也。夫邪氣之傷人身。其狀態千差萬別。雖固不可窮極。而統以陽與陰。繫以合併或虛實間。往乎來乎。不得必離於此等之位焉。蓋邪氣雖一。而各殊異其狀態者。不惟於邪氣之輕重而已。精虛之多少尤與矣。於是乎實之據虛。則邪氣雖盛。而精尙有所振矣。故病顯著于外。此呼之陽也。虛之據實。則精氣已受敗。邪氣自旺矣。故病隱晦于內。此呼之陰也。陽之係于外。陰之藏於內。其義詳悉。而未見其狀態。狀態之可見于外者。爲寒熱也。

寒熱

寒熱者。邪氣之狀態也。正氣勝于邪氣。則以熱爲其候也。邪氣勝于正氣。則以寒爲其候也。寒之狀態。初于惡寒。而終手足厥寒厥逆也。熱之狀態。初于發熱。而終外熱也。是故寒則以其終爲本色焉。熱則以其始爲本色焉。寒之於發熱惡寒也。是爲之標也。寒之於手足厥寒厥逆也。是爲之本也。何則以寒之專於虛地也。熱之於發熱也。是爲之本也。熱之於外熱也。是爲之標也。何則以熱之專于實地也。夫既雖熱之在實地。而有其標及虛地者。雖寒之在虛地。而有其標及實地者。然則熱而有虛實。寒而有虛實。虛實寒熱如擾亂然矣。於是乎。拆乎寒熱虛實。呼熱之專于實地者曰陽。呼寒之專于虛地者曰陰。可知熱之在陽位。寒之在陰位也。是故寒熱

者，陰陽之候法也

虛實間

夫熱之因於陽與實。寒之因於陰與虛。不能無淺深輕重之別矣。於是乎有三陽三陰之分也。太陰爲表。以肌肉間爲其位也。少陽爲表裏間。以心胸爲其位也。陽明爲裏。以胃之內郭爲其位也。如三陰。亦皆爲之裏也。而太陰位於胃內之上口。少陰位於胃內之中央。厥陰位於胃內之下尾。故如陽明。太陰。少陰。厥陰。則雖有區別。而均是皆裏也。如少陽則以間于表裏。前顧太陽之表。後臨陽明與太陰之裏者也。故少陽之轉于陽明者。不俟論焉。而又時有轉于太陰者也。夫蓋少陽之邪。爾益實之勢。則轉于陽明也。此爲之其常也。故其轉也迅速。而必無躊躇於其中間者矣。少陽之邪。既交精之虛。則轉于太陰也。此爲之非常也。故其轉也緩慢。而必有躊躇於其中間者矣。於是乎。無論有少陽之轉于太陰者。或有少陽之證未解。已交于太陰之證者。此爲之少陽太陰之併病也。或有既去少陽之位地。而未及太陰之位地。惟在其中間。而虛實均待而爲脈證者。此爲之虛實之間位也。此於其虛實之間位也。不唯出於少陽。而入於太陰而已。又有出於太陰。而入於少陽者也。何則於是位也。以雖有精虛。而未專見虛候。雖有邪實、未專見實候也。故其實之終歸乎。必見虛候矣。乃爲之太陰病也。其虛之漸復乎。必見實候矣。乃爲之少陽病也。虛實間之於少陽太陰也。爲殊易混淆矣。不可不愼以稽之脈證也。曰。然則本論何不設虛實間之一篇、使讀者别知有此位地乎。曰。本論既張虛實間之一篇。則判然嫌於與三陽三陰爲對應也。此於是位也。殊不然矣。不歸少陽。則必轉于太陰。不轉太陰。則必歸于少陽、唯始終於其中間者也。豈若三陽三陰之轉機縱横不可期者矣。此本論所以不設虛實間之篇也。且夫於各位之間。亦皆不能無間位也。雖然。以虛實互偏。乃留連於各位之間者尤寡矣。儻其留連者、亦不得不迅速其轉遷矣。如虛實間之位。則以間表裏陰陽。亘虛實兩端。爲其部位也。太甚廣矣。而於其脈證。亦不一定而止焉。不可不論焉。本論少陽太陰。接其篇者。欲示此等之義也。不可不稽矣。

方位

夫醫之驅使藥方不可不漁獵於汎濫。雖然。不辨其部位。但驅其汎濫。則見而無不理。與而無不善。此術之所以爲拙也。以是先辨其部位、而一必顧于茲。十亦顧于茲。則十而如一。一果應十。縱横無盡。不惑其汎濫。方意明了。而其用不違。藥方之部位。不可不辨。故今序其方位如左。

桂枝湯　桂枝加葛根湯　桂枝加厚朴杏仁湯　桂枝麻黄各半湯
桂枝二麻黄一湯　桂枝二越婢一湯　葛根湯　葛根加半夏湯　麻
黄湯　大青龍湯　小青龍湯
右十一方。爲太陽部位之方也。
葛根黄芩黄連湯　柴胡桂枝湯
右二方。爲太陽少陽間之方也。
麻黄杏仁甘草石膏湯
右一方。爲太陽陽明間之方也。
桂枝加附子湯　桂枝去芍藥加附子湯
右二方。爲太陽少陰間之方也。
小柴胡湯　柴胡加龍骨牡蠣湯　大柴胡湯　柴胡加芒硝湯　柴胡
桂枝乾薑湯
右五方。爲少陽正位之方也。
茯苓桂枝白朮甘草湯　五苓散　梔子豉湯　梔子甘草豉湯　梔子
生薑豉湯　大陷胸湯　小陷胸湯　白散　半夏瀉心湯　十棗湯
大黄黄連瀉心湯　生薑瀉心湯　甘草瀉心湯　瓜蒂散　黄連湯

梔子蘗皮湯
　右十六方。爲少陽變位之方也。
調胃承氣湯　白虎湯　白虎加人參湯　小承氣湯　大承氣湯
　右五方。爲陽明部位之方也。
乾薑甘草湯　芍藥甘草湯　桂枝芍藥湯　桂枝去桂加茯苓白朮湯
桂枝甘草湯　茯苓桂枝甘草大棗湯　厚朴生薑甘草半夏人參湯
茯苓甘草湯　梔子厚朴湯　梔子乾薑湯　桃核承氣湯　救逆湯
桂枝加桂湯　桂枝甘草龍骨牡蠣湯　抵當湯　附子瀉心湯　赤石
脂禹餘糧湯　旋覆代赭石湯　桂枝人參湯　黄芩湯　黄芩加半夏
生薑湯　桂枝附子湯　甘草附子湯　猪苓湯　蜜煎導　茵蔯蒿湯
吳茱萸湯　猪膚湯　麻黄連軺赤小豆湯　桂枝加芍藥大黄湯　黄
連阿膠湯　桃花湯　甘草湯　桔梗湯　苦酒湯　四逆散　當歸四
逆湯　當歸四逆加吳茱萸生薑湯　乾薑黄連黄芩人參湯　白頭翁
湯　竹葉石膏湯
　右四十一方。爲虛實間之方也。
新加湯　小建中湯　桂枝加芍藥湯　理中丸

右四方。爲太陰部位之方也。
乾薑附子湯　芍藥甘草附子湯　茯苓四逆湯　眞武湯　桂枝附子去桂枝加白朮湯　麻黃附子細辛湯　麻黃附子甘草湯　附子湯
白通湯　白通加猪膽汁湯
右十方。爲少陰部位之方也。
四逆湯　四逆加人參湯　通脈四逆湯　通脈四逆加猪膽汁湯
右四方。爲厥陰部位之方也。
通計一百一方。傷寒論之舊方也。
禹餘糧丸
右方法闕。故省之。
抵當丸　大陷胸丸　文蛤散　炙甘草湯　土瓜根方　猪膽汁方
麻仁丸　半夏散　烏梅圓　麻黃升麻湯　燒裩散　枳實梔子湯
牡蠣澤瀉散
右十三方。證方不穩當。手段或出于怪異。恐後人之補入。故亦暫省。而俟後考。

傷寒用藥研究卷下

平安　川越正淑大亮著

【桂枝】　體貫通而開發。緩融宣暢爲之用。

開發　桂枝湯。桂枝加厚朴杏仁湯。桂枝加葛根湯。桂枝二麻黃一湯。桂枝麻黃各半湯。桂枝二越婢一湯。葛根湯。麻黃湯。小青龍湯。大青龍湯。柴胡桂枝湯。開發表位也。

緩融　柴胡桂枝乾薑湯。緩融胸脇也。黃連湯。緩融胸腹也。茯苓桂枝白朮甘草湯。緩融心胸下也。小建中湯。桂枝加芍藥湯。加芍藥加大黃湯。緩融腹中也。茯苓甘草湯。當歸四逆湯。當歸四逆加吳茱萸生薑湯。緩融心胃間也。桂枝人參湯。緩融表裏也。桃核承氣湯。緩融血道也。

宣暢　桂枝去芍藥湯。桂枝去芍藥加附子湯。新加湯。桂枝加附子湯。桂枝附子湯。甘草附子湯。宣暢表裏也。五苓散。宣暢肌肉間也。桂枝加桂湯。救逆湯。茯苓桂枝甘草大棗湯。桂枝甘草湯。桂枝甘草龍骨牡蠣湯。宣暢虛實間也。

按交趾爲上。東京廣東次之。取味辛甘。而香氣多者。可任用。蓋桂枝名枝條之皮也。枝條之皮則薄。薄者味必辛甘。而香氣多。身幹之皮則厚。厚者味必澀苦。而香氣少。此所謂肉桂也。肉桂之劣於桂枝已甚。

【葛根】　體摧折而弛張。清解爲之用。

弛張　桂枝加葛根湯。葛根湯。葛根加半夏湯。弛張表位也。

清解　葛根黃芩黃連湯。清解表裏也。

按當取入土深實大者。破而日乾之而已。不須蒸曝之制矣。

【麻黃】 體疎漏而輕散清開爲之用。

輕散 麻黃湯。桂枝麻黃各半湯。桂枝二麻黃一湯。桂枝二越婢一湯。葛根湯。小青龍湯。大青龍湯。輕散表位也。麻黃附子細辛湯。麻黃附子甘草湯。輕散腹中也。

清開 麻黃杏仁甘草石膏湯。清開表裏也。麻黃連軺赤小豆湯。清開虛實間也。

按新莖肥滿青色微黃者爲佳。如其根節。不堪任用。和產無之。本邦以密慈獨久薩充之者。恐不是。

【桔梗】 體固屈。而排達爲之用。

排達 桔梗白散。排達胸中也。桔梗湯。排達喉嚨也。

按今稱花壇者爲勝。其他待製造者。總不備體用。如華產氣味却薄。

【細辛】 體分披而消散追逐爲之用。

消散 小青龍湯。消散表位。及心下也。

追逐 當歸四逆湯。當歸四逆加吳茱萸生薑湯。追逐心胃間也。麻黃附子細辛湯。追逐腹中也。

按小細柔直味極辛如嚼椒者佳。本邦產。形狀頗類杜衡。雖然以其體用。則充之細辛。亦無害矣。

【茵蔯蒿】 體輕清。而踈通爲之用。

踈通 茵蔯蒿湯。踈通虛實間也。

按喚葛宼刺欲木及者是也。山野坡岸多有之。陰乾用之。

【連軺】體發達。而揚散爲之用。

揚散 麻黃連軺赤小豆湯。揚散虛實間也。

按連軺亦作連苕。本經云連翹根也。又按實與根共均揚散之用也。惟實則專揚散於外。根則專揚散於內。是爲之小區別也。

【秦皮】體收濇。而解散爲之用。

解散 白頭翁湯。解散虛實間也。

按秦皮。即秦樹皮也。邦俗喚大葉篤涅栗穀者是也。細葉者不足任用。

【通草】體疎達。而通利爲之用。

通利 當歸四逆湯。當歸四逆加吳茱萸生薑湯。通利心胃間也。

按邦俗呼遏結彌者是也。舶來通草。多是葡萄藤。不可不擇焉。

【澤瀉】體疎通。而滲洩爲之用。

滲洩 五苓散。猪苓湯。滲洩肌肉間也。

按華產爲上。吾邦仙臺產次之。新根肥大切之爲片者。可任用。

【猪苓】體輕舉。而滲洩爲之用。

滲洩 五苓散。猪苓湯。滲洩虛實間也。

按皮面麁黑內白而輕舉者爲佳，近世本邦雖多出之，體用大劣於華産。

【葱白】　體通氣，而利達爲之用。

利達　白通湯。白通加豬膽汁湯。達利腹中也。

按莖大而色潔白，新栽者堪用，不俟陰干等之製。

【瓜蒂】　體疎泄，而通越爲之用。

通越　瓜蒂散。通越胸中也。

按瓜蒂，卽甜瓜蒂也，須瓜既熟取其蒂自落用之，本邦越州産最爲上品。

【旋覆花】　體徐回，而注走爲之用。

注走　旋覆代赭石湯。注走心下也。

按旋覆卽金沸草，邦俗呼屋孤兒末者是也，草葉者，可取以供用。

【梓白皮】　體條理，而利達爲之用。

利達　麻黃連軺赤小豆湯。利達虛實間也。

按邦俗呼遏葛蕆葛失窊者是也，生梓白皮者，卽謂臨用新取之也，蓋葉亦其體爲條理用則爲發達也，皮與葉異內外上下之用，不可不辨焉。

【竹葉】 體清亮而開達爲之用。

開達 竹葉石膏湯。開達虛實間也。

按苦竹淡竹之二種可通用。用時須撰取新葉。不拘葉之大小厚薄也。

【白頭翁】 體輕搖而疏利爲之用。

疏利 白頭翁湯。疏利虛實間也。

按花葉莖根總合隱干用之。俗呼熱葛巳速烏者是也。舶來無之。

【柴胡】 體融蕩而解散消化爲之用。

解散 小柴胡湯。大柴胡湯。柴胡加龍骨牡蠣湯。柴胡加芒硝湯。柴胡桂枝湯。柴胡桂枝乾薑湯。解散胸脇也。

消化 四逆散。消化心胃間也。

按須撰新產無蛀者。本邦呼鎌倉產者。勝諸品。

【甘草】 體柔順而和緩融徹寬道爲之用。

和緩 桂枝湯。桂枝加葛根湯。桂枝加厚朴杏仁湯。桂枝二麻黃一湯。桂枝麻黃各半湯。桂枝二越婢一湯。葛根湯。葛根加半夏湯。麻黃湯。小青龍湯。大青龍湯。和緩表位也。小柴胡湯。柴胡加龍骨牡蠣湯。柴胡桂枝湯。柴胡桂枝乾薑湯。和緩胸脇也。葛根黃芩黃連湯。柴胡桂枝湯。和緩表裏也。芍藥甘草湯。桂枝甘草湯。竹葉石膏湯。和緩虛實間也。

融徹 半夏瀉心湯。生薑瀉心湯。甘草瀉心湯。旋覆代赭石湯。融徹心下也。調胃承氣湯。白虎湯。白虎加人參湯。融徹胃中也。小建中湯。桂枝加芍藥湯。桂枝加芍藥加大黃湯。新加湯。麻黃附子甘草湯。芍藥甘草附子湯。茯苓四逆湯。四逆湯。通脈四逆湯。通脈四逆加猪膽汁湯。融徹腹中也。梔子蘖皮湯。融徹表裏間也。桂枝加附子湯。桂枝附子湯。甘草附子湯。桂枝人參湯。融徹表裏也。茯苓甘草湯。融徹心胃間也。桃核承氣湯。融徹血道也。桂枝去桂加茯苓白朮湯。融徹心下也。去桂枝加白朮湯。四逆加人參湯。理中丸。融徹腹中也。

寬道　甘草湯。桔梗湯。寬道喉嚨也。梔子甘草豉湯。寬道心胸也。茯苓桂枝白朮甘草湯。寬道心胸下也。黃連湯。寬道胸腹也。桂枝去芍藥湯。桂枝去芍藥加附子湯。麻黃杏仁甘草石膏湯。寬道表裏也。厚朴生薑甘草半夏人參湯。當歸四逆湯。當歸四逆加吳茱萸生薑湯。四逆散。寬道心胃間也。救逆湯。桂枝加桂湯。桂枝甘草龍骨牡蠣湯。甘草乾薑湯。黃芩湯。麻黃連軺赤小豆湯。茯苓桂枝甘草大棗湯。寬道虛實間也。

按赤皮皺面。切之斷理濃黃者爲佳。本邦移植華種者。體用總不備矣。

【白朮】體條理而通利。分別爲之用。

通利　五苓散。通利肌肉間也。桂枝去桂加茯苓白朮湯。通利心下也。去桂枝加白朮湯。甘草附子湯。通利腹中也。

分別　茯苓桂枝白朮甘草湯。分別心胸下也。理中丸。眞武湯。附子湯。分別腹中也。桂枝人參湯。分別表裏間也。

按新根肥大切之白潤。而有赤理者尤可矣。近世如諸和産。大失其體用。蓋皆蒼朮之類乎矣。

【芍藥】體收斂而緩舒。融蕩鎮固爲之用。

緩舒　桂枝湯。桂枝加葛根湯。桂枝加厚朴杏仁湯。桂枝二麻黃一湯。桂枝麻黃各半湯。桂枝二越婢一湯。葛根湯。小青龍湯。緩舒表位也。柴胡桂枝湯。緩舒表裏也。芍藥甘草湯。緩舒虛實間也。

融蕩　大柴胡湯。柴胡加芒硝湯。融蕩胸脇也。新加湯。小建中湯。桂枝加芍藥湯。加芍藥加大黃湯。芍藥甘草附子湯。眞武湯。附子湯。融蕩腹中也。桂枝去桂加茯苓白朮湯。融蕩心下也。桂子加附子湯。融蕩表裏也。

鎮固　四逆散。當歸四逆湯。當歸四逆加吳茱萸生薑湯。固鎮心胃間也。桂枝加桂湯。黃芩湯。黃芩加半夏生薑湯。黃連阿膠湯。鎮固虛實間也。

按赤白無別。華產爲佳。須擇無蚛者任用之。本邦呼眞芍藥者。堪供其闕也。

【半夏】體運轉而啓開。疎散爲之用。

啓開　苦酒湯。啓開咽喉也。葛根加半夏湯。黃芩加半夏生薑湯。啓開心胸也。小青龍湯。啓開表位及心下也。

疎散　小柴胡湯。柴胡加龍骨牡蠣湯。大柴胡湯。柴胡加芒硝湯。疎散胸脇也。厚朴生薑甘草半夏人參湯。疎散心胃間也。半夏瀉心湯。生薑瀉心湯。甘草瀉心湯。旋覆代赭石湯。小陷胸湯。疎散心下也。柴胡桂枝湯。疎散表裏也。黃連湯。疎散胸腹也。竹葉石膏湯。疎散虛實間也。

按不拘粒之大小。去麁皮而白潤者。可任用。本邦防州藝州產。能愜之。

【茯苓】體通理。而疎泄爲之用。

疎泄　五苓散。疎泄肌肉間也。桂枝去桂加茯苓白朮湯。疎泄心下也。茯苓桂枝白朮甘草湯。疎泄心胸下也。茯苓甘草湯。疎泄心胃間也。茯苓四逆湯。眞武湯。附子湯。疎泄腹中也。茯苓桂枝甘草大棗湯。猪苓湯。疎泄虛實間也。

按本邦諸州所產皆可用。大塊堅實。白色帶淡赤者最佳。

【黃芩】體清爽而開達。泄解爲之用。

開達　小柴胡湯。柴胡加龍骨牡蠣湯。大柴胡湯。柴胡加芒硝湯。柴胡桂枝乾薑湯。開達胸脇也。半夏瀉心湯。生薑瀉心湯。甘草瀉心湯。開達心下也。柴胡桂枝湯。開達表裏也。

泄解　葛根黃芩黃連湯。泄解表裏也。黃芩湯。黃芩加半夏生薑湯。乾薑黃連黃芩人參湯。黃連阿膠湯。泄解虛實間也。

按華產堅實皮薄色深黃微黑如有文理者良。朝鮮產及坊間稱眞黃芩者。不足任用。

【黃連】體驅逐而衝排涼解爲之用。

衝排　半夏瀉心湯。生薑瀉心湯。甘草瀉心湯。大黃黃連瀉心湯。附子瀉心湯。小陷胸湯。衝排心下也。黃連湯。衝排胸腹也。

涼解　葛根黃芩黃連湯。涼解表裏也。乾薑黃連黃芩人參湯。白頭翁湯。黃連阿膠湯。涼解虛實間也。

按尙織毛節高內堅實而色濃黃者。稱加州產者。殊勝諸品。

【黃蘗】體定固而壓逐爲之用。

壓逐　梔子蘗皮湯。壓逐表裏間也。白頭翁湯。壓逐虛實間也。

按撰皮厚味極苦者爲良。本邦諸州產。皆可任用。呼吉窩達者是也。浸炙等之制。固不可從矣。

【梔子】體漸染而徹朗爲之用。

徹朗　梔子豉湯。梔子生薑豉湯、梔子甘草豉湯。徹朗心胸也。梔子蘗皮湯。徹朗表裏間也。梔子厚朴湯。徹朗心胃間也。梔子乾薑湯。茵蔯蒿湯。徹朗虛實間也。

按和產堪任用。能熟色赭紅者爲良。

【厚朴】體排逐而降散爲之用。

降散　桂枝加厚朴杏仁湯。降散表位也。厚朴生薑甘草半夏人參湯。梔子厚朴湯。降散心胃間也。大承氣湯。小承氣湯。降散胃中也。

按肉皮軟厚色深紫者。坊間稱眞厚朴者。不足任用。

【蜀漆】　體堅固。而追逐爲之用。

追逐　救逆湯。追逐虛實間也。

按根爲常山。苗莖爲蜀漆。邦俗曰孤薩吉者是也。

【知母】　體輕清。而散走爲之用。

散走　白虎湯。白虎加人參湯。散走胃中也。

按華產肥大。輕虛多鬚者良。吾邦移植華種者大劣矣。

【栝蔞根及實】　根體潤和。而散泄爲之用。實體散泄。而潤和爲之用。

散泄　柴胡桂枝乾薑湯。散泄胸脇也。

潤和　小陷胸湯。潤和心下也。

按吾邦所謂吉葛刺斯烏栗者是也。根與王瓜易混。又坊間呼玉章様者。非栝蔞實。蓋王瓜實也。不可混同。

【當歸】　體柔沃。而順寬爲之用。

順寬　當歸四逆湯。當歸四逆加吳茱萸生薑湯。順寬心胃間也。

按本邦伊吹山產。可使用。其他和州及仙臺產。氣味過厚。而却失柔沃之體。

【人參】體逼暢而和逐融蕩爲之用。

和逐　小柴胡湯。柴胡桂枝湯。和逐胸脇也。厚朴生薑甘草半夏人參湯。和逐心胃間也。黃連湯。和逐胸腹也。吳茱萸湯。乾薑黃連黃芩人參湯。竹葉石膏湯。和逐虛實間也。白虎加人參湯。和逐胃中也。

融蕩　半夏瀉心湯。生薑瀉心湯。甘草瀉心湯。旋覆代赭石湯。融蕩心下也。新加湯。桂枝人參湯。融蕩表裏也。理中丸。茯苓四逆湯。附子湯。四逆加人參湯。融蕩腹中也。

按人參品類太多。僞贋亦不少。朝鮮爲上品。廣東次之。近世物產家。以廣東人參爲三七根。其言昭亮。余多年試用廣東。和逐融蕩之功。實出朝鮮之後。故暫措其草形根狀之似與不似于彼。而唯取其功用之不背于彼而已。且若稱御種人參者。及和產諸品。或專苦味。則無甘溫之態。或專甘味。則無苦平之態。皆不足任用之矣。

【附子】體溫暖而升散振膽爲之用。

升散　桂枝加附子湯。桂枝去芍藥加附子湯。桂枝附子湯。甘草附子湯。升散表裏也。附子瀉心湯。升散心下也。桂枝去桂加白朮湯。麻黃附子細辛湯。麻黃附子甘草湯。升散腹中也。

振膽　乾薑附子湯。芍藥甘草附子湯。茯苓四逆湯。眞武湯。附子湯。白通湯。白通加猪膽汁湯。四逆湯。四逆加人參湯。通脈四逆湯。通脈四逆加猪膽汁湯。振膽腹中也。

按豐實鎭重。切之白色者爲上品。出于本邦奧州仙臺及松前蝦夷者。如其形狀。則殆同於華產。而於其効用。則唯揚越嚴緊。而大異於華產之沉重溫順。蓋皆烏頭之類也乎。不可混同焉。近代唱古醫方者。代附子以烏頭者。往往有之。此以不推其効用也。不可從矣。

【大黃】　體震盪而放逐。轉輸爲之用。

放逐　小承氣湯。大承氣湯。放逐胃中也。大陷胸湯。放逐胸中也。桃核承氣湯。抵當湯。放逐血道也。茵蔯蒿湯。放逐虛實間也。

轉輸　大柴胡湯。柴胡加芒硝湯。轉輸胸脇也。調胃承氣湯。轉輸胃中也。大黃黃連瀉心湯。附子瀉心湯。轉輸心下也。桂枝加芍藥加大黃湯。轉輸腹中也。

按大塊鎮重。紫地錦文者爲佳。坊間稱眞大黃者。功用大劣。

【大戟】　體陵奪。而瀉下爲之用。

瀉下　十棗湯。瀉下心下及胸中也。

按根皮柔軟。紫色。剉之如束綿者爲上品。所謂紫大戟是也。其他品類。皆屬僞贗。偶江州獅飛鄉及越前州所產。足供其闕漏也。

【甘遂】　體降散。而瀉下爲之用。

瀉下　大陷胸湯。瀉下胸中及心下也。十棗湯。瀉下心下及胸中也。

按白色堅實無蛀者。可供使用。本邦產。體用都不備也。

【芫花】　體馳突。而瀉下爲之用。

瀉下　十棗湯。瀉下心下及胸中也。

按芫花贗物最多。以鼠麯草花僞之。不可不辨矣。其色淺紫。四瓣抱以如丁香狀者。是眞物也。可撰任用。本邦呼膚閭木篤吉者。形狀與眞不異。於其體用亦異矣。可以陘其閼而已。

【巴豆】 體燥熱。而峻奔爲之用。

峻奔 桔梗白散。峻奔胸中也。

按和產無之。以新實者爲良。搥去殼直用。不須用水酒醋油等之製。及包紙爲霜。熬令黃黑之法。

【大棗】 體和潤而緩通。安定爲之用。

緩通 桂枝湯。桂枝加葛根湯。桂枝加厚朴杏仁湯。桂枝二麻黃一湯。桂枝麻黃各半湯。桂枝二越婢一湯。葛根湯。葛根加半夏湯。大青龍湯。緩通表位也。小柴胡湯。大柴胡湯。柴胡加芒硝湯。緩通胸脇也。十棗湯。緩通心下及胸中也。半夏瀉心湯。生薑瀉心湯。甘草瀉心湯。旋覆代赭石湯。桂枝去桂加茯苓白朮湯。緩通心下也。小建中湯。桂枝加芍藥湯。加芍藥加大黃湯。去桂枝加白朮湯。緩通腹中也。柴胡桂枝湯。新加湯。桂枝加附子湯。桂枝去芍藥湯。去芍藥加附子湯。桂枝附子湯。緩通表裏也。黃芩湯。黃芩加半夏生薑湯。麻黃連軺赤小豆湯。緩通虛實間也。吳茱萸湯。當歸四逆湯。當歸四逆加吳茱萸生薑湯。緩通心胃間也。黃連湯。緩通胸腹也。

安定 柴胡加龍骨牡蠣湯。安定胸脇也。救逆湯。桂枝加桂湯。茯桂甘棗湯。安定虛實間也。

按取肥大核小能熟者。而日乾而已。不可用蒸煮等之製。

【生薑】 體啓開而揚散。排達疎通爲之用。

揚散 桂枝湯。桂枝加葛根湯。桂枝二越婢一湯。桂枝二麻黃一湯。桂枝麻黃各半湯。葛根湯。大青龍湯。揚散表位也。桂枝加附子湯。桂枝附子湯。新加湯。桂枝去芍藥湯。去芍藥加附子湯。揚散表裏也。

排達 桂枝加厚朴杏仁湯。排達表位也。葛根加半夏生薑湯。黃芩加半夏生薑湯。梔子生薑豉湯。排達心胸也。厚朴生薑甘草半夏人參湯。當歸四逆加吳茱萸生薑湯。吳茱

疎通　黄湯。排達心胃間也。小柴胡湯。柴胡加龍骨牡蠣湯。大柴胡湯。柴胡加芒硝湯。排達胸脇也。旋覆代赭石湯。生薑瀉心湯。排達心下也。柴胡桂枝湯。排達表裏也。桂枝去桂加茯苓白朮湯。疎通心下也。茯苓甘草湯。疎通心胃間也。救逆湯。桂枝加桂湯。麻黄連軺赤小豆湯。疎通虛實間也。桂枝加芍藥湯。加芍藥加大黄湯。小建中湯。去桂枝加白朮湯。真武湯。疎通腹中也。

按撰新取而潤實者。可供其用。

【乾薑】體披靡而消解。溫散爲之用。

消解　小青龍湯。消解表位。及心下也。柴胡桂枝乾薑湯。消解胸脇也。黄連湯。消解胸腹也。半夏瀉心湯。甘草瀉心湯。生薑瀉心湯。消解心下也。梔子乾薑湯。乾薑黄連黄芩人參湯。桃花湯。消解虛實間也。

溫散　甘草乾薑湯。溫散虛實間也。桂枝人參湯。溫散表裏也。理中丸。茯苓四逆湯。乾薑附子湯。四逆湯。四逆加人參湯。白通湯。白通加猪膽汁湯。通脈四逆加猪膽汁湯。溫散腹中也。

按作乾薑法。取母薑大者。淹米汁三日。出切作錢片。日乾。不須用炮炒之製。

【麥門冬】體滋潤。而優柔爲之用。

優柔　竹葉石膏湯。優柔虛實間也。

按柔實圓大。白色微黄。有光滑者爲勝。本邦紀州產。當其任。稱鶏膚刺模者是也。

【呉茱萸】體穿突。而消散爲之用。

消散　吳茱萸湯。當歸四逆加吳茱萸生薑湯。消散心胃間也。

按華產不陳久者佳。本邦所產。氣味過嚴刻矣。

【五味子】　體發斂。而潤澤爲之用。

潤澤　小青龍湯。潤澤表位。及心下也。

按以朝鮮產者爲勝。本邦呼薩涅葛貲刺者。所謂南五味子也。殊爲下品。紀州產。呼末貲膚薩者。所謂北五味子也。雖然。如其効用。則都劣朝鮮產。

【杏仁】　體滋潤。而滑達爲之用。

滑達　桂枝二麻黃一湯。桂枝麻黃各半湯。麻黃湯。大青龍湯。桂枝加厚朴杏仁湯。滑達表位也。麻黃杏仁甘草石膏湯。滑達表裏也。麻黃連軺赤小豆湯。滑達虛實間也。

按豐實圓大者爲佳。如其炒煮之製。皆不可從。

【桃仁】　體滋潤。而淫泆爲之用。

淫泆　桃核承氣湯。抵當湯。淫泆血道也。

按諸桃核仁皆可用。薄大而長。其色潔白。爲之桃仁也。與杏梅仁。不可混同。

【枳實】　體盪推。而踈通決泄爲之用。

踈通　梔子厚朴湯。踈通心胃間也。大柴胡湯。柴胡加芒硝湯。踈通胸脇也。四逆散。踈通虛實間也。

決泄　小承氣湯。大承氣湯。決泄胃中也。

按漢產爲良。呼唐枳殼者是也。不可鑿於殼實之異別也。槩稱實者爲當也。本邦產不備之體用。且多僞贋。如朝鮮產。可供其闕也。

【貝母】　體透徹。而排達爲之用。

排達　桔梗白散。排達胸中也。

按白潤肥大。鎮重充實者爲佳。

【粳米】　體生育。而中和爲之用。

中和　白虎湯。白虎加人參湯。中和胃中也。桃花湯。竹葉石膏湯。中和虛實間也。

按粳米有早中晚三收。供藥用者。以晚粳歷一周年者爲可。

【赤小豆】　體綏紓。而遷轉爲之用。

遷轉　瓜蔕散。遷轉胸中也。麻黃連軺赤小豆湯。遷轉虛實間也。

按小粒而色濃赤。帶微黑色。不陳久者爲佳。

【香豉】　體和通。而踈洗爲之用。

踈洗　梔子豉湯。梔子甘草豉湯。梔子生薑豉湯。踈洗心胸也。瓜蔕散。踈洗胸中也。

按豉有鹹豉淡豉二種。鹹豉備食用。淡豉供藥用。造淡豉法。以黃大豆爲黃蒸。取出苞藁。候溫處幽之。凡三日。須白衣遍生爲準。晒乾充其用。

【膠飴】　體和潤。而弛緩爲之用。

弛緩　小建中湯。弛緩腹中也。

按麥蘖粳米相合。敖煎而造者可矣。

【苦酒】　體嚴緊。而衝突爲之用。

衝突　苦酒湯。衝突咽喉也。

按苦酒。卽醋。謂米醋也。

【水蛭】　體穿竄。而敗壞爲之用。

敗壞　抵當湯。敗壞血道也。

按本邦呼穀非皃者是也。夏月取之。但暴乾耳。不須以冬猪脂煎令焦黃。及以微火炒等之製。

【蝱蟲】　體銷鑠。而敗壞爲之用。

敗壞　抵當湯。敗壞血道也。

按夏月取之。但暴乾。翅足全用。又不用炒熟等之製矣。邦俗呼喚遏屋遏膚者是也。

【蜜】　體濡澤。而融緩爲之用。

融緩　蜜煎導。融緩便道也。猪膚湯。融緩上焦也。

按蜜卽蜂蜜也。有以砂糖造者。可擇而使用。

【猪膚】 體滋潤。而舒暢爲之用。

舒暢 猪膚湯。舒暢上焦也。

按膚肌膚之膚。而謂皮内之薄皮也。

【猪膽】 體排通。而滋潤爲之用。

滋潤 白通加猪膽汁湯。通脈四逆加猪膽汁湯。滋潤腹中也。

按論中曰猪膽汁者。取用生膽絞汁之謂也。蓋我邦不畜猪。故膽亦難得。偶貯藥肆者。皆乾膽而已。以是今用之也。須直取乾膽剉細。與諸藥煮用。

【阿膠】 體潤道。而緩舒爲之用。

緩舒 猪苓湯。黃連阿膠湯。緩舒虛實間也。

按阿膠漢製有數品。坊間所謂箅木樣。及硯樣者佳。本邦阿膠製法不整。不堪藥用。

【雞子】 體溫潤。而白以紓散爲之用。黃以疎通爲之用。

紓散 苦酒湯。紓散咽喉也。

疎通 黃連阿膠湯。疎通虛實間也。

按雞子卽雞卵也。不拘卵之大小。取新生者可供其用。

【人尿】 體滋潤。而降伏爲之用。

降伏 白通加猪膽汁湯。降伏腹中也。

按幼男者爲佳。不可用經日者。須臨用新取之。

【石膏】 體淸涼。而冷解。銷沉。爲之用。

冷解 桂枝二越婢一湯。大青龍湯。冷解表也。白虎湯。白虎加人參湯。冷解胃也。

銷沉 麻黃杏仁甘草石膏湯。銷沉表裏也。竹葉石膏湯。銷沉虛實間也。

按細理白澤。鎚之條分區別者爲上品。堅硬而其色黯淡。或微黃者。不可必任矣。吾邦所產體用都不備矣。

【芒硝】 體消化。而傾放爲之用。

傾放 柴胡加芒硝湯。傾放胸脇也。大陷胸湯。傾放胸中也。桃核承氣湯。傾放血道也。調胃承氣湯。大承氣湯。傾放胃中也。

按芒硝卽煮朴消而取結芒芽者用之。舶來多僞。不如取所謂灰芒硝者。自製之。

【滑石】 體鎭重。而滑達爲之用。

滑達 猪苓湯。滑達虛實間也。

按白色如凝脂。極軟者爲佳。所謂水飛滑石者。殆脫滑膩。不可供藥用。

【代赭石】　體沉墜。而啓達爲之用。

啓達　旋覆代赭石湯。啓達下心也。

按其色濃紫。擲之爲金聲者爲佳。

【赤石脂】　體收藏。而分理爲之用。

分理　赤石脂禹餘糧湯。桃花湯。分理虛實間也。

按其色如桃花。有液澤。捫之則印指文者。爲上品。

【龍骨】　體鎮固。而沉墜爲之用。

沉墜　柴胡加龍骨牡蠣湯。沉墜胸脇也。救逆湯。桂枝甘草龍骨牡蠣湯。沉墜虛實間也。

按本草彙言曰。出于晉蜀山谷者。或是矣乎。蓋以形容如奇骨。有龍骨之名也。其色潔白。輕虛而軟。有一條竅者。最爲上品。近世海舶載來者。殊爲下品。不堪使用。本經謂死龍之骨。時珍從之。陶弘景謂蛻化之骨。李肇謂大魚之骨。後之說龍骨者。爭訟紛紜。固有以乎哉。

【牡蠣】　體湮沒。而消滅爲之用。

消滅　柴胡桂枝乾薑湯。柴胡加龍骨牡蠣湯。消滅胸脇也。救逆湯。桂枝甘草龍骨牡蠣湯。消滅虛實間也。

按不拘殼之大小。須泥固燒使色潔白而已。其他製造。都不可從矣。

【禹餘糧】　體導理。而疏通爲之用。

踈遁　赤石脂禹餘糧湯。踈遁虚實間也。

按尙紫赤細粉。本邦諸州所產。不若舶來佳。

越前　妻木植　子方
松前　櫻井洵美子好　仝校
近江　樋口純　子熙

跋

詩云。有物有則。蓋體用之謂矣乎。夫有物必有則。有體必有用。體用立矣。而後事成也。古醫之術。其要亦在于此。而李唐以來。或不本之。後學之徒。誤其所方。先生嘗病之也。故有是舉。乃其辨之精。其論之審。凡誠意於古者。讀之必將有卽得焉。直之不敏。與亦有聞。因言其所以。弘之以附其末。

丁巳春三月。南越醫員　妻木直撰

陳存仁編校

皇漢醫學叢書

傷寒脈證式

川越衡山著

傷寒脈證式

提要

本書爲川越衡山氏所著。其所謂式也者。言其所有憑依。而便取法也。蓋脈有形勢。證有奇正。不辨形勢奇正。則證脈無據故耳。衡山氏對於傷寒真旨。勵志研究。歷有年所。遂得窺其淵奧。輯成證治式例。全書一帙。計分八卷。一至三辨太陽病。四辨陽明病。五辨少陽病。六辨太陰病。七辨少陰病。末辨厥陰病。每條首列原文。次列己所識見。或擊先輩之謬訛。或示後學之扼要。註釋精博。闡發蘊奧。誠爲辨識傷寒之南鍼也。

傷寒脈證式緒言

傷寒之書。不知成何時代矣。世傳云。後漢長沙太守張機仲景著傷寒論。雖然。後漢書及三國志並不載焉。或晉唐宋元明之諸書。適及此者。亦皆所追考。而不更聽有明證矣。蓋斷之後漢者。特以其自序文徵之耳矣。抑自序之於撰。意趣失要契。字句不雅馴。較之本論。豈啻天壤而已哉。恐後人據千金方藝文志等。爲之篇者乎矣。且也書其名姓。題漢字者。卻見後人之手痕明矣哉。要之吾儕所矜式。唯其論與方而已。如其時與人。則邈乎不可的斷也。無已則措而不論。亦無害大義耳矣。今謹稽本論之作意。蓋取其規矩於易經者也乎。太一肇生陰陽。而八卦位焉。邪氣備虛實。而六經定焉。卦爻繫彖象。部位配脈證。此雖固異其道。而豈非有所似乎耶。且其辭句之韞古。齒之於文言繫辭。亦爲敢不大誣乎耶。以是觀之。則其時與人。既已於上古。亦不可知矣。然是余之所私淑也。胡其強之人爲乎哉。

傷寒之名。載在史傳及醫籍。然皆以爲嚴寒所傷。爲之義者耳。仲景氏之所旨。特不然矣。說者率以其不然。而強之史傳醫籍之通言。難哉窺其面目也。蓋傷也者。傷戕傷害之義也。寒也者。寒熱之寒。而虛寒之謂也。是故傷之者非寒。適爲四時氣候所傷也。夫蓋四時氣候之於人也。以常論之。則必畢於生育之一道耳爾豈敢爲且戕焉且傷焉乎哉。雖然。人苟失其常之調度。則四時之氣。直透徹于軀內。而使血液心氣。紊亂其政令。於是乎病脈證出焉矣。故病與不病。我自取焉。亦胡強之四時氣候爲乎耶。然則彰明哉。傷者。以四時氣候言之。寒者以病之情狀言之也。何謂病之情狀乎。精氣虛寒之生於內。是之爲情也。惡寒厥寒之顯於外。是之爲狀也。可知寒之情狀。而非嚴寒之寒也。夫既寒之內外乎情狀也。不得固一其態矣。病輕則寒亦淺焉。寒既深。則病亦自重焉。輕重淺深。出入去住。皆無有所漏于茲者矣。此卽所以統名於疾病曰傷寒也。或人曰。傷寒之統名於疾病。其言照亮矣。然是之小册子所論。其方纔不過一百。以不過一百。而欲充之疾病之千態萬變。則牽強附會。亦尙不及焉。吾則不信矣。曰有是哉問也。後人舉翳膜於如吾子所言。莫更開眼於二千載之後者。往往稱古方家之徒。劃方於傷寒金匱。而大峹用唐宋元明之方。斷然不顧矣。仲景氏旨不然矣。凡疾病之在人乎。萬焉而不止。億焉而不盡。猶如人之各異其面貌也。然矣。然則籍使藥方億萬。豈得盡而不殘哉。是故本論繫于證方。以三陽三陰。及傷寒中風者也。此於其證方則雖如劃于茲。而於其三陽三陰及傷寒中風。則固不止于茲。宜以漁獵於億萬之疾病焉矣。

夫既知以三陽三陰及傷寒中風。而晉漁獵於億萬之疾病。則亦自於證方之如劃于茲者。不啻縱橫其馳驅於茲而已。亦復取謨範於茲。而應爲擇唐宋元明諸家之證方。以供之施用焉矣。是故余所謂以傷寒論治衆病者。非劃證方于此之謂矣。惟是以三陽三陰及傷寒中風。而晉漁獵于億萬之證方之謂也。然故縱方劑之成於今者。亦不汎濫于三陽三陰之謨範者。採而以用之。況於唐宋元明之方劑乎。惡能爲劃方於傷寒金匱哉。可謂世稱古方家者。未知古方也。豈其可不思諸乎哉。

辨脉法。平脉法。疑是宋高繼沖。當時編錄。進奏之舊。而孫奇等削去之遺文也。如論其陰陽表裏。氣血營衛。臟腑虛實也。不繫之以病證。而單斷之於脉。又論其五行配當。四季不同。尺寸參差。呼吸出入也。推之漏刻。正之菽數等。概比類乎素問難經者也。豈敢配之於本論之脉式哉。夫蓋本論之於脉式也。有以狀言之者。又有以勢言之者。不可不精論矣。浮爲三陽之經脉。沈爲三陰之經脉。遲數弱弦細微之緯于浮沈。疾與促之反于表裏。洪大之亘于內外。此爲之脉之狀也。如緩緊滑濇則皆以脉之勢言之者也。故不可固期之於一狀一態者也。蓋緩緊之於勢也。以察邪力之駿劇與平易焉。滑濇之于勢也。以察精氣之主虛與不主虛焉。緩也者。以其勢之安舒言之。緊也者。以其勢之怒力言之。滑勢之於有膩油。濇勢之於爲枯槁。互參伍之。則輕重虛實之分界。須確然而指點也。是故緩緊滑濇之於四勢也。必胚胎於浮沈之經脈。又必含畜於遲數弱弦細微之緯脈也。以是乎辨病位於當今者。乃浮沈遲數弱弦細微是也。察轉變於未然者。乃緩緊滑濇是也。後世不通此等義。縷縷費之解。而皆如曲直不相容者。蓋有故乎爾。

傷寒例。卽王叔和之所例。而固非本論之例。蓋繼沖採抄之於此也。所謂今搜採仲景舊論。錄其證候。診脈聲色。對病眞方。有神驗者。擬防世急也之言。可以徵矣。

痓濕暍。蓋出于後世病名岐流之撰者也。亦繼沖之所採抄焉。按此篇幷上二篇。及自序。共四篇。以冠之提頭者。大氛昏乎本論之旨歸。恰如玉石同櫃。連貫乎魚眼珠璣也。宜一掃而復之古已爾。

蓋傷寒論之遠古也。晉唐宋元明之諸家。祖述之者。若干輩。曁吾邦從事于此者。往往雖不匱其人。或不免五行生克。配當引經之說。或膠漆字句。而鑿飫乎管闚錐指。或夙建家言。而甘心乎牽強附會之徒。未窺其淵奧者也。夫蓋學此書也。固無他。唯以脈證耳。以脈證有道矣。曰脈有形勢。證有奇正。不辨形勢奇正。則脈證亦何足據乎哉。宜以辨形勢奇正爲務也。是故雖假脈證之一於其字句。而係之以虛實陰陽。則其脈果異分寸高低。其證果異輕重緩急。既辨分寸高低之差。而形勢之脈可察矣。既辨輕重緩急之別。而奇正之證可識矣、而後奇正據形勢。而察其機焉。形勢待奇正而備其態焉。以是奇正者、形勢之式也、形勢者。亦奇正之式也。式也者、言所憑依而取法也。診按之精、施用之活。莫不一出于茲也矣。苟志醫者、豈其可忽諸乎哉。是余之所以以脈證式、命于是書也。文化甲子冬至日。川越正淑誌

傷寒脈證式目錄

傷寒脈證式卷一

典藥寮司醫　川越佐渡別駕正淑大亮著

辨太陽病脈證并治法上第一

按陽也者。取義於顯著也。以象病勢之顯著於外也。蓋病勢之顯著於外者。乃是以精氣勝于邪氣故也。夫精氣之勝于邪氣乎。不固一其態。不能必無多少之異別也。此即所以有三陽之設也。太陽病也者。以邪氣位於肌肉間而假名之也。是故。有病而後呼曰太陽者也。豈敢爲稱之於常於經絡乎哉。夫太陽之位於肌肉間也。頭項胸腹及四肢。皆不能無肌肉間之位地。故於其候法。亦不必一而止矣。觀於其有汗出者。有無汗者。有身痛者。有身不痛者。則雖如異其位地。而均是在一太陽而已。既在太陽。而有殊別如此者。以其位地之汎然也。以是乎。分爲之三篇也。上篇主論桂枝湯而及其比類。中篇主論麻黃湯而及其比類。是乃明於桂枝麻黃各自太陽之正脈證者也。如下篇則論上中二篇之變。而旁弘柴胡之變者也。所以呼爲太陽下篇也。脈證相屬言之者。是欲定其部位于茲也。何則唯以脈而不對證。則脈奚辨其部位。其要在于對證矣。唯以證而不對脈。則證奚辨其部位。其要在于對脈矣。然則脈必俟證而辨其位。證必俟脈而辨其位。脈證既辨。而病位定。病位既定。而治法自隨焉。此即所以脈證相屬言之也。豈可忽諸乎。辨也者。辨識辨別之義也。

太陽之爲病。脈浮。頭項強痛。而惡寒。

此條。爲太陽之太綱領也。亦太陽之於脈證也。劇易輕重雖固殽。而無不皆出于此條之變也。此乃所以爲綱領也。蓋以脈浮以下之候。名之太陽病者。固肇于是書。故曰太陽之爲病也。爲字可眼矣。浮也者。浮揚之謂也。

凡脈浮者。精氣勝于邪氣之所令然也。是故不但於太陽。如少陽陽明。亦皆不得不浮。雖然。浮之爲浮者。獨在于太陽。而不專於少陽陽明也。故標曰脈浮也。頭項強痛。猶曰或頭痛。或項強也。蓋太陽之於邪也。無固有定處。唯是鬱陶于肌肉間者也。以是其勢必湊上部。所以爲或頭痛或項強也。今不曰頭痛項強。而合之曰頭項強痛者。是唯欲示邪勢之異同。而不可容輕重之差別也。而者。斷續之辭也。蓋惡寒之於證也。有陰陽二途之分。而其分別之也。必在于顧餘證候也。是故併脈浮以下之候。則爲之太陽之標準也。若其爲少陽爲陽明。或爲三陰者。皆併其證候。而辨別之。不可不准知矣。且夫惡寒之亘於三陽三陰也。亦不可無説焉。蓋邪氣之在軀殼乎。必爲敵於精氣也。其敵之淺而未深乎。精氣必爲之屈覆。不能必得常之調度矣。惡寒本于此而出焉。爲之陽位惡寒也。其敵於精氣之深而不淺乎。精氣必爲之耗損。必失其常之調度矣。亦不能無惡寒矣。爲之陰位惡寒也。惡寒之雖一其形狀。而有其分別也如此矣。豈其可忽視焉哉。

太陽病。發熱汗出。惡風。脈緩者。名爲中風。

此條。弘發首一條。而論有太陽病之一輕證如此者也。蓋邪氣位於肌肉間。而專汲汲乎肌分者。發是脈證也。發熱汗出者。精邪擾越於肌分之所爲也。惡風。即惡寒中之一輕證也。故身觸于風則覺寒耳。是乃以精氣屈撓之最微也。脈緩對脈緊。共以脈勢言之。非以一脈狀言之也。緩者。言脈勢之平易也。緊者。言脈勢之駿劇也。蓋緩勢之於平易。與緊勢之於駿劇。可相對以知邪氣之輕重矣。此爲之緩緊之脈意也。是故。往往所論之諸凡之脈。不可不必顧其勢于茲矣。後世不辨此義。論緩於脈之情狀。論緊亦於脈之情狀。遂至失古脈之本旨。豈其可不嗟乎哉。蓋曰脈緩者。即牽引上條所謂脈浮來。而言其脈浮而無劇勢也。故知或有浮數而緩勢者。或有浮大而緩勢者也。中風。即傷寒中之一輕狀也。取義於中風爲惡風。而名之者也。爲者。假爲之謂也。

太陽病。或已發熱。或未發熱。必惡寒。體痛。嘔逆。脈陰陽俱緊者。名曰傷寒。

此條。亦弘發首一條。而論有太陽病之重證於如此者也。或者。亘兩岐之辭也。已者。既往也。必者。懸期之辭也。

蓋邪氣位於肌肉間。而專駸駸乎肉邊者。發此脈證也。夫發熱之亘兩岐者。惟是邪勢之異。而不可必容輕重之論矣。雖然。無論於已發熱者之易認于太陽。於其未發熱者。則或不能無疑若爲裏屬也。故揭舉惡寒。以示其尙在于表位也。體痛嘔逆。因邪勢密而不輸泄。併精氣壓滯也。是乃以無汗故也。陰陽。言三陽三陰也。緊對緩。言其勢之駿劇也。蓋以脈緊爲傷寒者。豈唯三陽已哉。三陰亦然矣。故曰脈陰陽俱緊者。名曰傷寒也。夫既緊之爲傷寒也。貫之三陽三陰。則知緩之爲中風。亦復貫之三陽三陰也。後世論陰陽者。或以營衞左右。或以指之舉按。議論紛冗皆繫矣。

傷寒一日。太陽受之。脈若靜者。爲不傳。頗欲吐。若燥煩。脈數急者。爲傳也。

傷寒二三日。陽明少陽證不見者。爲不傳也。

以上二條。皆傳經家之所論。而大違本論之旨矣。豈何暇論之乎哉。

太陽病。發熱而渴。而不惡寒者。爲溫病。若發汗已。身灼熱者。名曰風溫。風溫爲病。脈陰陽俱浮。自汗出。身重。多眠睡。鼻息必鼾。語言難出。若被下者。小便不利。直視失溲。若被火者。微發黃色。劇則如驚癎。時瘈瘲。若火熏之。一逆尙引日。再逆促命期。

按此條。蓋出後世病名多岐之杜撰。遂爲古道之荆棘也。吳又可輩之所祖述。蓋在于斯邪。

病有發熱惡寒者。發於陽也。無熱惡寒者。發於陰也。發於陽者。七日愈。發於陰者。六日愈。以陽數七。陰數六故也。

此條應發首揭惡寒。而復論其惡寒之標式也。病也者。包裹陰陽輕重之稱也。夫疾病者。精氣之賊也。是故病雖異於陰陽輕重。而於失其常則一也。所以曰病也。惡寒者。出於精氣有隙也。而有隙之於實者。有隙之於虛者。不期以辨之。則治亦不可從焉。於是乎。以熱之有無。而候其虛實陰陽也。故曰有發熱惡寒者。發於陽也。以斷有其實隙而惡寒者、曰無熱惡寒者、發於陰也、以斷有其虛隙□而惡寒者也。陽者主太陽。而旁包少陽陽明。陰者主少陰。而包太陰厥陰。蓋陽位之有熱陰位之無熱。是爲通篇之標式也。發於陽者以下。蓋後人之所附錄也乎。千金翼。熱字下皆有而字。

太陽病。頭痛。至七日以上自愈者。以行其經盡故也。若欲作再經者。鍼足陽明。使經不傳則愈。

太陽病。欲解時。從巳至未上。

風家。表解而不了了者。十二日愈。

以上三條。皆無正文之氣格矣。蓋傳經家之論矣乎。

病人身大熱。反欲得近衣者。熱在皮膚。寒在骨髓也。身大寒。反不欲近衣者。寒在皮膚。熱在骨髓也。

此條。雖能模寫本論而熱推之。則寒熱既失其位置。豈敢愜其式例乎哉。

太陽中風。陽浮而陰弱。陽浮者。熱自發。陰弱者。汗自出。嗇嗇惡寒。淅淅惡風。翕翕發熱。鼻鳴。乾嘔者。桂枝湯主之。

此條。始則標太陽中風之脈例。而論預察陰陽轉變之機兆於斯。而終則具列桂枝之證候者也。太陽中風。應發首第二章言之也。陽浮而陰弱。以脈之奇正言之也。陽者。主太陽而通二陽。陰者。通稱三陰也。乃今以正言之。則陽脈浮。而或緩。或緊者。有其熱自然而揚發之勢也。雖然今不發其熱。則邪氣何爲得去乎。故曰。陽浮者熱自發也。此蓋欲示其發表之有規也。以奇言之。則陽脈浮而弱者。遂有欲歸陰脈沈弱之機也。故有其汗自然而出之勢也。雖然今不發其汗。則邪氣何爲得去乎。故曰陰弱者汗自出也。此蓋亦欲示其發汗之有規也。然則如弱脈。亘于浮沈陰陽而言之可察知焉。大凡脈之偏于陽與陰者。皆有其匹耦而存焉。如浮之於沈。大之於細。洪之於微。滑之於濇是也。論中言弱脈。而無強脈。故知弱之亘陰陽浮沈也。弱者。邪氣壓精氣之脈也。與微之出于精虛者自殊矣。嗇嗇惡寒。淅淅惡風。翕翕發熱。鼻鳴乾嘔者。是述桂枝之軌範也。故非言使一病人而必具之諸證者。要在於即其一證。而知桂枝之軌範也。乃今並擧惡寒惡風者。欲示是等之義也。嗇嗇。縮身貌。淅淅。灑水貌。翕翕如翕如之翕。言通身肌分之熱勢相齊也。鼻鳴。以熱氣上熏。鼻中畜飲之所爲也。乾嘔。以邪密肌分氣鬱集于心之所爲也。主也者。主一無適之意。而謂此證之前後左右。亦當有處此湯之境內也。

桂枝湯方　桂枝三兩　芍藥三兩　甘草二兩　生薑三兩　大棗十二枚　右五味。㕮咀。以水七升。微火煮取三升。去滓。適寒溫服一升。服已須臾。歠熱稀粥一升餘。以助藥力。溫覆令一時許。遍身漐漐微似有汗者益佳。不可令如水流漓。病必不除。若一服汗出病差。停後服。不必盡劑。若不汗。更服依前法。又不汗。後服小促役其間。半日許令三服盡。若病重者。一日一夜服。周時觀之。服一劑盡。病證猶在者。更作服。若汗不出者。乃服至二三劑。禁生冷粘滑肉麪五辛酒酪臭惡等物。

按桂枝湯之於方也。本論處方之始也。故服之法。丁寧精密。無所不盡矣。是不啻盡之於此而已。凡於發汗方。皆當取法於此。而慎其服法矣。故下文往往有如桂枝法。將息及禁忌等之語。可以照應耳。歠熱稀粥一升餘。以助藥力。是大似言稀粥以益桂枝之力。雖然。若桂枝湯而其力不足。則有各半二一越婢一之設。豈假稀粥之力爲乎。以是考之。則桂枝稀粥固兩其任。而於相與供去邪之用則一也。桂枝則發解邪也。稀粥則鼓舞精氣也。夫桂枝湯之於邪氣也。精邪結滯於肌分也。故精若不伸。則邪不去。邪若不去。則精不伸。於是乎。桂枝稀粥兩其任。而相與供去邪之用者也。麻黃湯。葛根湯之與精邪爲對應者。固有別矣。不可混同也。漐漐。滋潤貌。微似有汗者益佳。不可令如水流漓。病必不除。此述發汗之準據也。夫蓋汗即津液也。固畏脫之。雖然。非發之則邪氣不解。故取微似有汗者爲益佳。若使之流漓。則縱令病差。亦奈亡津液何。故曰病必不除。戒其不可漫之也。後服小促役其間。一本作後服當促其間爲是矣。半日許令三服盡者。即促其間之意也。若病重者。謂桂枝湯而其病重者也。若其病輕乎。當一服而病差。或二服而病差耳。今也三服而病尚不差。則周時觀之。若其病證依然者。當服藥無度連用二三劑也。周時觀之。言比觀之於前日也。一日一夜服。即周時注意耳。粘滑。油膩也。五辛。謂大蒜。小蒜。韭。芸薹。胡荽也。酪。以牛馬乳造之。蓋禁口之法。非久要禁之。唯禁邂逅於服藥而已矣。

太陽病。頭痛發熱。汗出惡風者。桂枝湯主之。

此條。本于上條。而具桂枝湯之一病狀者也。標曰太陽病者。以頭痛以下之候言之也。此於是證也。邪氣位於肌肉間。而其勢走於上部及肌分之所令也。頭痛。出于精邪擾動於上部也。發熱汗出。亦出于精邪擾動於肌分也。惡風者精氣屈撓之所出也。今也雖不言脈之如何。而徵之於發首第二條。則其脈當緩自明矣。且於其脈式。則亦須求之於陽浮陰弱之例乎爾。

太陽病。項背強几几。反汗出惡風者。桂枝加葛根湯主之。

此條。直對上章。而代頭痛以項背強。別其證方者也。項背強几几。推之葛根湯。則當無汗而今否。故曰反也。汗出惡風。尚以桂枝湯言之也。蓋葛根之爲任。能緩項背強也。夫邪氣之湊項背乎。不能必無淺深之分。於是乎。有桂枝加葛根湯。葛根湯之設也。於此湯則肌。分汲汲之邪。專湊于項背。故汗出惡風也。於彼湯則肉分駸駸之邪。專湊于項背。故無汗惡風也。可知項背亦自有淺深之異也。几。居履切。几几。言項背不柔順。如凭几案然也。素問。几几然目䀮䀮。亦是之謂也。

桂枝加葛根湯方。　於桂枝湯方內。加葛根四兩。以水一斗。先煮葛根。減二升去上沫。內諸藥。煮取三升。去滓。溫服一升。餘依桂枝湯法。

按本作不須啜粥者非也。故今改之。

太陽病、下之後、其氣上衝者。可與桂枝湯。方用前法。若不上衝者、不可與之。

此其始也。太陽病而勢及于裏者也。於是以承氣輩下之。而其勢既挫矣。然則表裏更無所病矣。但所存者。氣液之不和而已。故曰後也。後者。解後之辭也。其者。更端之辭也。蓋氣也者。斥所以生之一氣也。而其源起于臍中。浩然徧軀殼者也。津液者。氣之車也。故津液不和。則氣必失所御矣。氣既失所御。則其勢上奔必矣。此乃所以出上衝也。以是欲治其上衝。則以先和津液爲務也。蓋津液之不和。今猶因於表裏開闔之不順也。是故以桂枝湯。先導其開闔。則活氣自運行。津液自順流。氣液既復其常度。則上衝亦自止矣。是乃不治上衝。而上衝自治之略也。且夫桂枝湯而療上衝者。殊爲一活用也。故不曰主而曰可與也。與者。與謀之義也。方用前法。言藥方據用前法而已。不以發汗法也。論曰。吐利止而身痛不休者。宜桂枝湯與之正同矣。皆不用發汗法者也。若不上衝者。不可與之。此尙丁寧上之所言也。縱令津液不和。而若未及見病證者。則非固桂枝湯之所與也。當以穀肉果菜之養而復之者也。胡其混同之乎哉。

太陽病。三日。已發汗。若吐。若下。若溫鍼。仍不解者。此爲壞病。桂枝不中與也。觀其脈證。知犯何逆。隨證治之。

按三日當作二三日。蓋傳寫之誤也。夫日數之於一二日及二三日也。爲之太陽之概法也。故今標二三日。以含畜於桂枝之場也。此既發汗之之不得其折中乎。其勢尙或象可吐下可溫鍼者也。於是乎。雖或吐下之。或溫鍼之。而非固吐下溫鍼之所宜治。則其證犯亂而不得解。此爲之壞病也。是故雖令日數尙在於桂枝之場。而桂枝輩不中與也。壞病者。言證候犯亂。而以反對爲參伍者也。觀其脈證。知犯何逆。隨證治之。是乃言治壞病之式例者也。夫蓋雖證候犯亂。而以反對爲參伍。而比觀其脈證。則果足辨其犯證之出於何逆治也。既已辨之。則爲棄其犯證。而隨其定證。則處方之意。可以得初而一耳矣。脈證之證。包定證與犯證言之。隨證之證。

但斥定證言之也。

桂枝本爲解肌。若其人脈浮緊。發熱汗不出者。不可與也。常須識此。勿令誤也。

此條。論桂枝之方意。而旁及麻黄證者也。是蓋要於使桂枝麻黄各勿混淆也。桂枝本爲解肌。不是唯於桂枝湯。汎及桂枝之諸類也。故不曰桂枝湯。而曰桂枝也。本者。本根之義也。解肌者。言解散於肌分之邪也。是爲之桂枝之方意也。若其人以下麻黄湯之準證也。脈浮緊對浮緩。示其勢不平易也。蓋麻黄湯之爲證也。雖固位於肌肉間。而其勢之所競。專在于肉邊。以是乎雖發熱之如不異於桂枝湯。而度量之以媿於汗不出。則自知發熱亦加根力於桂枝湯也。不可與也者。不可與桂枝湯。而可與麻黄湯之謂也。常。平常也。言未臨其場。而須常哲識彼此之差別。使病者勿令誤其生命也。又按此條。桂枝麻黄位地轉旋之文法備矣。故今又讀轉旋之。則猶如云麻黄本爲解肉。若其人脈浮緩。發熱汗出者。不可與也爾矣。

若酒客病。不可與桂枝湯。得湯則嘔。以酒客不喜甘故也。

喘家。作桂枝湯。加厚朴杏子佳。

凡服桂枝湯吐者。其後必吐膿血也。

以上三條。皆無所稽耳。蓋後人所漫論矣乎。

太陽病。發汗。遂漏不止。其人惡風。小便難。四支微急。難以屈伸者。桂枝加附子湯主之。

太陽病發汗以桂枝湯言之也。遂者。兩事之辭。漏。漏出也。今也。雖不用發汗法。而汗漏出不止者。是不唯由表邪之不解已。頗由於精氣不整也。故及惡風以下之證。繼踵蜂起也。惡風小便難。四支微急。皆本于精液虛滯也。是故曰其人。以更端於桂枝之場也。四支微急。言四支拘急之微也。難以屈伸者。以兼痛也。若夫於四支拘急。尚且無勞屈伸者。以無痛也。然則拘急而無痛。微急而反有痛。是豈非似證與痛互失其所置耶。不可不精論焉。蓋如四逆湯之於四支拘急。及通脈四逆加猪膽汁湯之於四肢拘急不解。則皆偏於精液枯竭。而精邪無分爭之勢者也。是乃所以無痛也。今也若微急。則雖固本于虛滯。而其勢尚與表邪不解者。爲相激者也。是乃所以有痛也。以是欲跟難以屈伸者一句。使讀人知治方之在于此也。若夫論之位地。則有出太陽。而欲入少陰之機者也。故爲之太陽少陰間之一證也。

桂枝加附子湯方　於桂枝湯方內。加附子一枚。水煮升合。依桂枝湯法。不須啜粥。

太陽病。下之後。脈促胸滿者。桂枝去芍藥湯主之。若微惡寒者。去芍藥方中加附子湯主之。

此條。對其氣上衝之桂枝湯。而論之異同者也。是於其二者。雖均下之。而彼則得其肯綮。而既無所病矣。此則以不得其肯綮。表邪未得盡去。雖然。於其下證則幸愈。故亦曰後也。夫既表邪尚未盡去之勢。卒屈鬱於胸中。而使裏氣不振焉。是乃所以脈促胸滿也。此於是胸滿也。雖如少陽。與彼已根柢于胸脇。而並於脈弦等者。旨趣大異矣。須明辨矣。凡促之爲脈。言催促而其勢迫于表也。與疾脈反對。而爲之表位之脈式也。如葛根黃芩黃連湯之於脈促亦是矣。可知胸滿之本於表位餘邪也。故今制之也。運用和調乎表裏。則餘邪自可得解散也。是爲之桂枝去芍藥湯之任也。若微惡寒者。言胸滿而微惡寒者也。此於其微惡寒也。即裏氣不振之漸深。終現虛態者也。所謂發於陰者是也。夫既有胸滿之本於表。而又有微惡寒之發於陰。故今設表裏兼治之略。以與桂枝去芍藥加附子湯者也。至矣哉旨也。

桂枝去芍藥湯方　於桂枝湯方內。去芍藥。水煮升合。從桂枝湯法。不須啜粥。

桂枝去芍藥加附子湯方　於去芍藥湯方內。加附子一枚。煎煮服法。亦倣去芍藥湯法。

太陽病。得之八九日。如瘧狀。發熱惡寒。熱多寒少。其人不嘔。清便欲自可。一日二三度發。脈微緩者。爲欲愈也。脈微而惡寒者。此陰陽俱虛。不可更發汗。更下。更吐也。面色反有熱色者。未欲解也。以其不能得小汗出。身必痒。宜桂枝麻黃各半湯。

凡標八九日者。病位于裏之概也。而今尙以留連桂枝之變。冒曰太陽病也。夫既雖尙在于太陽。而其候法亦不常體矣。故曰如瘧狀。以示異之像狀。而寒熱有發作也。熱多寒少。言發熱多惡寒少也。其人不嘔。清便欲自可二句。爲式之辭也。故更端曰其人也。蓋各半湯之於證也。雖尙留連於桂枝之變。而數其日數。則既歷八九日。視其證候。則致如瘧狀。一日二三度發。於是乎。或恐誤認在於彼少陽部位。而發往來寒熱者也。故曰不嘔。以斷其不預于少陽也。蓋嘔者。爲少陽之要領。故及之也。旣已知不預于少陽。則亦或奈何似在於陽明部位。而發潮熱者乎耶。於是乎。復亦曰清便欲自可。以斷其不預于陽明內實也。清與圊通。清便言大便也。欲自可言通利將依常也。蓋陽明內實之徵。必斷之於便狀。故亦及之也。一日二三度發。以應如瘧狀。言寒熱發作有時也。脈微緩者以下。謂服各半湯之後也。微緩之微。猶如瓜蒂散所謂微浮之微。言其脈帶緩也。夫既服各半湯。而後其脈如此。則知欲愈也。故曰爲欲愈也。脈微而惡寒者。此以微細微弱言之也。陰陽猶內外。虛者精氣虛也。若乃服各半湯。而後脈微而惡寒。則是乃其內外精氣已虛者也。亦奚行汗吐下法之爲乎。是故曰不可更發汗。更下。更吐也。蓋其至于此乎。有兩岐之別。一則有以穀肉果菜漸復者也。二則有求治於少陰者也。可期以察之耳矣。面色以下四句。恐後人之所攙入。豈爲強說之哉。又按各半湯之於證也。致發作如瘧狀者何哉。曰桂枝之於邪。縱使之最重。而終同之車轍。則胡其爲發作乎哉。當以徵之於桂枝二越婢一湯耳。然故致發作如瘧狀者。是乃出於桂枝之邪勢沈墜。而時襲麻黃之位地之變者也。豈同之於終始同轍者之比乎耶。譬之猶如以一升水。盛之於容二升器乎。其水必潛而不滿矣。邪氣沈墜而時襲他轍。則其勢必潛而不發矣。此其自然之勢也。可知發作之出于茲焉。

桂枝麻黃各半湯方　折半桂枝湯及麻黃湯。而各合之半。水煮服法總依桂枝湯。

太陽病。初服桂枝湯。反煩不解者。先刺風池風府。卻與桂枝湯則愈。

太陽病。以桂枝湯言之。此其始也。與服桂枝湯。雖既與服桂枝湯。而以其用之之於不及乎。邪氣但動搖而不得瘥矣。是乃所以反煩而不解也。夫既雖反煩。而如其前證。則亦尚依舊而已。故處其方也固無他。還與桂枝湯如前法。發汗中其規。則邪何得不瘥乎矣。蓋用藥之於過與不及也。病於不解則均一也。其要在於折中之耳矣。故桂枝湯之服後。既說之詳悉焉。可即以尋究其式例矣。卻。猶還。先刺風池風府六字。蓋鍼法家之所旁書。誤混正文耳。

服桂枝湯。大汗出。脈洪大者。與桂枝湯如前法。若形如瘧。日再發者。汗出必解。宜桂枝二麻黃一湯。

此承上章太陽病。而論有發汗過不及之變。亦及于此者也。服桂枝湯。以固有桂枝證言之也。大汗出。脈洪大者。邪氣雖爲浮湯而尚未解之所致也。洪。如洪水之洪。洪大者。邪勢滔于表位之所爲也。此蓋用藥過多使之然矣。雖然。如其餘證則尚在其舊而已。於是乎。更與桂枝湯。當要發汗中其式矣。若形如瘧。日再發者。此亦承服桂枝湯。而論邪氣沈潛而不解。其勢遂襲麻黃位地者也。此蓋用藥不及使之然矣。所以有桂枝二麻黃一湯之略也。汗出則解。爲式之辭也。此於是證也。與各半湯。大同而少異輕重也。是故彼則熱多寒少。而已在八九日也。此則必在于發熱惡寒。尚未至熱多寒少。不亦必期八九日者也。其病勢之輕重。自可較而知焉。可謂纔悉於邪氣之區别矣。

或曰。若發汗不及。則邪氣不必得解者。頗得其意矣。至若其大過者亦不得解。則未能無疑矣。請聽其説。曰大過猶不及也。於其不解則同一矣。豈拘過與不及之善否之爲乎。夫藥不及。則邪氣專沈淪。而其勢反填精氣矣。若藥大過。則邪氣專浮揚。而其勢反驅精氣矣。譬之如鎚釘乎。鎚猶藥乎矣。釘則如邪氣乎矣。鎚有輕重。釘有大小。釘與鎚得其宜。則釘陷而其用成矣。若乃以輕鎚處大釘乎。雖勞數鎚。而釘何爲得陷乎哉。爲之不及之弊也。若乃處小釘。以重鎚乎。不唯不陷而已。釘或傾侹矣。此豈非大過之害哉。然則釘與鎚。尚且不得其大小輕重之分。則其用不成矣。況藥之於邪氣也。不論其權衡。不慎其過不及。則病不但不解已。奇正百端。繼踵而蠭涌必矣。

桂枝二麻黄一湯方　三分桂枝湯及麻黄湯。而合桂枝湯二分。麻黄湯一分。水煮服法總依桂枝湯法。服桂枝湯。大汗出後。大煩渴不解。脈洪大者。白虎加人參湯主之。

此條亦承太陽病。而且對上之所謂大汗出脈洪大者。論其似而非者也。此其始也。固有桂枝之脈證。以是與桂枝湯。而使大汗出。故如其表證則罷。所以曰後也。今也。雖其表證罷。而邪氣遂致轉于陽明。而胃中液澤爲之驅馳矣。所以大煩渴不解也。大煩渴。言渴之殊太甚也。不解。示渴之不於一時也。脈洪大與上條所言同矣。雖然。彼則因邪氣唯滔于表位而已。故於其洪大。必無根力者也。此則邪氣既蔓延于表裏。故於其洪大。必有根力者也。此爲之其别也。不可不明辨焉。又按。人參以通暢和逐。加之方中者也。後人以養氣補血充之者。恐可謂冤矣乎。

白虎加人參湯方　知母六兩　石膏一斤　甘草二兩　粳米六合　人參三兩　右五味。以水一斗。煮米熟湯成去滓。溫服一升。日三服。

太陽病。發熱惡寒。熱多寒少。脈微弱者。此無陽也。不可發汗。宜桂枝二越婢一湯。

此條。論桂枝部位之極地者也。發熱惡寒。即桂枝湯之準證也。熱多寒少。即發熱多而惡寒少也。此乃邪氣將駸於肉裏之機也。發熱惡寒。以綱言之。熱多寒少。以目言之。夫蓋綱之於發熱惡寒乎。固爲桂枝湯之正鵠也。雖然其目之於熱多寒少。則知既在于桂枝部位之極地。而直接于裏證者也。此豈桂枝湯之所能敵耶。故今設桂枝二越婢一湯之略。而制其猛勢者也。脈微弱者以下。論服後之式也。此於其服後之式也。舉奇而略正者也。何謂奇。曰。是湯之不歸陽而轉陰。不常而變也。故言之奇也。何謂正。曰。此湯之不轉陰而歸陽。不變而常也。故謂之正也。因是觀之。則當其已處是湯之時也。顧之於彼陽浮陰弱之式例。則其脈亦必當有奇正之分矣。試係于奇以浮弱。係于正以浮緊。則浮弱之歸於微弱。浮緊之歸於浮滑。亦可自以鑑焉。然則奇正來往之機。亦備于茲而無所殘焉。此蓋醫聖之微意也乎。微弱者。徵精氣衰敗之脈也。此無陽也者。言無太陽證。而包二陽也。不可發汗。全書作不可更汗。亦通。

又按。發熱惡寒。熱多寒少。太混各半湯所言也。然於各半。則寒熱發作。徒至再三耳。與此湯之欲駸駸乎直爲機變者。大異其緩急矣。豈其可不鑒識乎耶。

桂枝二越婢一湯方　　三分桂枝湯。及越婢湯。而合桂枝湯二分。與越婢湯一分。水煮服法。總依桂枝湯法也。本方以下二十六字。蓋後人之所錄也乎。

服桂枝湯。或下之。仍頭項強痛。翕翕發熱。無汗。心下滿微痛。小便不利者。桂枝去桂加茯苓白朮湯主之。

按此條。當敍桂枝二越婢一湯之上。均承太陽病初服桂枝湯條而論之者也。此雖既服桂枝湯。而不唯不解巳。或見裏實之勢者也。於是乎或下之。如其裏實之勢則巳拔矣。雖然。如其表證尚不解。巳而變葛根湯證也。故曰仍也。仍者言因仍于表位也。頭項強痛。翕翕發熱。此乃葛根湯證。而尚帶前位桂枝湯之餘響者也。無汗。對前之有汗。而證於在葛根之場也。心下滿微痛。此以其或下之之變。其裏溢滯有水氣之所致也。故標小便不利。而證於不預表熱而據裏水也。夫既表熱裏水。現之候法如此。則併以治之乎。曰不然矣。若其表熱。則經曰因仍不解者也。若其裏水。則今新見其端者也。於是乎。欲先於未互響應。而制於其易制裏水於微。而後制其表熱也。是乃所以有桂枝去桂加苓茯白朮湯之略也。

桂枝去桂加茯苓白朮湯方　於桂枝湯方內。去桂枝。加茯苓白朮各三兩。水煮依桂枝湯法。不須啜粥。

傷寒脈浮。自汗出。小便數。心煩。微惡寒。脚攣急。反與桂枝湯。欲攻其表。此誤也。得之便厥。咽中乾。煩躁。吐逆者。作甘草乾薑湯與之。以復其陽。若厥愈足溫者。更作芍藥甘草湯與之。其脚卽伸。若胃氣不和。讝語者。少與調胃承氣湯。若重發汗。復加燒鍼者。四逆湯主之。

此條。論桂枝之變及陰陽兩端者。而一結於陽浮陰弱之義者也。傷寒脈浮自汗出。此本於桂枝湯之脈浮緩自汗出者。而且亘於白虎加人參湯之脈浮緊自汗出者。與桂枝加附子湯之脈浮弱自汗出者而論之也。故曰傷寒。以籠罩之三道也。夫蓋於小便數心煩微惡寒脚攣急也。一則係于浮以緊而乃爲之白虎加人參湯也。一則係于浮以弱。而乃爲之桂枝加附子湯也。今試以歸於浮緊論之。則所謂陽浮之邪。遂以轉內裏乎。津液爲之奔命。故使自汗出小便數也。心煩微惡寒。出於邪勢聳于上與表也。脚攣急。氣凝滯于下部之所爲也。此爲之白虎加人參湯也。又試以歸於浮弱論之。則所謂陰弱之邪。遂以乘精虛乎。津液爲之不密。故使自汗出小便數也。心煩。以邪迫于裏也。微惡寒。爲裏虛已侵表也。脚攣急。由于津液凝滯也。此爲之桂枝加附子湯也。是故今雖尙像桂枝湯。而非皆旣桂枝湯之所宜也。故曰反與桂枝湯。欲攻其表此誤也。以斷旣非桂枝湯之所任也。若不辨其意趣。漫與桂枝湯而發汗之。則不啻無益於制邪已。反使心氣搖動。四表之機括。卒爾澁滯。是乃所以見厥也。咽中乾。煩躁吐逆。皆出於精氣之鬱集於心郭也。故今先與甘草乾姜湯。以鎭之動勢耳。此豈爲療本證之設乎。可知動勢旣鎭。而後亦復有治二岐之本證。以前之方法者也。作。假作之義也。以復其陽四字。後人誤解甘草乾姜湯方意者也。若厥愈足温者。更作芍藥甘草湯與之。此乃承卽上兩岐之本證。而各旣與其本方之後而言之也。然則白虎而與白虎加附子而與加附子。各如其脈證已瘥矣。雖然。是唯於其血液運用未復。則亦爲脚攣急者。必當有之矣。是爲之芍藥甘草湯之任也。此於其脚攣急也。唯其一證而無據陰陽之候法者也。是故曰厥愈。以示無據寒候。曰足温。以示無據熱候也。論文妙境可翫味矣。不然。則曰厥愈足温者。恐屬疊語矣。非耶。更字。自有承兩岐之意。益可以稽焉。其脚卽伸。亦後人説芍藥甘草湯方意者也。若胃氣不和讝語者。此論承白虎之證。而其後之機變有出於斯者也。胃氣不和。與胃中不和。大同而少異。其由矣。胃中不和。自外之辭也。胃氣不和。自內之辭也。故今曰胃氣不和。以明於邪氣旣位于胃內也。讝語。言語不倫之謂也。是乃胃熱之勢。篡奪於心之機用所致也。故今與調胃承氣湯。爲制其胃熱者也。蓋調胃之於證也。雖固位于陽明。而證已備於陽明。則熱否。熱已備於陽明則證否者也。此豈爲與彼大小承氣湯之熱與證已備於陽明者。敢混同之乎耶。若重發汗。復加燒鍼者。此承桂枝加附子湯證。而復對反與桂枝湯而論之也。重發汗。言發汗過多也。燒鍼。亦攻汗之具也。夫旣反與桂枝湯尙如彼。況重發汗。復加燒鍼。則無益於制邪。而徒耗損津液而已。以是邪氣不遂爲陰轉而何哉。是乃所以標出四逆湯也。或曰。今標出四逆湯者。此以方而挈證之意也。故手足厥逆自備其中也。果其説是耶。曰否。重發汗。復加燒鍼之變。雖已轉于陰位。而觀之於不論其證候。則豈限之四逆湯乎哉。蓋四逆之爲劑也。爲之附劑之大綱也。其餘數類附子劑。皆屬其小目也。是故標四逆湯。以要使人知從其證之輕重出入。而如之比類。亦皆可撰而索之也。可謂大綱舉。而小目從焉。豈敢拘泥於四逆之一方之爲平哉。又按此篇。起論於桂枝湯。而歸其變於四逆湯。以爲篇結者也。不是但結此篇而已。虛實陰陽循環無端。錯綜縱横至矣盡矣。本論一卷之大旨既已著明於茲矣。學士其勿忽之矣。

甘草乾姜湯方　甘草四兩　乾姜二兩　右二味。以水三升。煮取一升五合。去滓。分溫再服。

芍藥甘草湯方　芍藥四兩　甘草四兩　右二味。以水三升。煮取一升五合。去滓。分溫再服。

調胃承氣湯方　大黃四兩　甘草二兩　芒硝半斤　右三味。以水三升。煮取一升。去滓內芒硝。更上火微煮令沸。少少溫服之。

四逆湯方　甘草二兩　乾姜一兩半　附子一枚　右三味。以水三升。煮取一升二合。去滓。分溫再服。強人可大子一枚。乾姜三兩。

問曰。證象陽旦。按方治之。而增劇。厥逆。咽中乾。兩脛拘急而讝語。師曰。言夜半手足當溫。兩脚當伸。後如師言。何以知此。答曰。寸口脈浮而大。浮則爲風。大則爲虛。風則生微熱。虛則兩脛攣。病證象桂枝。因加附子參其間。增桂令汗出。附子溫經。亡陽故也。厥逆咽中乾。煩燥。陽明內結。讝語煩亂。更飲甘草乾姜湯。夜半陽氣還。兩足當熱。脛尚微拘急。重與芍藥甘草湯。爾乃脛伸。以承氣湯微溏。則止其讝語。故知病可愈。

此蓋後人據前條。漫議其轉變者也。豈得以本論之式例而釋之乎哉。

傷寒脈證式卷二

典藥寮司醫　川越佐渡別駕正淑大亮著

辨太陽病脈證幷治法中第二

按此篇爲麻黄湯起之者也。蓋麻黄湯之爲證。較之於桂枝湯。則雖均在太陽。而於其證候。不爲無異矣。故若不別其篇。而續論之於桂枝輩。則必恐使人謂桂枝爲太陽之正證。麻黄爲太陽之變證也乎。於是更題中篇。而揭舉麻黄青龍及葛根。欲以明各自在於太陽之正位正證也。此即所以中篇之起也。夫中篇之於撰也。當提頭之以麻黄湯。而今以葛根湯者。何哉。曰。葛根之於證方也。非固出于麻黄之變者。復非轉于麻黄者也。若夫提頭之以麻黄湯。而次以葛根湯。則葛根自似歸麻黄之變也。而是殊不然矣。葛根則自終始於葛根。而必直接裏證者也。故先於麻黄而揭之也。且也。論太陽與陽明合病。以期於接陽明。又論葛根黄連黄芩湯。以期於接少陽。以一連結之於茲也。然則以葛根。較之於麻黄。則不能無疑於異輕重之分矣。是故今標之是篇。並之麻黄湯。以欲示邪力相等。而無輕重之分也。夫既邪力相等。而無輕重之分。則葛根何爲特接裏乎邪。請譬之以軍陳之配勢乎。蓋麻黄之勢猶葛根。葛根之勢又猶麻黄然矣。雖然。至配其勢。則大有異別也。麻黄乃弘配其勢於通身之内外。故爲頭痛發熱。身疼腰痛。骨節疼痛也。是乃以通身内外之有餘地也。葛根乃專湊其勢於項背。故爲項背強几几。無汗惡風也。是乃以項背之無餘地也。於是乎。須益明辨各自無有輕重之差別。而惟是在於邪氣所就之異同已爾矣。葛根麻黄之差。其彰明如此矣。且夫麻黄之於證也。其變之之大小青龍不俟論矣。而縱横轉遷。無所不至矣。故中結之以四逆湯。是乃示其轉變之極致也。雖然。以之序。則於太陽則轉少陽者抑順也。以是乎承桂枝麻黄。而曰傷寒中風五六日。以發小柴胡湯也。而復柴胡之變之及大柴胡湯。柴胡加芒硝湯。柴胡加龍骨牡蠣湯。調胃承氣湯者。與血證火逆之出於桂枝麻黃柴胡之三變者。錯綜聯舉以活其機變矣。此之爲中篇之概略也。

太陽病。項背強几几。無汗惡風者。葛根湯主之。

標曰太陽病者名項背強以下之證言之也。夫太陽之於位地也。弘以肌肉間稱之。則爲其位地也。夙然矣。故別之兩途。以示其異也。如桂枝湯。則在於肌肉間。而其勢欲發于肌外者也。各半二一越婢一同焉。如葛根湯。則在於肌肉間。而其勢欲駸于肉裏者也。麻黃湯大小青龍湯同焉。此雖均其位地。而問其邪之性。則各其不均也如此矣。是所以分其篇也。項背強几几。此邪勢欲駸于肉裏。而主湊項背之所致也。與彼麻黃湯之欲駸于肉裏之勢通身平等者殊異矣。無汗。出于邪勢之密也。惡風。出于精氣之屈覆也。且夫葛根麻黃之於二湯也。無固有輕重之差別矣。葛根時而重於麻黃。麻黃亦時而重於葛根。輕重不同。互相出入者也。豈可概論其輕重哉。又按今於此篇也。先標以葛根湯。而不以麻黃湯者。此欲彰明乎葛根湯之不屬麻黃湯也。若發端於麻黃湯。而以葛根湯次之。則嫌必使人謂如葛根湯。則出于麻黃湯之變也。是乃所以先以葛根湯也。然則葛根自葛根。麻黃自麻黃。唯殊其勢者也。奚可混論乎。以是乎本篇次葛根湯。以葛根黃芩黃連湯。而示不之麻黃湯。又次麻黃湯以大小青龍。而亦示不之葛根湯也。可見手段之活如此甚矣。

葛根湯方　葛根四兩　麻黃三兩　桂枝二兩　芍藥二兩　甘草二兩　生姜三兩
大棗十二枚　右七味。㕮咀。以水一斗。先煮麻黃葛根。減二升。去沫。内諸藥。煮取三升。去滓。溫服一升。覆取微似汗。不須啜粥。餘如桂枝法將息及禁忌。

按如葛根湯及黃麻湯大小青龍湯。則以不須啜粥爲法者。此專剛克於邪氣之略也。何則以邪氣與精氣劃然爲對應也。與彼桂枝輩之傍啜粥。以柔伸其精氣。而漸發其邪者自別矣。不可不辨也。

太陽與陽明合病。必自下利。葛根湯主之。

太陽者。即上條所謂以葛根湯證言之也。陽明者。以分內有熱言之也。合病者。合發之謂也。蓋表位有葛根證。而以合於分內有熱。則分內之熱果不能揚越內外。而現其本證也。其勢必內陷矣。既如此則於其葛根之邪勢。不得不亦一其機而爲內陷也。此所以爲下利也。故曰必自也。必也者。懸期之詞。自也者。自然之謂也。今其療之也。以葛根湯者。固無他於治其太陽葛根之證也。夫既治葛根之證。則陽明分內之邪自無所壅塞。其勢必冲于內外。而現陽明本證必矣。然則如其下利不待治而自愈。亦復必矣。此不治下利。而下利自止之略也。而後如其陽明本證。則須隨其證而治之也。此爲之太陽陽明合病之正治例也。

太陽與陽明合病。不下利但嘔者。葛根加半夏湯主之。

按此例。合病當作併病爲說也。蓋合之與併之於異別也。於其證狀則固無別。而於其治法亦無異也。然則措而不論乎。曰不然。雖均其證狀。同其治法。而以異其所病之始。與其所轉之終。則豈止無論爲哉。夫合病者。自初合發於各位。而不更爲轉變。每一位爲始終者也。併病者。自後相併。而或遂歸一位。或亦變合病者也。其相併而稽留于此者。此爲之併病也。故於其證狀與治法。雖不違合病。而異之始終如此。則豈可不論之哉。蓋不下利但嘔者。太陽陽明之邪勢相與內陷之所致也。亦猶如上章之所論。而唯其內陷之勢。有輕重多少之差而已。夫蓋爲太陽陽明之內陷也。至爲下利者。其勢多而重矣。止爲嘔者。其勢少而輕矣。今曰不下利但嘔。則此條之爲併病也益以彰明乎哉。

葛根加半夏湯方　於葛根湯方中。加半夏半升。

太陽病。桂枝證。醫反下之。利遂不止。脈促者。表未解也。喘而汗出者。葛根黃連黃芩湯主之。

此其始也。當以桂枝湯發汗之。而醫者不察。而誤下之者也。故曰醫。曰反。凡曰醫。曰反之類。皆咎之深辭也。夫既誤而下之乎。以固不的當。裏殞其機密。表邪屈曲而其勢遂爲下利者也。今也。雖下利遂不止。其脈不至弱濇之比。而尙於促脈。則可知邪氣尙根抵于表也。故曰脈促者表未解也。促脈者。謂數脈也。取義於逐促。而謂其勢鱗次也。凡如數脈。則亘於陰陽兩位而有之。如促與疾。則雖與謂數脈。而偏在于陽位者也。不可不辨矣。夫蓋在于此也。欲但治其表。則奈旣逵裏之勢何。欲但治裏則亦奈表之不解何。此所以有是湯之略也。葛根之於表不解乎。黃芩黃連之於逵裏之勢乎。合療而全其効者也。喘以示邪勢奔于裏之機也。汗出。以示表邪尙不解之機也。喘而汗出。又猶云汗出而喘也。而字有法。

葛根黃連黃芩湯方　葛根半斤　甘草二兩　黃芩二兩　黃連三兩　右四味。以水八升。煑葛根減二升。內諸藥。煑取二升。去滓。分溫再服。

太陽病。頭痛發熱。身疼腰痛。骨節疼痛。惡風無汗而喘者。麻黃湯主之。

標曰太陽病者。其義二焉。一則呼於頭痛以下之證言之也。二則是之於證方也。欲示固在太陽部位之本面。而非變位變證也。蓋麻黃之於證也。固位於肌肉間。而其勢壓于肉分之所致也。頭痛發熱。雖同桂枝湯之所言。而彼則出于邪勢專於肌分與上部也。故於汗出身不痛也。此則出于邪勢專于肉分也。故於身疼腰痛。骨節疼痛無汗而喘也。然則雖一平頭痛發熱。而自有淺深輕重之分。不可不察也。身疼腰痛。骨節疼痛者。非言使一病人而必具之諸證。其要在令但即其一證。而知麻黃之軌範也。故如云或身痛。或腰痛。或骨節疼痛也。今不云或者。以皆是麻黃之定證。而不爲兼證也。此猶如桂枝湯之媲舉惡寒惡風之意然矣。且也。身疼腰痛。骨節疼痛之於麻黃也。以邪勢壓于肉分。而氣液凝滯之所致也。無汗而喘者。出于邪勢專窺裏。而不主於揚越也。蓋喘之爲證。不唯此而已。裏邪之勢。逵于表者。亦爲之矣。陽明之於喘。即是也。不可混同矣。

麻黃湯方　麻黃三兩　桂枝二兩　甘草一兩　杏仁七十個　右四味。以水九升。先煑麻黃。減二升。去上沫。內諸藥。煑取二升半。去滓。溫服八合。覆取微似汗。不須啜粥。餘如桂枝法將息。

太陽與陽明合病。喘而胸滿者。不可下。宜麻黃湯主之。

標曰太陽與陽明合病者。又猶如葛根湯之於合病也。惟是曰太陽病者。以麻黃湯言之也。此爲之其別也。夫陽明內分之邪。以有麻黃證。故其勢不能外透。而盤回于胸中。旣如此則於麻黃證。其勢亦不必得不爲內陷也。此所以爲喘而胸滿也。然則此於是喘也。不可歸于表。不可亦以歸于裏。乃是由于表裏兩端之勢也。與上章所謂無汗而喘之喘果異矣。於其胸滿。亦二位之邪勢。交鬱於胸中之所爲也。與彼少陽胸滿之旣位胸中。而併於往來寒熱之諸證者亦異矣。不可不察也。是故今療之也。以麻黃湯先治太陽。則陽明之邪自無所壅滯。必達于內外。旣達于內外。則現其本證亦必矣。然則不治喘而胸滿。而其證自止矣。此猶如葛根湯之於制自下利之略也。又按冠宜而復沓主之者。是但即太陽之面目。而謀之治方之謂也。是故若太陽面目之於大小青龍。則當以大小青龍耳。故曰宜也。宜也者。言宜是證宜是時也。今也。以太陽之證候於麻黃湯。故曰麻黃湯主之也。主也者。主一無適之謂也。

太陽病。十日以去。脈浮細而嗜臥者。外已解也。設胸滿脇痛者。與小柴胡湯。脈但浮者。與麻黃湯。

太陽病十日以麻黃湯言之也。以去猶以後。此於其一二日。二三日之初也。旣現麻黃證者也。今也十日以後。脈浮細而嗜臥者。言不拘旣爲之治者。與不爲治者。而如其麻黃證則罷去者也。故曰外已解也。外與表。頗同而少異矣。但有廣狹與主客之分而已。脈浮細。前以顧浮大浮緊言之。後以對浮緩沈細言之也。嗜臥。本于氣液虛損也。蓋其在此乎。其變之所之之道有三矣。浮細之若比于浮緩。則爲之穀肉之所復也。是其一也。浮細之若比于沈細。則不得不認爲少陰病也。是其二也。若此而爲胸滿脇痛。則爲之少陽病也。即小柴胡湯之所任也。是其三也。設猶若也。脈但浮者。此承十日以去。而弘論不惟於一二日二三日者而已也。曰脈但浮。則知浮在其本面。而無餘證也。所以與麻黃湯也。又按是之二句。爲一結於麻黃湯發之也。

太陽中風、脈浮緊。發熱惡寒。身疼痛。不汗出而煩躁者。大青龍湯主之。若脈微弱。汗出惡風者。不可服。服之則厥逆。筋惕。肉瞤。此爲逆也。

標曰。太陽中風者。其義二焉。一則以麻黃湯言之。而示其證之轉于此也。二則以大青龍湯言之。而對後條之傷寒。而以差其輕重也。以是乎。如太陽中風。脈浮緊。發熱惡寒。身疼痛則大青龍湯證。而即亦亘于麻黃湯證者也。不可不明辨焉。乃今論其證候也。雖一其字面如此。而即其病勢而按之。則二證二方之分別。斷然可察焉。豈何眩曜之乎。以是乎。不曰無汗。而曰汗不出也。無汗與汗不出。雖均其事體。而今於屬文之間。將欲眼其病勢之差別。故曰汗不出也。是故雖既與之以麻黃湯。而不但不得汗出。而加一煩躁者也。然則太陽中風以下之諸證。雖既在于麻黃之面目。而亦病勢進於一等。豈不彰明乎哉。於是乎。斷其證於大青龍湯。以曰大青龍湯主之也。煩躁。邪勢壅鬱之所爲也。故於不汗出也。煩。心煩也。躁。手足躁擾之謂也。脈浮緊。發熱惡寒。身疼痛。解已見麻黃湯條下。

若脈微弱以下。爲服後之法式也。既與大青龍湯。而勿論其證之解與不解。脈已至微弱。則是精氣衰敗者也。於是汗出惡風從焉出矣。故以不可服大青龍湯爲式法也。若不察而服之。則直見機變於厥陰必矣。不可不愼也。厥逆筋惕肉瞤。皆是陰候。而出于精氣衰敗之太甚也。此爲逆也者。深戒不可用大青龍湯之辭也。又按脈微弱。對桂枝二越婢一湯之脈微弱。而相共應陽浮陰弱之脈式也。

大青龍湯方　麻黃六兩　桂枝二兩　甘草二兩　杏仁四十個　生薑三兩　大棗十二枚　石膏如鷄子大　右七味。以水九升。先煮麻黃。減二升。去上沫。內諸藥。煮取三升。去滓。溫服一升。取微似汗。汗出多者。溫粉粉之。一服汗者。停後服。汗多亡陽。遂虛。惡風煩躁。不得眠也。

雞子大。當准八兩。夫蓋大青龍湯之於方。雖殊駿劇。而其邪亦猛勢矣。於是乎知。駿劇之力。足稍取微似汗也。

豈爲患汗出多乎。因是考之。則温粉方亦非醫聖之舊明矣。當削汗出多者。温粉粉之二句。及汗多亡陽以下三句。以復其舊耳矣。

傷寒。脈浮緩。身不疼但重。乍有輕時。無少陰證者。大青龍湯發之。

標曰傷寒者。其義有二焉。一則明於承上條太陽中風。而雖尚是在于大青龍湯。而有至於其重如此者也。二則明於今爲其證也。雖在于大青龍湯。而以爲其極地。故至於難固察之。而或將惑爲機變於陰位者也。脈浮緩。是前條之浮緊。一轉而至于此也。蓋緊之爲脈也。出于邪勢縱横於分內也。緩之爲脈也。出于邪勢未及肉者。與邪勢深潛于肉裏者也。桂枝輩之於浮緩。則邪勢未及肉之所使也。此條之於浮緩。則邪勢深潛于肉裏之所使也。然則此於是浮緩。非固邪氣減而出之者可知矣。是故媿諭於身不疼但重者也。蓋身不疼但重者。以肉裏既受其邪勢。而無有精氣相競之動勢也。以是乎。邪勢旺而精氣罷憊也。此所以身不疼但重也。既如是則大易混于少陰也。雖既易混于少陰。而此仍在于大青龍湯之極地也。故邪勢爲時而飜于肉外。此所以爲乍有輕時也。無少陰證者。以似有少陰證言之。以斷無有少陰證也。此爲之式之辭也。發之者。發汗之也。言以太陽之機變極于此。而其候法亦如此不常。故或嫌雖今與大青龍湯。而異其効用也。是故曰發之。以明一於其効用也。

按此聯舉於大青龍湯也。浮緊之變。至于浮緩。浮緩之變。至于微弱者。順也。故此條之變。至于微弱者。固不俟論也。而今上條舉浮緊。而直期其變於微弱者。逆也。此以逆示順文法也。不可不熟慮矣。

傷寒。表不解。心下有水氣。乾嘔發熱而咳。或渴。或微利。或噎。或小便不利。少腹滿。或喘者。小青龍湯主之。

按此條。麻黄湯之一變。而發於心下有水氣之一岐流者也。傷寒以麻黄湯言之。此雖已與麻黄湯。而其證仍不得解。故曰表不解也。夫蓋表證之不解。其裏聊失之機約。於是乎。心下畜成水氣也。既而心下有水氣之不一旦而謝。則遂至釀熱氣。而與表熱互相親因。則表裏之熱勢。必交會於心中。此所以爲乾嘔也。既乾嘔之發乎。必壓表熱帥裏熱。然則於其發熱也可知不但表不解之發熱而已。以裏熱亦併之故益其劇於一等者也。上文已曰表不解。則發熱自備其中。而今復擧發熱而咳者。欲示是等之義也。咳者。以表裏之熱鬱于心胸而水液爲之痰化。此爲之欬之由也。而字可翫味矣。或猶若也。期兩端之辭也。凡論中曰或或者。皆爲之兼證也。是故其證之有無出入不宜必移其本劑。不亦必須加減。唯處其本劑而其用足者也。是爲之其式也。渴。出于胸中鬱熱也。微利。以心下水氣之故。下焦不和調之所致也。噎。膈噎也。表裏之熱勢。鬱陶於胸中所令也。小便不利。少腹滿。以水道做於心下之滯水不瀉也。喘。出于表熱壓于裏。與裏熱排于表也。

小青龍湯方　麻黃三兩　芍藥三兩　五味子半升　生薑三兩　甘草三兩　桂枝三兩　半夏半升　細辛三兩　右八味。以水一斗。先煮麻黃。減二升。去上沫。內諸藥。煮取三升。去滓。溫服一升。加減法。若微利者。去麻黃。加蕘花如雞子。若渴者。去半夏。加栝蔞根三兩。若噎者。去麻黃。加附子一枚。若小便不利少腹滿。去麻黃。加茯苓四兩。若喘者。去麻黃。加杏仁半升。

後加減法。後人之所錄也。論中設加減法者。凡六方。皆誤讀兼證而及之者也。當做于茲。削於他耳。或曰。凡疾病之活。不可固期其轉變。則如其兼證。亦當每證有之乎。而論中擧之者。纔止於六方。大似有所遺也。儻爲以之唯於他者乎。不能無疑矣。請聞其說。曰。兼證也者。言其證不應有而有之者也。蓋其證不應有而有之者。因于病勢不於一途者也。小青龍湯真武湯之及畜於水氣。理中丸四逆散之交於虛實。小柴胡湯之亘於表裏。通脈四逆湯之至於虛極。皆病勢之不於一途者也。故取准據於此。而名之於他則尚可矣。通客證而混兼證則不可矣。

按論中。凡以大小名方者。小必轉大者也。如大小柴胡。及大小承氣即是也。今青龍之於大小也。少異其意矣。

小青龍湯雖不必之大青龍湯。唯欲取其輕重之准據於麻黄湯耳。如大青龍湯。則在于麻黄部位。而殊猛烈者也。如小青龍湯。均在于麻黄部位。而據於一內證者也。是爲其別也。故大青龍湯直承麻黄湯標之。小青龍湯後于大青龍湯標之。行文之法。抑有味乎。

傷寒。心下有水氣。欬而微喘。發熱不渴。服湯已渴者。此寒去欲解也。小青龍湯主之。

此條。論小青龍湯之一活法者也。傷寒非以表邪言之。但以始于心下水氣言之也。蓋心下水氣之不一旦而謝。必釀成熱氣。而其熱遂及于心胸。亦使水液擁滯也。是所以咳而微喘也。既至爲咳而微喘。則其勢足復現發熱也。今雖現發熱。而是水氣動勢之所令。而不由於熱邪也。故曰不渴。以證之也。於是乎與小青龍湯。以誘之水氣於其有路。而發解之者也。豈不一活法乎。服湯。服小青龍湯之謂也。寒者。寒飲也。謂心下之水氣也。蓋小青龍湯之於發解心下水氣也。津液亦不得不併耗也。是故發解之之於一旦也。必爲引飲而自救也。故雖渴。不可固及于處治方者也。滋潤厭足而其渴自止者也。此所以曰寒去欲解也。上條與曰或渴者大異矣。不可混同矣。

太陽病。外證未解。脈浮弱者。當以汗解。宜桂枝湯。

外證與表證。大同而少異矣。表證者。以發熱惡寒言之。故其所指狹。而期其情狀者也。外證者。統於因緣于外之諸證言之。故其所指廣。而不期其情狀者也。是故如表證則雖狹。而以其候之在于準證爲之重辭也。如外證則雖廣。而以其候之不期準證。爲之輕辭也。蓋此於是證也。雖外證未解。而已有內證欲發之機也。雖然。其脈未至沈弱。而尚在浮弱。則先當發之於表於汗之候也。故曰當以汗解也。而今於是證也。雖不具桂枝之準證。以桂枝湯發汗之。則亦或足併內證欲發之機而制之者也。故曰宜也。

太陽病。下之微喘者。表未解故也。桂枝加厚朴杏仁湯主之。

此其始也。太陽之病勢已犯腹中。而發一二之裏證者也。是故旣爲與承氣輩。而拔去裏實之勢也。論曰。太陽病二三日。蒸蒸發熱者。屬胃也。調胃承氣湯主之。正此等之比也。今也雖裏實旣拔去。而於其表位也。尙有餘邪之不去。而卒乘於下後之虛。聊窺其裏者。此所以出於微喘也。故曰表不解故也。方中所加之厚朴杏仁二品爲驅旣及喉嚨之勢也。

桂枝加厚朴杏仁湯方　　於桂枝湯方內。加厚朴二兩杏仁五十個。餘依桂枝法。

太陽病。外證未解者。不可下也。下之爲逆。欲解外者。宜桂枝湯。

太陽病。先發汗不解。而復下之。脈浮者不愈。浮爲在外。而反下之。故令不愈。今脈浮故知在外。當須解外則愈。宜桂枝湯。

按二條雖如可論。而文辭煩冗。意義膚淺。恐不正文者也。

太陽病。脈浮緊。無汗發熱。身疼痛。八九日不解。表證仍在。此當發其汗。服藥已微除。其人發煩目瞑。劇者必衄。衄乃解。所以然者。陽氣重故也。麻黃湯主之。

此擧麻黃證熱多之極。而以一結於麻黃類者也。脈浮緊。無汗發熱。身疼痛之雖在于麻黃位地。而見之於無惡風寒。且日數之至八九日。則失異麻黃之常體。以是乎或恐令人誤於裏證也。故曰表證仍在。以斷仍在于麻黃位地也。此當發其汗。對有彼八九日。而不可發其汗者言之也。服藥已以下。言服麻黃湯之後也。微除。謂病證漸微除去也。是爲其通例也。其人以下。所謂瞑眩也。故曰其人更端之也。蓋瞑眩之爲發煩目瞑者。邪氣稽留。而旣至八九日。則不固易解者也。雖然今與麻黃湯以得其肯綮乎。邪氣何爲得不解乎。於是乎一時爲發煩目瞑而解也。劇者。言其瞑眩之劇者也。蓋邪氣欲解之動勢。氣血必逆頭腦。此所以爲衄血之由也。所以然者以下二句。蓋後人之註文耳。

太陽病。脈浮緊。發熱。身無汗。自衄者愈。

後人據衄乃解之義。而亦論有麻黄證之得自衄而解者也。豈足爲式乎。

二陽併病。太陽初得病時。發其汗。汗先出不徹。因轉屬陽明。續自微汗出。不惡寒。若太陽病證不罷者。不可下。下之爲逆。如此可小發汗。設面色緣緣正赤者。陽氣怫鬱在表。當解之熏之。若發汗不徹。不足言。陽氣怫鬱不得越。當汗不汗。其人躁煩。不知痛處。乍在腹中。乍在四肢。按之不可得。其人短氣但坐。以汗出不徹故也。更發汗則愈。何以知汗出不徹。以脈濇故知也。

此條。後人謾論二陽併病之轉機者也。亦不可從也。

脈浮數者。法當汗出而愈。若下之。身重心悸者。不可發汗。當自汗出乃解。所以然者。尺中脈微。此裏虛。須表裏實。津液自和。便自汗出愈。

按此條。據傷寒二三日心中悸而煩者。而發之脈式者也。當移彼條之次耳。凡脈之於浮數也。其病當解于表于汗之候也。故曰脈浮數者。法當汗出而愈也。蓋雖汗出而愈之一。而於其義則有二途也。一則發汗而愈者也。此即桂枝麻黄之所與也。二則自汗出而愈者也。此即建中輩之所與也。若下之。雖脈尙於浮數而身重心悸。則已無表證者也。故曰不可發汗。當自汗出而解也。夫既下之。而身重心悸。則其脈不應浮數。而尙於浮數者何也。曰。此其病勢雖入于裏。而未盡離表位。此乃所以使脈浮數也。身重心悸者。出于裏邪之勢達於心胸及表位也。所以然者以下五句。蓋後人之所附綴。不可從矣。

脈浮緊者。法當身疼痛。宜以汗解之。假令尺中遲者。不可發汗。何以知之然以榮氣不足血少故也。

後人倣前條之義而追論及于此者也。豈本論之意乎哉。

脈浮者。病在表可發汗。宜麻黃湯。

脈浮而數者。可發汗。宜麻黃湯。

二條。似論於太陽發首之條。雖其言之如不背。而抑亦後矣。恐後人之語氣乎。

病常自汗出者。此爲榮氣和。榮氣和者。外不諧。以衞氣不共榮氣和諧故爾。以榮行脈中。衞行脈外。復發其汗。榮衞和則愈。宜桂枝湯。

此論後條之義也。榮衞本論之所不言矣。亦後人之攙入耳。

病人藏無他病。時發熱自汗出而不愈者。此衞氣不和也。先其時。發汗則愈。宜桂枝湯主之。

冒首以病人者。要使人知於其病位之難辨者也。藏者。腹內也。言時發熱自汗出之外。腹內無他病也。蓋斥云他病者。腹滿腹痛不大便。及難鞕之類是也。今也病雖在桂枝之位地。而見於時發熱自汗出。且無惡風寒。則殆類陽明之象狀者也。故曰藏無他病。以斷於不陽明也。時發熱者。言發熱以時發作也。此乃桂枝熱多之極。使之然也。蓋桂枝之於熱多也。病勢雖既沈淪而將駸于裏。而以尚在于表位。復不得不爲時揚越也。此乃所以時發熱自汗出而不愈也。先其時發汗則愈者。言先發熱之時。而與桂枝湯也。何則病勢之既沈淪乎。發之之力易鈍矣。病勢之已浮揚乎。發之之力益利矣。此所以先其時發汗也。此衞氣不和也六字。蓋後人之攙入耳。

傷寒。脈浮緊。不發汗。因致衄者。麻黃湯主之。

此與前之脈浮緊。發熱身無汗。自衄者愈者。全同其口氣。亦奚爲據乎。

傷寒。不大便六七日。頭痛有熱者。與承氣湯。其小便清者。知不在裏。仍在表也。當須發汗。若頭痛者必衄。宜桂枝湯。

此條。論承氣湯之疑似於桂枝湯。又桂枝湯之疑似於承氣湯者也。傷寒。通太陽陽明兩位而發之也。蓋以承氣湯言之。則主不大便。而客頭痛。承氣之波及於頭痛者。以裏實之故。表氣壅滯之所令也。以桂枝湯言之。則主頭痛。而客不大便。桂枝之波及於不大便者。以表邪之故。裏氣壅滯之所令也。有熱者。亦以二途言之。一則以有發熱言之。二則以有身熱言之。與承氣湯。對桂枝湯標之。故曰與也。然則表裏主客分別。求之見證。殊易混淆太甚矣。於是乎復發其一式法。而明覈於表裏主客之部分也。即其小便清者。知不在裏。仍在表也。當須發汗是也。此文又猶云其小便濁者。知不在表。既在裏也。當須下之。是爲之略文。備得而盡焉。讀人可熟慮矣。若頭痛者必衄。此牽來上文頭痛。而以示主頭痛者之候法也。今頭痛之於爲衄。則豈但表氣壅滯之克所爲乎。可知邪氣以主在於表位。而氣血上騰之令然矣。又按。但曰承氣湯者。通事於三承氣之義也。玉函經。作未可與承氣湯。大非也。

傷寒。發汗解。半日許復煩。脈浮數者。可更發汗。宜桂枝湯主之。

此條。一結於發汗之諸類也。而要欲復示於再感之治法者也。夫再感之於治法也。亦不固異於初邪之治法。宜發汗而發汗。宜吐而吐之。宜下而下之。循環無端。應其機變。猶如療初邪之方法也。豈其別治之爲乎。傷寒發汗解者。以麻黃湯言之也。夫既發汗奏功後。半日許復煩。脈浮數者。此爲之再感之狀也。是於其往時也。既以麻黃湯發汗之。則嫌於雖有今復再感之狀。而亦不宜發汗也。故曰可更發汗也。煩者。苦煩也。由于邪勢但鬱於表位。而未備證候也。脈浮數。明徵病位于表也。於是乎以桂枝湯更發汗也。抑桂枝湯之於方也。爲之發汗第一策。故雖未備其準證。而知病已位于表。則當活施之者乎邪。

凡病。若發汗。若吐。若下。若亡津液。陰陽自和者。必自愈。

凡。大凡也。總稱之義也。凡病。籠罩汗吐下之三候言之也。蓋汗吐下之於治法也。無益於人之常也。固矣。雖然。當有其病也。非施之。則邪氣不得除去矣。是不得止而施之者也。然則此於其汗吐下也。皆得其虞。而邪氣已除去者也。雖邪氣既除去。而問之精氣。則不得不虛耗矣。雖精氣既虛耗。而無固救之方法。唯漸以飲食之養。則虛耗自當復耳。故曰。若發汗。若吐。若下。亡津液者。必自愈也。亡上衍若字。陰陽自和四字。亦後人之註文也。

大下之後。復發汗。小便不利者。亡津液故也。勿治之。得小便利。必自愈。

此條。後人倣上條之所言。而發億見者也。可削去耳。

下之後。復發汗。必振寒。脈微細。所以然者。以內外俱虛故也。

此亦後人據後條。述其管見者也。又奚從焉哉。

下之後。復發汗。晝日煩躁。不得眠。夜而安靜。不嘔不渴。無表證。脈沈微。身無大熱者。乾薑附子湯主之。

此於其始也。下之後。復發汗。而及于此者也。然則既見或陽明證。或太陽證。可得而知矣。晝日煩躁。不得眠。夜而安靜者。此邪氣雖尚在於陽位。而於其勢則已欲張大于陰位之所令也。是故其動勢爲煩躁不得眠也。雖然以邪氣未歸于陰位。而在于陽位。其勢時復飜於陽位。此所以出于夜而安靜也。蓋不可拘泥晝夜字。准是假以言其發作以時耳。無大熱者。大。非大小之義。言熱不備大綱也。發熱惡寒。往來寒熱。身熱潮熱。是爲之大綱之熱也。夫於是證也。不能身全無熱。而煩躁之以時發作乎。不得不或誤認之往來寒熱之變態者。又或誤認之潮熱之變態者也。於是乎。曰不嘔不渴。以明非少陽。又非陽明也。脈沈微。標是湯之脈位。而期其證於陰位也。茯苓四逆湯曰。發汗若下之。病仍不解。煩躁者。非大似之乎。雖然。彼則少陰之證。而無岐路者也。故服之之法。亦以徐徐爲式。此則勢已及少陰。而邪尚在陽位者也。故今雖尚見熱狀。亦如欲速走於陰位。何以是欲一旦而救之於陰於初。而使夫不至駿劇也。故服之之法。不以徐徐。而以頓服爲式。彼湯之緩而重。此湯之急而輕。方證雖大不遠。而不同其意。不可不辨論也。無表證三字。恐無大熱者之旁注耳。當削之。

乾薑附子湯方　乾薑一兩　附子一枚　右二味。以水三升。煮取一升。去滓頓服。

發汗後。身疼痛。脈沈遲者。桂枝加芍藥生姜各一兩。人參三兩。新加湯主之。

以下五章。共論桂枝之變。而各差之者也。此其始也。以桂枝湯發汗之。故其表殊虛。而裏亦不得不從而虛者也。於是乎。邪氣乘其釁隙。而直侵入于腹中。是故如其表證。則已而無有。纔可見者。但不和之狀而已。脈沈遲。此對前位之浮數。而明於邪氣位于太陰者也。夫雖既位于太陰。而其邪氣之不劇乎。未能縱橫其勢於腹中也。於是乎。其勢反走于表位。而糅雜於彼不和之表氣。此所以爲身疼痛也。雖疼痛之在于表。而推究之因來。則已在于裏邪之未能振其劇勢也。如此矣。過此已往。若邪氣益畜其勢。則現其證候於腹中必矣。即如建中湯理中丸是也。可知此湯之雖位太陰乎。較之於建中湯理中丸。則抑緩而輕矣。不可不辨焉。

桂枝新加湯方　於桂枝湯方內。加芍藥生薑各一兩。人參三兩。餘依桂枝法。

按是方舊名桂枝新加湯者也。後世謾旁書其增加者。竟混于方名爲蛇足耳。

發汗後。不可更行桂枝湯。汗出而喘。無大熱者。可與麻黃杏仁甘草石膏湯主之。

此亦承桂枝之變。而差之之二也。發汗後。其義同前條之所言也。夫蓋汗出而喘之於證也。大似桂枝證尚不解者。故曰發汗後。且曰無大熱者。以著明於其不太陽也。既著明於不太陽。則亦得無類於陽明乎。若夫在于陽明之位地。而爲汗出而喘乎。應娩于身熱。或潮熱之比。而今亦於無大熱。則其不陽明。亦可以察矣。以是考之則是湯之位於太陽陽明間。亦可准知矣。故今試推索其脈。則非浮緩之預于太陽者。又非疾實之預于陽明者。可見在其中間。而未偏歸於其兩端者也。而不標出其脈者。是弘其機變者也。豈不活手段乎。冠可與者。言可較於桂枝湯。及桂枝加厚朴杏仁湯。白虎湯。及承氣湯之類也。沓主之者。言比較之䇿。而後歸于主一無適之場也。此戒不可草忽而決定于是湯之義也。無大熱者。解已具于前條。

或曰。孫思邈論麻黃之能曰。止汗通內。此言實得是湯之方意。可據以從也。曰。不然。蓋麻黃之於能也。疎漏乎密閉之邪者也。故立其功績也。或得汗而解。或發熱而解。或得便利而解。不可得而期矣。蓋疎漏乎邪氣者。本也。發汗與止汗者。末也。孫氏之所論。惟指其本。而據其末者也。可謂惑矣。

麻黃杏仁甘草石膏湯方

麻黃四兩　杏仁五十個　甘草二兩　石膏半斤

右四味。以水七升。先煮麻黃。減二升。去上沫。內諸藥。煮取二升。去滓。溫服一升。

發汗過多。其人叉手自冒心。心下悸。欲得按者。桂枝甘草湯主之。

此亦承桂枝湯之變。而差之之三也。此以既用桂枝湯之過其度。故其汗亦過多也。論曰。微似有汗者益佳。不可令如水流漓。病必不除。是爲之發汗之式也。今也不得其式如此。則曷爲得全其治乎哉。邪氣雖幸挫其勢。而津液虛損。精氣仆蹶。卒爲失其運行。開闔不調。上下不順也。於是乎精氣輳心胸。而不得瀉表裏上下也。此所以爲其人以下之諸證也。曰其人。以更端之者。忞於前有熱邪者。而明於今特本于精氣也。夫精氣偏輳心胸。則心胸不得必不騷動矣。故叉手自冒心。而自堪其騷動也。叉手。言兩手相錯也。冒。猶覆也。心下悸。亦按之則足纔堪之也。雖然。身自既冒其心上。則復如心下何。此所以欲使人得按也。蓋按之而足以堪之者。可益以徵於此湯之不因于熱。而本于氣矣。是故以桂枝甘草湯。貫道於彼鬱滿之精氣。而導之表裏四末。則精氣必舒暢。津液必賑贍。於是乎開闔必調。上下必順。深哉旨也。

桂枝甘草湯方

桂枝四兩　甘草二兩

右二味。以水三升。煮取一升。去滓

頓服。

發汗後。其人臍下悸者。欲作奔豚。茯苓桂枝甘草大棗湯主之。

此亦承桂枝湯之變而差之之四也。發汗後。如上章之所言也。此於是證也。汗後之變。下焦畜滯水。而其勢發臍下悸者也。故曰其人更端之。而以忒於前證也。夫下焦有滯水也。或有與猪苓湯者。或有與真武湯。白通湯。及四逆湯者。而此獨不然矣。何則水之勢激而爲悸。悸之勢逆。而欲冲氣道者也。故曰欲作奔豚。以示有奔逆之勢也。彼猪苓湯之水勢。達於心胸。及太表者。與真武湯白通湯。及四逆湯之水氣內陷。而爲下利者自別矣。不可混同矣。且夫奔豚之爲證也。內外上下之機活懸隔。而精氣冲于氣道。而氣息頓絕矣。無復活路者也。是故論中雖標出奔豚。而唯名而已。未論其全證者。以爲其篤危之極也。可見論中無救之之方法焉。此條曰欲作奔豚。桂枝加桂湯曰必發奔豚。皆未備其全證者也。金匱要略舉奔豚湯者。其證方可疑。恐後世之僞竄邪。

茯苓桂枝甘草大棗湯方　茯苓半斤　甘草二兩　大棗十五枚　桂枝四兩　右四味。以甘爛水一斗。先煮茯苓減二升。內諸藥。煮取三升。去滓。溫服一升。日三服。作甘爛水法。取水二斗。置大盆內。以杓揚之。水上有珠子五六千顆。相逐取用之。

以甘爛水者。豈本論之旨趣乎。蓋投水以藥。而煮之釜中。其湯既成。則畢是藥之氣味耳。奚有拘水之性。而異其効用之餘暇乎哉。時珍論水品大備焉。其他諸家本草亦各非無詳說。雖然。果其說之是乎。吾未知焉。

發汗後。腹脹滿者。厚朴生姜甘草半夏人參湯主之。

此亦承桂枝湯之變。而差之之五也。發汗後。同上章之所言也。此於是證也。以汗之故。心胃順接之氣。卒失其宜。胸中氣鬱閉。腹中水液澁滯。而爲腹脹滿者也。蓋腹中水液澁滯者。本于胸中氣鬱閉也。故今與此湯。以治其胸中鬱閉。則其化自及腹中。而和其水液澁滯必矣。是此湯之所以治腹脹滿也。所謂欲求南風。須開北牖是也。是故於其腹脹滿也。固無實候。又無虛候。可知矣。與彼陽明太陰之爲脹滿者。大異矣。不可不辨焉。或問曰。腹中水液遊滯。而爲腹脹滿。已得其說。果如其說。則於其胸中。亦胡得水液遊滯。而不爲胸滿乎。如吾子說可謂隨意焉。曰不然矣。夫胸中氣鬱閉。則腹中從而鬱閉。既使腹中鬱閉。則水液併之而遊滯也。蓋水液之殊易遊滯於腹中者。此因於腹中之阻遠心。而其機用之不健于此也。但於胸中則與之異矣。胸即心之位地。而最親近于心。故心氣雖勞。而尚克施其政令焉。此所以水液之未易乘于此也。子其思諸。

厚朴生姜甘草半夏人參湯方　厚朴半斤　生薑半斤　半夏半斤　人參一兩　甘草二兩　右五味。以水一斗。煮取三升。去滓。溫服一升。日三服。

傷寒。若吐。若下後。心下逆滿。氣上衝胸。起則頭眩。脈沈緊。發汗則動經。身爲振振搖者。茯苓桂枝白朮甘草湯主之。按動經二字後人之所加也

尙論篇補入若發汗三字者爲是矣。傷寒包裹汗吐下三證言之也。後字不但於下後而已。通汗吐而言之也。蓋其在斯也。以汗吐下之變。畜水氣於心下者也。夫心下停水之不一旦乎。終釀成熱氣。其勢卒激于胸。故爲逆滿也。既水熱之激于胸乎。通身之精氣。無不必輻輳于此。而抗其勢焉。此所以氣上衝胸也。且夫水勢併精氣。而塡于胸中。則上盛下虛可知焉。是故運動身。則水熱精氣。亦不得不搖動矣。此所以起則頭眩也。頭眩。言頭目眩暈也。脈沈緊。此標是湯之變脈者也。若夫論其正脈。則於浮數浮緊之比必矣。今標沈緊者。弘是湯之活用。而親近之於眞武湯也。此乃以其病道之出於一轍也。是故係之于發汗之逆。曰爲身振振搖者也。振振搖。即眞武湯所謂身瞤動振振是也。

茯苓桂枝白朮甘草湯方　茯苓四兩　桂枝三兩　白朮二兩　甘草二兩　右四味。以水六升。煮取三升。去滓。分溫參服。

發汗。病不解。反惡寒者。虛故也。芍藥甘草附子湯主之。

此論發汗之變直轉于少陰者也。病不解。非言表證不解。就大體言之也。故不曰後。是以其不解之候。必在腹候及脈候者也。而若其表證。則或止去乎。假令其不止去者。亦無敢加其勢於表位矣。反也者。顧發汗言之也。蓋於其初也。以無惡寒者論之。則今歷發汗而反出惡寒者也。若以有惡寒者論之。則今既至于此。而必反加其劇一等也。是之兩岐。包以曰反也。然則此於是惡寒也。不出於邪實之域。而出於精氣虛耗之境內。豈不確明乎。故曰虛故也。醫宗金鑑。不作巳爲說者。牽強殊甚矣。

芍藥甘草附子湯方　芍藥三兩　甘草三兩　附子一枚　以上三味。以水五升。煮取一升五合。去滓。分溫服。疑非仲景意。

疑非仲景意五字。出于後人之爲。固不俟辨矣。

發汗若下之。病仍不解。煩躁者。茯苓四逆湯主之。

此亦汗下之變。直歸于少陰者也。病仍不解。與病不解。大同其歸趣。而少異其前蹤也。仍者。因也。猶仍舊貫之仍也。此言汗下之前蹤仍未解。而發一煩躁者也。此於是煩躁也。邪氣遽位於陰位。而欲益駸于重地乎。其動勢適徹於心而爲煩躁也。非邪氣必位于心胸而使之然也。是故邪氣若縱横於陰位。而遂使陰證繼踵蜂起。則此是煩躁却自止必矣。夫煩躁之於證也。陰陽虛實皆與焉。現之陽位者。殊在其極地。如大青龍湯大陷胸湯大承氣湯是也。現之陰位者。預其始終也。而始則可治。終則不可治。如乾薑附子湯及此湯。在其始者也。如於其終。則以爲篤危之極也。故無回救之之方法。論曰。少陰病。吐利煩躁。四逆者死。即是也。四逆湯。通脈四逆湯之類。不論及煩躁者。抑有深意哉。又按。此條及上條。於共遽現少陰證則一也。雖然。以此湯比之於芍藥甘草附子湯。則聊有緩急之別矣。彼則其外殊虛。邪亦專于外。故惡寒。所以爲緩也。此則內外均虛。邪氣既在于重地。故煩躁。所以爲急也。

茯苓四逆湯方　茯苓六兩　人參一兩　甘草二兩　乾薑一兩半　附子一枚　右五

味。以水五升。煮取三升。去滓。溫服七合。日三服。

發汗後。惡寒者。虛故也。不惡寒。但熱者。實也。當和胃氣。與調胃承氣湯。

按此條對芍藥甘草附子湯。而論精虛之亘於兩岐。惡寒之預于二途者也。夫既彼則精虛之倂於邪氣。而惡寒者也。故曰發汗病不解也。此則精虛之於無病。而惡寒者也。故曰發汗後也。然則此於其惡寒也。但出於精氣之不舒暢者也。故以穀肉果菜。而鼓舞之於精氣。則惡寒自止矣。豈以草木蟲石。攻之之爲乎哉。精虛之亘於兩岐。惡寒之於于二途。如此備矣。於是乎復附論之。以反對之實。曰不惡寒。但熱者。實也。實者。邪實之謂也。熱者。主身熱。而包裹諸熱之謂也。蓋實之爲實。特在于陽明。而太陽少陽屬焉。故先期之於陽明。曰當和胃氣。與調胃承氣湯也。與猶預也。預及于太陽少陽之義也。千金翼。尙論篇。熱上有惡字。玉函。宋板。千金翼。共作小承氣湯。不皆必是矣。

太陽病。發汗後。大汗出。胃中乾。煩躁不得眠。欲得飲水者。少少與飲之。令胃氣和則愈。若脈浮。小便不利。微熱消渴者。與五苓散主之。

此條。論太陽病發汗之變。之於二岐者也。發汗。統桂枝麻黃言之也。發汗後。大汗出。又猶云發汗大汗出後也。後字。有轉還法。勿忽視焉。夫於發汗大汗出後也。雖邪氣無既有。而胃中之水液卒沽渴。遂致腠理閉塞。此所以出於煩躁不得眠也。欲得飲水者。其意役役於欲得水。而自救其沽渴也。既如此。則少少與水。使之以先導其水液。則胃氣漸和。腠理自調。故曰令胃氣和則愈也。今也雖不標其脈。而對之於下文若脈浮。則在微緩之比。可推知焉。若脈浮以下。承不得眠以上論之也。是乃於其發汗後。大汗出者也。此雖既無表證。而邪氣尙在肌肉間。而聚水氣焉者也。是故爲胃中乾燥。不得眠也。小便不利。以有滯水也。微熱者。微少之熱也。消渴者。渴之甚也。夫渴之尤甚。大似在于陽明。雖然。此尙並于微熱。而無彼所謂表裏俱熱之勢者也。可知渴之不根柢於熱。而倂出於水液聚肌肉間之變也。此爲之五苓散之主治候也。苟異同于此。則可必預及猪苓白虎之類也。故曰與也。

五苓散方　猪苓十八銖　澤瀉一兩六銖半　茯苓十八銖　桂半兩　白朮十八銖　右五味爲末。以白飲和。服方寸匕。日三服。多飲煖水。汗出愈。

或曰。服五苓散之法。見之多飲煖水令汗出。則湯服之亦可矣。何拘散服之爲乎。曰。否。本論制其宜。而設之方法。奚混淆之哉。凡湯服者。頓其効用。散服者。漸其効用。是爲之其分也。水熱之凝于肌肉間也。殊非頓發頓利之所宜。須以漸發漸利全之効用也。且也。於水逆之證。水尙吐之。況湯藥乎。非散服之。則無固制之之道也。方法之密。曷爲強之乎哉。

發汗已。脈浮數。煩渴者。五苓散主之。

已猶畢也。以無論其病證差與不差。而唯服畢一劑言之也。此其始也。雖隨太陽表證而發汗之。而反加於脈浮數煩渴者也。此於是浮數也。非但表邪欲騒之所令。職由于水液走於肌肉間之動勢也。煩渴者。渴之勢至爲煩也。是水液之不護胃內。而併表熱之所致也。於是乎。無論於無表證者。縱令表證尙未解。而非發汗之所克可治矣。故以五苓散發利其水熱也。是爲之五苓散之一活用也。醫宗金鑑浮數下。補入小便不利四字。不必是矣。

傷寒。汗出而渴者。五苓散主之。不渴者。茯苓甘草湯主之。

此章。合論五苓散之在于太陽少陽間者。與茯苓甘草湯之在于虛實間者也。故標傷寒。以包二方也。蓋合論二方者。以均本于水熱。而候法亦互疑似也。夫既以二湯之本于水熱乎。於其候法。亦互易疑似。雖然。固殊其位。則於其治法。亦已異矣。於五苓散也。水熱輻輳于肌肉間。而其動勢致爲渴也。於茯苓甘草湯也。水熱凝滯于心下。而無有爲渴之動勢也。故曰不渴者也。厥陰篇。復擧茯苓甘草湯曰。傷寒厥而心下悸者。可以參考矣。且夫茯苓甘草湯之以在虛實間乎。或主親實。則其候法疑似乎五苓散也。如此矣。或主親虛。則其候法復疑似乎真武湯也如彼矣。此乎彼乎。相對以全其方意錯綜以辨其因來至矣哉。仲景氏之微意爲然也。

茯苓甘草湯方　茯苓二兩　桂枝二兩　生薑三兩　甘草一兩　右四味以水四升。煮取二升。去滓。分溫三服。

中風。發熱六七日。不解而煩。有表裏證。渴欲飲水。水入則吐者。名曰水逆。五苓散主之。

中風發熱。以桂枝湯言之。對下文六七日不解而煩。而論太陽之輕者也。六七日不解而煩。以麻黃湯。青龍湯言之。對上之中風發熱而論太陽傷寒者也。表裏證。非謂柴胡證。謂有表證。亦有裏證也。表乃斥上文中風與傷寒也。裏乃斥少陽陽明之二位也。蓋少陽之雖爲表裏間證。而對之于太陽。則呼爲裏證。亦無害耳矣。夫於少陽陽明之狀態也。以何乎認爲乎。曰。以渴證陽明。以嘔證少陽也。今也。雖不揭示嘔。而已見爲吐。則嘔自具其中矣。所以曰有表裏證也。讀人須熟慮焉。按此條之所謂。既太陽而有中風傷寒之證。而不啻是而止矣。少陽陽明繼踵而蜂起者也。然則其治之也。似可取準據於三陽合病。而特不然矣。何則今於是證也。以水逆之故。水尚吐之。況藥汁乎。於是乎。先與五苓散。以發利其水熱之動勢。則水藥當自得入于腹矣。既水藥之入于腹乎。必以治例先後之式而療之可矣。今用五苓散者。抑一時之權法耳。此猶與脈浮數煩渴者與五苓散者。同其活用也。或曰。水逆之不渴者。亦當用茯苓甘草湯。唉是牽強之甚矣。不可從也。

未持脈時。病人手叉自冒心。師因教試令欬。而不欬者。此必兩耳聾無聞也。所以然者。以重發汗。虛故如此。

後人據桂枝甘草湯而發之論說者耳。

發汗後。飲水多必喘。以水灌之亦喘。

發汗後。水藥不得入口爲逆。若更發汗。必吐下不止。

以上二條。共論五苓散者也。亦後人之所記矣。

發汗吐下後。虛煩不得眠。若劇者。必反覆顛倒。心中懊憹。梔子豉湯主之。

此旣表邪而發汗之。若裏邪而吐下之。如其前證已罷去。故曰後也。今也。鬱熱尙纏心。使心恍惚。此所以爲虛煩不得眠也。虛煩。卽心煩也。對實煩而曰虛煩也。蓋冠煩以虛者。以心下濡言之也。論曰。下利後。更煩。按之心下濡者。爲虛煩也。可以徵矣。且夫大柴胡湯。調胃承氣湯之於鬱鬱微煩。大陷胸湯之於短氣躁煩心中懊憹。白虎湯之心煩微惡寒。大承氣湯之心中懊憹而煩。瓜蔕散之心中滿而煩。是皆爲之實煩也。故於其心下。則皆鞕者也。鞕之於實煩。濡之於虛煩。不可不別論矣。若劇者以下。舉雖均在梔子豉湯。而其候法大類于實煩者也。是雖已類于實煩。而心下則固濡矣。此所以其治法之尙在于此湯也。反覆顛倒。躁之狀態也。心中懊憹。心中憂悶之謂也。

梔子豉湯方　梔子十四枚　香豉四合　右二味。以水四升。先煑梔子。得二升半。内豉。煑取一升半。去滓。分爲二服。溫進一服。得吐者止後服。

張思聰刪得吐者止後服一句。不必是矣。然則以梔子豉湯爲吐藥乎。曰否。夫蓋梔子豉湯之於證與方也。邪在胸中。而藥亦之于玆。則欲其解之勁勢。或有爲吐者。故曰得吐者止後服也。何必刪之爲乎。麻黃湯所謂與其人發煩目瞑。劇者必衂。其意頗同焉。

若少氣者。梔子甘草豉湯主之。若嘔者。梔子生薑豉湯主之。

此承虛煩不得眠。而並于若劇者必反覆顛倒。心中懊憹。而論其機變者也。奚得爲發圏而別之乎。少氣。氣息衰少之謂也。蓋使氣息衰少者。以精氣不舒暢也。故以甘草寬道之也。嘔者。胸中鬱熱之極。或至于此乎。故以生薑排違之也。

梔子甘草豉湯方　於梔子豉湯方内。加甘草二兩。餘依梔子豉湯法。

梔子生薑豉湯方　於梔子豉湯方內、加生薑五兩。餘依梔子豉湯法。

發汗若下之。而煩熱。胸中窒者。梔子豉湯主之。

此蓋既有表證。故發汗之。若既有裏證。故下之。然不歸會於制其表裏之邪。而徒搖動於表裏而已。是故表裏之邪。卒湊于心胸。是煩熱之所由而出也。爲熱苦煩。此之爲煩熱也。夫既表裏之邪。卒湊于心胸。則氣液必不得不爲擁滯于胸中也。是乃胸中窒之所由而出也。窒。塞也。或曰。此其始也。發汗下之之雖不歸會於制。邪而邪氣已湊胸中。則如其前證。亦得幸而罷去乎。曰不然。是其轉機之殊駁遠乎。邪氣尚殘其影於表裏。而於其形。則已湊胸中者也。故不曰後。曰而也可知如其前證未全罷去也。以是乎邪氣形影主客之分。尤足可以推爲。此乃所以於不處以制表裏之方劑。而執權於表裏間而處此方也。是乃梔子豉湯之一權法也、亦猶五苓散之論權法於脈浮數煩渴者也邪。

傷寒五六日、大下之後。身熱不去。心中結痛者。未欲解也。梔子豉湯主之。

傷寒五六日。以陽明證言之也。此既下之。而不得其節。所以曰大也。雖既不得其節。而於其外候。亦已無舊日之狀。故曰後也。以是乎知。今雖曰身熱不去。而其狀不現見。唯是以前位之尚未解言之也。然則心中結痛之雖似更本於他因。而猶出於身熱不去之變。亦可知矣。故曰未欲解。而以繫之於前位也。行文之活可稽知焉。結者。蘊結之意。言痛深著于心也。

傷寒。下後。心煩腹滿。臥起不安者。梔子厚朴湯主之。

此條。承上傷寒五六日。而亦差下後之變者也。於彼條。則以下之之過度乎。邪氣尚未欲解於前位也。於此條。則以下之之頗得其處乎。邪亦頗解。而餘勢纔鬱于心胃間。而犯上下者也。心煩之出於犯上乎。腹滿之出於犯下乎可益以徵邪氣之在于心胃間也。是故。今雖爲心煩腹滿。而不固備熱位及心腹之諸證者也。與以少陽陽明呼之者大異矣。豈可混乎哉。臥起不安。言起臥共不安穩也。此文又猶云臥起不安。心煩腹滿者也。而今曰心煩腹滿。臥起不安者。此順文意。而逆事態。爲之文法也。得吐者止後服六字。此條及下條。當無有焉。因梔子以名方。復混出于此乎。可削去耳。

梔子厚朴湯方　梔子十四枚　厚朴四兩　枳實四枚　已上三味。以水三升半。煮取一升半。去滓。分三服。溫進一服。得吐者止後服。

傷寒。醫以丸藥大下之。身熱不去。微煩者。梔子乾薑湯主之。

此條。亦差傷寒五六日之變者也。曰醫曰丸藥曰大者。殊咎之重辭也。此於是身熱不去也。以誤治之甚。故其狀尙現見者也。故不曰後也。與彼梔子豉湯身熱不去。似而非者也。夫既以下之之過度乎。機活弛怠。飲乘其隙而滯於心胃間。所以爲微煩也。然則今於是證也。有身熱不去之實。與爲微煩之虛也。於是乎。梔子以制身熱不去。乾薑以制飲之爲微煩者也。惟是湯之方意爲然矣。以上五條爲一聯也。

梔子乾薑湯方　梔子十四枚　乾薑二兩　右二味。以水三升半。煮取一升半。去滓。分二服。溫進一服。得吐者止後服。

凡用梔子豉湯。病人舊微溏者。不可與服之。

後人以梔子湯。匹之瓜蒂散。遂至見梔子湯。猶瓜蒂散也。謾發是例者也。不可從焉。

太陽病。發汗。汗出不解。其人仍發熱。心下悸。頭眩。身瞤動。振振欲擗地者。眞武湯主之。

此條。論桂枝麻黄之變。直至于眞武之地位。而已畜虛水者也。仍發熱。雖固本於前位。而今尙不得去者。以虛水之動勢。相應于茲也。然則縱使之本於前位。而猶如出於今之位然矣。故冠曰其人也。心下悸頭眩。出于水勢搖動之變也。身瞤動振振。欲擗地者。虛水動於上於表之所爲也。少陰篇復標是湯。如曰四肢沈重疼痛者。虛水陷於下於內之所爲也。故彼則爲自下利。此則爲心下悸頭眩。雖均在一方劑之所治。而自有始末輕重之分也。如此矣。身瞤動振振。言身目搖動也。擗。搥也。欲擗地。言將仆地搥心也。倚論篇。擗讀爲闢者。鑿甚矣。按桂苓朮甘湯曰。心下逆滿。氣上衝胸。起則頭眩。脈沉緊。是非大似於此湯之所論乎。雖然。彼則屬實水。而正在心下。故心下逆滿也。此則在虛水。而已及一身。故身瞤動振振。欲擗地也。此爲之其別也。且也。腹勢之強弱。精神食餌之不同。最與矣。當參考而決其候法耳矣。

咽喉乾燥者。不可發汗。

淋家。不可發汗。發汗必便血。

瘡家。雖身疼痛。不可發汗。發汗則痓。

衄家。不可發汗。汗出必額上陷。脈急緊。直視不能眴。不得眠。

亡血家。不可發汗。發汗則寒慄而振。

汗家。重發汗。必恍惚心亂。小便已陰疼。與禹餘糧丸。闕。

平素宿其病。指以曰家也。而論之治例者。皆非本論之辭氣。豈其可從乎哉。

病人有寒。復發汗。胃中冷。必吐蚘。

寒熱虛實之變。皆有爲吐蚘者。豈如此拘之爲乎。

本發汗。而復下之。此爲逆也。若先發汗。治不爲逆。本先下之。而反汗之。爲逆。若先下之。治不爲逆。

此條。至若先發汗治不爲逆。猶是可矣。如本先下之以下。則不可也。通篇更無是等之義也。以上八條。總是後人之攙入耳矣。

傷寒。醫下之。續得下利。淸穀不止。身疼痛者。急當救裏。後身疼痛。淸便自調者。急當救表。救裏宜四逆湯。救表宜桂枝湯。

傷寒。以太陽之重者言之也。夫既太陽之重乎。或有象裏證者。於是乎一旦下之。雖然。非固下攻之所宜。故不唯太陽之不解。下利連續而不得止。遂現清穀者也。清圊通。清穀。言利完穀也。身疼痛。蓋有三道之別也。一則出於邪氣實于表位也。乃爲之麻黄類之證也。二則出於以邪氣故。精氣虚於表裏也。乃爲之附子劑之所治也。三則出於邪氣已謝。而運用尚未復也。乃爲之桂枝湯之活用也。疼痛之別。雖如此。而今以清穀之急於精虚乎。無暇論所以其然。直要以四逆湯救裏也。既以四逆救裏之後。若疼痛之與下利愈者。固無論焉。若其疼痛之併有表證者。則所謂邪氣實于表位者也。宜以麻黄之類者也。今於是疼痛也。在於清便自調。而無有他證。則所謂邪氣已謝而運用尚未復者也。宜以桂枝湯。通暢其内外上下。使之復其運用耳。與所謂。吐利止。而身痛不休者正同其義也。

病。發熱頭痛。脈反沈。若不差。身體疼痛。當救其裏。宜四逆湯。

此條。論太陽之變。直之于陰位者也。發熱頭痛。雖固本于太陽。而其脈不於浮而於沈。則不可復名之以太陽者也。然則以少陽爲名之乎。亦如何有發熱頭痛之本于太陽者。於是乎單曰病。以欲使讀人知此義也。蓋今爲發熱頭痛者。是太陽之餘勢。尚波及于此之所令也。稽之於脈反沈以下之機變。則可自辨知焉。差者。差錯之義。若不差。言脈沈不差錯也。且也。今加身體疼痛。則其病既轉虚地明矣。故曰當救其裏也。按此條。主論陰陽虚實之機變者也。故與正論一方劑之規則者。自有詳略之異也。抑於四逆湯也。爲之附子劑之宗家也。今標宗家而曰宜。則支屬之附子劑。各自係其中。故不標四逆湯之證。而處以四逆湯者也。可謂醫聖之活手段矣。又按此條。一結於葛根麻黄之變者也。上篇與一結桂枝之變於四逆湯者。正同其意也。且夫於桂枝麻黄之變也。縱横錯綜。尚且不盡于此。是故下條復標出小柴胡湯。而論究其變之變者也。

太陽病。先下之而不愈。因復發汗。以此表裏俱虚。其人因致冒。冒家汗出自愈。所以然者。汗出表和故也。得裏和。然後復下之。

按此條。意義淺劣。恐後人之論耳。尙論篇作裏未和。得字無之。

太陽病未解。陰陽脈俱停。必先振慄汗出而解。但陽脈微者。先汗出而解。但陰脈微者。下之而解。若欲下之。宜調胃承氣湯主之。

脈微者而下之亦是一種之口氣與本論不相協矣蓋後人之辭氣乎矣

太陽病。發熱汗出者。此爲榮弱衛強。故使汗出。欲救邪風者。宜桂枝湯。

此後人就桂枝之準證。而爲注解者。誤出于此耳。

傷寒。五六日。中風。往來寒熱。胸脇苦滿。默默不欲飲食。心煩喜嘔。或胸中煩而不嘔。或渴。或腹中痛。或脇下痞鞕。或心下悸。小便不利。或不渴身有微熱。或欬者。與小柴胡湯主之。

中風當在。五六日上也。聯擧傷寒中風者。喚上篇中篇而言之也。五六日。概擧少陽之日數也。蓋其始一二日。二三日之在于太陽也。或非桂枝湯。則在麻黃湯。或非麻黃湯。則在桂枝湯。旣在桂枝麻黃之場。而尙不得解者。遂至四五日五六日。而不得必不爲此位之轉機也。於是乎先揭往來寒熱。以示熱位之異於舊日也。寒熱互來往。謂之往來寒熱也。蓋少陽之以心胸表裏間爲其位也。最親近於太表與胃腹也。故其勢或不壓裏。則必激太表也。旣激于太表。則太表必屈覆。此所以來寒也。或不激于表。則必壓于其裏也。旣壓于其裏。則胃腹必搖動。此所以來熱也。凡少陽之位心胸也。其勢注走于表裏。而發往來寒熱者。此爲之少陽正位也。雖均位心胸。而其勢不注走于表裏。而於無大熱者。此爲之少陽變位也。正變之分。不可不辨焉。胸脇苦滿。言心胸脇肋都滿也。蓋如胸脇滿。則以肋骨之故。難遽以辨之也。是故令之語病者。曰苦滿也。苦者。苦惱之義也。默默。沈鬱貌。出于邪氣阻心之機用也。不欲飲食。與不能食自異矣。不欲者。自心之辭也。不能者。自胃之辭也。是卽別少陽陽明之辭氣也。亦不可不辨焉。心煩。邪勢迫于心郭之所爲也。喜。好也。嘔之爲證也。發其自然固矣。而嘔乃聊遣其鬱悶乎。故或亦好爲之也。故曰喜嘔也。蓋本劑之定證止于此焉。如以下所擧之諸證。皆爲之兼證也。兼證之治例。已具小青龍湯條下矣。胸中煩而不嘔者。由于邪氣不主徹於心中也。乃本劑之輕證。或止之乎。或渴。出于熱鬱喉嚨也。或腹中痛。心氣不疏達於腹中之所令也。或脇下痞鞕。出于心胸之邪勢。專接于腹中也。乃本劑之重者。或及之乎。或心下悸。小便不利者。心胸之機活已勞。則心下必貯水。故爲心下悸也。既而有心下貯水乎。通身之水道或失分利。故爲小便不利也。或不渴。身有微熱。是乃本劑之殊輕者。亦或止之乎。或欬者。胸中畜飲之所爲也。曰與。復曰主之者。如麻黃杏仁甘草石膏湯之所謂耳。

小柴胡湯方　柴胡半斤　黃芩三兩　人參三兩　甘草三兩　半夏半升　生薑三兩　大棗十二枚　右七味。以水一斗二升。煮取六升。去滓。再煎取三升。溫服一升。日三服。後加減法。若胸中煩而不嘔。去半夏人參。加栝蔞實一枚。若渴者。去半夏。加人參。合前成四兩半。栝蔞根四兩。若腹中痛者。去黃芩。加芍藥三兩。若脇下痞鞕。去大棗。加牡蠣四兩。若心下悸。小便不利者。去黃芩。加茯苓四兩。若不渴。外有微熱者。去人參。加桂三兩。溫服取微汗愈。若欬者。去人參大棗生薑。加五味子半升。乾薑二兩。

後加減法說已審小青龍湯條下也。

血弱氣盡。腠理開。邪氣因入。與正氣相搏。結於脇下。正邪分爭。往來寒熱。休作有時。默默不欲飲食。藏府相連。其痛必下。邪高痛下。故使嘔也。小柴胡湯主之。

後人因上條。議柴胡證者也。豈正文之意乎。

服柴胡湯已。渴者。屬陽明也。以法治之。

按渴有主客之分也。小柴胡湯曰。或渴者。卽客證也。白虎加人參湯曰。大渴者。卽主證也。今服柴胡湯已。渴更加甚者。亦不得以不爲主證也。故曰屬陽明也。雖然。不可亦以概于茲。須據通篇之式。而弘治之耳矣。故曰以法治之也。

得病六七日。脈遲浮弱。惡風寒。手足溫。醫二三下之。不能食。而脇下滿痛。面目及身黃。頸項強。小便難者。與柴胡湯。後必下重。本渴而飲水嘔者。柴胡湯不中與也。食穀者噦。

此蓋後人卽次條發僞見者也。豈足據以論乎。

傷寒四五日。身熱惡風。頸項強。脇下滿。手足溫而渴者。小柴胡湯主之。

此條。論太陽之一變。直馳于小柴胡之極地者也。旣在于小柴胡湯之極地。而尙且有太陽之餘殘。是故難遽以辨其所部位也。故冒首以傷寒也。身熱惡風。蓋言往來寒熱之變態也。若夫身熱之在於陽明乎。以不惡風爲法。而今視繼論以惡風。則可知尙在少陽往來寒熱之一變態。而疑類於陽明之熱位也。頸項強。太陽之殘證也。是以其轉機之駿速。而尙及之也。脇下滿。以邪氣位于少陽之下抵也。手足溫而渴者。對手足熱而渴之在于陽明者。而明論於少陽客位之渴者也。與身熱惡風。句意相照應矣。

傷寒陽脈濇。陰脈弦。法當腹中急痛者。先與小建中湯。不差者。與小柴胡湯主之。

按此條。論少陽太陰互疑似者也。故曰傷寒。以包兩岐也。陽者。以少陽言之。陰者。以太陰言之也。法當二字。當序先與小建中湯之上也。蓋其在斯也。以腹中急痛一證。特立之論者也。是故。指曰陽者。但於之矣。指曰陰者。亦但於之矣。然則以何爲辨別乎。腹中急痛之陰陽。而處之治方哉。須以脈診。審於陰陽之候法也。雖然。今陽脈之應弦而反濇。陰脈之應濇而反弦。則脈亦背其常式者也。旣如此則亦奚足明斷於其陰陽而處之治方哉。於是乎。亦擲棄脈之澀弦。而殊發一活式曰。法當先與小建中湯。不差者。與小柴胡湯主之也。此既處其治也。非固審辨於證與脈者。而但就于其地位之在腹中。而漸謀其治者也。豈不活式乎。若雖既與小建中湯。而尙於不得差者。縱令其脈澀。亦復當宜小柴胡湯耳矣。澀。澀滯也。弦。取義於弓弦之急也。腹中急痛。言急迫而痛也。又按。少陽太陰之特在於腹中急痛之一證。而不媿併於餘證者。不可無辨焉。蓋以少陽言之。則邪氣雖尙位少陽。而於其勢則既脫表裏注走之轍。而爲專屈于腹中也。於是乎出於一箇之急痛者也。此乃所以不見柴胡本證。而復使脈澀也。以太陰言之。則邪氣雖已位太陰。而以爲其初位乎。未能安著于腹中。而其勢暫致相競也。於是乎。亦出於一箇之急痛者也。此乃所以未具小建中之諸證。而亦復使脈弦也。

小建中湯方　桂枝三兩　甘草二兩　大棗十二枚　芍藥六兩　生薑三兩　膠飴一升

右六味。以水七升。煮取三升。去滓内膠飴。更上微火消解。溫服一升。日三服。嘔家不可用建中湯。以甜故也。

嘔家以下十二字。恐後人之所追論矣。

傷寒中風。有柴胡證。但見一證便是。不必悉具。

此爲小柴胡湯發之者也。當序于彼條之次也。傷寒中風。以桂枝麻黃言之也。蓋太陽之轉機乎少陽也。縱令桂枝麻黃之證尙未解。而已見於柴胡之一證。則當與柴胡湯耳矣。豈俟諸證之悉備焉乎。是之爲其式也。三陽三陰。轉變主客之修治。及合併病先後之治方。説精于傷寒奧旨。

凡柴胡湯病證。而下之。若柴胡證不罷者。復與柴胡湯。必蒸蒸而振。卻發熱汗出而解。

此例于柴胡之諸類也。故曰凡。按而下脫反字者乎。不然則文義不穩當矣。蓋柴胡之爲證也。其不可下固矣。雖然。以其既象裏證乎。反爲下之也。夫既下之之變。勿論於不一端矣。若於柴胡證不罷者。乃復當與柴胡湯耳、今也以邪氣所劫於下攻之不常、與復與柴胡湯之後於其期乎。邪氣不易解而解者也。是故其解也、亦不通例。必發瞑眩者也、必蒸蒸而振、卻發熱汗出而解。此爲之瞑眩之狀也。蒸蒸而振。省言於蒸蒸發熱振振惡寒之義也。蒸蒸。熱氣薰蒸貌。却。退也。必卻解三字。俱有轉還法。亦更如云卻蒸蒸而振解。必發熱汗出而解也。然矣。按此條、當與上條、移之於小柴胡湯之後耳矣。

傷寒。二三日。心中悸而煩者。小建中湯主之。

傷寒。併包於前在于太陽者。與今位于太陰者言之也。蓋建中之於證也。病位于太陰者也。故於其日數。當在于七八日。八九日爲常矣。夫既日數之於常。則脈證亦現其定候爲法矣。而今於是證也。特不然矣。算其日數。則在二三日。問其證候。則爲心中悸而煩。此豈得以常論之矣哉。蓋二三日之在今也。病雖已位于太陰。而其日數之尚淺乎。其病之未篤乎。其勢未能縱横於腹中。遂逆侵於心中。此所以心中悸而煩也。於是乎與建中湯。以制其腹中。則心中之勢自和矣。當汗出而愈也。論曰。身重心悸者。不可發汗。當自汗出而愈。此之謂也。又按。此於是證也。以殊爲太陰之初位。未現其定證。既如上之所言也。雖然。即之腹中須認爲太陰之狀者。蓋有之乎矣。而今不標之者。厭拘泥於一二之候法也。讀人須致思焉。

太陽病。過經十餘日。反二三下之。後四五日。柴胡證仍在者。先與小柴胡湯。嘔不止。心下急。鬱鬱微煩者。爲未解也。與大柴胡。下之則愈。

按此太陽病十餘日之變。既在于柴胡之場。稽之於下文仍在字則自明矣。雖既在于柴胡之場。而其候法之疑似於可下也。故反二三下之也。夫既下之變。亦不一端而止矣。若在其四五日也。有於柴胡證仍在者。則縱有它證之殘響。當棄却之。而先與小柴胡湯耳矣。例曰。凡柴胡湯病證。而反下之。若柴胡證不罷者。復與柴胡湯。即是也。然則其在于斯也。勿論於柴胡證愈者。或有之矣。今論其不愈者。而曰嘔不止也。蓋嘔之於少陽也。抑爲要領也。今舉其要領。而曰不止。則自知餘證亦從而加勢于此矣。急。急迫也。心下急。此胸脇之邪。欲趣于胃腹之勢爲之也。鬱鬱。蘊滯貌。鬱鬱微煩。承氣湯亦爲之。雖然。彼則併內實之諸證。此則併嘔不止心下急。則可知非陽明矣。故曰爲未解也。益以明確於在于少陽也。與大柴胡。下之則愈。是對夫與承氣湯下之者也。夫蓋下之之雖一。其所爲。而於立其功績之位地。則自不均矣。承氣蕩滌於胃腹。柴胡轉輸於胸脇。爲之其分別也。豈可不辨乎哉。過經二字。蓋後人之所傍註也。胡下。疑脫湯字。

大柴胡湯方

柴胡半斤　黃芩三兩　芍藥三兩　半夏半斤　生薑五兩　枳實四枚　大棗十二枚

右七味。以水一斗二升。煮取六升。去滓。再煎。服一升。日三服。一方用大黃二兩。若不加大黃。恐不爲大柴胡湯也。

方中伍大黃二兩者爲是。若不伍大黃。則本條顯曰下之則愈者。豈其以何謂之哉。不可不考焉。七味當作八味。煎下脫取三升三字。一方以下其義雖不背。而恐後人之所補添矣乎。

傷寒十三日不解。胸脇滿而嘔。日晡所發潮熱。已而微利。此本柴胡證。下之而不得利。今反利者。知醫以丸藥下之。非其治也。潮熱者。實也。先宜小柴胡湯以解外。後以柴胡加芒硝湯主之。

此承前條。而論大柴胡湯之極地者也。夫既至于此也。以其侯法之不常乎。難遽以辨其部位。故曰傷寒也。十三日。猶有傳經之口氣。當作十餘日也。十餘日不解。承所謂反二三下之後四五日。而論有其變之亦出于此者也。胸脇滿而嘔者。是柴胡之定證也。日晡所發潮熱者。蓋往來寒熱之變態也。若夫日晡所發潮熱之於陽明乎。當與腹滿而渴。而此則與胸脇滿而嘔。當與不大便難鞕之比。而此則與微下利。則可知在于往來寒熱之變。而疑似於陽明之熱狀矣。夫蓋往來寒熱之疑似於日晡所發潮熱於如此者何哉。曰。是即往來寒熱。而惡寒已止者也。何則心胸柴胡之於邪氣也。當極重於此。則其勢不冲于表。而必壓裏矣。此所以惡寒止而但熱來去也。已既往也。已而微利者。示於微利之出于日晡所發潮熱之前。而及于今也。此乃足益以推知於日晡所發潮熱之不於陽明本位也。此本柴胡證以下。至非其治也五句。及先宜以下。至後以十一字。意致柔弱。非正文之氣格矣。蓋後人移上所謂反二三下之義于此。而亦論之者也。當削去之耳。潮熱者。實也。此爲式之辭也。凡潮熱之於本位也。以內實爲之因也。故縱令無不大便難鞕之證。亦奚可得微利哉。然則雖均曰潮熱。而以此而抗彼則有實與不實之分也。不可不擇以別矣。

柴胡加芒硝湯方　於大柴胡湯方內。加芒硝二兩。餘依大柴胡湯法。

按柴胡加芒硝湯者。卽大柴胡湯方中加芒硝二兩者也。宋板外臺作小柴胡加芒硝湯者。恐非矣。

傷寒。十三日不解。過經。讝語者。以有熱也。當以湯下之。若小便利者。大便當鞕。而反下利。脈調和者。知醫以丸藥下之。非其治也。若自下利者。脈當微厥。今反和者。此爲內實也。調胃承氣湯主之。

此條。承大柴胡加芒硝湯論之者也。當倣作傷寒十餘日不解。過經二字。亦十餘日之傍注耳。夫蓋與加芒硝湯。而不得其治功。遂轉屬于陽明也。故今發讝語也。既至發讝語。則亦應發身熱潮熱。而今否者。以邪氣新位于陽明乎。未暇備於身潮之勢也。是其自然之理矣。以有熱也。此乃推之於外。而求之於內之辭也。以示於讝語之因緣于裏熱也。當以湯下之。以調胃承氣湯言之也。若小便利以下。至非其治也五句。蓋後人亦牽及於反二三下之之義。而爲說者也乎。豈正文之語氣乎。若自下利者。脈當微厥。此亦爲式之辭也。句法與上條所謂潮熱者實也同一矣。微言脈勢不滿也。厥闕通。言脈有闕也。此對所謂以湯下之之利。而以抗正於陰陽虛實之分界也。於是乎以湯下之之利。若歸于自下利之位。則脈當微厥。而今也不然。其脈反和者。此仍爲在於內實之位也。反和。言不微厥也。

太陽病不解。熱結膀胱。其人如狂。血自下。下者愈。其外不解者。尚未可攻。當先解外。外解已。但少腹急結者。乃可攻之。宜桃核承氣湯。

太陽病不解。論前起也。熱結膀胱。論歸趣也。抵當湯曰。熱在下焦。膀胱下焦。互其辭者也。其人如狂。血自下。是乃桃核承氣湯之證也。下者愈。式于方後之辭也。蓋表熱之歸於膀胱也。必先併血而凝結也。故曰結也。抵當湯曰。在下焦。曰結曰在。亦互其意也。夫既凝結之在於膀胱乎。其熱自及于通身之血道。其血無不處而搖動矣。必致侵於心郭。而使之遂失其靈明也。此所以出於其人如狂血自下之證焉。於是與桃核承氣湯。而拔其凝結。則血歸乎其舊轍。心復乎其靈明矣。故曰下者愈也。此言大便併瘀血而下愈者也。與所謂血自下之利於血液者。果有別矣。豈可不辨乎。且也。縱見桃核承氣之證。而若太陽外證尚不解者。未可與桃核承氣湯。宜以解外爲式也。奚漫攻之之爲乎耶。少腹急結。對熱結膀胱標之也。蓋熱結膀胱者本也。少腹急結者末也。本因于內。而不得洞視之矣。末顯于外。而可得而候之矣。本末相得。而瘀血之候全備矣。故曰。乃可攻之也。急結者。攣急結滯之義也。亦復比之於抵當湯之少腹鞕滿。則各自足辨其方意也。凡血熱俱凝滯。總爲之瘀血也。雖然。其血其熱。互不能無主客之差等矣。於是乎。主熱而客血者。乃爲之桃核承氣湯也。主血而客熱者。乃爲之抵當湯也。此是二湯雖均在瘀血而果有其別也如此矣。豈亦可不辨乎。

桃核承氣湯方　桃仁五十個　桂枝二兩　大黃四兩　芒硝二兩　甘草二兩　右五味。以水七升。煮取二升半。去滓。內芒硝。更上火微沸下火。先食溫服五合。日三服。當微利。

按服藥。拘於食之前後者。恐非醫聖之舊矣。蓋後人之所追加也乎。溫服五合。當作溫服八合。

傷寒。八九日下之。胸滿煩驚。小便不利。讝語。一身盡重。不可轉側者。柴胡加龍骨牡蠣湯主之。

傷寒八九日。以太陽之併于裏證者言之也。夫雖既下之。而裏邪尚不解。遂挐於表邪。而輻湊于胸中。其勢相與襲心。未暇注走于表裏矣。故今雖爲胸滿。而未備往來寒熱者也。與彼漸位於胸中。而其勢注走於表裏。而發往來寒熱者。少異其來蹤也。雖既少異其來蹤而不得不同其歸矣。此所以尚執治法於柴胡也。煩。出于邪氣壓心也。驚。出于心氣不疎達也。小便不利。以心胸邪實之故。精氣失宣暢之所致也。譫語。以邪氣壓心。與心氣不疎達之甚。必致使心於暗晦也。與彼胃實爲譫語者。亦大異矣。一身盡重。不可轉側者。是乃精氣失宣暢之甚。遂畜成水氣之所致也。

柴胡加龍骨牡蠣湯方　半夏二合　大棗六枚　柴胡四兩　生薑一兩　人參一兩半　龍骨一兩半　鉛丹一兩半　桂枝一兩半　茯苓一兩　大黃二兩　牡蠣一兩半　右十一味。以水八升。煮取四升。內大黃。切如碁子。更煮一二沸。去滓。溫服一升。

按此方。態度不備矣。蓋後人偷竊之於他書而充之于此也乎。本條顯曰柴胡加龍骨牡蠣湯。則方之所隊伍。既即方名足辨焉。豈俟容於他按乎。柴胡乃小柴胡湯也。龍骨牡蠣。今脫其斤兩。雖然。徵之於救逆湯。則當龍骨四兩。牡蠣五兩。而如其煎煮及服法。則當從小柴胡湯之法耳。

傷寒。腹滿譫語。寸口脈浮而緊。此肝乘脾也。名曰縱。刺期門。

傷寒。發熱。嗇嗇惡寒。大渴欲飲水。其腹必滿。自汗出。小便利。其病欲解。此肝乘肺也。名曰橫。刺期門。

論說皆背馳本論之意也。蓋後世刺法家之所述矣。奚足以徵乎。

太陽病。二日。反躁。反熨其背。而大汗出。大熱入胃。胃中水竭。躁煩。必發譫語。十餘日。振慄自下利（下利成氏別本作汗）者。此爲欲解也。故其汗。從腰以下不得汗。欲小便不得。反嘔。欲失溲。足下惡風。大便鞕。小便當數。而反不數。及不多大便已。頭卓然而痛。其人足心必熱。穀氣下流故也。

此條。後人就桂枝甘草龍骨牡蠣湯而漫論之機變者也乎。豈足以據乎。

太陽病。中風。以火劫發汗。邪風被火熱。血氣流溢。失其常度。兩陽相熏灼。其身發黃。陽盛則欲衄。陽虛則小便難。陰陽俱虛竭。身體則枯燥。但頭汗出。劑頸而還。腹滿微喘。口乾咽爛。或不大便。久則譫語。甚者至噦。手足躁擾。捻衣摸牀。小便利者。其人可治。

此條亦後人就救逆湯而漫論其機變者也。乎字句拘泥殊甚也。豈其然乎。亦不可從矣。

傷寒脈浮。醫以火迫劫之。亡陽必驚狂。起卧不安者。桂枝去芍藥加蜀漆牡蠣龍骨救逆湯主之。

傷寒脈浮。以初位之在於太陽桂麻之場言之也。既而不與桂枝麻黃。反以火攻誤之也。故曰醫也。夫以火迫劫。與用藥溫覆。於其汗出則一也。雖然。以藥者。專制邪於內而發其汗。以火者。徒激氣於外而發其汗。藥乎。尙且雖不得不激氣。而其要在於制邪也。火乎。或間解邪者。亦徒歸於激氣沽液也。火攻之無益疾。醫可得而知矣。今也以火迫劫之。而汗出乎。雖邪亦非不減。而逆氣奔騰而纏心郭。此所以爲驚狂也。既逆氣奔騰之如此甚。則上下不接。內外阻隔。精氣失其守。此起卧不安之由也。必字有意致。須屬眼焉。亡陽二字。蓋後人旁注於驚狂也乎。

桂枝去芍藥加蜀漆龍骨牡蠣救逆湯方　桂枝三兩　甘草二兩　生薑三兩　牡蠣五兩　龍骨四兩　大棗十二枚　蜀漆三兩　右爲末。以水一斗二升。先煮蜀漆。減二升。內諸藥。煮取三升。去滓。溫服一升。

形作傷寒。其脈不弦緊而弱。弱者必渴。被火者必譫語。弱者。發熱。脈浮解之。當汗出愈。

脈以配證。蓋後世脈家之所說也。豈恆于本論之旨乎。玉函經。無形作二字。醫宗金鑑。弱皆作數。

太陽病。以火熏之。不得汗。其人必躁。到經不解。必清血。名曰火邪。

後人據救逆湯而論之者也。條辨無經字。到作倒。

脈浮。熱甚。反灸之。此爲實。實以虛治。因火而動。必咽燥唾血。微數之脈。愼不可灸。因火爲邪。則爲煩逆。追虛逐實。血散脈中。火氣雖微。內攻有力。焦骨傷筋。血難復也。脈浮宜以汗解。用火灸之。邪無從出。因火而盛。病從腰以下。必重而痹。名火逆也。

三條。述火邪火逆之因於灸火也。其說雖如可論。而皆後人之識見耳。

欲自解者。必當先煩。乃有汗而解。何以知之。脈浮。故知汗出解也。

論曰。脈浮數者。法當汗出而愈。恐後人據於此等之義而論之者也乎。

燒鍼令其汗。鍼處被寒。核起而赤者。必發奔豚。氣從少腹上衝心者。灸其核上各一壯。與桂枝加桂湯。更加桂二兩。

此條。承救逆湯之傷寒脈浮而論於燒鍼之機變。卒致使表氣躊躇者也。蓋既使燒鍼汗也。雖固不法。而於其邪氣。則幸而頗解矣。雖然。以其汗出之不少也。表氣殊虛耗。氣液不得活流矣。於是乎。鍼處盡腫起。恰如被寒之狀也。寒。卽斥飮言之也。且夫表位之氣液。躊躇既如此。則裏亦何爲得特不躊躇乎哉。可知表裏失其開闔彌互躊躇也。於是乎。恐內外上下懸隔。而或發奔豚也。故曰必發奔豚也。氣從少腹以下四句。後人拘述奔豚狀者也。不可從也。奔豚解。已見茯苓桂枝甘草大棗湯條下焉。

桂枝加桂湯方　於桂枝湯方內。加桂枝二兩。餘依桂枝湯法。

火逆下之。因燒鍼。煩躁者。桂枝甘草龍骨牡蠣湯主之。

此亦承傷寒脈浮。而論於火逆下之因燒鍼之變。卒致使裏氣躊躇者也。夫雖既以火攻及下劑。而邪氣尙不解。其狀或似燒鍼之可治。因復施燒鍼也。此於是三治也。雖亦固不法。而亦幸而邪氣頗解矣。雖然。其汗下之不穩當乎。氣液何爲得不失和調哉。於是乎使裏氣殊躊躇。而遂遮乎心之機用也。此爲之煩躁之由也。然則是之煩躁。不併於陽實陰虛之候法。固可知矣。奚混之於彼大青龍湯。大陷胸湯。及乾姜附子。茯苓四逆之比之爲乎哉。不可不明辨焉。又按。桂枝加桂湯之表氣殊於躊躇者。與此湯之裏氣殊於躊躇者。媲標以縱橫於其變態矣。是欲使讀人從事於活於此也。

桂枝甘草龍骨牡蠣湯方　桂枝一兩　甘草二兩　牡蠣一兩　龍骨二兩　右爲末。以水五升。煮取二升半。去滓。溫服八合。日三服。

太陽傷寒者。加溫鍼。必驚也。

此後人據驚狂而說其由者也。

太陽病。當惡寒發熱。今自汗出。不惡寒發熱。關上脈細數者。以醫吐之過也。一二日吐之者。腹中饑。口不能食。三四日吐之者。不喜糜粥。欲食冷食。朝食暮吐。以醫吐之所致也。此爲小逆。

太陽病吐之。但太陽病當惡寒。今反不惡寒。不欲近衣。此爲吐之內煩也。

二條。後人漫論吐之反逆者也。皆非正文之意矣。亦何從之乎。

病人脈數。數爲熱。當消穀引食。而反吐者。此以發汗令陽氣微。膈氣虛。脈乃數也。數爲客熱。不能消穀。以胃中虛冷。故吐也。

此頗配脈經之意者也。陽氣乃陰陽二氣之謂也。奚以本論之意說之爲乎。

太陽病。過經十餘日。心下溫溫欲吐。而胸中痛。大便反溏。腹微滿。鬱鬱微煩。先此時。自極吐下者。與調胃承氣湯。若不爾者。不可與。但欲嘔。胸中痛。

微溏者。此非柴胡證。以嘔故知極吐下也。

此條。論於調胃承氣湯之於陽明者。與大柴胡湯之於少陽者。其候法互混雜。而殆難分辨也。標曰太陽病十餘日者。與大柴胡湯之冒首。正同其義。亦以其初位而言之也。過經二字。亦旁注耳。今也心下溫溫。欲吐之不於腹中痛。而於胸中痛。則如陽明而復似少陽者也。胸中痛之不於心煩而嘔。而於溫溫欲吐。則如少陽而復似陽明者也。然則各位二湯之互疑似。不可概以期者也。溏。溏泄也。夫大便之溏也。歸之調胃承氣湯。固反其本面。復歸之大柴胡湯。亦反其本面也。故曰反。欲以明於各位二湯之疑似如此者。各皆不具其本面之所爲也。是故復舉腹微滿。以顧陽明。舉鬱鬱微煩。以顧少陽。二微字相對。以示難互歸于一位一湯也。先此時以下。論一時之權法也。自字不可讀。恐當不字誤矣。夫既各位二湯之不可辨別也。如上之所言。將無奈之何爾。於是乎。暫措之證候。而即其所從來而制之。此豈非不得止之權法乎。若乃先今時。而不極吐下之治法者。其腹脈必應有實候也。有焉乃當與調胃承氣湯耳矣。論曰。不吐不下。心煩者。可與調胃承氣湯。即是也。若不爾者。不可與。此以極吐下者言之也。故於其腹脈。必應無有實候也。無焉乃不可與承氣湯。此當與大柴胡湯。曉然明乎矣。但以下二十二字。蓋後人之所追論。恐非正義。豈足據乎。又按此條。當移之調胃承氣湯次。而爲一類耳矣。

太陽病。六七日。表證仍在。脈微而沈。反不結胸。其人發狂者。以熱在下焦。少腹當鞕滿。小便自利者。下血乃愈。所以然者。以太陽隨經。瘀熱在裏故也。抵當湯主之。

此條。以病勢進轉之序而論之也。蓋太陽病之於五六日也。必知其脈浮而表證仍在。是乃發汗之所宜也。今也。縱令表證仍在。而其脈已至微而沈。則可知病勢之專于裏矣。微者。謂脈勢不滿也。微而沈。此血氣壅滯之所使也。與彼沈而微之本于精虛者。自有別矣。夫既病勢之專于裏也。不結胸脇。而在下焦。故曰不結胸。而以明無結胸證也。發狂。較之於桃核承氣湯之如狂。則瘀血多少之分自備矣。下焦膀胱。皆斥少腹言之。唯有廣狹之別而已。少腹鞕滿亦熱在下焦之標也。比之於少腹急結。則爲稍重矣。小便自利。明於鞕滿之不由于水氣而本于瘀血也。自利。卽不滯之義也。下血則愈。此述方後之式也。而今標之於方前者。將欲先處方而期其方隅也。所以然者以下三句。蓋後人之所旁書矣乎。

抵當湯方　水蛭三十個 虻蟲三十個 桃仁二十個 大黃三兩 右四味。爲末。以水五升。煮取三升。去滓。溫服一升。不下再服。

太陽病。身黃。脈沈結。少腹鞕。小便不利者。爲無血也。小便自利。其人如狂者。血證諦也。抵當湯主之。

此條。例於太陽之變。或歸于瘀熱。或歸于瘀血者也。蓋熱之併液者。乃爲之瘀熱。熱之併血者。乃爲之瘀血也。夫血也者。卽液之所化。而液中生血。血中容液。雖然。血液自不能無其分也。塡於藏肉之間。而波及於肌肉間。是爲之血之性也。塡於肌肉間。而波及於藏肉間。是爲之液之性也。是故。熱之或併血。或併液。其候法亦不能無異別矣。今也脈沈結。少腹鞕之雖亘于兩歧。而娩於身黃與小便不利。則瘀熱可知矣。故曰爲無血也。此乃茵陳蒿湯所之也。小便自利。其人如狂者。此帶於脈沈結少腹鞕言之也。諦。審也。抵當湯主之五字。不穩當矣。桃核承氣湯。亦尤與于此爲。何必於抵當湯耳矣哉。後人謾補添之。可察知焉。

傷寒有熱。少腹滿。應小便不利。今反利者。爲有血也。當下之。不可餘藥。宜抵當丸。

抵當丸方　水蛭二十個 虻蟲二十五個 桃仁二十個 大黃三兩　右四味。杵分爲四丸。以水一升。煮一丸。取七合服之。晬時當下血。若不下者更服。

此條。雖意義不背而既備於上條。則本論之旨豈敢如此疊亘哉。且也抵當之於丸。猶且可矣。既丸而復煎煮之。冗亦甚矣。未知其可矣。

太陽病。小便利者。以飲水多。必心下悸。小便少者。必苦裏急也。

此亦論於裏急之由于水氣者。而對血證者也。雖然。此等之義。既備於抵當湯條。及身黃脈沉結之例。則亦何贅旒之爲哉。

傷寒脈證式卷三

典藥寮司醫　川越佐渡別駕正淑大亮著

辨太陽病脈證幷治法下第三

按此篇承上篇桂枝之變。與中篇麻黃之變。及與小柴胡湯之變。而發之者也。而今篇中於所輯也。如柴胡桂枝湯。柴胡桂枝乾姜湯。大柴胡湯之在于少陽正位。則固矣。結胸痞鞕之於證。十棗瓜蒂之於方。皆出于少陽之變。黃芩湯。黃連湯之與于少陽。若續之中篇。而不別之篇。則皆自歸于小柴胡湯之變。而於有桂枝麻黃之變之及于此者。終不可以見焉。於是乎。今尙係之太陽。而題篇以太陽下篇。以示桂枝麻黃柴胡之三變。隨意與此篇之轉機者也。是乃所以起下篇之由也。

問曰。病有結胸。有藏結。其狀如何。答曰。按之痛。寸脈浮。關脈沈。名曰結胸也。何謂藏結。答曰。如結胸狀。飮食如故。時時下利。寸脈浮。關脈小細沈緊。名曰藏結。舌上白胎滑者。難治。

按問答爲體者。全是素問家常言也。而意義亦泥矣。豈足可據以論乎哉。

藏結無陽證。不往來寒熱。其人反靜。舌上胎滑者。不可攻也。

藏結蓋結胸之據精虛者。而名之耶。雖然今無明文矣。適論之者。亦皆非古義。且也論中無治之之方法。則亦不知所適從矣。措而傒後考。

病發於陽。而反下之。熱入因作結胸。病發於陰。而反下之。因作痞。所以成結胸者。以下之太早故也。

發於陽。發於陰。大似正文之辭氣。而推之文意。則尙配之於榮衞氣血者也。且說痞結胸之因來者。亦膠柱甚矣。不可從也。

結胸者。項亦強。如柔痓狀。下之則和。宜大陷胸丸。

若結胸證悉具而及於項亦強。如柔痓狀。則病勢既已縱橫。而活氣敗走之候也。豈大陷胸丸之所克治乎哉。

若夫項亦強。如柔痓狀於無結胸證。則亦如何處於大陷胸丸之爲乎。可謂暴矣。

大陷胸丸方　大黄半斤　葶藶半升　芒硝半升　杏仁半升　右四味。擣篩二味。內杏仁芒硝。合研如脂。和散。取如彈丸一枚。別擣甘遂末一錢匕。白蜜二合。水二升。煮取一升。頓服之。一宿乃下。如不下。更服。取下爲效。禁如藥法。

按此方亦無體度。恐出于後之杜撰乎。當擯斥之耳。

結胸證。其脈浮大者。不可下。下之則死。

此條。例于太陽病之歸於結胸者。而論於證有主客之分。方有先後之略者也。蓋太陽病之變于結胸也。若脈沈緊。則假於如外證尙不解者。必主結胸。而客太陽也。其治當先在于結胸矣。今也其脈浮大。則假於如結胸證具備者亦必主太陽。而客結胸也。其治當先在于太陽矣。是爲之治法之式也。不可下者。不可與陷胸湯之謂也。下之則死者。下之之變。雖不但必死。而重戒之之式例也。

結胸證悉具。煩躁者亦死。

按煩躁或有結胸之始與終也。始則可治矣。終則必死矣。不可不辨別焉。若乃在其始也。出於胸中將新受邪之動勢也。是故邪氣既安着于胸中則煩躁乃止矣。即後條所謂短氣躁煩者是也。若乃在其終也。出於以結實之甚。精氣將謝之動勢也。是故結胸證悉具而後復發煩躁也。即此條之所論是也。悉具言悉皆具備也。又按。以上二條。當移敍于後條之下。

太陽病。脈浮而動數。浮則爲風。數則爲熱。動則爲痛。數則爲虛。頭痛發熱。微盜汗出。而反惡寒者。表未解也。醫反下之。動數變遲。膈內拒痛。胃中空虛。客氣動膈。短氣躁煩。心中懊憹。陽氣內陷。心下因鞕。則爲結胸。大陷胸湯主之。若不結胸。但頭汗出。餘處無汗。劑頸而還。小便不利。身必發黃也。

此條論於太陽之變於結胸。若變於發黃者也。夫既脈浮而數。頭痛發熱之於太陽則固矣。而微盜汗出。則此邪氣有欲歸于心胸之機者也。然則如其表證。則似可解。而尚反惡寒。故曰表未解也。是乃桂枝麻黃之所宜也。而今誤下之。故曰醫曰反也。已而數變遲。是明於表邪歸于裏也。蓋數之爲脈。以邪勢顯著于外言之也。遲之爲脈。以邪勢潛淪于內言之也。拒痛。拒格而痛也。膈內新受邪之所致也。短氣。出於邪氣支於胸膈也。躁煩。煩躁。互其所言也。解已見于上條矣。心中懊憹。心憂悶之狀也。因親因也。蓋心下鞕之爲證。固與諸變者也。而今歸之于結胸者。必以餘證決焉。故親因於上之諸證。而曰因鞕也。夫既心下鞕之親因於膈門拒痛。短氣躁煩。心中懊憹。則爲之結胸也。結胸者。水熱凝結于胸脇之名也。若雖均出於水熱之變。而不結胸脇。而滯於表裏間者。不得必不爲發黃也。故曰若不結胸。但頭汗出。餘處無汗。小便不利。身必發黃也。按動數之動。及浮則以下至爲虛四句。胃中空虛。客氣動膈二句。陽氣內陷一句。劑頸而還一句。皆後人所旁注。混入正文也乎。

大陷胸湯方

大黃六兩　芒硝一升　甘遂一錢

右三味。以水六升。先煮大黃。取二升。去滓。內芒硝。煮一兩沸。內甘遂末。溫服一升。得快利。止後服。

傷寒六七日。結胸熱實。脈沈而緊。心下痛。按之石鞕者。大陷胸湯主之。

傷寒六七日。承小柴胡湯之傷寒中風五六日。而示有彼少陽正位之歸於此少陽變位者也。熱實。對寒實而言之也。夫蓋水熱結實於胸脇。而爲結胸也。有熱實寒實之分也。是故熱多水少者。單呼之熱實也。水多熱少者。單呼之寒實也。然則寒實而尚不能無熱。熱實而復不能無水。惟是欲指水熱之多少。與主客之別。而使人標識修治之有别也。脈沉而緊對于少陽正位之浮弦。或浮緊。而示邪氣内結之義也。心下痛。以腕中結實之勢。專壓于腹之所令也。石鞕。言鞕之殊甚也。

傷寒十餘日。熱結在裏。復往來寒熱者。與大柴胡湯。但結胸。無大熱者。此爲水結在胸脇也。但頭微汗出者。大陷胸湯主之。

傷寒十餘日錯綜示義者。凡三焉。一則以太陽病言之。二則以少陽病言之。三則以自太陽轉于少陽者言之也。熱結在裏。裏斥胸脇之裏也。然則與曰結胸者。大同而少異矣。蓋結胸者。具其證之名也。熱結在裏者。呼其因之言也。復還也。顧十餘日曰復也。夫既傷寒十餘日之於熱結在裏也。應有結胸證。而尚不然。復往來寒熱者。是爲仍在于少陽本位也。故與大柴胡湯也。但結胸無大熱者。亦承傷寒十餘日熱結在裏而論之也。但也者。無他事之辭也。無大熱者。熱綱不備也。顧往來寒熱而駁之也。此爲水結在胸脇也。此説結胸之因。而欲以别於彼大柴胡湯之熱在胸脇者也。故今雖但曰水結。而受上文熱結在裏而論之。則水結而尚有熱。自可知矣。頭微汗出者。以明邪氣之在胸脇。而不注走於表裏也。頭汗解。具柴胡桂枝乾姜湯之注脚。

太陽病。重發汗。而復下之。不大便五六日。舌上燥而渴。日晡所小有潮熱。從心下至少腹鞕滿而痛。不可近者。大陷胸湯主之。

按此條。論結胸之變。而大類於大承氣湯者也。是故先殊其初曰太陽病。重發汗。而復下之也。夫既太陽病之不解。遂結實胸脇乎。據於重發汗之虚表氣。與復下之之虚裏氣。則其勢不得必不侵於表裏之虚也。既侵其裏乎。不大便五六日。從心下至少腹。鞕滿而痛。不可近之候出焉。既侵其表乎。舌上燥而渴。日晡所小有潮熱之候出焉。蓋曰小有者。可以徵潮熱之不出於陽明。而出於結胸之變矣。若夫潮熱之在于陽明。而冠日晡所。則殊爲其極地也。豈得曰小有潮熱乎哉。讀人熟察焉。

小結胸。病正在心下。按之則痛。脈浮滑者。小陷胸湯主之。

小。猶少。以微少漸微言之也。非大小之義也。正。中也。言病但在心下。而胸腹不然也。病正在心下。指氣液不和言之也。夫既不和之在于心下。而發此脈證乎。夙治之以是湯。則不必致結胸之機變也固矣。若乃不和之或釀熱乎。此爲之熱實結胸也。復或凑飲乎。此爲之寒實結胸也。然則此湯之於方意也。有欲終爲結胸之機。而未成結胸者也。此所以曰小結胸也。脈浮滑。其義有二焉。一則對大陷胸湯之沈而緊。而示未成結胸也。二則明於雖氣液不和。而是尙在實位。而未至虛位者也。又按今標此條于斯。而次大陷胸湯及桔梗白散者。欲示有於各位之初起。必與于是湯者也。

小陷胸湯方　黃連一兩　半夏半升　栝蔞實大者一個　右三味。以水六升。先煮栝蔞。取三升。去滓。內諸藥。煮取二升。去滓。分溫三服。

太陽病。二三日不能臥。但欲起。心下必結。脈微弱者。此本有寒分也。反下之。若利止。必作結胸。未止者。四日復下之。此作協熱利也。

後人即桂枝人參湯爲之論說者耳。

太陽病。下之。其脈促。不結胸者。此爲欲解也。脈浮者。必結胸也。脈緊者。必咽痛。脈弦者。必兩脇拘急。脈細數者。頭痛未止。脈沈緊者。必欲嘔。脈沈滑者。協熱利。脈浮滑者。必下血。

此蓋後世脈家之所論也乎。豈本論之意乎哉。

病在陽。應以汗解之。反以冷水潠之。若灌之。其熱被刼。不得去。彌更益煩。肉上粟起。意欲飲水。反不渴者。服文蛤散。若不差者。與五苓散。

此後人據於中篇所謂五苓散。而復發論說者也。夫蓋以文蛤散。易彼以水者之別而已。且也。文蛤散之唯於令胃氣和。則不如用水之便而且簡矣。於是乎知文蛤散之非古方矣。然則此條之雖如不可廢。而亦暫廢之可矣。

寒實結胸。無熱證者。與三物小陷胸湯。白散亦可服。

此條。當屬傷寒六七日結胸熱實之章也。蓋撰次之誤也。寒實對熱實。而名於胸脇結實之主飲。而波及於熱者也。是故曰寒實結胸者。提其病因之名義也。以是今雖不亦論其諸證。而因其名義。而繹之諸證。則所謂短氣躁煩。心中懊憹。及心下鞕痛等。自籠罩于茲。可惟知爲。然則爲之熱實。爲之寒實者。惟是歸熱證之有無。故曰無熱證者也。無熱證者。有寒證之謂也。蓋結實之得以認主熱者。謂之熱證。得以認主寒者。謂之寒證也。按與三物小陷胸湯。白散亦可服。當作與白散。三物小陷胸湯亦可服。蓋傳寫爲倒置者也乎。醫宗金鑑。以三物字。冠白散。小陷胸湯四字。亦可服三字。共爲衍文。

文蛤散方　文蛤五兩　右一味爲散。以沸湯和一錢匕服。湯用五合。

白散方　桔梗三分　芭豆一分　貝母三分　右件三味爲末。内芭豆更於臼中杵之。以白飲和服。強人半錢。羸者減之。病在膈上必吐。在膈下必利。不利進熱粥一杯。利過不止。進冷粥一杯。身熱皮粟不解。欲引衣自覆者。若以水潠之洗之。益令熱刼不得出。當汗而不汗則煩。假令汗出已。腹中痛。加芍藥三兩。如上法。

按三分一分之分。猶等分之分。不以分厘言之也。瓜蒂之於一分亦然矣。強羸。以勝藥與不勝言之。不以其質言之也。身熱皮粟以下。全是文蛤五苓之注文耳。豈預白散之脚下乎矣。

太陽與少陽併病。頭項強痛。或眩冒。時如結胸。心下痞鞕者。當刺大椎第一間。肺兪。肝兪。愼不可發汗。發汗則譫語。脈弦五六日。譫語不止。當刺期門。

此條。雖似得合併之治例。而失其正義者也。凡病名以合併者。皆言各位正證之合併者也。若於各位在于變證者。不各以合併。而不必論修治之先後。或歸其治於一端。或兼其治於兩端。此爲之式例也。故今以頭項強痛。狀太陽者。尤得其式法。何則頭項強痛之以爲太陽正證也。至於以時如結胸心下痞鞕狀少陽。則大背其式法。何則心下痞鞕之以爲少陽變位也。若代心下痞鞕。以胸滿或胸痛之比。其義可粗以足法矣乎。

婦人中風。發熱惡寒。經水適來。得之七八日。熱除而脈遲。身凉。胸脇下滿。如結胸狀。譫語者。此爲熱血入室也。當刺期門。隨其實而瀉之。

凡病。男婦均其脈證固矣。是故於其修治。亦不異男婦也。以是乎不更問男婦。但是脈證之審。醫之專務也。雖然惟於經水之一事也。不可不姑以婦人論焉。故標曰婦人也。夫經水之惟在于婦人。而不豫男子也。後世論之。紛紛擾擾。未聞其確論。不可不究論矣。蓋經水者。餘血而即精血也。取義於經歷。而名經水也。豈強之經絡之爲哉。夫血之生于人身也。精之化熟於氣之由矣。是故役氣於外者。無餘血。藏氣於內者。有餘血。蓋婦人之含羞情乎。氣自藏于內。而以多血少氣爲之態也。男子之縱情欲乎。氣自役于外。而以多氣少血爲之態也。此所以婦人而有經水。男子而無經水也。且夫女子期二七二八。而初來經水者。以羞情之萌于此也。既已至其晚暮乎。羞情漸止。則經水復亦從而自止矣。可益以徵經水之來由於多血少氣也。此爲之經水之辨也。當參考傷寒奧旨矣。中風發熱惡寒。對後條傷寒發熱。而異之初。而亦差今之輕重也。夫既發熱惡寒之在太陽乎。其勢會犯血氣。遂使經水適來也。適者。不期之言也。既使經水適來。則血分不得不益擾亂而生空隙矣。於是乎。表邪直侵入於血道也。得之七八日。呼於自初至于今日數也。熱除而脈遲。言表熱潛血道。而數脈反變遲也。身凉。示於邪氣專潛血道。而不激於表裏也。胸脇下滿。如結胸狀。譫語者。此邪氣併血氣。迫于心之所爲也。蓋血之於心也。血常從心之號令。猶君臣然矣。今也。血中以有邪氣之故。不唯不從心之號令而已。反欲襲心之機用。此所以出於胸脇下滿如結胸狀也。既襲之之益篤乎。終至使心昏晦也。所以爲譫語也。熱入血室。言

邪氣入血道也。室。猶刀室之室。弘指血道言之也。後世以子宮論之者。殊不知本論之意趣也。不可從矣。當刺

以下十字後人之所追加矣。

婦人中風。七八日。續得寒熱。發作有時。經水適斷者。此爲熱入血室。其血必結。故使如瘧狀。發作有時。小柴胡湯主之。

此條承上條。論其輕重之異也。七八日之上。略發熱惡寒。經水適來八字者也。蓋均在七八日也。彼則論於熱除而脈遲以下之重者也。此則論續得寒熱。發作有時。經水適斷之輕者也。續得寒熱。發作有時。此於其熱位也。在于發熱惡寒。與往來寒熱之中位者也。是之熱狀。舉以對熱除而脈遲身涼。而示熱氣未盡歸于血道也。經水適斷。顧經水適來而發之也。夫蓋經水之來與斷。共均熱之入血道。則亦均名以熱入血室也。既以熱入血室名之。則以爲與柴胡湯之式也。故今揭小柴胡湯。以式其治法。不是啻式於此條而已。取准據於此。而弘照之於上下之條。則自足知乎上條之在大柴胡湯。下條之在柴胡加芒硝湯也。且夫熱入血室之於治方也。必以柴胡湯者。不可無辨焉。蓋於其證也。以血道客邪氣。故血氣都搖動。而其勢必湊于心邊。遂使心氣昏濛。而失其政令也。以是乎先即其標。而與小柴胡湯。以疎和其心胸。則心氣必得舒暢。政令必得漸復也。既如此則終至使血熱分別亦必矣。是爲之既治其標。則其本自從之治方也。不可不考矣。後世謂柴胡湯爲血劑者。亦泥矣。其血必結三句。亦後人所追加矣。

婦人傷寒。發熱。經水適來。晝日明了。暮則讝語。如見鬼狀者。此爲熱入血室。無犯胃氣及上二焦。必自愈。

此於其初位也。以在于傷寒熱多之重。故不見惡寒也。經水適來。其義如前條之所言矣。晝日明了。暮則讝語。如見鬼狀者。此邪氣潛伏于血道。而時劫奪於心之機用之所致也。故均名以熱入血室也。夫既雖一於熱入血室。而於其候法。則有差等如此者何哉。曰此不但因於邪氣之輕重而已。於其血室。亦有淺深之別也。須審

辨爲。蓋皮肉間與藏肉間。都以爲血室也。以是如上二證。則邪氣主著於皮肉間。而直襲心者也。如此條則邪氣主著於藏肉間。而終刼奪心之機用者也。然則邪氣之輕乎。主著於皮肉間。邪氣之重乎。主著於藏肉間。固無論爲。時或輕而主著於藏肉間。重而主著於皮肉間者。亦有之乎矣。惟是可錯綜活讀。而以供施用也。晝暮字。不可拘泥矣。假以示時發作之不數也。明了者。聰明慧了之意。而言如無病患之狀也。是可以益徵於藏肉間之遠。而不易遽以露于表。亦廣而未易遽以徹于藏腑也。無犯以下十一字。亦後人之注文耳。

傷寒。六七日。發熱微惡寒。支節煩疼。微嘔。心下支結。外證未去者。柴胡加桂枝湯主之。

此條。論太陽少陽相交之變證。而變治例者也。傷寒。包裏於太陽少陽兩位言之也。六七日對結胸。而示其機變之不一端也。夫蓋如發熱惡寒之於太陽。與嘔之於少陽。則不固俟論矣。雖然。今惡寒而曰微。嘔而亦曰微。二微字相對。以明於太陽少陽之狀態互不專也。支節煩疼者。身疼痛之變。而其出之也。以專于太陽。而少陽之勢併之也。心下支結者。心下痞之變。而其出之也。以專于少陽。而太陽之勢併之也。支結者。結滯遮支之謂也。外證未去者。對心下支結之裏證。而且顧六七日發之也。凡太陽少陽之於治方也。先治少陽。而後太陽。是其常式也。今也。雖在於太陽少陽之兩位。而支節煩疼。與心下支結。不皆出於一部位。而出於據兩位交勢。如上之所言。則不可敢以常式治之者也。於是乎。制兩位兼治之略。而所以設柴胡桂枝湯之方也。此豈非太陽少陽之變證而變治例乎。按是方。柴胡桂枝合方而當稱柴胡桂枝湯爾。加字衍矣。

柴胡桂枝湯方　折半於小柴胡湯桂枝湯。而各合其一半。以爲一劑。水量煎煮。皆依桂枝法。

傷寒。五六日。已發汗。而復下之。胸脇滿。微結。小便不利。渴而不嘔。但頭汗出。往來寒熱。心煩者。此爲未解也。柴胡桂枝乾姜湯主之。

傷寒五六日。對小柴胡湯。而差其輕重異同也。蓋於小柴胡湯。則桂枝麻黄之變。漸歸于少陽之輕者也。於此湯。則已發汗。而復下之之變。遽歸于少陽之重者也。胸脇滿。熱與水壅滯之所令也。微結。微結胸之略文。而即謂胸脇滿之裏也。小便不利。以微熱之併滯水也。蓋結胸者。水熱凝結之名也。如微結。則言雖有水熱。而未至凝結。而遂有欲成結胸之機者也。微。讀如微緩微浮之微。然矣。渴而不嘔。是狀乎在于少陽。而不似于少陽也。蓋如渴則由於熱之鬱壅于裏也。如嘔則由於熱之搖動于上也。是故。今標渴而不嘔。以明熱氣主鬱壅。而不主搖動也。豈非在于少陽。而不似于少陽乎。但頭汗出。於其全身則無汗。故曰但也。凡頭汗之爲證也。邪氣主在于胸脇。而其勢弗注于表裏者。必爲之也。何則以鬱壅之邪勢無所寫也。如大陷胸湯。梔子豉湯。茵陳蒿湯。即是也。是故表裏往來之熱狀現見。則以不必爲頭汗出爲式也。此條媲舉頭汗出。與往來寒熱者。義似矛盾矣。不可不明辨矣。蓋今標往來寒熱者。惟要標其本位者。而不必具其情狀者。尤居多矣。是乃欲使人不具其情狀者。亦歸之於本位於此也。於是乎發其式例曰。此爲未解也。以斷尚在於少陽本位也。且雖對渴而不嘔。但頭汗出之義。復應往來寒熱之意也。學者勿草草看過矣。

柴胡桂枝乾薑湯方　柴胡半斤　桂枝三兩　乾薑三兩　栝蔞根四兩　黄芩三兩　牡蠣三兩　甘草二兩　右七味。以水一斗二升。煮取六升。去滓。再煎取三升。溫服一升。日三服。初服微煩。復服汗出便愈。

按初服以下三句。其義泥矣。豈期之乎。恐附後之所試者矣乎。

傷寒五六日。頭汗出。微惡寒。手足冷。心下滿。口不欲食。大便鞕。脈細者。此爲陽微結。必有表。復有裏也。脈沈亦在裏也。汗出爲陽微。假令純陰結。不得復有外證。悉入在裏。此爲半在裏。半在外也。脈雖沈緊。不得爲少陰病。所以然者。陰不得有汗。今頭汗出。故知非少陰也。可與小柴胡湯。設不了了者。得屎而解。

此後人誤讀前條者之徒。復發其義。而及于此者也。奚足徵哉。

傷寒五六日。嘔發熱者。柴胡證具。而以他藥下之。柴胡證仍在者。復與柴胡湯。此雖已下之不爲逆。必蒸蒸而振。卻發熱汗出而解。若心下滿而鞕痛者。此爲結胸也。大陷胸湯主之。但滿而不痛者。此爲痞。柴胡不中與之。宜半夏瀉心湯。

傷寒五六日。復對小柴胡湯。且異其變於前條者也。嘔而發熱者。言主嘔而客熱也。凡嘔之勢勝於發熱。則雖未至往來寒熱。而於其式法也。爲柴胡湯證具也。而醫者不察。以他藥下之。若柴胡證仍在。則不可不復與柴胡湯也。於是乎曰。此雖已下之不爲逆。以丁寧於雖既以他藥下之。而幸而不爲逆。尙在于柴胡之場也。今也。雖尙在于柴胡之場。而歷下攻之不常乎。其邪氣縱令不爲反逆。而亦其勢必屈曲矣。是故今於其解。亦不如常法。必瞑眩而解者也。必蒸蒸振。卻發熱汗出而解。是即瞑眩狀也。瞑眩解。已具中篇。若夫以他藥下之之爲反逆也。或於結胸。或於痞鞕。故繼陷胸瀉心於後。以弘其機變者也。心下滿而鞕痛者。此舉結胸之概也。但滿而不痛者。此承心下滿發之。則滿之在心下可知矣。不痛者。別于結胸也。痞併鞕言之也。不中猶不可也。

半夏瀉心湯方

半夏半升　黄芩　乾薑　人參各三兩　黄連一兩　大棗十二枚　甘草三兩

右七味。以水一斗。煮取六升。去滓。再煮取三升。溫服一升。日三服。

太陽少陽併病。而反下之。成結胸。心下鞕。下利不止。水漿不下。其人心煩。

蓋後人漫說併病之機變者也。不可從矣。

脈浮而緊。而復下之。緊反入裏。則作痞。按之自濡。但氣痞耳。

蓋亦後人據於大黄黄連瀉心湯。而爲之說者耳矣。

太陽中風。下利嘔逆。表解者。乃可攻之。其人漐漐汗出。發作有時。頭痛。心下痞鞕滿。引脇下痛。乾嘔。短氣。汗出不惡寒者。此表解裏未和也。十棗湯主之。

太陽中風。其義有二焉。一則以前起言之。二則以治例言之也。下利嘔逆。以狀腹中充實之極者。而乃十棗之重證也。醫宗金鑑。作不利嘔逆爲說。未達其所達之言也。不可從矣。其人以下。至乾嘔短氣。此爲十棗之定證也。表解者。乃可攻之。及汗出不惡寒者。此表解裏未和也。皆爲式之辭也。蓋十棗之於證也。元是少陽之變。則有自其少陽正證來者固矣。而太陽傷寒之變。亦能至于此也。蓋太陽傷寒。對之十棗。則亦爲中風也。故今標曰太陽中風也。夫旣太陽中風之狀。尙未謝。則縱令十棗在其重證。而尙未可攻之。須以發汗爲宜。此爲之其式也。故曰。表解者乃可攻之也。漐漐汗出。與頭痛。於太陽中風。或嘗有之矣。今也。以爲十棗之證。挾於發作有時一句。以示汗出頭痛之有休作。而異於太陽也。是乃所以更端曰其人也。心下痞鞕滿。氣水凝結之所爲也。與結胸之熱飲凝結者。最爲親近也。不可不別矣。若夫結胸。則熱飲主在于胸中。而及心下。如此湯。則氣水主在于心下。而及脇下。然則雖均因水飲。而彼則以併熱。此則以併氣。此爲之其別也。乾嘔短氣。氣輻湊于心胸之所令也。汗出不惡寒者。顧漐漐汗出。又應表解者乃可攻之也。裏未和者。卽裏未解之言也。欲包示表亦不和。故不曰裏未解。而曰裏未和也。

十棗湯方　芫花　甘遂　大戟　大棗十枚　右上三味等分。各別擣爲散。以水一升半。先煮大棗肥者十枚。取八合去滓。內藥末。強人服一錢匕。羸人服半錢。温服之。平旦服。若下少病不除者。明日更服加半錢。得快下利後。糜粥自養。

強人羸人說。具白散方後。温服之以下。蓋後人之所補也。

太陽病。醫發汗。遂發熱惡寒。因復下之。心下痞。表裏俱虛。陰陽氣並竭。無陽則陰獨。復加燒鍼。因胸煩。面色靑黃。膚瞤者。難治。今色微黃。手足溫者。易愈。

此蓋後人據心下痞。而爲之說者耳矣。

心下痞。按之濡。其脈關上浮者。大黃黃連瀉心湯主之。

痞。否塞之義也。濡輭之反言濡弱而氣不護也。此於是心下痞也。非結熱之所令。而但由氣屈伏于心下也。若夫痞之由結熱乎。脈不得必不潛伏也。今也其脈浮。則可以徵不由結熱而由伏氣也。且也曰其脈。更端之者。欲使讀人眼於證與脈。不倫出於常例。而錯出於變例也。行文之妙處。不可不熟視矣。關上二字。後世脈家之所補也。豈正論之謂乎哉。醫宗金鑑。濡上補不字。是深泥大黃之言也。未知麻沸湯漬之。須臾絞去滓。用其淡薄之氣味而已矣。可謂惑乎矣。

大黃黃連瀉心湯方　大黃二兩　黃連一兩　右二味。以麻沸湯二升漬之。須臾絞去滓。分溫再服。

心下痞。而復惡寒汗出者。附子瀉心湯主之。

此即承大黃黃連瀉心湯論之也。故如心下痞。則尙在前位也。雖既在前位。而其勢遂令裏氣衰弱。以致惡寒汗出也。夫既惡寒汗出之。雖從痞而來。而今復據於裏氣衰弱之虛。則豈暇但用前方療痞乎哉。於是乎。所以備於兩端兼治之法。制附子瀉心湯也。而猶如而惡寒之而也。復對較于陽位言之也。篇末載方。作三黃湯中加附子汁者。恐非矣。即大黃黃連瀉心湯中加附子汁者也。蓋附子待煎煮。全其効用。奚爲麻沸湯漬之之能奏功耶。以是乎。加之煎汁也。而今闕煎煮之法。將無奈之何乎。於是乎。取其准據於白通。四逆。通脈之類。則皆以三升水。煮取一升。或一升二合。今取概於茲。以水量煎煮三分之一。充煎煮附子之法。則庶乎無大過耶。然則以水一升。煮附子一枚。取三合餘。和二味汁服之。雖然。是惟無已之概法耳矣。豈爲強之於大方哉。

本以下之故。心下痞。與瀉心湯。痞不解。其人渴而口燥煩。小便不利者。五苓散主之。

此於其心下痞也。不既下之。則不必至于此矣。故冒曰本以下之也。然則此其痞也。上盛下虛。而裏氣不和之所爲。而與彼瀉心湯之熱凝于心下爲痞者。大不同矣。且也。渴而口燥煩。小便不利。則可知於裏氣之不和。遂至併添於水氣也。於是乎。今不拘痞與不痞。與五苓散。使之腠理順利。則不解痞。而痞自解。此爲之治痞之變治法也。按此條。當敍旋復代赭石湯後耳。

傷寒汗出解之後。胃中不和。心下痞鞕。乾噫食臭。脇下有水氣。腹中雷鳴下利者。生薑瀉心湯主之。

此條。與大柴胡湯之傷寒發熱汗出不解。互發之。以示少陽正變之別者也。是故。雖均於下利與心下痞鞕。而彼尚未離熱綱。所以爲正位也。此已無大熱。所以爲變位也。傷寒。以太陽之重證言之也。夫既於太陽之重證乎以發汗之其表頗解。故曰後也。雖然。其汗出之變。遂致使胃氣澁滯。於是乎。餘邪終侵入于心下。而亦益使胃氣澁滯也。故曰胃中不和。心下痞鞕也。乾噫食臭。即胃中不和之狀也。脇下有水氣者。心下痞鞕之勢。亘於脇下。而亦及澁滯其機。用而懸水氣焉者也。夫蓋脇下水氣之漸多乎。不得不歸于胃中也。雖既歸于胃中。而胃亦固失其常。則不能化而爲液。其勢必下陷矣。此所以雷鳴下利也。雷鳴。不調和之候也。按生姜瀉心湯之於方意也。亦猶半夏瀉心湯然矣。唯以胃中不和之出於乾噫食臭。故殊有生姜之略而已。

生姜瀉心湯方。於半夏瀉心湯方中。加生姜四兩。

傷寒中風。醫反下之。其人下利日數十行。穀不和。腹中雷鳴。心下痞鞕而滿。乾嘔心煩不得安。醫見心下痞。謂病不盡。復下之。其痞益甚。此非結熱。但以胃中虛。客氣上逆。故使鞕也。甘草瀉心湯主之。

此條。與小柴胡湯之傷寒中風五六日。互發之。亦示少陽正變之轉機者也。故均之冒首。曰傷寒中風也。夫傷寒之於麻黃乎。中風之於桂枝乎。皆不可下之也固矣。而醫者不察。而反下之。使裏氣不和。卒使表邪趣於心下。此所以爲心下痞鞕也。既爲心下痞鞕。則裏氣尙彌不和。於是乎誤下之利。遂亦誘自然之利。而至日數十行穀不化也。然則心下痞鞕之句。當在下利之上。而却次之腹中雷鳴之下者。此欲使人知於其下利之續出於誤下也。此爲之行文之活也。心下痞鞕而滿之滿字。應照腹中雷鳴。以證有水氣也。蓋水氣之乘心下痞鞕也。不但下陷而爲下利而已。其勢亦不得必不襲心胸也。此乃乾嘔心煩不得安之因也。按甘草瀉心湯之證。蓋止于此爲醫見心下痞。以下七句。恐後人謾說方意者也。旨趣大背。不可從矣。又按穀不化。與下利清穀。其狀大同。而其因頗異矣。穀不和者。以心下痞鞕之故。至阻隔其運用。而使穀不化也。是故以此湯。尙療心下痞鞕。則穀自和也。下利清穀者。氣液已衰弱。而胃腹失其運用之所令也。豈瀉心輩之任乎哉。不可不辨也。且夫甘草瀉心湯之於方意也。亦猶半夏瀉心湯然矣。唯以心煩不得安之證。故殊有甘草之略而已。

甘草瀉心湯方。於半夏瀉心湯方中。加甘草一兩。

傷寒。服湯藥。下利不止。心下痞鞕。服瀉心湯已。復以他藥下之。利不止。醫以理中與之。利益甚。理中者理中焦。此利在下焦。赤石脂禹餘糧湯主之。復利不止者。當利其小便。

此條。論治心下痞鞕之變式法者也。醫以理中以下四句。復利不止者。當利其小便二句。皆後人之所攙入也。宜袪之耳。湯藥。弘斥下劑也。此以其既下之乎。遂至使下焦不和。而亦更令水氣乘焉。其勢必迫而爲下利者也。而今其下利之不一旦而止乎。腠理不得不益失其開闔。於是乎。鬱氣結心下爲痞鞕也。然則與彼瀉心湯之於熱內結心下爲痞鞕者。固異其因也。以是雖服瀉心湯畢。復以他藥下之。而下利倘不止。不唯下利之不止而已。於心下痞鞕。亦不爲解也。是故今與赤石脂禹餘糧湯。以利其宿水。則下利必自愈。腠理開闔。亦從而必復矣。既如此。則於其心下痞鞕。亦何爲得特稽留哉。其本亡而末存者。未之有矣。此豈不治痞之變式法乎。不可不察也。

赤石脂禹餘糧湯方　赤石脂一斤　禹餘糧一斤　已上二味。以水六升。煮取二升。去滓。三服。

傷寒。吐下後。發汗。虛煩。脈甚微。八九日。心下痞鞕。脇下痛。氣上衝咽喉。眩冒。經脈動惕者。久而成痿。

此蓋後人論梔子豉及十棗之機變者也。豈足據乎。

傷寒。發汗。若吐。若下。解後。心下痞鞕。噫氣不除者。旋覆代赭石湯主之。

此條亦論治心下痞之變式法者也。夫蓋病在于太表而發汗之。若在于心胸而吐之。若在于腹中而下之。而今無有前證。故曰解後也。夫既於解後也。精氣生虧隙。機括爲弛怠。於是乎痰飲滯在乎心下。遂成痞鞕也。然則與彼瀉心湯之熱內結心下者。亦固異矣。噫氣。以心下痞之故。胃內不和之所令也。不除者。示不於一旦也。

旋復代赭石湯方　旋復花三兩　人參二兩　生薑五兩　半夏半升　代赭石二兩　大棗十二枚　甘草三兩　右件七味。以水一斗。煮取六升。去滓。再煎取三升。溫服一升。日三服。

下後。不可更行桂枝湯。若汗出而喘。無大熱者。可與麻黃杏子甘草石膏湯。

中篇既以發汗後標之。無若字。有主之二字。雖此條之如可論。其義不可雙通矣。且也。不如以發汗後標之之的當也。

太陽病，外證未除，而數下之，遂協熱而利，利下不止，心下痞鞕，表裏不解者，桂枝人參湯主之。

按此湯之爲證也，跨虛實者也。今繫以太陽病者，惟標其前位耳。外證與表證，大同而少異矣。外證者所斥廣，而不必期其狀也。表證者所斥狹，而必期於發熱惡寒也。蓋今外證之未除，則縱令有裏證，而發汗之所宜也。例曰外證未解者，不可下，下之爲逆，即是也。而不察下之，不唯一再也。故曰數下之也。已而數下之之變，遂呼外熱乎。外熱之協裏虛乎。至利下益不止也。是爲之協熱利也。心下痞鞕者，雖如瀉心湯乎，特不然矣。此其表熱之應于裏虛，與裏虛之應于表熱，其勢互先交會於心下之所爲也。與彼瀉心湯之熱結心下，而爲痞鞕者，果異矣。不可不別論也。表裏不解者，式之辭也。以斷於利下不止，與心下痞鞕，皆非是一位一端之所爲，而出於表裏兩端相交之變也。是設於其治法，亦設表裏兼治之方，而制桂枝人參湯者也。豈可不審辨乎哉。

桂枝人參湯方　桂枝四兩　甘草四兩　白朮三兩　人參三兩　乾薑三兩　右五味，以水九升，先煮四味，取五升，內桂，更煮取三升，溫服一升，日再，夜一服。

傷寒，大下後，復發汗，心下痞，惡寒者，表未解也。不可攻痞，當先解表，表解乃可攻痞。解表宜桂枝湯，攻痞宜大黃黃連瀉心湯。

太陽傷寒之勢，既亘于裏乎。於是大下之，而裏邪之勢已拔矣。故曰後也。雖然，其表尚不解，所以復發汗也。雖既復發汗，而不啻表證之不解，更作心下痞者也。蓋今於其心下痞也，徵之於上之所謂大黃黃連瀉心湯，則其脈浮而惡寒者也。故式之曰，表未解也。不可攻痞，當先解表，表解乃可攻痞也。若夫心下痞之於脈沈而惡寒，則爲之附子瀉心湯也。此條辭氣雖大似附子瀉心湯，而精論之則有其別也。加此矣。不可不辨也。

傷寒，發熱，汗出不解，心下痞鞕，嘔吐而下利者，大柴胡湯主之。

傷寒。通于太陽少陽而標之也。發熱汗出不解。此論於帶太陽之餘響。而駸少陽極地之狀者也。蓋發熱惡寒汗出爲之太陽也。今無惡寒。而發熱汗出。此豈非太陽之餘響乎。且夫少陽之於往來寒熱也。此爲之其本面也。而其勢之專迫于陽明。而不專冲于表。則必當無惡寒。今也無惡寒。而發熱汗出。此豈非少陽之極地乎。心下痞鞕。少陽極地之勢。迫于腹中之所令也。此卽所謂心下急之一變態也。嘔吐而下利者。胸中之邪勢聳于上下之所致也。醫宗金鑑。下利作不利者。可謂膠柱矣。

病如桂枝證。頭不痛。項不強。寸脈微浮。胸中痞鞕。氣上衝咽喉。不得息者。此爲胸有寒也。當吐之。宜瓜蔕散。

難遽以辨其病位。故曰病也。如桂枝證。以氣上衝。脈微浮。肌熱之比言之也。今雖不標肌熱。而瓜蔕散之因心胸有寒飲。則其動不能必無肌熱也。雖然。見於頭不痛。項不強。則復非太陽桂枝證可知焉。脈微浮。微。不以其本面言之。讀如微緩之微也。言帶浮也。寸字。後之所加也。胸中痞鞕。卽胸中實之標也。須卽胸膈外之皮膚而察之矣。氣上衝咽喉者。此寒飲併精氣。而充實于上部之狀也。夫精氣之在人身也。浩然軀殼平等。此其常也。苟失其常乎。精氣初偏頗。專湊於所失其常也。今以寒飲在于上部之故。精氣輻湊。而與寒飲結實也。此所以至不得息也。於是乎發式之辭。曰此爲胸有寒也。以斷與瓜蔕散。而非要快吐則不能矣。且別夫十棗湯之寒飲在心胸下。而不可吐者也。

瓜蔕散方　瓜蔕一分　赤小豆一分　右二味。各別擣篩爲散巳。合治之。取一錢匕。以香豉一合。用熱湯七合。煮作稀糜。去滓取汁和散。溫頓服之。不吐者少少加。得快吐乃止。諸亡血虛家。不可與瓜蔕散。

諸亡血以下二句。蓋後人之識見耳。

病脇下素有痞。連在臍傍。痛引少腹。入陰筋者。此名藏結死。

此後人誤解藏結者耳。奚足可以徵乎哉。

傷寒病若吐若下後。七八日不解。熱結在裏。表裏俱熱。時時惡風。大渴。舌上乾燥而煩。欲飲水數升者。白虎加人參湯主之。

傷寒當太陽誤此既太陽病而發可吐下之機者也。於是吐下之。而其機一旦而去。故曰後也。雖然。於其邪氣則沈潛不解七八日。遂致熱結在裏也。裏斥肉裏言之也。是即表裏俱熱之因也。大陷胸湯之與熱結在裏。文同而義異矣。表裏俱熱者。言其熱跋扈於表裏也。此乃身熱之一變態也。於是乎。知身熱爲綱。表裏俱熱爲目也。時時惡風。以裏熱激于表。而太表之餘邪復得之勢之所爲也。大渴。舌上乾燥而煩者。爲裏熱上騰之候也。蓋裏熱之欲發于表也。其勢必先達於心胸喉嚨也。此所以爲大渴舌上乾燥而煩也。大盛也。以別他部位之渴也。欲飲水數升者。此狀寫渴之殊盛大也。

傷寒。無大熱。口燥渴。心煩。背微惡寒者。白虎加人參湯主之。

標曰傷寒者。其義有二焉。一則對前條太陽病而示之重也。二則以其部位之不易察言之也。此於其證也。雖尙在於白虎之場。而以既至其極地。而急於欲爲內實也。此所以身無大熱也。無大熱。解已具于乾姜附子湯條下。口燥渴。較之於前條之大渴舌上乾燥而煩。則頗虧於熱氣上騰之勢者也。何則其熱以專湊于裏也。心煩。欲爲內實之動勢。徹于心之所爲也。與前條之以渴寢察煩者。亦自異矣。背微惡寒。對承氣湯言之也。蓋白虎之爲證也。縱至其重地。而尙有欲聳于表之機。於是乎出若背微惡寒者也。若此而背微惡寒止。則直爲之承氣湯也。論曰。不大便五六日。上至十餘日。日晡所發潮熱。不惡寒。獨語如見鬼狀。即是也。又按白虎湯而加人參者。以有煩也。然則自知若此而無煩。則爲白虎湯也。是乃標加人參而白虎湯亦自偶其中也。手段之活。豈可不於戲乎哉。

傷寒。脈浮。發熱無汗。其表不解者。不可與白虎湯。渴欲飲水。無表證者。白虎加人參湯主之。

蓋上條所謂。時時惡風。背微惡寒之於白虎加人參湯也。嫌弘行之於有表證者。故今發此條。而明辨於表裏之邪。各備其根柢如此。則治法非必如上條所例。必應歸之於合併通治之式法者也。

太陽少陽併病。心下鞕。頸項強而眩者。當刺大椎肺俞。愼勿下之。

按太陽少陽之於合併病也。先治少陽。而後治太陽。此爲之式例也。夫蓋少陽之在於柴胡。太陽之在於桂枝麻黃也。各位不與下攻固矣。今發曰愼勿下之者。尤爲無謂也。然則此條雖似可論。而亦豈正文之意哉。

太陽與少陽合病。自下利者。與黃芩湯。若嘔者。黃芩加半夏生姜湯主之。

此條。論於太陽與少陽合病之變證。而變治例者也。與論正證正治例者。自異矣。不可混同矣。蓋於太陽少陽合病也。各發其正證。則治之也。必在柴胡湯而不與黃芩湯也。若夫太陽少陽合病。而下利爲之主證如此。則其治之也。必在黃芩湯而不與柴胡湯也。何則柴胡治外正證。黃芩療下利。若專發其外正證者。勢必不下陷矣。此所以於不下利也。若專爲下利。則勢必不揚越矣。此所以於不備其正證也。以是乎。知縱令二陽發其正證者。亦適下利爲之主證。則不得亦遂不失其正證也。此乃所以於二陽不備其正證者。而今尙以太陽與少陽合病標之之意也。此爲之醫聖之微意也。學者其致思焉。若嘔者。下利之餘勢。尙犯于上之所爲也。葛根湯之與不下利但嘔者。大異矣。

黃芩湯方　黃芩三兩　甘草二兩　芍藥二兩　大棗十二枚　右四味。以水一斗。煮取三升。去滓溫服一升。若嘔者。加半夏半升。生薑三兩。

傷寒。胸中有熱。胃中有邪氣。腹中痛。欲嘔吐者。黃連湯主之。

以部位之不在于太陽而在于少陽變位。曰傷寒也。胸中有熱有者。一有一無也。言漸按而知有熱也。蓋胸中之熱不專外透。則其熱必迫于胃腹。而其機活必弛怠。於是乎致胃中有邪氣也。今斥曰邪氣者。亦不一矣。或以食不化。或於飲。或於氣也。腹中痛。此即腹中有滯物之所爲也。故乃漆欲嘔吐者之一句。以益徵有滯物之義也。

黃連湯方　黃連　甘草　乾薑　桂枝各三兩　人參二兩　半夏半斤　大棗十二枚

右七味。以水一斗。煮取六升。去滓。溫服一升。日三服。夜二服。

傷寒。八九日。風溼相搏。身體疼煩。不能自轉側。不嘔不渴。脈浮虛而濇者。桂枝附子湯主之。若其人大便鞕。小便自利者。去桂枝加白朮湯主之。

傷寒八九日。以太陽之併於裏虛言之也。風溼相搏四字。後人評論之證者也。豈足論乎哉。身體疼煩。不能自轉側。此表熱裏虛。相交而爲之也。若夫身體疼之在於太陽及陰位乎。不必至不能自轉側矣。今也。豈待他人之扶助。而漸遂其轉側者。此豈不表裏互交。而其勢相牽之所爲乎。是故標之脈。曰浮虛而濇也。浮之不於滑實。而併于虛濇。虛濇之不於沈。而出于浮。足益以知於陰陽兩位相交也。於是乎。制桂枝附子湯之方。以併療於表熱裏虛者也。是乃異於夫陰陽合併病之先陰後陽之通治例可知焉。不嘔不渴。猶如乾姜附子湯之例。顧於柴胡加龍骨牡蠣湯與白虎湯言之也。柴胡加龍骨牡蠣湯曰。一身盡重不可轉側者。白虎湯曰腹滿身重。難以轉側。若其人大便鞕。小便自利者。此承身體疼煩。不能自轉側。而復論欲畜水氣之候也。蓋水氣之於初萌也。畜之於不可知不可候者。尤居多矣。然則縱令小便自利。而大便之於鞕。固非其常。則豈得謂無水氣乎哉。是故今認水氣。不以小便不利。而以大便鞕。此要認其難認之活式也。於是乎。先以去桂枝加白朮湯。療於其水氣於微。而後欲復與桂枝附子湯。以療表熱裏虛者也。夫既後於桂枝附子湯之交于表熱裏虛之重者。而先於去桂枝加白朮湯之於水氣初萌之輕者。何哉。曰如桂枝附子湯則固重矣。重則雖如不可忽。而至療之則必難澁矣。故後之也。如去桂枝加白朮湯則固輕矣。輕其雖如不可速。而至療之則必容易矣。故先之也。且也。如去桂枝加白朮湯。則以爲其初萌。未交表熱裏虛。故其勢孤矣。此豈治之之不益容易耶。若夫水氣之不一旦而謝。則其勢交於表熱裏虛必矣。豈得以序治之乎哉。是乃後條所謂甘草附子湯之所與也。

桂枝附子湯方　桂枝四兩　附子三枚　生薑三兩　甘草二兩　大棗十二枚　右五味。以水六升。煮取二升。去滓。分溫三服。

桂枝附子去桂枝加白朮湯方。於桂枝附子湯方內。去桂枝。加白朮四兩。餘依桂枝附子湯法。

風濕相搏。骨節煩疼。掣痛不得屈伸。近之則痛劇。汗出短氣。小便不利。惡風不欲去衣。或身微腫者。甘草附子湯主之。

是乃前條一步之變。而表熱裏虛水氣之三因相交而爲之證者也。身體疼煩與骨節煩疼。自是表裏輕重之意。尤足察焉。且也。云骨節煩疼。則身體疼煩。自備其中也。掣痛不得屈伸。比之不能自轉側。則復加之劇者也。近之則痛劇。汗出短氣者。此三因之邪勢。無處不注。故觸近之。則其勢激動之所爲也。小便不利。證於其裏巳畜水氣也。惡風不欲去衣。但以不欲去衣。而認惡風者也。凡惡風寒之於證也。或出于陽實。或出于陰虛者也。今也。不一所以其出而表實裏虛水氣之三因皆與焉。故反不備其狀態如此矣。或身微腫者。言滯水之太多。或有至于此者也。風溼相搏四字。當做上條例之耳。

甘草附子湯方　甘草二兩　附子二枚　白朮二兩　桂枝四兩　右四味。以水六升。煮取三升。去滓。溫服一升。日三服。初服得微汗則解。能食汗出。復煩者。服五合。恐一升多者。宜服六七合爲妙。

按初服以下所言。不必是矣。恐後人之所補入耶。

傷寒。脈浮滑。此表有熱。裏有寒。白虎湯主之。

此條承桂枝附子湯所謂八九日身體疼煩。不能自轉側。而曰傷寒也。然則是雖倘如桂枝附子湯。而其脈浮滑。則亦爲之白虎湯之變態也。故今釋於所以現其變態之義。以曰表有熱裏有寒也。寒。卽虛寒之謂。而斥實中之寒也。王三陽。解曰熱也。讀論作表有寒裏有熱者。皆失其本旨矣。蓋白虎之爲證也。論其正證。則如身熱潮熱表裏俱熱之比。此雖皆不能無虛寒。而不俟敢稱虛寒者也。故偏爲之熱實也。今也雖尙在白虎湯境內而不備其正證者以專俟虛寒也。故偏曰裏有寒也。是故實中有虛乎。則尙爲之陽也。虛中有熱乎。則已爲之陰也。此於是陰陽也。求之於證候。必殊易混淆者也。於是乎今發之脈式。曰脈浮虛而濇。曰脈浮滑。此欲明斷於其易混淆者也。可見於濇之既備于虛寒而對滑。滑之尙屬于熱實。而顧濇乎矣。凡論中標滑濇者。亦皆傚此。又按以此條。結下篇者也。而亦爲繼論陽明篇之張本也乎。

白虎湯方　知母六兩　石膏一斤　甘草二兩　粳米六合　右四味。以水一斗。煮米熟湯成。去滓。溫服一升。日三服。

傷寒。脈結代。心動悸。炙甘草湯主之。

炙甘草湯方　甘草四兩炙　生薑三兩　桂枝三兩　人參二兩　生地黃一斤　阿膠二兩　麥門冬半斤　麻子仁半升　大棗十二枚　右九味。以清酒七升。水八升。先煮八味。取三升。去滓。內膠烊消盡。溫服一升。日三服。一名復脈湯。

按脈證與方劑。共背本論之旨。蓋後人之所僞撰矣乎。

脈按之來緩。而時一止。復來者名曰結。又脈來動而中止。更來小數。中有還者反動。名曰結。陰也。脈來動而中止。不能自還。因而又動。名曰代。陰也。得此脈者。必難治。

此亦後人因前條而附後世之脈法者也。豈可論焉乎哉。

傷寒脈證式卷四

典藥寮司醫　川越佐渡別駕正叙大亮著

辨陽明病脈證并治法第四

陽明病也者。陽證之極。而乃以邪氣位於胃腹及肉中言之也。是故爲其證也。如腹滿譫語。煩渴自汗。熱之於身潮。及大便之於難鞕。不大便是也。須卽白虎湯。三承氣湯。而求之情狀已矣。其他篇中所論之證方。皆非本位者也。如梔子豉湯。猪苓湯。小柴胡湯。蜜煎導者。唯以其證狀之類于本位而標之者也。如茵蔯蒿湯。梔子蘗皮湯。麻黃連軺赤小豆湯。則皆出于本位之變者也。如呉茱萸湯。唯假本位而標之者也。夫蓋陽明之於位也。前顧於太陽少陽。後對於太陰少陰厥陰也。然則當篇之於少陽之後。而今篇之於此者。何哉。曰。太陽之於轉機也。不留連於少陽表裏間。而直歸于此位者。亦尤有之矣。故今以篇列明其義者也。若夫太陽之歸于少陽者。不啻使篇之名義知之而已。既見之於太陽中篇。標小柴胡湯。而曰傷寒中風五六日。則桂枝麻黃之變直歸於少陽者。可亦卽以求矣。然則今雖逆其篇列。而其轉變之順者。自偶其中矣。可見手段之活矣。

問曰。病有太陽陽明。有正陽陽明。有少陽陽明。何謂也。答曰。太陽陽明者。脾約是也。正陽陽明者。胃家實是也。少陽陽明者。發汗利小便已。胃中燥煩實。大便難是也。

按太陽陽明。少陽陽明。歸之於合併病則可矣。而今歸之於陽明一位而論之者。殊背馳乎式例矣。且也答問以爲體。已是後人之手痕明矣乎。

陽明之爲病。胃家實也。

此條。肇論陽明之候法者也。故曰陽明之爲病也。夫陽明之於證也。輕重劇易。雖固殊。而推究其本源。則無不盡於胃實也。故今略其脈證。而曰胃家實也。是挈其因。而籠罩其脈證之謂也。實也者。邪實也。解見于藥品體用矣。且也。今措陽明之諸證。而約之於胃家實之一言者。其義可論者。亦復有之矣。蓋醫之療疾病也。欲必速治之者也。是故動則易失其治於過當也。爲之疾醫之弊也。夫然故。縱令其病位尙在于太陽。而見於其病勢之劇者。則誤投乎陽明之治者。亦或有之乎。是故先建極於胃家實。而不眩之外證候。併察其因來。則表裏淺深之分。劃然而明矣。豈眩惑乎外證候之劇易之爲乎哉。此乃所以措陽明之諸證。而約之於胃家實之一言也。又按。繫胃以家者。爲重胃之辭也。夫人之有身體臟腑。而各異其活用。猶如家有君臣婢奴。各異其任用然矣。雖然。繹其活源。則盡出於胃一腑。則亦猶如以胃爲一家然矣。此豈不重胃之辭也乎矣。

問曰。何緣得陽明病。答曰。太陽病。發汗。若下。若利小便。此亡津液。胃中乾燥。因轉屬陽明。不更衣。內實。大便難者。此名陽明也。

問曰。陽明病。外證云何。答曰。身熱。汗自出。不惡寒。反惡熱也。

問曰。病有得之一日。不發熱而惡寒者。何也。答曰。雖得之一日。惡寒將自罷。卽自汗出而惡熱也。

問曰。惡寒何故自罷。答曰。陽明居中土也。萬物所歸。無所復傳。始雖惡寒。二日自止。此爲陽明病也。

以上四條。語意相承。恐成一人之撰者也乎。而如其識見。則淺劣尤甚矣。豈可據以論焉哉。

本太陽病。初得病時。發其汗。汗先出不徹。因轉屬陽明也。

傷寒。發熱無汗。嘔不能食。而反汗出。濈濈然者。是轉屬陽明也。

以上二條。論太陽之轉屬于陽明者也。字句雖頗像正文。而意趣未全。蓋後人之所僞撰矣乎。

傷寒三日。陽明脈大。

此當有脫柬。今所存之語意。應適傳經之意者耳。然則其散失。亦何足惜焉哉。

傷寒。脈浮而緩。手足自溫者。是爲繫在太陰。太陰者。身當發黃。若小便自利者。不能發黃。至七八日。大便鞕者。爲陽明病也。

此條。後人論發黃之由者。而其意在于以麻黃連軺赤小豆湯。歸之于太陰。以茵蔯蒿湯。歸之于陽明者耳。未知發黃之不與太陰陽明。而在于虛實間。與麻黃連軺赤小豆湯及茵蔯蒿湯之亦不在于太陰陽明。而在于虛實間者也。豈其從之乎哉。

傷寒轉繫陽明者。其人濈然微汗出也。

此亦後人對大承氣湯所謂手足濈然汗出者。而說之者也。雖其義如通。而亦不全論者矣乎。

陽明中風。口苦咽乾。腹滿微喘。發熱惡寒。脈浮而緊。若下之。則腹滿小便難也。

此條。論陽明輕證者也。故曰陽明中風也。蓋陽明之雖位於胃腹。而其初位之於輕證也。未必備陽明之模範。或類似于少陽。又或類似于太陽者。尤有之矣。是乃所以舉於口苦咽乾。及發熱惡寒也。論曰。少陽之爲病。口苦咽乾。目眩也。此以其在于少陽本位而言之也。而今亦標曰口苦咽乾者。雖一於其所言。而冒陽明中風而言之。則知是乃出於口舌乾燥之初地。而非素發於少陽之地位者也。且夫發熱惡寒之爲證。以其常論之。則爲太陽之準證也。雖然。亦冒陽明中風而舉之。則知是乃出於身熱微惡寒之初地。而非素發於太陽之地位者也。是故。舉腹滿微喘。以標其本位。而更挾掖於口苦咽乾發熱惡寒之二句。以欲率之於陽明之位地也。此爲作文活意之妙處也。不可不稽矣。脈浮而緊。言浮之有劇勢也。蓋脈之於浮緊也。三陽之位地皆與者也。而今舉之於此者。示脈亦未備陽明之模範。而以答于舉口苦咽乾。及發熱惡寒之意也。若下之。則腹满小便難也。此言不可與承氣湯也。夫既陽明病而戒與承氣湯。則知治之方在于白虎湯。不俟論矣。可謂略文法備得妙矣。

陽明病。若能食。名中風。不能食。名中寒。

按中寒當作傷寒。蓋陽明之於中風傷寒也。辨之於脈證者固矣。雖然。於不具其正鵠者。則不可以脈證而辨之者。亦復有焉。於是乎以能食與不能食而推求之於內。則胃中已實與未實之分可判然察焉。論曰。陽明病。讝語發潮熱。脈滑而疾者。小承氣湯主之。此即雖與大承氣湯均其候法。而以能食取之於小承氣湯者也。又曰。讝語有潮熱。反不能食者。胃中必有燥屎五六枚也。此亦雖與小承氣湯均其候法。而以不能食取之於大承氣湯者也。又按此條當序陽明病胃家實也之次耳。

陽明病。若中寒。不能食。小便不利。手足濈然汗出。此欲作固瘕。必大便初鞕後溏。所以然者。以胃中冷。水穀不别故也。

陽明病。欲食。小便反不利。大便自調。其人骨節疼。翕翕如有熱狀。奄然發狂。濈然汗出而解者。此水不勝穀氣。與汗共併。脈緊則愈。

以上二條。後人據於能食與不能食而論之歸趣者也。語意都無活色。何其從焉哉。

陽明病。欲解時。從申至戌上。

與太陽篇所謂從巳至未上同轍者爾。

陽明病。不能食。攻其熱必噦。所以然者。胃中虚冷故也。以其人本虚。故攻其熱必噦。

陽明病。脈遲。食難用飽。飽則微煩。頭眩。必小便難。此欲作穀疸。雖下之。腹滿如故。所以然者。脈遲故也。

一條。亦後人據中寒論其機變者也。豈足論乎哉。

陽明病。法多汗。反無汗。其身如蟲行皮中狀者。此以久虛故也。

久虛謂精虛經日也。蓋精虛之於經日乎。當爲轉機於陰位必矣。豈其尙有稽留于陽明之理爲乎哉。可知此條出于後人之撰也。

陽明病。反無汗。而小便利。二三日。嘔而欬。手足厥者。必苦頭痛。若不欬。不嘔。手足不厥者。頭不痛。

陽明病。但頭眩。不惡寒。故能食而欬。其人必咽痛。若不欬者。咽不痛。

二條。皆亦據於中寒中風。而爲之說者也。語氣不肖正文遠矣。

陽明病。無汗。小便不利。心中懊憹者。身必發黃。

陽明病。被火。額上微汗出。小便不利者。必發黃。

二條。亦後人據於茵蔯蒿湯及麻黃連軺赤小豆湯論之者也。

陽明病。脈浮而緊者。必潮熱。發作有時。但浮者。必盜汗出。

此條。議論陽明之外候者。而未知盜汗之不在于陽明。而在于少陽者也。後人之手痕可察焉。

陽明病。口燥。但欲漱水。不欲嚥者。此必衄。

按是熱專于上部。而胃中不然之候也。與冒首陽明病意義相背矣。奚可取以論爲乎哉。

陽明病。本自汗出。醫更重發汗。病已差。尙微煩不了了者。此大便必鞕故也。以亡津液。胃中乾燥。故令大便鞕。當問其小便日幾行。若本小便日三四行。今日再行。故知大便不久出。今爲小便數少。以津液當還入胃中。故知不久必大便也。

按醫更重發汗病已差。呼嘆是何言也。陽明之邪。奚以發汗而得差乎。本論之旨。豈其如此無特操乎。當問以下文義殊疊重輭弱。固不足辨矣。

傷寒嘔多。雖有陽明證。不可攻之。

此於是證也。亘于少陽陽明者也。故冒傷寒而以包之也。蓋少陽陽明之相併也。其治必在于少陽也。雖然。若陽明之專重。而少陽之殊輕。則其治適在于陽明也。雖既在于陽明。而必在於白虎湯。而不在於承氣湯也。此爲之式例也。可以三陽合病之於白虎湯徵之矣。今也曰嘔多。則少陽之勢殊勝于陽明證可知矣。以是乎曰不可攻之。以示修治之在於少陽柴胡湯者也。

陽明病。心下鞕滿者。不可攻之。攻之。利遂不止者死。利止者愈。

按心下鞕滿。邪勢輻湊之所爲也。蓋心下者。胸與腹之分界也。以是胸脇實滿之勢。或易爲心下鞕滿也。胃實之勢雖亦與心下。而不必至爲鞕滿也。何則以所其競必在于腹裏也。是故縱有陽明之候。而心下鞕滿未去。則邪勢爲尙盛于少陽也。是乃柴胡湯。或陷胸湯輩之所與也。故亦曰不可攻之也。攻之以下。後人謾談其變者也。

陽明病。面合赤色。不可攻之。必發熱色黃。小便不利也。

赤色。有熱色之謂也。面合赤色者。言熱已在表而復在裏。其勢合著於顏面也。此蓋論發汗之候者也。而其義狹曲。不固足據論矣。恐後人之所僞撰矣乎。

陽明病。不吐不下。心煩者。可與調胃承氣湯。

呼不吐不下心煩者。曰陽明病也。蓋心煩之爲證。弘與六位者也。而今敢取之於陽明者。不可無辨矣。夫煩之於虛也。厥陰爲其極。而少陰太陰屬焉。於其實也。陽明爲其極。而少陽太陽屬焉。此是虛實。皆以其形勢辨之者也。故今曰不吐不下以示於雖有可吐之形勢而不吐。雖有可下之形勢而不下者也。蓋如其形勢。則當卽腹脈而求之耳。今也不期其腹脈之狀者。要使診候之間。求之於活於弘也。學士不可不致思焉。心煩之弘與六位也。不固於調胃承氣湯本任。乃候所以其然之形勢而稍歸之於調胃承氣湯者也。故今不曰主之而曰可與也。

陽明病脈遲。雖汗出不惡寒者。其身必重。短氣腹滿而喘。有潮熱者。此外欲解。可攻裏也。手足濈然而汗出者。此大便已鞕也。大承氣湯主之。若汗多。微發熱惡寒者。外未解也。其熱不潮。未可與承氣湯。若腹大滿不通者。可與小承氣湯。微和胃氣。勿令大泄下。

此條。以太陽之直歸于陽明者論之也。脈遲。對太陽之脈數。而明邪氣已駸于裏也。雖汗出。不惡寒者。對前位汗出發熱惡寒。而示邪氣已離於表位也。蓋邪氣已離表位。則更實于肉中腹裏。亦可知矣。是卽所以爲其身必重。短氣腹滿而喘也。旣如此則須有潮熱也。已有潮熱則縱令太陽之殘證尙在。而復爲之外已欲解也。故曰有潮熱者。此外欲解。可攻裏也。手足濈然而汗出者。是乃對上文所謂雖汗出。而言汗出之狀象異於太陽。而以斷之於陽明也。此大便已鞕也。承手足濈然汗出。而言津液涸竭。邪氣實胃中。而使大便已鞕也。是之諸證。爲之陽明之準證。而大承氣湯之正鵠也。故曰大承氣湯主之也。若汗多微發熱惡寒者。此顧手足濈然而汗出。而論治法之尙在于太陽者也。故曰外未解也。其熱不潮。亦顧有潮熱者。以戒不可與承氣湯也。雖旣戒不可與承氣湯。而今曰未可。則知雖熱未潮。而如其他證。則已備上之所序列矣。然則其在于此也。可以調胃及白虎輩。亦足准知矣。若腹大滿不通者。此對腹滿而喘。而補添於小承氣湯之一活用者也。腹大滿。邪勢主着于皮肉之候。而與邪勢內結。而爲燥屎者有別也。不可混矣。不通。言兩便不通利也。是卽皮肉之邪勢。迫于竅口之所爲也。故不但於大便不通而已。亦併小便不通也。與不大便之於燥屎者。自有別也。亦不可混矣。雖然。此於是證也。充之於小承氣湯之活用者也。故不曰主之。而曰可與也。微和巳下九字。後人竄識小承氣湯之方意者也。不可從矣。夫蓋三承氣之於方用也。後世混淆而無定論。今試論其別用。則熱與證巳備于陽明。而有燥屎者。爲之大承氣湯也。熱與證雖既備于陽明。而未及有燥屎者。爲之小承氣湯也。熱巳備于陽明則證否。證巳備于陽明則熱否者。爲之調胃承氣湯也。是之別用。以督論中。則無一所凝滯矣。蓋醫聖之本旨。其在茲矣乎。

大承氣湯方　大黃四兩　厚朴半斤　枳實五枚　芒硝三合　右四味。以水一斗。先煮二物。取五升。去滓。內大黃。煮取二升。去滓。內芒硝。更上火。微一兩沸。分溫再服。得下。餘勿服。

小承氣湯方　大黃四兩　厚朴二兩　枳實三枚　巳上三味。以水四升。煮取一升二合。去滓。分溫二服。初服湯當更衣。不爾者。盡飲之。若更衣者。勿服之。

陽明病。潮熱。大便微鞕者。可與大承氣湯。不鞕者。不與之。若不大便六七日。恐有燥屎。欲知之法。少與小承氣湯。湯入腹中。轉失氣者。此有燥屎。乃可攻之。若不轉失氣者。此但初頭鞕。後必溏。不可攻之。攻之必脹滿不能食也。欲飮水者。與水則噦。其後發熱者。必大便復鞕而少也。以小承氣湯和之。不轉失氣者。愼不可攻也。

此條承前條曰大便巳鞕而弘之變者也。蓋熱與證。巳備于陽明者。爲之大承氣湯也。今也雖有潮熱。而大便之於微鞕。尙爲之大承氣湯者。豈不弘其變乎。故不曰主之。而曰可與也。然則於其大便也。嫌於如不拘鞕與不鞕。故亦曰不鞕者不與之也。微鞕者可與。與不鞕者不與之。反對以示法。文勢自可抑揚。可翫味矣。若不大便六七日以下。更承陽明病。而論燥屎之一候法者也。夫蓋大便之微鞕。尙且爲之大承氣湯。而况於不大便六七日乎。雖然。非其旁見於一二之實候者。則不遽與之爲法也。故少與小承氣湯。以伺候於轉屎氣與否也。失當作矢。矢屎以音假借也。轉矢氣者。徒轉旋燥屎而未得通耳。於是乎知是元有燥屎。而小承氣湯之力。不固能通之也。故曰此有燥屎。乃可攻之也。若不轉矢氣已下。卽承上所謂少與小承氣湯。而戒不可與大承氣湯也。故曰初頭鞕後必溏。不可攻之也。攻之已下九句。蓋後人之所附錄矣。

夫實則讝語。虛則鄭聲。鄭聲重語也。

此條。蓋發首曰胃家實也。以明其候法。而且倂論以虛而盡實之變化者也。蓋實也者。謂邪實也。虛也者。謂精虛也。夫雖虛實既異其分如此。而邪實克令精氣虛。精虛彌令邪氣實。則實中有虛。虛中有實。虛實互相待也。亦如此矣。雖然。虛實不各韜之於一隅。則修治無所從矣。於是乎。雖有虛而專于實。則單呼曰實。雖有實。而專于虛則單呼曰虛。是爲之虛實之通義也。宜參考藥品體用矣。讝語者。讝忘之謂也。鄭聲者。鄭重之謂也。而於其言語無態度則同一也。惟以其狀象別之名者也。蓋實之主於邪勢乎。語言必致讝忘。虛之主於精脫乎。語言必致鄭重。是其自然之勢也。故曰實則讝語。虛則鄭聲也。且也。虛實之定證尤衆多矣。而今約之於讝語鄭聲者。何哉。曰。此欲使讀人知心胃互相待。而全其機用。共其榮枯也。是故胃之實乎。心必不得不蔽其機用。所以爲讝語也。胃之已虛乎。心必不得不亦亡其機用。所以爲鄭聲也。然則取准據於讝語。則自知包陽實之他證也。又取准據於鄭聲。則亦自知包陰虛之他證也。蓋陽實之極。爲之陽明。如少陽太陽屬其初爲。陰虛之極。爲之厥陰。如少陰太陰亦屬其初爲。虛實陰陽。淺深輕重之別。豈其可不思哉。旣已卷舒此條。則是等之義著然而分明矣。千鈞之筆力至矣。盡矣。嗟嘆。鄭聲重語也五字。恐後人之註文耳。

直視讝語。喘滿者死。下利者亦死。

發汗多。若重發汗者。亡其陽。讝語脈短者死。脈自和者不死。

以上二條。因前條亦護論死候者也。蓋皆後人之辭氣。豈足據乎。

傷寒。若吐。若下後。不解。不大便五六日。上至十餘日。日晡所發潮熱。不惡寒。獨語如見鬼狀。若劇者。發則不識人。循衣摸牀。惕而不安。微喘直視。脈弦者生。濇者死。微者。但發熱讝語者。大承氣湯主之。

此欲狀其初位之不一端。故曰傷寒也。夫既傷寒之不一端乎。或吐之。或下之後。不解。遂致不大便五六日也。蓋今算之日數。則既至十餘日。而亦致日晡所發潮熱也。潮熱之期日晡所者。蓋以其極地言之也。何則但曰潮熱。則其發也不期度數。時而發。時而休者也。如日晡所發潮熱者。其發也。必於日晡所。而盛於夜半。休於天明者也。是故彼則雖其熱之在於分肉乎。未到其極地。所以其勢數聳于外也。此則既到分肉之極地。故其勢專壓于內。而非裏既盈滿。則不得亦達之於外。其既達也。亦不遽易休矣。必亘一夜而休者也。此所以更冠日晡所也。夫既不大便之五六日。與日晡所發潮熱。皆為之大承氣湯也。雖然。不亦當遽斷之。須認不惡寒。與獨語如見鬼狀。以決之於大承氣湯也。若此而惡寒。則為邪勢尚未專壓于內也。然則未可與大承氣湯。而應與白虎加人參湯者也。此之為其式也。白虎加人參湯。所謂時時惡風。背微惡寒等。可以為符契矣。獨語者。無對而如對語。故以如見鬼狀解之也。是乃讝語中之一狀象也。蓋至于此八句。以為大承氣湯正中也。若以下即陽明之地位。而論劇微之分。與死生之式者也。乃於其劇者。則必致以下四句之變也。循衣摸牀。即煩躁之太甚也。惕。怵惕也。微喘直視。出于邪勢旺於體中也。是之劇證。並見如此。則為固篤危也。雖然。其在此也。必有辨可治與不可治之機矣。雖然。今無由於問之證候。是故。斷之於脈法。以曰脈弦者生。濇者死也。夫蓋不曰滑者生。而曰弦者生者。何哉。曰其在此也。未暇問精之虛不虛。唯要認其邪勢。故曰弦者生也。弦者。弦緊之謂。而邪實之候也。濇者死。濇者。澁濇之謂。而精虛之候也。蓋脈已至此。則亦無暇問邪勢之劇易。必斷之死候。故曰濇者死也。微者但發熱讝語者。此以調胃承氣湯言之也。按此條。論陽明之正中及劇證。而皆供之於大承氣湯者也。故亦補添陽明之微者于章末。而以及調胃承氣湯者也。然則正中劇微。論得而不殘焉。是乃蔽陽明之一位之意也乎矣。

陽明病。其人多汗。以津液外出。胃中燥。大便必鞕。鞕則讝語。小承氣湯主之。若一服。讝語止。更莫復服。

夫陽明之於病也。以邪實爲本任也。然今雖在于陽明。而以殊在小承氣湯之初地。或無足察邪實之形勢者。於是乎。但主津液外出屬文。故曰其人。先更端之。以示其義也。津液外出。卽多汗之由也。胃中燥。不啻因津液外出而已。裏邪職之由矣。故不曰乾。而曰燥也。夫既裏邪之燥津液也。大便當必鞕也。已大便之鞕乎。邪氣注胃中之所令也。邪氣之注胃中。其勢當必薰于心。而使心憒憒然也。所以爲讝語也。故曰鞕則讝語也。且夫不標其熱狀。而但以大便鞕與讝語斷之小承氣湯者。豈非論其初地耶。是故若一服而讝語止。則爲之裏邪已解之候也。於其津液枯竭。則當以漸自復。爲何爲盡劑乎。故曰更莫復服。

陽明病。讝語發潮熱。脈滑而疾者。小承氣湯主之。因與承氣湯一升。腹中轉失氣者。更服一升。若不轉失氣。勿更與之。明日不大便。脈反微澀者。裏虛也。爲難治也。不可更與承氣湯也。

讝語發潮熱。脈滑而疾者。元亘大小承氣之候也。雖然。今欲專弘小承氣湯之効用。故標小承氣湯。以示對上條。而有首尾輕重之狀態如此異者也。夫蓋於是證也。歸之於小承氣湯。則以爲其極地也。復歸之於大承氣湯。則以爲其初地也。極地之於小承氣湯。與初地之於大承氣湯。須倂燥屎有無之候法。而辨之已矣。發潮熱之發。以小承氣湯言之。則新發之義也。以大承氣湯言之。則時發之義也。脈滑而疾者。對脈反微澀。而明專邪實。而勿論精虛也。因者。因緣也。因緣於與小承氣湯。而腹中轉失氣與否。而與大承氣湯一升。既至此也。亦復候轉失氣與否。更亦服一升。故曰若不轉失氣。勿更與之也。明日以下。承大小承氣湯二端。而論難治之候者也。夫既與大小承氣湯。而明日不大便。則似尚可攻之者。雖然。其脈不在滑疾。而在微澁。則知邪實未謝。而專于精虛矣。此之爲脈證相背也。所以曰爲難治。不可更與承氣湯也。

陽明病。讝語有潮熱。反不能食者。胃中必有燥屎五六枚也。若能食者。但鞕爾。宜大承氣湯主之。

此對前條而論之者也。有也者。一有一無之意也。可知潮熱之未顯著矣。然則當能食。而此不能食。故曰反也。夫蓋讝語有潮熱之雖如不重。而於不能食之亦不輕。則豈亦得謂無燥屎乎。故曰胃中必有燥屎五六枚也。今期之概而曰五六枚者。欲對讝語潮熱之尤顯著。而必當有燥屎七八枚者。使人知雖均在于大承氣湯。而輕重之異如此也。若能食者。但鞕爾。復承讝語有潮熱。而論未畜燥屎。但在大便鞕者也。是乃小承氣湯之證也。今不舉方者。蓋略之也。此條主大承氣湯起文。餘意及于小承氣湯者也。雖既主大承氣湯。而殊在其初位。而未備其全。故曰宜。復曰主之。

陽明病。下血讝語者。此爲熱入血室。但頭汗出者。刺期門。隨其實而瀉之。濈然汗出則愈。

陽明病。非以本位言之。以讝語及熱狀之象於陽明言之也。蓋讝語之併下血也。可知邪氣存于血道。然則既畜成瘀血乎。曰否。若畜成瘀血。則必當有少腹急結或鞕滿證。今也無之矣。以是乎不歸之於瘀血。而歸之於熱入血室也。既名之以熱入血室。則歸之於柴胡之治亦復可知焉。但頭汗出者。駁于陽明之一身濈然汗出者。而益明徵於邪氣在于表裏間也。於是乎今與柴胡湯。則必得血熱分別。而血和熱散矣乎。濈然汗出。此不易解而解之所爲。而所謂瞑眩也。故曰濈然汗出則愈也。刺期門。隨其實而瀉之之九字。蓋後人之所加也乎。

汗出讝語者。以有燥屎在胃中。此爲風也。須下之。過經乃可下之。下之若早。語言必亂。以表虛裏實故也。下之則愈。宜大承氣湯。

按此條當合于前條也。豈爲圖以別之哉。汗出讝語者。卽對讝語頭汗出者。以論陽明本位之狀態者也。故曰以有燥屎在胃中也須下之也此乃對彼熱入血室之不可下者異之也此之於承氣彼之於柴胡大異其方法。而求之於外候。則纔在頭汗。與自汗之間耳。雖然。豈不但是而已乎。須索問之於腹候脈診。及精神口舌之比。則足復益知於此之在承氣。與彼之在柴胡也此爲風三字。及過經以下二十五字。皆後人之所補入矣乎。

傷寒四五日。脈沈而喘滿。沈爲在裏。而反發其汗。津液越出。大便爲難。表虛裏實。久則讝語。

此條。說裏實之由者也。而是但知大便難之成於津液越出。而未知由於邪勢之注者也。恐是後人之語氣矣乎。

三陽合病。腹滿。身重。難以轉側。口不仁而面垢。讝語。遺尿。發汗則讝語。下之則額上生汗。手足逆冷。若自汗出者。白虎湯主之。

三陽之證各割據者。名之三陽合病也。而三陽合病之於治例也。有正變之二岐。不可不論也。蓋三陽之證。互相匹敵。則其制之也。必先少陽。而太陽次之。如陽明則亦其次也。此之爲三陽合病之正治例也。若夫劇於陽明而微於少陽太陽。則其制之也。必先陽明。而少陽次之。太陽又次之。此之爲三陽合病之變治例也。此雖旣先陽明。而尙顧於少陽太陽之因不可下也。是故制之也。必在于白虎湯。而未在于大小承氣湯也。亦之爲其式也。蓋三陽合病之於治例也。若措變治例之白虎湯。而但擧正治例之柴胡湯。則以其事之順。而義亦一定矣。義已一定。則其事必自拘泥焉。故今措正治例之柴胡湯。而但擧變治例之白虎湯者也。旣如此則以其事之逆。而義亦自不一定矣。義已不一定。則其事必自活動焉。是乃所以擧變治例。而略正治例也。讀人熟思焉。腹滿身重。難以轉側者。以熱實之故。內外氣壅不瀉之所令也。連之下文讝語遺尿。皆爲陽明之現證也。遺尿。卽出於氣壅不瀉之極也。口不仁而面垢之一句。茫乎論於少陽之狀者也。口不仁者。以口苦之初地。而口中無機活言之也。面垢者。頭面有汗。而觸臥褥之所爲也。乃是圖頭面汗出之語意也。此欲殊使少陽斷於微之辭也。若顯曰口苦頭汗出。則其勢猶如匹敵于陽明然矣。然則於其治例也。奚得執之於變治例之陽明哉。是故曰口不仁而面垢。以眼於少陽之殊微而不匹敵于陽明也。三陽合病之於治例也。或先陽明。或先少陽唯如太陽。則不更與其治例也。故今標出陽明與少陽。而略太陽之證者也。以既略之故。例之下文曰發汗則讝語也。此戒不可執其治於太陽也。玉函經作讝語甚。可從矣。三陽合病之於變治例也。制之在于白虎湯。而大小承氣湯不與矣。故復例之於下文曰下之則額上生汗。手足逆冷也。額上生汗。手足逆冷。即精氣耗損而邪氣歸于厥陰之象也。此亦戒不可與承氣湯也。若自汗出者一句。承上證而示不可以遽斷之。而須認自汗出。而知益偏于陽明也。此乃深嫌疑於少陽之意也。是故若自汗出者。白虎湯主之之辭句。自似暗出於若嘔者。柴胡湯主之之意也。讀人復熟思焉。

二陽併病。太陽證罷。但發潮熱。手足漐漐汗出。大便難而讝語者。下之則愈。宜大承氣湯。

併。猶行肩而不併之併也。一位既病。而復加他位者。是之曰併病也。是故併病之爲狀。與合病無異也。故於其治例。亦效合病者也。雖然異其來蹤。復異其歸趣。則不可不別論矣。夫蓋於合病。則病割據于各位。故非處置之治法。則終始不替其操者也。如併病則唯是在于一時也。以在于一時。故藉使治法無處置之。而或歸於一位於重者。有之矣。又或遂歸于合病者。亦復有之矣。以是乎。有二陽併病。而無三陽併病。可見併病之在于一時也。若夫太陽之病證。至于此而尚不罷。則治法之在于太陽。不固俟論焉。今也。太陽證罷。而其勢盡湊於陽明。此乃所以以大承氣湯也。夫合併之於熱狀也。以無大熱爲法也。是故。熱苟備其綱。則藉使證候發於各位。而不名以合併。但就其熱綱之所在。而直名之某病也。而於其治法。固從之而已。是故。二陽併病之於往時乎。熱不必備其綱者也。今也。欲明併病之歸趣。故曰發潮熱也。發者。以新發言之也。曰漐漐汗出。而不曰濈然汗出者。尚帶太陽之餘響言之也。雖然。熱既備潮熱。則汗亦至于此。而加多可知矣。大便難而讝語者。是裏已實之候也。以是。二陽併病之於往時。蓋亦當有之矣乎。而今標之於章末者。欲明貫於往今而有之也。

陽明病。脈浮而緊。咽燥口苦。腹滿而喘。發熱汗出。不惡寒。反惡熱。身重。若發汗則燥。心憒憒反讝語。若加燒鍼。必怵惕。煩躁。不得眠。若下之。則胃中空虛。客氣動膈。心中懊憹。舌上胎者。梔子豉湯主之。若渴欲飲水。口乾舌燥者。白虎加人參湯主之。若脈浮。發熱。渴欲飲水。小便不利者。猪苓湯主之。

此承陽明中風條。而論有其機變之至于此者也。咽燥口苦。腹滿而喘。對彼口苦咽乾。腹滿微喘。而示其一步之重者也。蓋其證之駸。既如此。則彼所謂於發熱惡寒。亦將歸于重地也。於是乎。發熱自汗出。惡寒止而惡熱也。蓋惡熱也者。與身熱之在于大綱者。尤異矣。唯以熱勢盛大。而欲去衣被開戶牖言之也。故惡猶惡寒之惡也。反也者。反於惡寒止言之也。身重者。以熱滿于內外。氣壅不瀉之所爲也。此於是脈證也。尙爲之白虎湯也。今不標其方者。蓋准之於陽明中風條也。若發汗則云云。及若下之則云云。互之於陽明中風條。所謂若下之。則腹滿小便難也。言之也。胃中空虛。客氣動膈。心中懊憹。此乃熱未盡歸于胃者。而下之之所爲也。可知白虎承氣之分界。其異也如此矣。舌上以下十字。恐後人之所旁書。誤混正文耳。按白虎加人參湯之於證也。却承至于身重之證。而曰若也。豈發圈而別之乎。蓋白虎加人參湯之於白虎湯也。纔以煩別之者也。而如其他證則盡通之耳。而今此條之所論。不舉煩者。蓋略之也。是故。見之於寫貪飲之情狀。而曰欲飲水。且曰口乾舌燥則足自知以爲渴。故有苦煩也。可謂作文有機活矣。又按猪苓湯之於證也。承白虎加人參湯發之也。豈可亦圈別乎。蓋猪苓湯之於位地也。爲之虛實間。則其證候亦不一而止矣。或有象實候者。或有象虛候者。以是乎。今舉象實候之一隅於此。以對之白虎加人參湯。而示其差者也。夫既脈浮發熱。渴欲飲水之象實候乎。或誤認以為白虎加人參湯者。不得謂無之矣。雖然。此於是脈浮發熱也。唯出於水氣之動勢者也。是故脈浮無跟脚。發熱亦無根柢可知焉。且也。渴欲飲水之雖頗類於加人參湯。而此則渴之本乎水氣者。而與彼本乎熱者果異矣。故舉小便不利證之也。熱水之分。係於小便之自利與不利也。不可不論究矣。或曰。五苓散之於脈浮。小便不利。微熱消渴也。大似此條之所論矣。子其有說乎。曰有。如五苓散。則水與熱。留連於肌肉間者也。故脈浮。取其准據於熱位者也。豈於無跟脚乎。如微熱。則對白虎湯之熱位而言之也。豈亦無根柢之謂乎。如猪苓湯。則腸外有滯水。而其動假見於脈浮發熱者也。故無跟脚。亦無根柢也。雖辭氣頗相均。而以其因來推之。則曷其眩瞿焉哉。客唯唯退。

猪苓湯方　猪苓　茯苓　阿膠　滑石　澤瀉各一兩　右五味。以水四升。先煮四味。取二升。去滓。內下阿膠。烊消。溫服七合。日三服。

陽明病。汗出多而渴者。不可與猪苓湯。以汗多胃中燥。猪苓湯復利其小便故也。

此條承上條。而復斷於猪苓湯之易疑類於白虎加人參湯也。夫蓋小便不利而渴者。水氣併液。而走于腸外之候也。此之為猪苓湯也。今也。汗出多而渴者。裏熱壓于表之候。而即白虎湯之所宜也。故曰。不可與猪苓湯也。然則白虎猪苓之於分也。取其標式。必於汗出多與小便不利。彰然明哉。以汗多以下十六字。後人謾說猪苓湯之方意者也。豈其可從乎矣。

脈浮而遲。表熱裏寒。下利清穀者。四逆湯主之。

此條。對大承氣湯曰陽明病脈遲云云。論虛實之異別者也。夫既於彼則太陽表熱之變。已在於裏實之地位。故以大承氣湯下之。於此則太陽表熱之變。直歸於裏虛之地位。故以四逆湯溫之。此豈非對決於虛實之異別乎。表熱者。謂表位餘殘之熱也。與外熱之出於精氣耗散之動勢者自異也。不可混同矣。裏寒者。謂腹中虛寒也。蓋腹中之虛寒。不可得洞視矣。而今言之者。以清穀證之也。夫精氣疲勞。則運用之機活必衰弱矣。此所以清穀之由而來也。

若胃中虛冷。不能食者。飲水則噦

脈浮發熱。口乾鼻燥。能食者則衄。

按二條。後人據五苓散等發之例者。謬混焉耳矣。

陽明病。下之。其外有熱。手足溫。不結胸。心中懊憹。饑不能食。但頭汗出者。梔子豉湯主之

此其始也。見陽明本證者也。於是乎以承氣湯下之也。是雖既下之。而其肌外尚有熱。則大似其腹內之熱未除者。雖然今徵之其手足乎。不於熱而於溫。則知於腹內熱已除。而惟是餘熱在胸中之所令也。是故曰不結胸。以明胸中不無事也。且也。心中懊憹以下所論。皆是餘熱在胸中之徵也。是所以以梔子豉湯制之也。

陽明病。發潮熱。大便溏。小便自可。胸脇滿不去者。小柴胡湯主之。

標曰陽明病者。非以本位言之也。唯顧認於發潮熱言之也。若夫潮熱之出于本位乎。必於不大便或難鞕者也。今也無之矣。反於大便溏也。於是乎。知此尚在于往來寒熱之變態。而惡寒已止。而但熱來去也。夫既但熱來去而無有惡寒。則其狀全象於潮熱矣。故曰發潮熱也。與柴胡加芒硝湯之曰日晡所發潮熱。大等其意趣。而少有深淺輕重之別耳。須參考之於彼。而究其精義矣。且夫柴胡之於往來寒熱也。最爲之正中也。是故雖均在于柴胡。而若未及其正中者。與已過其正中者。則或不備往來寒熱者。亦有之矣。論曰。嘔而發熱者。柴胡湯證具。此以未及其正中言之也。又曰。身熱惡風。頸項強。脇下滿。手足溫而渴者。此以已過其正中言之也。然則於此條。亦以已過其正中論之。自可知矣。小便自可。明於大便溏之不與腸道狹水氣也。胸脇滿。而添不去二字者。此示柴胡之病勢。過其中正之妙處。亦自可察知焉。

陽明病。脇下鞕滿。不大便而嘔。舌上白胎者。可與小柴胡湯。上焦得通。津液得下。胃氣因和。身濈然而汗出解也。

此條。亦以不大便之象於陽明。而標曰陽明病也。此於是不大便也。非固胃實之所令矣。惟以胸下鞕滿之故。胸腹之氣。不順接之所令然也。故雖不大便而不併渴而併嘔也。舌上白胎。對于陽明之舌上黃胎。或黑胎者。而明少陽之舌胎者也。且夫此條之所論。非大似大柴胡湯乎。雖然。於大柴胡湯。則以心下急。心下痞鞕。爲其面目也。今也脇下鞕滿。此邪氣結絶于胸脇之所令。而與彼心下急及心下痞鞕之直迫于胃腹者。果異矣。此所以與小柴胡湯也。不曰主之。而曰可與者。欲示其不常式也。上焦以下四句。雖意義如不背。而蓋後人之注文耳矣。

陽明中風。脈弦浮大。而短氣。腹都滿。脇下及心痛。又按之氣不通。鼻乾。不得汗。嗜臥。一身及面目悉黃。小便難。有潮熱。時時噦。耳前後腫。刺之小差。外不解。病過十日。脈續浮者。與小柴胡湯。脈但浮無餘證者。與麻黃湯。若不尿。腹滿加噦者。不治。

按此條。病證錯雜。而無定準。處方隨意。而亦失常度。豈本論之辭氣乎哉。恐後世之杜撰耳矣。

陽明病。自汗出。若發汗。小便自利者。此爲津液內竭。雖鞕不可攻之。當須自欲大便。宜蜜煎導而通之。若土瓜根及與大猪膽汁。皆可爲導。

按蜜煎導之於方也。但因大便鞕。行之者也。蓋大便之於鞕也。以其常論之。則胃中熱實之由矣。今也蜜煎導之於大便鞕也。不可以常論之。惟是津液外出。而腸內枯渴之所爲也。故曰此爲津液內竭。雖鞕不可攻之也。然則蜜煎導之於方也。不唯於陽明之變而已。弘行之於六位之變可知也。而今舉之於此篇。而標陽明病者。尙顧於大便鞕之類于陽明言之也。又按。土瓜根及大猪膽汁之二方。雖如可試用。而恐是後人旁書。以供其比類者。遂謬傳于今者乎矣。

蜜煎導方　蜜七合　一味。內銅器中。微火煎之。稍凝似飴狀。攪之勿令焦著。欲可丸。併手捻作挺。令頭銳大如指長二寸許。當熱時急作。冷則硬。以內穀道中。以手急抱。欲大便時。乃去之。猪膽汁方。大猪膽一枚　瀉汁。和醋少許。以灌穀道中。如一食頃。當大便出。

陽明病。脈遲。汗出多。微惡寒者。表未解也。可發汗。宜桂枝湯。

按汗出多之雖在于陽明。而尚微惡寒。則治之在于太陽。而不在于陽明也。故曰表未解也可發汗。以對彼所謂可攻之者而言之也。此蓋對大承氣湯之脈遲雖汗出不惡寒云云。而論治法之在於太陽者也。然則當移之於彼條之次耳矣。

陽明病。脈浮。無汗而喘者。發汗則愈。宜麻黃湯。

後人做論前條及之也。雖如可議。而比之前條之意趣爲對應者。則抑劣矣。且也。此於是脈證也。既已備麻黃湯之本條。則亦屬贅瘤者矣乎。

陽明病。發熱汗出。此爲熱越。不能發黃也。但頭汗出。身無汗。劑頸而還。小便不利。渴引水漿者。此爲瘀熱在裏。身必發黃。茵蔯蒿湯主之。

熱與水壅鬱乎虛實間者。此之爲發黃之由也。此條至不能發黃之所論。皆是陽明本證。而雖固不與發黃。而舉以駁於發黃之爲熱氣鬱壅者也。夫蓋於陽明也。論其本證。則當曰身熱或潮熱。而但曰發熱者。何哉。曰。此唯主熱氣揚越以作文也。是故雖曰發熱。而是發身熱若潮熱之義自可知焉。但頭汗出。身無汗。小便不利。是皆熱水壅鬱之候。而即發黃之由也。故曰身必發黃也。頭汗解。已具柴胡桂枝乾薑湯條脚。劑頸而還。即說頭汗者也。蓋後人之旁注耳。渴引水漿者。此爲瘀熱在裏二句。句法爲斜插。以論於發黃之在于瘀熱也。引。飲通。

取義於渴之無間斷也。夫蓋熱水壅鬱之爲發黄也。有瘀熱寒濕之二岐也。瘀熱則此湯之所治也。寒濕則麻黄連軺赤小豆湯之所治也。是故。斜插於渴引水漿者。此爲瘀熱在裏二句。以歸之此湯者也。且夫於瘀熱寒濕之分。與結胸之分於熱實寒實者。其義大相同矣。熱多水少單呼曰瘀熱。水多熱少單呼曰寒濕。然則瘀熱寒濕與於有水熱則一也。惟是以多少主客。別之於二岐者爾。

茵蔯蒿湯方　茵蔯蒿六兩　梔子十四枚　大黄二兩　右三味。以水一斗先煎茵蔯減六升。内二味。煮取三升。去滓。分溫三服。小便當利。尿如皂角汁狀。色正赤。一宿腹減。黄從小便去也。

按發黄之於證也。未待處方而尿色黄赤者尤多矣。且也。黄色之解去。豈但小便利已哉。必當得大便通利解去。以是考之。則小便當利以下二十三字。恐後人之所加矣乎。

陽明證。其人喜忘者。必有畜血。所以然者。本有久瘀血。故令喜忘。屎雖鞕。大便反易。其色必黑。宜抵當湯下之。

陽明證。後條辨讚論。共作陽明病。可從矣。抑畜血之於外候也。或象胃實之候者亦有之矣。故冒曰陽明病也。雖然此本在于畜血。而不在于陽明。是故更端曰其人也。喜忘者。精血壅滯。而裏心之所爲也。蓋精血失其常度如此者。以下焦有畜血。而其勢犯血道也。故曰必有畜血也。且夫畜血之於候也。縱令屎堅鞕。而其通也反容易者也。何則是以便中交畜血也。故曰其色必黑也。所以然者以下三句。蓋後人之注文耳。按此條惟例畜血之似胃實者。而未及處方者也。蓋是爲桃核承氣湯設之者也乎。後人不辨焉。謾補宜抵當湯下之六字者耶。不必是矣。宜尋究於桃核抵當之方意爾。二湯之差別。各備其本條脚下焉。

陽明病。下之。心中懊憹而煩。胃中有燥屎者。可攻。腹微滿。初頭鞕。後必溏。不可攻之。若有燥屎者。宜大承氣湯。

此條。對舉於梔子豉湯。所謂陽明病下之之條。而以論梔子豉湯。大承氣湯之互易疑似者也。蓋陽明病而下之。心中懊憹而煩。則如梔子豉湯然矣。雖然。若併之以胃中有燥屎之候。則尙取之於大承氣湯之任也。故曰。胃中有燥屎者可攻也。蓋燥屎之爲候也。不固一而止。而照之下文腹微滿。則自知見腹滿不大便之比也。若夫使腹止微滿。未至腹滿。則亦自知不可有燥屎之候也。故曰。初頭鞕後必溏。不可攻之也。此爲之梔子豉湯之任也。雖然。此條之立論也。主在大承氣湯。故亦復統之於後。曰若有燥屎者。宜大承氣湯也。是乃欲示於勿論腹滿不大便之有燥屎者。藉令腹微滿者。亦或併一二之實候。則不得不復歸之大承氣湯之任也。

病人不大便五六日。繞臍痛。煩燥發作有時者。此有燥屎。故使不大便也。

此條。欲示難遽斷於陰陽虛實也。故冒曰病人也。此於是證也。病已位于陽明之重地。而殆接虛地。以是乎。雖爲不大便。而鬱熱之揚達。且也。腹痛之於繞臍。可見邪氣之彌幽深矣。以是乎。其勢自窺陰位。此所以出煩躁也。雖既出煩躁。而精氣尙克壤之。此所以致發作有時也。既而如此。則雖可與承氣湯。而如不可索之於其證候然矣。是故。發式辭曰。此有燥屎也。凡論中如曰有燥屎。曰爲內實。曰此爲實。曰實也之類。皆是要於雖未悉備燥屎之候法。而不可敢無燥屎者當有之之式例也。夫然故。此條及以下三條。皆論在于燥屎之變候法。而不在于正候法者也。若其正候法之於讝語身熱潮熱者。則不與于此矣。夫蓋雖均在陽明內實之地位。而有正變之別如此者何哉。曰若其內實之在於正中者。必當備正證候矣。若其過正中。而既及極地者。與其未及正中。而尙在初地者。則必當預有變候矣。此之爲正變之辨也。或曰。既眼於煩躁發作有時。以歸之燥屎之候已而明確矣。雖然。於乾薑附子湯。亦期煩躁之有發作。而以歸之少陰。然則不異於煩躁有發作。而異陰陽虛實者。不能無疑矣。子其有說乎。敢問焉。曰。有。蓋於此湯。則邪氣在實地幽深之處。而其餘勢自窺於陰位。雖既窺陰位。而有精氣尙克攘之動。此乃煩躁發作有時之所出也。是故。如繞臍痛。則不拘煩躁之發作而自若矣。於彼湯。則病勢頗及于陰位。而有欲益張大之動。此乃煩躁發作有時之所出也。是故。其勢時飜于陽位。則忽安靜者也。可見於病勢去住之間。更關於陰陽虛實之淺深多寡矣。故今以大承氣湯之煩躁。比之於乾薑附子湯之煩躁。則抑位於一等之淺者也。不可不精究矣。子其思諸。又按。故使不大便五字。蓋後人之所補矣。

病人煩熱。汗出則解。又如瘧狀。日晡所發熱者。屬陽明也。脈實者。宜下之。脈浮虛者。宜發汗。下之。與大承氣湯。發汗。宜桂枝湯。

此條。論於太陽之象於陽明者。與陽明之象於太陽者。更不易辨識也。所以標曰病人也。蓋二部位之互相象也。以各在其變證候。而不備其正證候故也。煩熱者。言爲熱苦煩也。是故。三陽之位地。當皆有之。雖然。以陽明爲熱位之極。則煩熱之屬于陽明者。當十而居其七八也。而今發式之辭。曰汗出則解。以指煩熱之在于太陽者也。是乃措其七八。而執二三。以喩變機者也。此豈非太陽之象於陽明乎。又也者。更有之詞也。明次上之所論。而又更有如此者也。發熱者。言熱勢發揚也。是故。三陽之位地亦皆與矣。雖然。以太陽爲熱位之初。則發熱之在于太陽者。亦當十而居其七八也。而今期之於日晡所。且曰屬陽明也。以指發熱之在于陽明者也。是亦措其七八。而執二三。以喩變機者也。此豈非陽明之象於太陽乎。且也。煩熱之於太陽。與發熱之於陽明。當須倂脈候而決之耳矣。故曰脈實者。宜下之。脈浮虛者。宜發汗也。故知實之於發熱。浮虛之於煩熱也。若夫煩熱之於實。發熱之於浮虛者。共是其正候法。而非此條之所論也。不可不審辨焉。

大下後。六七日。不大便。煩不解。腹滿痛者。此有燥屎也。所以然者。本有宿食故也。宜大承氣湯。

此於其初也。有裏實之候。故大下之也。夫既下之之不得其節。而過之於大平。裏實尙未悉解。必存之餘殘者也。今也。餘殘之乘於下後之新虛乎。其勢不得必不埋伏矣。而求之外面。則如愈者然。故曰後也。六七日不大便者。是埋伏之邪。復養其勢於裏之所爲也。煩不解。此乃埋伏之邪。養其勢於裏之候也。故曰不解以明煩之不於一時亘六七日也。夫既邪氣養成其勢也。以上之序。而且加腹滿痛。則可知復遂成燥屎也。故曰有燥屎也。腹滿痛與腹滿而痛少異矣。滿當連讀於痛。則自知滿痛。言無處而不痛也。所以然者。本有宿食故也。二句。

後人謾發旁註者。混出正文也乎。

病人小便不利。大便乍難乍易。時有微熱。喘冒不能臥者。有燥屎也。宜大承氣湯。

標曰病人者。亦與繞臍痛條曰病人者。正同其義也。小便不利。大便乍難乍易者。此乃出於精氣爲邪實所屈弱。而不能制於下焦也。夫蓋病位于陽明之重地。而殆接虛地乎。精氣既已不能護於通身。而僅爭衡於裏熱而已。是故於其外候也。纔止時有微熱也。喘冒不能臥者。邪氣欲逞精氣之所爲也。喘冒者。謂喘急冒昧也。喘冒之劇。起居而徐堪之。故曰不能臥也。按以上四條之所論。皆燥屎之變權法。而據機制之者也。豈爲混同之於彼正證之備首尾面目者乎哉。須對較而辨焉矣。

食穀欲嘔者。屬陽明也。吳茱萸湯主之。得湯反劇者。屬上焦也。

按吳茱萸湯之於證也。氣鬱在於心胃之間。而卒致胃中不和也。此即所以食穀欲嘔也。夫蓋欲嘔之但在於食穀。則可知其根柢不在胸中。而在腹中也。故曰屬陽明也。雖既曰屬陽明。而非是以固有陽明裏實之候者言之矣。惟是欲別之於嘔之在於少陽者耳矣。是故以下文曰屬上焦。而對之於曰屬陽明。則自知所謂陽明者。以中焦言之也。既知陽明之以中焦言之。則足復亦知所謂上焦之以少陽言之也。可謂互文體裁備矣。得湯。即服吳茱萸湯之言也。於是病勢加劇者。以屬胸中也。此豈吳茱萸湯之任乎哉。可知柴胡湯之任也。蓋吳茱萸湯之於證也。雖位於心胃間。而無固寒熱之候者也。雖既無寒熱之候。而尤親近於虛實。是故或接胸中而象實候。或接腹中而象虛候。猶如猪苓湯之方意然矣。乃今舉象實候之一隅於此。而以對彼少陰篇所論之於象虛候者。以全之機用者也。蓋爲之醫聖之微意也乎。

吳茱萸湯方　吳茱萸一升　人參三兩　生薑六兩　大棗十二枚　右四味。以水七升。煮取二升。去滓。溫服七合。日三服。

太陽病。寸緩關浮。尺弱。其人發熱。汗出。復惡寒。不嘔。但心下痞者。此以醫下之也。如其不下者。病人不惡寒而渴者。此轉屬陽明也。小便數者。大便必鞕。不更衣十日。無所苦也。渴欲飲水。少少與之。但以法救之。渴者。宜五苓散。

此條所論。雖似述機變。而辭氣紛冗。而意旨不貫矣。且也。脈論三部不同者。皆失本論之式矣。豈足據哉。

脈陽微。而汗出少者。爲自和也。汗出多者。爲太過。

陽脈實。因發其汗出多者。亦爲太過。太過爲陽絕於裏。亡津液。大便因鞕也。

脈浮而芤。浮爲陽。芤爲陰。浮芤相搏。胃氣生熱。其陽則絕。

以上三條。所謂陽太過陰不及之論。爾何以徵哉。

趺陽脈浮而濇。浮則胃氣強。濇則小便數。浮濇相搏。大便則難。其脾爲約。麻仁丸主之。

麻仁丸方　麻子仁二升　芍藥半斤　大黃一斤　厚朴一尺　枳實半斤　杏仁一升　右六味爲末。煉蜜爲丸。桐子大。飲服十丸。日三服。漸加以知爲度。

趺陽脾約之謂。亦皆濫於本論之式例矣。豈可據論乎。可知後人之辭氣矣。按如麻仁丸方須別有所置存。陽道殊燥實。而胃中不然者。蓋此方之所之也乎。

太陽病三日。發汗不解。蒸蒸發熱者。屬胃也。調胃承氣湯主之。

按此篇。以太陽病爲冒首者。殊爲無謂也。今考之。元在於太陽篇中可察知矣。三日當補填二字作二三日也。

夫蓋太陽病之於二三日也。既有桂枝麻黄證。故據其法而發汗之也。而今不論其解者。而論其不解者也。此於其不解之狀也。不見之於太陽之諸證。而唯見其熱勢之不如舊日也。故曰蒸蒸發熱。以對前之翕翕發熱也。夫既熱勢之於蒸蒸。則雖未至身潮而尚在發熱而已。爲之陽明之始萌于此者也。是其始萌之如此乎。豈其易斷之於陽明乎。是故曰屬胃也。欲以使讀人眼治法之在于陽明。而歸之於調胃承氣湯也。是其調胃之於使用也。但以其熱勢行之者也。所謂熱備于陽明則證否者。卽是也。

傷寒。吐後。腹脹滿者。與調胃承氣湯。

此於其初也。病在胸中。故吐之。今也歸腹中。故腹脹滿。是之兩位。通以曰傷寒也。蓋其於腹脹滿也。大小承氣湯亦皆與矣。雖然。在彼則或媲身潮之熱。或併燥屎之候者也。此特不然矣。但以在于腹脹滿一候而論之已。是乃亦陽明之始萌于此者也。故亦爲之調胃承氣湯也。是其調胃之於使用也。但以其證行之者也。所謂證已備于陽明則熱否者。卽是也。

太陽病。若吐。若下。若發汗。微煩。小便數。大便因鞕者。與小承氣湯。和之愈。

此條。處小承氣湯者。殊可疑矣。觀之其候法之於微煩。小便數大便因鞕。與其治法之於曰和之愈。則當調胃承氣湯。斷然明哉。蓋轉寫之誤乎矣。以太陽病。爲冒首者亦非此篇之所關也。應移于太陽中篇大柴胡湯之下。而對論彼所謂鬱鬱微煩者。爲未解也。與大柴胡湯下之則愈耳。蓋今雖微煩之一於其狀。而彼則出爲於少陽也。故媲於嘔不止。心下急也。此則出爲於陽明也。故媲於小便數。大便因鞕也。且夫彼此兩端之異也。先宜推之於其餘證。而知之槩略。而亦卽其腹脈。而益明辨焉耳矣。若吐若下。若發汗。是乃含畜於所謂十餘日而言之也。宋板發汗下。有後字。可從矣。微煩。雖邪既入於胃中。以爲其初位。故其勢尚窺於心之所爲也。小便數。六便因鞕。此卽胃中不和之所令也。可知邪既入於胃中也。於是乎與調胃承氣湯。以制胃中之邪。則胃氣自調。胃氣既調。則邪豈得特稽留乎。不必期下利而愈矣。故曰和之愈也。

得病二三日。脈弱無太陽柴胡證。煩躁。心下鞕。至四五日。雖能食。以小承氣湯。少少與微和之。令小安。至六日。與承氣湯一升。若不大便六七日。小便少者。雖不能食。但初頭鞕。後必溏。未定成鞕。攻之必溏。須小便利。屎定鞕。乃可攻之。宜大承氣湯。

按疊用二三日四五日六日而論之轉變。且處以小承氣湯者。皆背馳乎式例。豈足據乎。若不大便六七日以下。論承氣湯之消息者也。謹考之文意。當移續之於上調胃承氣湯條。而併作一條論之者也。小便少。熱在腸外。而胃中未然之候也。以忒于小便數之胃中有熱者也。是故雖不能食之如可攻。而攻之則但初頭鞕。後必溏矣。須不大便不能食之於小便數利。而乃知屎定鞕也。故曰乃可攻之宜大承氣湯也。未定成鞕。攻之必溏二句。恐註文乎耳。

傷寒。六七日。目中不了了。睛不和。無表裏證。大便難。身微熱者。此爲實也。急下之。宜大承氣湯。

此於是證也。雖尙在大承氣湯之場。而以專預于精虛乎。不備其正證候。而殊發於變機者也。以是乎不易遽以得認之於陽明。纔知日數之於陽明之概法耳。故標曰傷寒六七日也。目中不了了。精不知者。謂眼目不鮮明。眸子不活動也。夫眼目者。機括之所會。而思意情欲之端。及進退動止之兆。必先著顯其機於茲。故爲裏之應也。今也。邪勢既內攻。而不備其正證候。則更無由於求其裏實也。以是乎。纔徵之於眼目。而漸知裏實之機也。故曰。目中不了了。睛不和也。無表裏證者。謂無表證又無裏證也。大便難。反之於不大便之專于裏實者。而以答曰無裏證也。身微熱。反之於身大熱之專于表證者。而以答曰無表證也。夫既大便難。身微熱之雖未足徵於內實。而目中不了了。睛不和。則知裏實之勢。已欲害胃之機用矣。於是乎曰此爲實也。是卽式乎雖不備可攻之候法。而不可敢不攻者有之之辭也。而今攻之也。亦異於尋常之略。若夫遲滯于此。則果至不可攻之場必矣。故曰急下之也。

陽明。發熱汗多者。急下之。宜大承氣湯。

發汗不解。腹滿痛者。急下之。宜大承氣湯。

按上條。陽明二字。次條發汗不解四字。恐後人之所追加乎矣。二條當承傷寒六七日。目中不了了睛不和。而論之者也。豈發圈而爲之別條乎。夫蓋發熱汗多之雖類于太陽。而據於目中不了了。睛不和。則知非邪氣在于表位之所令。而惟是以氣液爲驅役於裏實之所爲也。豈得無燥屎在胃中哉。故亦曰急下之也。夫蓋腹脹滿之爲證也。雖亦如未必有燥屎。而亦據於目中不了了睛不和。則知邪氣內攻。而迫于重地之所爲也。豈亦得無燥屎在胃中哉。故亦復曰急下之也。又按上以論津液外奔之可畏之機。次以論津液內竭之亦可畏之變也。此豈非自傷寒六七日條拆來。而復區別於燥屎之變候法。以示之機變者乎耶。所以合爲一條也。條辨。陽明下補病字。強爲之說者。未必是矣。

腹滿不減。減不足言。當下之。宜大承氣湯。

腹滿不減。蓋以與調胃承氣湯。或小承氣湯之輩言之乎。夫既與之。而其腹滿之不減也。直取之大承氣湯者。固不足爲準據矣。可謂暴也。奚得愜於醫聖之意趣乎。恐是後人疑膺耳。

陽明少陽合病。必下利。其脈不負者順也。負者失也。互相剋賊。名爲負也。脈滑而數者。有宿食也。當下之。宜大承氣湯。

陽明少陽合病之於治法也。必先少陽者也。而今歸之於大承氣湯者。殊爲無謂也。蓋出于後人之杜撰必矣乎。

病人無表裏證。發熱七八日。雖脈浮數者可下之。假令已下。脈數不解。合熱則消穀善饑。至六七日。不大便者。有瘀血。宜抵當湯。若脈數不解。而下不止必協熱而便膿血也。

此條。後人承上傷寒六七日條。而述之轉變者也。故標曰七八日。欲以示一步之變也。蓋七八日之於脈浮數也。護斷之下證。以曰可下之也。而亦議下之之變也。或於瘀血。或於便膿血者。雖如可論。而意義膠柱。辭氣亦淺劣。無正文之氣格矣。且也傷寒六七日之所論。病已迫篤危者也。豈得其變之有餘裕於如此者乎哉。

傷寒發汗已。身目爲黃。所以然者。以寒溼在裏不解故也。以爲不可下也。於寒溼中求之。

此蓋於其始也。有太陽證。故發汗之也。已者。畢也。言服一劑畢也。夫既服一劑畢。而無論於太陽之解與不解。遂使身目發黃也。此條爲寒濕發黃例焉。故曰以寒濕在裏不解故也。以爲不可下也。是乃言不可與茵蔯蒿湯也。故期其治方之所存。而曰於寒濕中求之也。夫發黃之於由也。總出於水熱壅鬱乎虛實間也。而爲其證也。有瘀熱寒濕之分也。瘀熱則茵蔯蒿湯所主也。寒濕則麻黃連軺赤小豆湯所主也。此於是二岐也。以何別之乎。曰瘀熱之主熱乎。應有熱氣浮揚之候。及如脈浮口渴之類。或有之矣。寒濕之主水乎。應有水氣沈滯之候。及如脈沈口滑之類。或有之矣。豈唯是而已乎。亦有以發黃之來蹤。與黃色之濃淺。而辨之略也。身體已黃。而後及眼目。而其色不淺而濃者。以主于熱也。此之爲茵蔯蒿湯也。眼目已黃。而後及身體。而其色不濃而淺者。以主于水也。此之爲麻黃連軺赤小豆湯也。是之來蹤之不同。與濃淺之有分。以參考之於彼所謂發熱汗出。此爲熱越。則彌不眩惑於瘀熱寒濕之易疑似乎耶。

傷寒。七八日。身黃如橘子色。小便不利。腹微滿者。茵蔯蒿湯主之。

標曰傷寒者。暗斥虛實間位也。蓋雖七八日之於本位日數。而爲其證也。不爲熱越。而遂致令津液瘀滯於虛實間也。此所以發身黃也。夫身黃之本瘀熱也。其色不淡而濃矣。故曰橘子色也。小便不利。可知以津液瘀滯之故。水道亦不利也。腹微滿。已承小便不利擧之。則亦自知不唯於熱而已。併於水液留滯之所爲也。蓋如小便不利腹微滿。則於寒濕亦不能無之矣雖然姚論之於身黃如橘子色。則直爲之瘀熱之候也。故曰茵蔯蒿湯主之也。按上既標茵蔯蒿湯者。主論發黃之來由者也故曰身必發黃也。此條。主論發黃之證狀者也。故曰如橘子色也。於是乎既知彼所來由以推此證狀則發黃之首尾輕重無有所殘矣須熟慮焉矣。

傷寒。身黃。發熱者。梔子蘖皮湯主之。

標曰傷寒者。暗斥少陽變位也此於是身黃也。熱潛於表裏間。而其勢鬱于肌膚之所爲也。故雖爲身黃。而未可以瘀熱寒濕名之者也於是乎。連擧身黃與發熱。以異之於瘀熱。寒濕之不爲熱越者也。然則雖均曰身黃。而此湯之不過微黃。亦自彰明哉。而今不曰微黃而弘曰身黃者。惟厭其易拘泥焉宜明論解此條云頭汗出。小便利而發黃者也可謂得其意矣。

梔子蘖皮湯方　梔子十五個　甘草一兩　黃蘖二兩　右三味。以水四升。煮取一升半。去滓。分溫再服。

傷寒。瘀熱在裏。身必發黃。麻黃連軺赤小豆湯主之。

按瘀熱在裏。身必發黃。則直爲茵蔯蒿湯證候也。豈俟麻黃連軺赤小豆湯平哉。然則欲尙歸之茵蔯蒿湯。則如何既已備上之所論乎。可謂屬重複矣。夫蓋麻黃連軺赤小豆湯之於方意也。專制濕之劑也。豈施之瘀熱爲哉。於是乎。知此條之有錯誤矣。故今推之上所謂發汗巳。身目爲黃。所以然者。以寒濕在裏不解故也。以不可下也之例。而削瘀熱。作寒濕。去必字。代目字。以供之於麻黃連軺赤小豆湯之證候。則瘀熱寒濕之分。足劃然而可論。則庶幾乎不大誣耶。此乃所以敢改作寒濕在裏。身目發黃也。今也。不具列發黃之諸證。而但曰傷寒寒濕在裏。身目發黃者。此特欲岐修治之大本耳。是故。所謂不熱越。及頭汗出。身無汗。小便不利之比。必當有之矣。而今不擧之者。蓋讓之茵蔯蒿湯之所論也。

麻黃連軺赤小豆湯方　麻黃二兩　赤小豆一升　連軺二兩連翹根也　杏仁四十個　大

棗十二枚甘草一兩　生梓白皮一升　生薑二兩　已上八味。以潦水一斗。先煮麻黃再沸。去上沫。內諸藥。煮取三升。分溫三服。半日服盡。

按醫宗金鑑。代生梓白皮。以茵蔯蒿者。未辨寒濕發黃之旨趣者也。金鑑之妄誕每如此。不可信者。尤居多矣。潦水。淹留水也。亦拘泥水性者之所加矣。豈足據乎。說已具甘爛水之脚註也。

傷寒脈證式卷五

典藥寮司醫　川越佐渡別駕正淑大亮著

辨少陽病脈證幷治第五

少陽也者。斥邪氣位於心胸。及表裏間而言之也。蓋邪氣之在是位也。有正變之分而存焉。是故。邪氣主心胸。而亘表裏間者。爲之正證也。邪氣主表裏間。而亘心胸者。爲之變證也。夫既主心胸者。其勢必冲于表裏。故備熱位也。所謂發往來寒熱者是也。主表裏間者。其勢必濟于心胸。故不備熱位也。所謂無大熱者是也。以是乎。少陽之於證方也。殊固不少矣。而今本篇僅止三四條者。大似有脫簡而特不然矣。是乃示機活之妙處也。宜精尋焉。夫少陽之以心胸表裏間爲之位也。或不接頭項太表。則必接分肉胃腹。是故。太陽表證之深者。與陽明裏證之淺者。必爲易混淆於是位也。故既以少陽之證方。配序之太陽篇與陽明篇。而以質其易混淆者也。夫既少陽之於證方。錯綜之表裏各位。而以訖轉遷令屬之變。則縱令本篇不爲標題于此。而於其證其方。既已無有所殘矣。雖然。不張之本篇。則必嫌使少陽畢屬於表裏各位之變也。故今標本篇于此。以欲使人知少陽元是供於一部位也。是乃所以不厭其短篇。而但止三四條也。且也。少陽之於證也。出於太陽。而入於陽明。則其位地亦當篇之陽明之上。而次太陽。而今序之此者。不可無辨也。蓋少陽之於位也。以在心胸表裏間乎。至論其轉機。則自有順逆之別矣。將轉裏實者。順也。將轉裏虛者。逆也。是於其裏實與裏虛也。皆是均裏而但有虛實之分耳。是故。二裏虛實之變。一係於轉機順逆之差也可知矣。於是乎。篇少陽於逆於此。而以使知有直轉三陰之裏虛者也。而如其轉於陽之裏實者。則固不俟論焉。當就篇題之順列。而推鑒其義爾矣。

少陽之病。口苦咽乾。目眩也。

夫少陽之於脈證也。既已論究之於太陽三篇。及陽明篇。似無所殘矣。雖然。少陽之位於心脇及表裏間也。有象於表證者。又有象於裏證者。於是乎今標此條于茲。以欲使少陽汎然於表與裏之微意也。何謂汎然於裏乎。曰。熱勢之達于口中也。動則易認以歸之陽明之口舌乾燥之域。雖然。其尙在于茲也。取之於口苦咽乾之域。而歸之於少陽者。亦不可無之矣。是豈非使少陽汎然。於裏之意耶。何謂汎然於表乎。曰。熱之達于頭上也。動則易認以歸之太陽之頭痛上氣之域。雖然其尙在于茲也。取之於頭目眩暈之域。而歸之於少陽者。亦不可無之矣。是豈非使少陽汎然於表耶。以是乎今措少陽數多之定證。而僅擧口苦咽乾目眩。以示其義者也。

學士其察知爲條辨。病上有爲字。可從矣。也字有法矣。

少陽中風。兩耳無所聞。目赤。胸中滿而煩者。不可吐下。吐下則悸而驚。

此條。意義錯雜。恐非本論之辭氣。豈足論乎。

傷寒。脈弦細。頭痛。發熱者。屬少陽。少陽不可發汗。發汗則讝語。此屬胃。胃和則愈。胃不和則煩悸。

按此對上條擧目眩之意以論有認少陽如於表證尙不解之域者也。傷寒。亘太陽少陽言之。脈弦細。對前位太陽之浮大言之也。頭痛發熱。是卽太陽之餘響也。今也雖尙頭痛發熱。而脈已絃細。而不惡寒。則不得不爲少陽。故曰屬少陽也。既已屬少陽。則雖如頭痛發熱之在于太陽。而不可發汗也固矣。故亦曰少陽不可發汗也。發汗則以下四句。後人之補添耳。

本太陽病不解。轉入少陽者。脇下鞕滿。乾嘔。不能食。往來寒熱。尙未吐下。脈沈緊者。與小柴胡湯。

此條。雖辭氣像正論。而推之意趣。則不得無所背馳矣。乾嘔之不於不欲食。而於不能食。往來寒熱之不於脈浮緊。而於沈緊。序次不倫。此豈本論之旨哉。知是出於後人之手段矣。

若已吐下。發汗。溫鍼。譫語。柴胡湯證罷。此爲壞病。知犯何逆。以法治之。

此以少陽柴胡證之不常態。而象可吐下發汗之狀言之也。夫既吐下發汗溫鍼之不得其宜也。邪氣不唯不解而已。遂出一箇之譫語者也。此於是譫語也。非固少陽之所與。不亦必轉陽明之所爲者而已。或有本于鄭聲者。或有因于瘀血者。或有出于心精刼動者。是故如柴胡證亦自罷。而其病道如破壞然矣。故曰。柴胡湯證罷。此爲壞病也。乃今治之也。當察之犯證逆治。而以主客用捨之法。治之者也。太陽上篇。所謂與觀其脈證。知犯何逆。隨證治之。正同其意也。

三陽合病。脈浮大。上關上。但欲眠睡。目合則汗。

冒首與脈證不相愜。恐有脫簡耳。豈可據以論之乎哉。

傷寒。六七日。無大熱。其人躁煩者。此爲陽去入陰故也。

傷寒。以少陽之重者言之。旁包太陽陽明也。六七日。承小柴胡湯之五六日發之。旁承太陽陽明之轉機也。無大熱。主無往來寒熱。而通亘無發熱惡寒及身熱潮熱也。夫蓋少陽之於六七日也。既無有往來寒熱者。發若躁煩者。或有之矣。此於是躁煩也。陰位已受邪之所令也。與茯苓四逆湯。所謂病仍不解。煩躁者。正同其意矣。故曰此爲陽去入陰故也。陽。主少陽。而包二陽也。陰。通亘三陰言之也。以是此條。不唯論少陽之奔于陰者而已。亦欲示擧太陽陽明。以均入陰之機也。是即所以標此條於陽篇之終。以接于陰篇也。此爲之醫聖之微意矣。讀者須留意焉。

傷寒。三日。三陽爲盡。三陰當受邪。其人反能食而不嘔。此爲三陰不受邪也。

後人據上條。謾論意見者也。豈愜本論之旨哉。

傷寒三日。少陽脈小者欲已也。

此所謂少陽膽經之口氣。豈其可從乎。

少陽病。欲解時。從寅至辰上。

經絡配當之言耳。亦何足徵乎哉。

傷寒脈證式卷六

典藥寮司醫　川越佐渡別駕正淑大亮著

辨太陰病脈證幷治第六

按陰也者。取義於陰晦也。以象病勢之陰晦於內也。蓋病勢之陰晦於內者。乃是以精氣負于邪氣故也。夫精氣之負于邪氣乎。不固一其態。不能必無多少之異別也。此卽所以有三陰之設也。蓋太陰也者。陰之初。而精氣負于邪氣之始也。故以虛寒爲之態。而以胃之上口。爲之位也。是雖既均據于胃。而與夫陽明之精氣勝于邪氣。而以實熱爲其態者。自有別也。豈敢爲混同乎耶。夫蓋太陰之於名義也。據所謂四象論之。則太陰卽少陰之所歸趣。而其序必在於少陰之後者也。此書雖假用之。而至取其義則異矣。故今添四象。以陽明厥陰而六之。以應乾坤六爻之象。而盛陽不求之於太陽。而繫之於陽明。老陰不求之於太陰。而繫之於厥陰。是故陽之爲陽。特於陽明乎見之矣。陰之爲陰。特於厥陰乎見之矣。以是乎太陽非陽實之極。惟是陽位之標也。太陰亦非陰虛之極。惟是陰位之標也。是故於太陽。則以桂枝麻黃。發之於表之未重也。於太陰則以建中理中。制之於裏之未深也。故以其對應論之。則太陰自反對太陽可知矣。豈唯是乎。如少陰之反對少陽。厥陰之反對陽明。亦復可準知矣。今也假用六經之大旨爲然矣。夫然故。太陰之爲虛爲寒。比之少陰厥陰。則抑淺而少矣。故於其候法。尚帶實候。而未盡偏虛候。但以若自利腹滿腹時痛。認之太陰者也。故曰。自利不渴者屬太陰也。又曰腹滿時痛者。屬太陰也。

太陰之爲病。腹滿而吐。食不下。自利益甚。時腹自痛。若下之。則胸下結鞕。

太陰之爲證也。爲之陰位之始也。以是乎。其證尙顧陽位。是所以爲腹滿而吐也。蓋腹滿而吐之雖似于實候。

而不媿不大便難鞕之比。而據於食不下。自利益甚。則可知既虛滿而不實滿也。食不下。食不下口腹也。以食少言之也。自利。即下利也。益甚。對食不下言之。以別陽位之下利也。蓋陽位之於下利也。飲食爲邪驅逐矣。故食少則利自少。食多則利亦多矣。陰位之於下利也。津液自爲耗散矣。故食不下。則自利反益甚矣。且也。於陽位。則以不可利爲常。故謂之下利也。於陰位。則以可利爲常。故謂之自利也。雖然。往往通下利自利。而互言之者。亦有之矣。不可必拘泥矣。時腹自痛。此邪氣克津液之所爲也。時者。言腹痛有間斷也。以別夫少陰之於腹痛無間斷者也。乃是太陰少陰深淺輕重之分可思諸。若下之已下二句。文義不續。恐是後人之附說耳。醫宗金鑑。自利益甚一句。序之於胸下結鞕下。豈不牽強矣乎。

太陰中風。四肢煩疼。陽微陰澀而長者。爲欲愈。

蓋此拘泥脈法而期愈者。大似叔和之家言。奚足徵乎。

太陰病。欲解時。從亥至丑上。

說見于前。

太陰病。脈浮者。可發汗。宜桂枝湯。

此條。斥曰太陰病者。以殊在其初地而尤輕者言之也。是故。雖有一二之裏證。而未備於本位之定候者也。若夫既備於本位之定候。則脈當沈固矣。今也其脈反浮。此豈不殊在其初地而尤輕者乎耶。夫既雖有一二之裏證。而但令脈浮。則知是太陰之邪勢。尤淺而爲激於表者也。於是乎。導之於汗於表者也。故曰可發汗。宜桂枝湯也。夫蓋本篇及少陰。與有發汗之略。於本篇。則以桂枝湯發汗之。於少陰。則以麻黃附子細辛湯。及麻黃附子甘草湯。微發汗之。此其雖均爲發汗。而異之方法者。不可不辨矣。夫太陰之於證。爲之陰之始也。故於其輕者。則病勢有尙顧陽地者也。此乃所以令脈浮也。於是乎。於其治法。亦欲化之陽邪而導於汗於表者也。是所以以桂枝湯也。於少陰則既已絕粹於陰地者也。是故縱令其不重者。不必得化之於陽邪。惟是微發之餘勢耳。是乃所以以麻黃附子細辛湯。及麻黃附子甘草湯也。

自利不渴者。屬太陰。以其藏有寒故也。當溫之。宜服四逆輩。

此當合前條爲一條。豈發圖別之哉。蓋自利不渴者。爲之太陰定證也。而今曰屬太陰也者。不能無疑焉。雖然。此於其意趣也。前以對桂枝湯之脈浮者。後以對少陰之自利而渴者。要使太陰之位地。弘之於前後也。故曰屬太陰也。以顧之前後者也。又按以其巳下六字。及當溫巳下八字。疑後人之旁註。誤混正文者矣乎。

傷寒。脈浮而緩。手足自溫者。繫在太陰。太陰當發身黃。若小便自利者。不能發黃。至七八日。雖暴煩。下利日十餘行。必自止。以脾家實。腐穢當去故也。

此既舉之陽明篇。惟至七八日以下。異其文。彼則作至七八日大便鞕者。爲陽明病也。此則以至七八日之變。期之太陰之下利。然則就不能發黃之變。一歸之內實。一歸之內虛。雖其義似可諭。豈不膠柱乎。且也。誤發黃之來由。復失其位地。亦胡可據以徵乎哉。說已具于陽明篇。則今又不贅矣。

本太陽病。醫反下之。因爾腹滿時痛者。屬太陰也。桂枝加芍藥湯主之。

此其於冒首也。欲協篇法。故以一本字冠太陽病也。蓋太陽之爲證。不可固下之。而誤下之。故曰醫反也。此以其下之之耗裏氣。而俄現腹滿時痛者也。故曰因爾也。爾而通。若夫假令太陽證尙不解。而發若腹滿時痛。則爲之邪氣巳駸于太陰也。況於太陽證巳解者乎。修治應皆在于太陰耳。故曰屬太陰也。且夫桂枝加芍藥湯之於方也。與建中湯。聊有淺深之分。故今雖爲腹滿時痛。而未必及腹中拘急拘攣可知矣。若此而備拘急拘攣之比。則直爲之建中湯。可亦准知矣。

大實痛者。桂枝加大黃湯主之。

此直屬上條而言之者也。何圖而域之爲乎。大實。言大便不通也。千金翼。作大便實。可以徵矣。痛。卽上之所謂時痛之言也。夫既雖腹滿時痛之均上之所論。而以大便不通爲之別者也。然則較之於桂枝加芍藥湯。則尙據實者也。雖既據實。而無熱候之從之。則不得不協精虛。亦復可知矣。故今取之於虛實間。而行桂枝加芍藥加大黃湯者也。

桂枝加芍藥湯方　於桂枝湯方內。加芍藥三兩。餘依桂枝湯法。

桂枝加大黃湯方　於桂枝加芍藥湯方內。加大黃一兩。餘依桂枝湯法。

太陰爲病。脈弱。其人續自便利。設當行大黃芍藥者。宜減之。以其人胃氣弱易動故也。

此條。解桂枝加芍藥加大黃湯者也。而其意義與本條背馳矣。恐是後人之撰次耳。

傷寒脈證式卷七

典藥寮司醫　川越佐渡別駕正淑大亮著

辨少陰病脈證并治第七

少陰也者。陰之中而亦以胃之中央爲其位也。而比之太陰。則既已深矣。太陰尚且以虛寒爲之態。況於少陰乎。蓋少陰之於候。既見虛寒之機。於脈與形狀者也。是乃所以提頭曰脈微細但欲寐也。此爲之少陰之標也。自利而渴。腹滿腹痛。身體疼重。手足寒者。卽爲之少陰之正證也。如反發熱脈沈。及口中和。其背惡寒者。少陰之始也。如利不止。厥逆無脈。乾嘔煩者。少陰之終也。甘草湯。桔梗湯。猪膚湯之出於一時之權法乎。四逆散。猪苓湯。大承氣湯之象於本位乎。四逆湯。通脈四逆湯之論之歸趣乎。錯綜具列。而差其轉機者也。豈其可不推弘乎哉。

少陰之爲病。脈微細。但欲寐也。

蓋少陰之爲候也。以邪氣之故。專致精氣衰敗也。是故。先舉於精氣衰敗之脈與形狀。於提頭於此。而以標式於少陰之通篇者也。凡脈之於微細。精液虛耗之由矣。夫既三陽以浮爲經脈。則自知三陰亦以沈爲經脈也。然則此於是微細也。爲沈微細。自可唯知焉。而今略沈而唯標微細者。此欲使人知於未沈之場。亦將有少陰之機也。但欲寐。是卽活氣不充之狀也。凡人之機密。得其常者無他。以活氣充滿也。而今精液虛耗。則活氣隨而衰敗。雖欲無寐得乎。已如此則精液活氣之於衰敗。如洞視然矣。是豈非論少陰之標式乎。且夫少陰之於定證也、固夥矣、而今約之脈微細但欲寐者。猶陽明之於提頭。但標胃家實。而略之諸證矣乎。概但異虛實內外主客之分耳。蓋陽位之於候。自專于外。故若臨外候之不輕。則未及陽明者。亦或眩惑者。當有之矣。以是乎。

唯標胃家實之裏。而略凡之外候。以要不遽斷之於外候。而必應徵胃家實於裏。而後以斷之于陽明也。蓋陰位之於候。自專于裏。故若臨裏證之不輕。則未及少陰者。亦或眩惑者。亦當有之矣。以是乎。唯標脈微細。但欲寐之外候。而略凡之裏證。以要不遽斷之於裏證。而必應徵其脈與形狀之出於精氣衰敗於外。而後以斷之于少陰也。此爲之論之活意也。學士其察諸。

少陰病。欲吐不吐。心煩但欲寐。五六日。自利而渴者。屬少陰也。虛故引水自救。若小便色白者。少陰病形悉具。小便白者。以下焦虛有寒。不能制水。故令色白也。

此條。論少陰之初中終三等者也。欲吐不吐。心煩但欲寐者。此陰邪未縱橫之動勢爲之者也。乾薑附子湯。及茯苓四逆湯之所任也。而爲之少陰之初也。過之以往五六日。自利而渴者。已接彼厥陰之自利消渴者也。故曰屬少陰。以對厥陰者也。是乃真武湯。白通湯之所主也。而爲之少陰之終也。夫既初於欲吐不吐心煩但欲寐。而終於五六日自利而渴者。則其五六日之間。不可必徒然而過矣。當有附子湯等之證候。可亦以准知焉。而爲之少陰之中也。可見少陰初中終之三等。備得而盡焉。虛故已下七句。蓋後人之脚註耳。

病人脈陰陽俱緊。反汗出者。亡陽也。此屬少陰。法當咽痛。而復吐利。

按陰陽不以通義言之。觀之於曰此屬少陰。則所謂營衛浮沈之意耳。且也以咽痛歸于少陰者。亦失通義矣。

少陰病。欬而下利。讝語者。被火氣劫故也。小便必難。以強責少陰汗也。

此蓋後人據真武湯。或猪苓湯而發之臆斷者也。

少陰病。脈細沈數。病爲在裏。不可發汗。

此蓋後人據後條脈微不可發汗。而附其所竄也。未知少陰之皆盡裏。而發汗之之有故者也。豈其足論乎哉。

少陰病。脈微。不可發汗。亡陽故也。陽已虛。尺脈弱濇者。復不可下之。

此條、爲麻黃附子細辛湯。及甘草湯。發之例者也。不可發汗者。言不可與麻黃附子細辛湯。及麻黃附子甘草湯也。夫少陰之於微發汗也。應於脈未微之場也。若脈已微。則爲之專精液衰耗也。即眞武附子之所與也。豈得導之於表於汗乎哉。亡陽已下四句。亦後之附說耳。

少陰病。脈緊至七八日。自下利。脈暴微。手足反溫。脈緊反去者。爲欲解也。雖煩。下利必自愈。

下利脈暴微。豈其緩證乎。而期其自欲解。聊以手足溫與脈緊反去者。可謂殊不知機活者也。

少陰病。下利。若利自止。惡寒而踡臥。手足溫者。可治。

少陰病。惡寒而踡。時自煩。欲去衣被者。可治。

按皆是極陰轉陽之口氣。大背本論之旨者也。

少陰中風。脈陽微陰浮者。爲欲愈。

措證候而拘泥脈法者。蓋似叔和之家說矣。

少陰病。欲解時。從子至寅上。

說已見于前篇。

少陰病。吐利。手足不逆冷。反發熱者。不死。脈不至者。灸少陰七壯。

此亦極陰轉陽之言耳。脈不至。所謂陰氣有餘之意也。

少陰病。八九日。一身手足盡熱者。以熱在膀胱。必便血也。

按此爲桃核承氣湯。抵當湯等論之者乎。而今標之此篇。冒少陰病者。尤爲無謂也。是當有所誤矣。

少陰病。但厥無汗。而強發之。必動其血。未知從何道出。或從口鼻。或從目出。是名下厥上竭。爲難治。

按口鼻目中出血者。病道壞亂之變。或爲之乎。是乃由于元精虛竭。則曰名下厥上竭爲難治者。蓋有以乎哉。

雖然。辭氣非正文。豈其足究論焉乎。

少陰病。惡寒。身踡而利。手足逆冷者。不治。

此對所謂惡寒而踡臥手足温者可治而論其不治者也。蓋亦陰有餘之辭氣耳。

少陰病。吐利。躁煩。四逆者死。

按雖吐利渴之在于少陰。而如躁煩四逆。則已爲之厥陰極地也。然則此於其吐利。亦非其舊。已歸吐利消渴之場必矣。而今標之此篇。曰少陰病者。欲使人知少陰之轉機如是迅速也。此於是煩躁也。與乾薑附子湯。及茯苓四逆湯之煩躁。自異矣。彼則出於陰邪欲駸于重地之動勢也。故必先于諸證焉。此則精神將謝之動勢之所爲也。故必後于諸證焉。是故先諸證者。證備則反自止。後諸證者。直接死地。故曰躁煩四逆者死也。以是乎知四逆湯通脈四逆湯之不論及躁煩者。宜也乎矣。

少陰病。下利止而頭眩。時時自冒者。死。

少陰病。四逆。惡寒而身踡。脈不至。不煩而躁者。死。

二條。皆後人倣上條而發臆見者也乎。豈其足據而論乎哉。

少陰病。六七日。息高者。死。

少陰之於六七日也。精虛之場矣。是故氣息細少者。固其處矣。而今氣息高大者何哉。蓋津液之於虛極也。元氣失所御。必湊其源。終使氣息高大也。是乃所以發一大息於終焉之階也。故曰死也。

少陰病。脈微細沈。但欲寐。汗出不煩。自欲吐。至五六日。自利。復煩躁。不得臥寐者。死。

按此條之所論。已備於吐利躁煩四逆者死條。則亦胡贅之乎。後人之辭氣明矣乎。

少陰病。始得之。反發熱。脈沈者。麻黃附子細辛湯主之。

凡發少陰病證者。以歷三陽一陰之轉機爲常矣。此條所論特不然矣。以直始少陰者論之也。故曰始得之也。夫既病始萌于茲也。雖其精氣固虛。而較之彼歷三陽一陰來者。則其虛尙未甚者也。故今聊有精邪相競於裏之變也。蓋精氣之滿軀殼乎表裏固一於其機。是故裏氣搖動。則表氣亦隨搖動。是乃所以出發熱之由也。以是乎。標脈沈。示邪氣已位于少陰。以異之發熱之出於邪氣揚達者也。然則與所謂外熱者。有大同少異之差也。彼則精氣耗散之勢所令然也。此則但表氣搖動之所出也。不可不辨別矣。夫蓋雖邪氣位于少陰。而以精氣搖動之變。現若發熱。則足察裏氣之透表也。於是乎以麻黃附子細辛湯。導裏邪於表於微發汗者也。是即導之於其有路之一活法也。今不曰微發汗者。蓋讓之後條。而略于此也。反也者。對少陰本位又顧脈沈言之也。

麻黃附子細辛湯方　麻黃二兩　細辛二兩　附子一枚　右三味。以水一斗。先煮麻黃。減二升。去上沫。內藥。煮取三升。去滓。溫服一升。日三服。

少陰病。得之二三日。麻黃附子甘草湯。微發汗。以二三日無裏證。故微發汗也。

此乃前條一步之變。而證與治法。皆倣前條之式者也。是故。爲讓其脈證於彼。而略于此也。夫既觀於略其脈證。而但標得之二三日。則彼所謂反發熱脈沈之狀態。不嚴然而全備。自可知矣。雖然。今復以此湯微發汗。則知尙在於反發熱脈沈之郭內也。始得之之全備發熱脈沈。與得之二三日之不全備發熱脈沈。亦是自然之勢也。不可不察矣。又按。上條但舉脈證。而讓微發汗於此條。此條但舉微發汗。而讓脈證於上條。互略而全其意。爲之互文之活法也。以二三日以下十一字。後人示辨於少陰爲微發汗之義。謾屬註文者也。

麻黃附子甘草湯方　麻黃二兩　甘草二兩　附子一枚　右三味。以水七升。

先煮麻黃一兩沸。去上沫。內諸藥。煮取三升。去滓。溫服一升。日三服。

少陰病。得之二三日以上。心中煩。不得臥。黃連阿膠湯主之。

此於其二三日也。既與麻黃附子細辛湯及麻黃附子甘草湯而挽回陰邪於此者也。以上猶以後也。夫雖既邪氣翻于心胸。而精虛何爲得卒復乎。於是乎邪勢必通徹于心裏。此所以出心中煩也。心中煩之據精虛乎。徐側身而堪之。所以曰不得臥也。然則於是證方也。陰陽互不偏者。而於虛實間者也。小柴胡湯之心煩。及胸中煩之偏在於實地者。與小建中湯之心中悸而煩之偏在於虛地者。豈可混同乎。不可不參考以知其異別矣。按臥下。恐脫者字。

黃連阿膠湯方　黃連四兩　黃芩一兩　芍藥二兩　雞子黃二枚　阿膠三兩

右五味。以水五升。先煮三物。取二升。去滓。內膠烊盡。小冷。內雞子黃。攪令相得。溫服七合。日三服。

少陰病。得之一二日。口中和。其背惡寒者。當灸之。附子湯主之。

按此條對麻黃附子細辛湯及麻黃附子甘草湯而欲異之初。故曰得之一二日也。夫附子湯之於證也。本于津液凝滯也。蓋津液之於凝滯。有虛實之分矣。實熱爲之證者。於白虎湯乎見之。虛寒爲之證者。於此湯乎見之。今也所論。最在於附子湯之初位。而未悉備其面目者也。是故。易大疑似於實熱爲之證者。於是乎先標口中和。以示無燥實之候也。和也者。調和之謂也。其背惡寒者。以邪未縱横於少陰地位之故。其勢自聳于肩背之所爲也。以是乎。可益知是湯之殊在其初位。而未悉備其面目也。然則比之後條之津液凝滯於內外者。則尙未專于內者乎矣。當灸之三字。蓋後人備試用者。誤混正文者也。

附子湯方　附子二枚　茯苓三兩　人參二兩　白朮四兩　芍藥三兩　右五味。以水八升。煮取三升。去滓。溫服一升。日三服。

少陰病。身體痛。手足寒。骨節痛。脈沈者。附子湯主之。

此承前條。而復論附子湯之在正中者也。夫附子湯之於正中也。表裏之津液。爲邪凝滯者也。是故。舉身體痛手足寒。以證表之凝滯。舉骨節痛脈沈。以證裏之凝滯者也。夫蓋身體痛。骨節痛之爲證也。有陰陽虛實之分而存矣。不可不辨也。其於陽實乎。必有熱候及脈浮之隨焉。其於陰虛乎。必有寒候及脈沈之隨焉。以是乎。今屬身體痛。以手足寒。屬骨節痛。以脈沈。此乃欲別之於彼身體痛。骨節痛之於頭痛發熱脈浮無汗之比者也。手足寒。病者自覺其寒冷而已。與厥冷厥逆之以外候謂之者自異矣。又按。附子湯之於證方也。對應於真武湯。而但異岐流耳。然則爲以正變輕重論之乎。曰否。此是二湯相與少陰之正脈證。而唯有邪氣之緩急。與精氣之剛柔之異耳。是故於真武湯。則邪氣雖不急。而精氣已柔弱矣。於附子湯。則邪氣雖不緩。而精氣尙剛強矣。緩之於柔。與急之於剛。參考以揆度於所其對應。則惟是異岐流耳。豈容正變輕重之論耶。

少陰病。下利便膿血者。桃花湯主之。

此條論桃花湯之方意者也。蓋桃花之於方也。惟是止便膿血耳。豈與及於少陰病之下利乎矣。而今冠少陰病下利。而以論便膿血者。何哉。曰便道出血者。殊爲急徵矣。是故先棄少陰之下利而壹但療便膿血。膿血既止。而後復當投少陰之治耳。方後所謂若一服愈。餘勿服。是足以益徵於桃花湯之方略於一時也。夫既少陰之併便膿血者。尙然矣。況於三陽及太陰之若併便膿血者。療之必在于是湯也。亦可准知焉矣。

桃花湯方　赤石脂一斤　乾薑一兩　粳米一升　右三味。以水七升。煮米令熟。去滓。溫服七合。內赤石脂末方寸匕。日三服。若一服愈。餘勿服。

按赤石脂一斤。非謂一劑之量數。但所備之大概耳。如其量數。則方後所謂內赤石脂末方寸匕者卽是也。方寸匕。槩三兩餘也。曰右三味者。凡數之也。猶白散之曰件三味也。所其煎煮。但乾薑粳米二味已。溫服。當作分溫。

少陰病。一二三日至四五日。腹痛。小便不利。下利不止。便膿血者。桃花湯主之。

此條。論桃花湯之所置也。腹痛。小便不利。下利不止。此即真武湯之候。而不固與桃花湯。而今有便膿血之不可忽者。則先與桃花湯。以療便膿血爲式矣。既而便膿血止。則更與真武湯之爲式也。亦可知矣。真武湯之解。具于本條。可即以稽矣。

少陰病。下利便膿血者。可刺。

後人據桃花湯。論之試用者。誤出于此者也乎。

少陰病。吐利。手足厥冷。煩躁欲死者。吳茱萸湯主之。

按以少陰病標之者。非以本位言之。但以外候之似于少陰言之也。蓋吳茱萸湯之爲證也。邪氣鬱于心胃間。而爲之諸證者也。以是乎。表裏上下之氣。卒然而不和。此所以爲吐利以下之諸變也。夫然故。手足厥冷。以狀乎衰氣孤而不舒也。煩躁欲死。以狀乎裏氣鬱而不瀉也。是故問之病位。則爲虛實間也。抑虛實間之於位也。有象實候者。又有像虛候者。今也。論像虛候者。以對彼陽明篇所謂像實候者。弘之變者也。若夫徒採收之諸證於陰虛之本位。則所謂少陰病。吐利躁煩。四逆者死。即是也。豈吳茱萸湯之所任乎哉。又按。手足厥冷。宋板作手足逆冷。千金翼作手足厥逆。義各通矣。

少陰病。下利。咽痛。胸滿心煩者。猪膚湯主之。

猪膚湯之於證方也。邪氣既謝而本於津液涸渴者也。是故今曰少陰病下利者。專過去而言之也。不曰後者。以或連及于今也。夫既下利之專于過去也。精液必不得不隨而涸渴矣。以是乎。虛氣湊上部。遂爲咽痛以下之諸證也。然則此於是諸證也。非邪氣位于心胸之所令也。彰彰而明哉。是故。今設之治方也。惟在潤其涸竭。涸渴既潤。則虛氣何爲得不謝耶。是乃所以處置是湯于茲也。

猪膚湯方　猪膚一斤　右一味。以水一斗。煮取五升。去滓。加白蜜一升。白粉五合。熬香。和相得。溫分六服。

膚。謂肌膚也。油膩之所聚。故取用之。白粉。湯液本草曰。白米粉也。得之矣。

少陰病。二三日。咽痛者。可與甘草湯。不差者。與桔梗湯。

標曰。少陰病二三日者。猶如麻黃附子甘草湯曰。少陰病得之二三日也。皆以少陰證未具備者言之也。是故彼則論精氣相競之變。以爲發熱者。此則論寒邪上攻之變。以爲咽痛者也。蓋咽痛之爲證也。其所由有寒熱之分矣。由於熱者。必當陽候從焉。三陽未論及咽痛者。蓋略之也。由於寒者。必當陰候從焉。此條之所論。卽是也。然則雖均爲咽痛。而異寒熱之分也如此矣。雖然。凡爲咽痛者。職由於氣液不和則一也。故今謀之治也。暫措其寒熱之不易治者。而先治氣液不和之易治者。此卽先標後本之權法也。所以有甘草湯。桔梗湯之設也。夫既與甘草湯桔梗湯。治其咽痛。而後直卽少陰之面目而治之。亦爲之法也。咽痛之於少陰病。尙且然矣。況於三陽及太陰者乎。亦猶如桃花湯之以少陰病下利便膿血。而准於三陽一陰之下利便膿血也。今也。舉咽痛一證。而期以甘草桔梗之二湯。而不論之異別者何哉。蓋咽喉之不可洞視固矣。故先與藥而稍足酌知其消息也。是乃所以先與甘草湯也。夫蓋甘草湯之於方意也。但在舒緩於氣液也。若夫於氣液不和之遂不瀉平。或釀成微腫。則固非甘草湯之所奏効也。故曰不差者。與桔梗湯也。由是推之。則自知桔梗湯之排達於津液擁滯成腫者也。

甘草湯方　甘草二兩　右一味。以水三升。煮取一升半。去滓。溫服七合。日二服。

桔梗湯方　桔梗一兩　甘草二兩　右二味。以水三升。煮取一升。去滓。分溫再服。

少陰病。咽中傷生瘡。能不語言。聲不出者。苦酒湯主之。

此卽甘草湯。桔梗湯之所漸及也。蓋津液擁腫之爲膿化者。卽瘡也。傷。傷爛也。此文當云咽中生瘡傷。而曰咽中傷生瘡者。以診候書之也。夫咽喉之生瘡也。應以咽中傷爛而噴血膿徵之耳。故及之也。不能語言。聲不出者二句。是可以察生瘡腫之輕重緩急爾。必非一病人而備之之謂也。

苦酒湯方　半夏十四枚　雞子一枚　右二味。内半夏著苦酒中。以雞子殼置刀鐶中。安火上。令三沸。去滓。少少含嚥之。不差。更作三劑。

以雞子殼。置刀鐶中。以易應草卒言之也。　本邦俗不常貯刀鐶。豈爲得草卒之便耶。不如以陶器作之之便。而且容易耳。苦酒。酢也。苦酒一合。盛之陶器。漬剉細半夏三兩。須臾。投鷄子白。令相得。安火上。令三沸。漉去半夏。頻頻含嚥之。

少陰病。咽中痛。半夏散及湯主之。

半夏散及湯方　半夏　桂枝　甘草各等分　已上三味。各別擣篩。已合治之。白飲和。服方寸匕。日三服。若不能散服者。以水一升。煎七沸。内散兩方寸匕。更煎三沸。下火令小冷。少少嚥之。

按證方恐非本論之舊矣。後人對甘草湯。桔梗湯。而備之試用者。混出于茲耶。然今適與試之咽痛之本於痰飲者。奏效驗者亦有之矣。然則雖方之不古。而暫存而供使用。亦胡不可乎哉。

少陰病。下利。白通湯主之。

病在少陰之地位。而下利爲之主證者。爲之白通湯也。故曰。少陰病。下利。白通湯主之也。蓋白通湯之於證也。以其輕者論之。則無論於下利一證者。尚且在真武湯。附子湯之面目。而下利已勝餘證者。亦爲之白通湯初也。以其重者論之。則無論於白通加猪膽汁湯之證。脈微而下利不止者。卽白通湯之終也。今也。此條標下利一證。而不舉餘證者。將欲包裹輕重初終。而全白通湯之方意也。

白通湯方　葱白四莖　乾薑一兩　附子一枚　右三味。以水三升。煮取一升。去滓。分溫再服。

少陰病。下利脈微者。與白通湯。利不止。厥逆無脈。乾嘔煩者。白通加猪膽汁湯主之。服湯。脈暴出者死。微續者生。

以爲下利。故脈已及于微者。爲之白通湯也。蓋脈之於微。四逆湯亦有之矣。雖然。彼則裏虛平等。而其脈微者也。此則以被刼下利。故使脈及于微者也。以是乎。四逆爲清穀。白通於溏泄。亦可足以推精虛之多少。與邪氣之輕重也。乃今下利脈微者。而與白通湯乎。其勢堪其任者。與之則必愈矣。若於其勢之已不堪其任者。則下利不啻不止。必遂成以下之變也。厥逆無脈。乾嘔煩者。此皆精氣一旦而凌刼於下利之所爲也。其既至于此乎。餘證盡根起乎利不止。則與夫四逆湯之精氣既耗散於上下四表者。大異矣。此乃所以尚不移白通之方。而加以人尿猪膽汁也。夫蓋白通加猪膽汁湯之於證方也。問之於外。則如與厥陰無別然矣。雖然。推之於內。則未及厥陰。尙在少陰之極地也。如前之所論矣。豈可不辨別哉。抑白通加猪膽汁湯之於證也。尤爲篤危之極也。故不待轉厥陰。而有死生大機之兆矣。於是發之脈式曰。脈暴出者死。微續者生也。暴出。略暴斷。微續。略微出。互文法相得而全矣。按千金翼。與作服。亦通。

白通加猪膽汁湯方　葱白四莖　乾薑一兩　附子一枚　人尿五合　猪膽汁一合　已上三味。以水三升。煮取一升。去滓。內膽汁。人尿。和令相得。分溫再服。若無膽。亦可用。

人尿。童男者良。余屢試用人尿。滋潤降伏之功。殊最於諸品矣。朱震亨云。滋潤降火甚速。辭氣雖不古。而足克充人尿之功也。若無膽亦可用六字。後人之所附錄也。

少陰病。二三日不已。至四五日。腹痛。小便不利。四肢沈重疼痛。自下利者。此爲有水氣。其人或欬。或小便利。或下利。或嘔者。眞武湯主之。

此承麻黄附子細辛湯。及麻黄附子甘草湯發之也。夫旣四五日之於今也。津液爲邪氣凝滯。其勢欲益張大。此所以爲腹痛也。津液虛而機活弛矣。水道必當不利。此乃小便不利之由也。小便不利之旣有滯水乎。必當先充之四肢。所以出於四肢沈重疼痛也。夫旣水之憑精虛乎。先充之外。而後壓裏。是其必然也。可知自下利之出焉今也。欲論下利之主出水氣。而異之於厥陰之精奪下利者。故發式之辭曰。此爲有水氣也。蓋眞武湯之定候止于此。以下所論。皆是兼證耳。欬者。由于膈裏畜痰飲也。小便利。卽以是湯之初地言之。或下利可疑。定候旣擧之。豈復贅之哉。謹推文意。或下利。或嘔者二句。合爲一句。補不字。削下或字。代而字。作或不下利而嘔者。其義可法矣。何則此欲論水氣內壓之不下陷而上攻者也。蓋下陷上攻之異別。自歸水氣內壓之輕重多少。復亦可思諸。

眞武湯方　茯苓三兩　芍藥三兩　生薑三兩　白朮二兩　附子一枚　右五味。以水八升。煮取三升。去滓。溫服七合。日三服。後加減法。若欬者。加五味子半斤。細辛乾薑各一兩。若小便利者。去茯苓。若下利者。去芍藥。加乾薑二兩。若嘔者。去附子。加生薑。足前成半斤。

後加減法以下。蓋後人之所錄。說已見小青龍湯條下。

少陰病。下利淸穀。裏寒外熱。手足厥逆。脈微欲絕。身反不惡寒。其人面赤色。或腹痛。或乾嘔。或咽痛。或利止脈不出者。通脈四逆湯主之。

是之證方。在于厥陰者也。而今擧之此篇。標以少陰病者。欲示少陰之轉機駿速而無餘裕也。然則本篇所論之眞武附子。亦有卒爾歸于玆者。自可察知焉。下利淸穀解已詳于前。裏寒。言腹裏有虛寒也。蓋腹裏之於虛寒也。雖固臨而不可視之。而推之以下利清穀。則如洞視然矣。故清穀裏寒以接文也。外熱者。精氣弃命之所爲也。當於頭面心腹診之也。後之所謂散陽是也。厥逆者。言厥冷之泝逆也。脈微欲絕者。精液耗散之殊太甚也。欲如清便欲自可之欲也。身反不惡寒。凡惡寒之爲證。雖皆本精虛而今既至精奪之極。故精神無覺惡寒之活也。故曰反也。是之諸證。爲之脈通四逆湯之定證也。其人以下。亦皆兼證耳。面上疑脫或字。面赤色。亦外熱之一狀態耳。宋板作面色赤。亦通。或腹痛。以是湯之初地言之也。或乾嘔。或咽痛。皆虛氣上騰之所爲也。蓋咽痛之爲證。於少陰則先與甘草湯。桔梗湯。而後治其本證。今也。病既迫篤危。豈暇先治咽痛乎哉。是乃所以不移本劑也。或利止脈不出者。此以用通脈之未足者言之。且復對白通加猪膽汁湯而駁之也。夫通脈之於方也。挽回於精液耗虛。活氣微乏也。以是乎。雖下利止。而其脈不出。則須連用本劑耳矣。與彼白通湯之主制下利一證。而談病之進退者。果異矣。

通脈四逆湯方　甘草二兩　附子一枚　乾薑三兩　右三味。以水三升。煮取一升二合。去滓。分溫再服。其脈即出者愈。後加減法。面色赤者。加葱九莖。腹中痛者。去葱。加芍藥二兩。嘔者。加生薑二兩。咽痛者。去芍藥。加桔梗一兩。利止脈不出者。去桔梗。加人參二兩。

附子一枚。宋板作大者一枚。若不然。則與四逆湯無差別。通脈之稱。纔歸于乾薑之多已。豈其然乎。可知宋板是矣。大者一枚。概准三枚。通脈之稱。於是乎可見。爲即出者。言即出連續也。乃微出微續之義。而與彼暴出暴斷者。固不同矣。後加減法。亦當倣上之所言耳。

少陰病。四逆。其人或欬。或悸。或小便不利。或腹中痛。或泄利下重者。四逆散主之。

斥曰。少陰病者。非以本位言之。唯以外候之象于少陰言之也。蓋四逆散之爲證也。病位心胃之間。而據精虛者也。是故論之位。則爲虛實間也。夫然故雖有虛而未至爲內陷矣。雖有實。而復不爲揚達矣。虛實互相待。而壅塞乎心胃間。遂使上下內外。阻隔其運用也。是乃所以現四逆之由也。蓋四逆者。與厥逆同。而亦厥之所歸趣也。今舉其歸趣者。以欲包之比類也。不可必拘泥四逆耳矣。其人以下。皆復兼證也。或欬或悸。出於胸膈畜飲也。或小便不利。或腹中痛。由於水氣失分利也。或泄利下重者。腹中不和之所爲也。夫蓋下利之於泄利與下重也。固異其分也。泄利。溏泄之謂。而乃取之虛候。下重。後重之謂。而乃取之實候。此爲之其式例也。而今連之一句。混論其分者。是即將欲以四逆散之位于虛實間。故使知其候法亦跨于虛實如此也。

四逆散方　甘草　枳實　柴胡　芍藥　右四味各十分。擣篩。白飲和。服方寸匕。日三服。後加減法。欬者。加五味子乾薑各五分。并主下利。悸者。加桂枝五分。小便不利者。加茯苓五分。腹中痛者。加附子一枚。泄利下重者。先以水五升。煮薤白三升。煮取三升。去滓。以散三方寸匕。內湯中。煮取一升半。分溫再服。

或人謂四逆散。是直散服四逆湯者也云云。是殊不知本論之讀法也。凡論中證方如不相從者。豈唯此而已哉。往往有之矣。雖然。照臨之證方。則病位自不得不辨。病位既辨。則其因來亦從而明矣。於是乎。證之正變。治之主客。可曉然而指點之矣。奚爲拘泥於一證候於一因來焉乎哉。按以散服爲法者。亦猶五苓散之方意也。後加減法。亦當倣前之所言耳矣。

少陰病。下利六七日。欬而嘔渴。心煩不得眠者。猪苓湯主之。

斥曰。少陰病者。與四逆散曰少陰病。正同其義。亦唯以候法之象于少陰言之也。蓋猪苓湯之於證也。水氣在于虛實間者也。於是乎。或有象實候者。或有象虛候者。陽明篇。既舉象實候者。而詳悉之。今復舉象虛候者于此。以全虛實間之意也。下利六七日。下焦有滯水之所令也。雖既滯水之爲下利。而以未專虛耗。故爲現其動勢於陽地者也。欬以下之證即是也。若夫其動勢之於陰地乎。即爲之真武湯。可以准知焉。欬者。水熱迫于上部之所爲也。嘔渴。出于欬之動勢。故曰而也。心煩不得眠者。水熱之勢。鬱心之所爲也。是之心煩。未備其情狀。但以不得眠認之者也。正與乾薑附子湯曰煩躁不得眠同之文意也。

少陰病。得之二三日。口燥咽乾者。急下之。宜大承氣湯。

此於是病位也。尙在陽明者也。而今以少陰病標之者。亦唯以其外候言之也。以下二條冒少陰病者。亦皆倣之。此於是證也。以其始論之。則邪氣實于表裏。而見陽明本證者也。既而至此乎。以精氣生隙。故邪氣悉湊于裏。候之於外表。則其可見者但虛態而已。是豈非似于少陰耶。雖然。以其未專精虛乎。裏氣尙有所振也。是乃所以未歸于虛地。而尙繫在于實地也。是故擧口燥咽乾。以證其裏之在于實地也。夫蓋咽口者。裏之竅口也。今爲窺內實於茲者。以無由以他證窺之也。可知此條之機變。亘於不常矣。急下之對續至不可下者也。以下二條。所謂急下之。亦當倣之耳。

少陰病。自利清水。色純青。心下必痛。口乾燥者。急下之。宜大承氣湯。

此承上條。論一步之劇者也。是故其裏有實邪也。如上之所論也。邪氣雖深乎精氣雖虛乎。以其未歸于虛地。邪勢尙上攻焉。與彼飲食之新入者。必分爭於心下。於是乎。爲心下必痛也。必字有意致。不可忽視矣。夫既飲食之爲邪氣腐於心下乎。雖入胃而不能化爲液矣。直下流而爲自利清水。色純青也。清。圊也。自利清水者。謂無糞而利純青水也。純青者。水液爲熱毒所被化也。今也。所序之證候。皆雖在實地。而但臨之外貌。則如在虛地然矣。故復擧口乾燥者。以斷之於實地者也。口乾燥。與口燥咽乾。無異矣。文唯有精麁耳。精麁之間。亦可自求病證有等級也耶。

少陰病。六七日。腹脹不大便者。急下之。宜大承氣湯。

此條之所論。雖均在表虛裏實。比之上二條。則其虛寢少者也。故雖其外有虛候。而尙爲腹脹不大便者也。是乃帶陽明之餘響者也。夫既此條之輕。尙以腹脹不大便。徵之內實。彼條之重。纔以竅口。徵之內實。輕重難易之分。須探尋矣。且夫論至六七日之輕者。以對彼在二三日之重者。錯綜示之義。以要使人莫膠柱於診察之間也。以上三條所論。皆大承氣湯之權法也。故皆曰宜也。何混之論其定證者之爲乎哉。

少陰病。脈沈者。急溫之。宜四逆湯。

牽引上三條來。而曰少陰病也。於彼則以似本位言之。於此則以已歸本位言之。是乃欲示似與歸之際。迅速不容髮。故及之也。脈沈。以本位言之也。是故以或微或細及濇勢。當斷之裏虛也。於上三條。則脈沈亦不得謂無之。雖然以或緊或弦及滑勢。當斷之裏實也。急溫之。顧急下之也。蓋溫之於裏虛。下之於裏實。固異其分。雖然實之終。殆接虛。虛之始。亦果接實。則虛乎實乎。轉機迅速。而如不可視然矣。故曰急溫之也。且也四逆湯而曰宜者。明非其定候也。既知非其定候。而亦復足知諸凡附子劑。自有與于茲者也。

少陰病。飮食入口則吐。心中溫溫欲吐。復不能吐。始得之。手足寒。脈弦遲者。此胸中實。不可下也。當吐之。若膈上有寒飮。乾嘔者。不可吐也。急溫之。宜四逆湯。

標曰少陰病者。以手足寒言之也。飮食入口則吐。心中溫溫欲吐。復不能吐。是皆內實之候也。若夫併之。以腹中之諸證。則不得不直爲承氣湯也。雖然手足寒脈弦遲。從始存今。則彰然明哉。實之在胸中者。而非在腹中者也。故曰不可下也。當吐之也。是即與瓜蒂散之言也。若膈上有寒飮者。此顧實飮。而論虛飮也。蓋飮之雖一。而或瓜蒂以吐之。或四逆以溫之。其分唯在病者之虛實而已。豈問飮之如何而左右之爲乎哉。乾嘔者。虛氣迫于上部之所爲也。其候雖大類心中溫溫欲吐復不能吐。而無有飮食入口則吐之實候也。胡其混之哉。故曰不可吐也。急溫之也。曰急。曰宜者。亦當傚上條之所言耳矣。

少陰病。下利。脈微濇。嘔而汗出。必數更衣。反少者。當溫其上。灸之。

此蓋後人據四逆湯而發臆見者。謬傳于此乎矣。

傷寒脈證式卷八

典藥寮司醫　川越佐渡別駕正淑大亮著

辨厥陰病脈證并治第八

厥陰也者。陰之終。而亦以胃之下柢。爲其位也。乃三陽三陰之所歸。而亦治法之所極也。死活之機。必劃于此位焉。是故以津液漏脫精氣耗虛爲其候也。四逆湯。通脈四逆湯之所論。即是也。按本篇之證方。蓋止于此而已。其他所載。如烏梅圓。白虎湯。當歸四逆湯。茯苓甘草湯。乾薑黃連黃芩人參湯。白頭翁湯。梔子豉湯。吳茱萸湯。小柴胡湯者。皆非本篇之證方。但假本篇。以論其機活者也。不可不精究矣。

厥陰之爲病。消渴。氣上撞心。心中疼熱。饑而不欲食。食則吐蚘。下之利不止。

厥陰之爲證也。篤危之極矣。病至斯而無所復之矣。死活之機。無不必現之於津液耗損。精氣衰弱之多寡矣。須慎而致思焉。消渴。出于津液枯竭也。五苓散亦曰消渴。此雖一其所言。而大異其由者也。彼則水液爲表熱。被誘肌肉間。而一時使胃中枯竭之所爲也。此則津液耗損而闕其守無敢制水之機活之所令也。消渴之亘于彼此。推之內。則有其別也如此矣。不可不審辨也。氣上撞心者。出于精氣偏湊於心也。夫精氣之在軀殼也。克使心活動。心亦使精氣順流者也。是故。心之將謝。精之將盡。尚且必相親。於是乎。氣上撞心也。撞者。如撞鐘之撞。言築動之甚也。心中疼熱。本于心氣衰弱也。蓋心氣之衰弱乎。其機用不能分配于體中。纔殘其舍。而欲復併衰精而振焉。於是乎。心中疼熱者。疼者。痛之深也。屬心中而言之者。可翫味焉。饑。以食少言之。非言病者之意矣。不欲食者。由于心精既虛。而不能運化於飲食也。食則以下二句。蓋後人謾述之機變者也。不可從矣。

又按此條主論心精虛脫之候。而不及處之治方者。何哉。曰四逆通脈之有及于茲者。固不俟論焉。若夫於真武附子之證。亦心精虛脫。既至于茲。則不得不直爲之厥陰病。豈俟下利厥逆之比。而更認之厥陰巳乎哉。然則此條所論。彰明哉。亦與真武湯。附子湯也。是乃所以不處方之意也。不可不熟慮矣。

厥陰中風。脈微浮爲欲愈。不浮爲未愈。

太陰篇所謂與太陰中風條語氣相均矣。

厥陰病。欲解時。從丑至卯上。

說既見于前。

厥陰病。渴欲飲水者。少少與之愈。

此蓋後人誤解厥陰之消渴者也。消渴之出於液奪。豈有與水愈之理哉。可謂妄矣。

諸四逆厥者。不可下之。虛家亦然。

四逆厥者。即四肢厥逆而爲之厥陰定候也。雖熱之變亦有見厥者。而及于四肢厥逆者恐無之乎矣。而今例不可下者。豈敢有詮哉。虛家言精脫之人也。下攻之不與于此也固矣。奚足以論焉哉。

傷寒。先厥後發熱而利者。必自止。見厥復利。

此後人論寒之化熱者與熱之歸寒者。而牽強之於利止與不止者也。厥者。以寒候言之乎矣。

傷寒。始發熱六日。厥反九日而利。凡厥利者。當不能食。今反能食者。恐爲除中。食以索餅。不發熱者。知胃氣尚在必愈。恐暴熱來出而復去也。後三日脈之其熱續在者。期之旦日夜半愈。所以然者。本發熱六日。厥反九日。復發熱三日。并前六日爲九日。與厥相應。故期之旦日夜半愈。後三日脈之而脈數。其熱不罷者。此爲熱氣有餘。必發癰膿也。

厥熱相對。期之日數。厥有餘者。歸之於除中。熱有餘者。歸之於發癰膿。其說雖非不詳。恐而是後人之所撰也乎。

傷寒。脈遲六七日。而反與黃芩湯。徹其熱。脈遲爲寒。今與黃芩湯。復除其熱。腹中應冷。當不能食。今反能食。此名除中。必死。

脈遲亘于陰陽寒熱尤有之矣。豈得概之於陰於寒哉。此深泥脈遲爲寒。以立之論者也。亦非正義矣。胡其據之乎。醫宗金鑑。六七日下。當有厥而下利四字云云。必不是矣。蓋除中者。言食藥除去於腹中。而不化爲津液也。

傷寒。先厥後發熱。下利必自止。而反汗出。咽中痛者。其喉爲痺。發熱無汗。而利必自止。若不止。必便膿血。便膿血者。其喉不痺。

傷寒。一二日至四五日。而厥者。必發熱。前熱者。後必厥。厥深者。熱亦深。厥微者。熱亦微。厥應下之。而反發汗者。必口傷爛赤。

傷寒。厥五日。熱亦五日。設六日。當復厥。不厥者自愈。厥終不過五日。以熱五日。故知自愈。

以上三條。亦以厥與熱立論。或概其轉變。或期其日數。以量厥熱之多少輕重。或論厥熱相應者之自愈。皆是非正論之氣格矣。出于後人之撰明矣。

凡厥者。陰陽氣不相順接。便爲厥。厥者。手足逆冷是也。

此條例厥者。似則似矣。雖然。所謂陰陽氣觀之於曰不相順接。則彰明哉。亦以氣血營衞言之也。豈其醫聖之旨然乎哉。

傷寒。脈微而厥。至七八日。膚冷。其人躁。無暫安時者。此爲藏厥。非爲蚘厥也。蚘厥者。其人當吐蚘。令病者靜而復時煩。此爲藏寒。蚘上入膈。故煩。須臾復止。得食而嘔。又煩者。蚘聞食臭出。其人當自吐蚘。蚘厥者。烏梅圓主之。又主久利方。

此條。先論藏厥之不可治者。次以蚘厥之可治者也。厥寒之旣透于裏者。是爲藏厥也。爲死證可知矣。脈微而厥以下五句。即藏厥之候也。千金翼。代非爲蚘厥也五字。以死一字。亦可參考焉。夫蓋蚘厥之於證也。必吐蚘。雖爲煩躁。必有間斷者也。故曰其人當吐蚘。令病者靜而復時煩也。此其煩之有間斷也。從蚘之動止。故曰此爲藏寒。蚘上入膈故煩。須臾復止也。得食而嘔以下三句。說蚘之所以動止之由者也。玉函經。無又主久利方五字。又按此條證無規矩。方無定操。意趣亦晚近之所旨。皆非醫聖之舊矣。夫蚘蟲之生于藏也。以寒熱虛實之故。其藏不理之所生也。然則當隨寒熱虛實之候。而施之治方耳。藏中旣理。則蚘何爲得稽留哉。於是乎。知制蟲之劑之不出於古也。雖然。治療之於道也。不可固膠柱矣。若於其變之變者。則宜先制蚘者或有之乎矣。有則雖此條之不古而亦暫存之。俟其變之變者。亦無大害乎矣。且也。制蟲之在於變之變乎。豈唯止是證方乎。若蚘之於熱位者。鷓鴣菜薑之所與。亦可知矣。

烏梅圓方

烏梅三百個　細辛六兩　乾薑十兩　黃連一斤　當歸四兩　附子六兩　蜀椒四兩　桂枝六兩　人參六兩　黃蘗六兩

右十味。異擣篩。合治之。以苦酒漬烏梅一宿。去核蒸之五升米下。飯熟擣成泥。和藥令相得。內臼中。與蜜杵二千下。圓如梧桐子大。先食飮服十圓。日三服。稍加至二十圓。禁生冷滑物臭食等。

傷寒。熱少厥微。指頭寒。默默不飮食。煩躁數日。小便利。色白者。此熱除也。欲得食。其病爲愈。若厥而嘔。胸脇煩滿者。其後必便血。

發論於熱少厥微。而期其機變者。雖似可論。而皆無定準。恐非正文之體裁矣。豈其可據而論哉。

病者手足厥冷。言我不結胸。小腹滿。按之痛者。此冷結在膀胱關元也。

此條爲四逆湯例之也。手足厥寒。狀乎表氣虛冷也。少腹滿。按之痛者。狀乎裏氣結滯也。夫既雖爲裏氣結滯。而非陽實之比。爲之者。素本於陰虛者也。於是乎標其因曰。此冷結在膀胱也。是乃非言膀胱府有冷結也。但以冷結之在膀胱邊言之也。言我不結胸一句。意義與上下句。不比倫。疑後人發所窺者。誤傳于今乎矣。關元二字。亦後之所加矣。

傷寒。發熱四日。厥反三日。復熱四日。厥少熱多。其病當愈。四日至七日。熱不除者。其後必便膿血。

傷寒厥四日。熱反三日。復厥五日。其病爲進。寒多熱少。陽氣退。故爲進也。

二條亦據厥熱之多少。而論病之進退者也。豈可容機活耶。亦皆與上之厥熱立論者。一口氣而已。

傷寒。六七日。脈微。手足厥冷。煩躁。灸厥陰。厥不還者死。

傷寒。發熱。下利。厥逆。躁不得臥者死。

傷寒。發熱。下利至甚。厥不止者死。

傷寒。六七日。不利。便發熱而利。其人汗出不止者死。有陰無陽故也。

按以上四條。後人據四逆湯而述之。管見者矣乎。凡斥曰死者。非決乎不違者不能也。少陰篇曰。吐利躁煩四逆者死。卽是也。四條之所論。有未可知果死否者也。但如厥不還。與躁不得臥。則其死尤然矣。雖然。其義既備於吐利躁煩四逆者死。則亦得不蛇足乎耶。

傷寒。五六日。不結胸。腹濡。脈虛。復厥者。不可下。此爲亡血。下之死。

此條錯雜旁出。文意不貫矣。疑後人爲四逆湯發之者乎。

發熱而厥。七日下利者。爲難治。

期七日而難治者。蓋據前後經之口氣。抑與本論不相愜矣。胡其徵之哉。

傷寒。脈促。手足厥逆者。可灸之。

按促脈。既論之於桂枝去芍藥湯及葛根黃芩黃連湯詳焉。而今娓之於手足厥逆。而亦論促脈者。自知義與彼異矣。此蓋取義於停促之謂乎。然則其不通例者也。且也此條。舉手足厥逆而不以四逆湯。唯止之於灸法。亦復不通例者也。

傷寒。脈滑而厥者。裏有熱也。白虎湯主之。手足厥寒。脈細欲絕者。當歸四逆湯主之。若其人內有久寒者。宜當歸四逆加吳茱萸生薑湯主之。

標曰傷寒者。以外表無熱。而象本位言之也。此於是白虎湯以變面目論之者也。蓋以其本面言之。則如腹滿讝語。身熱自汗。口燥渴。是也。今也所論。大異其趣旨。須明辨焉。夫蓋邪氣雖尚在于白虎之場。而據精虛之不輕乎。邪勢不得不輻湊於其深地矣。於是乎臨之外候。則不見熱而見厥。雖然。厥亦非固出其本位者。故其脈不於濇而於滑也。滑者。令知雖病既亘于精虛。而尚在于實地之脈也。裏有熱也。是對表無熱而推求之於內之辭也。句法與表有熱。裏有寒同矣。須探尋焉。手足厥寒。脈細欲絕者。亦承傷寒而論之也。然則外表無熱。而象本位。亦可察焉。夫蓋當歸四逆湯之於證也。寒飲滯在于心胃間。而閉塞於上下內外之機活者也。可見手足厥寒之出於閉塞於外。脈細欲絕之出於閉塞於內也。故今雖見手足厥寒脈細欲絕。而問之精神飲食。則頗自若矣。與彼四逆湯之精神衰弱。飲食微乏者。不可同日而語焉。是乃所以修治之在此湯也。此湯之於位也。爲之虛實間者也。故問病之所存。則心胃中間。而未互主于胸腹焉。問其證狀。則外寒候而內否。未互主虛實焉。此湯之位於虛實間也。豈不明確乎。非耶。若其人內有久寒者。是亦備手足厥寒。脈細欲絕。而言之也。久寒者。舊寒飲也。今於此湯。顯曰久寒。則亦自知當歸四逆湯之於新寒也。夫舊寒之久不瀉乎心胃間也。心機或爲之被奪。舊寒彌乘焉。其勢必奔騰可知矣。是乃所以加吴茱萸生薑湯也。證曰久寒。方加吴茱萸生薑。證方照應。其義可曉然而察矣。以上舊圖别爲三條者。意趣殊不備矣。恐後人撰次之誤耳。今連讀之。則次序得順而意趣初全矣。所以合爲一條也。

當歸四逆湯方　當歸三兩　桂枝三兩　芍藥三兩　細辛二兩　大棗二十五個

甘草二兩　通草二兩　右七味。以水八升。煮取三升。去滓。温服一升。日三服。

當歸四逆加吴茱萸生薑湯方　於當歸四逆湯方內。加吴茱萸二升。生薑半斤。以水六升。清酒六升。和煮取五升。去滓。温分五服。

大汗出。熱不去。內拘急。四肢疼。又下利厥逆而惡寒者。四逆湯主之。

此承太陽陽明之變。而論出乎四逆湯者也。夫蓋汗之出也。爲邪氣實被驅役而出。爲之陽位之汗也。陽。主陽明。而太陽屬焉。爲精氣虚。肌肉不約而出。爲之陰位之汗也。陰。主厥陰。而少陰與焉。故知今使大汗出者。乃初頭于陽。而歸入于陰者也。熱不去者。言或太陽。或陽明之餘熱。尚未去也。是蓋其轉機迅速者。或及之乎矣。內拘急四肢疼者。津液因虚凝滯也。夫既津液凝滯之至于此乎。豈其得止之哉。又不可不必漏脱也。是即所以續舉下利厥逆也。夫蓋內拘急。四肢疼者。四逆湯之初也。下利厥逆而惡寒者。四逆湯之終也。初以顧陽位。終以接通脈四逆湯也。若兹而不惡寒。則直爲之通脈四逆湯也。故舉惡寒於章末。以明徵於尚在四逆湯之極地也。深乎哉旨也。

大汗。若大下利而厥冷者。四逆湯主之。

按此條意義。不異於上條。疑後之追論乎。

病人。手足厥冷。脈乍緊者。邪結在胸中。心中滿而煩。饑不能食者。病在胸中。當須吐之。宜瓜蒂散。

瓜蔕散之於部位也。爲之少陽變位也。而今以手足厥冷之疑似于本位。篇之於此者也。故曰病人以殊之也。夫蓋手足厥冷之象本位也。其脈不於沈微沈細。而於時或緊。則本于胸中結實者。當有之矣。是故期之方隅。曰邪結在胸中也。既期之方隅。而熟求之其它證。則如心中滿而煩。饑不能食者。亦當有之矣。於是再期其方隅。曰病在胸中也。此條主論手足厥冷。脈乍緊者。而客論心中滿而煩。饑不能食者也。是故不必俟主客之證全備者。卽以手足厥冷。脈乍緊者。直爲之瓜蔕散者。不能固無之矣。然故斷之於前。曰邪結在胸中也。然則當須吐之。宜瓜蔕散。八字。亦必所直繫于茲者。自可察知焉。乃今重襲邪結在胸中。病在胸中二句者。將欲示此等之義也。惟是屬文之活處爲然矣。

傷寒。厥而心下悸者。宜先治水。當服茯苓甘草湯。卻治其厥。不爾。水漬入胃。必作利也。

此條。以虛實間之象乎本位。曰傷寒也。蓋茯苓甘草湯之位乎虛實間也。既論之於太陽中篇。而以摹寫之於五苓散也。如彼矣。今亦論其匹偶。而以摹寫之於真武湯也。如此矣。彼此可相對以全虛實間之意爾矣。夫然故。今爲厥而心下悸者。皆本于心胃間有水熱之變也。蓋水熱之凝心胃間乎。心胃之氣必爲之激焉。所以出心下悸也。且夫水熱之益凝而不瀉乎。遂致使心胃之氣阻隔。則上下內外之機。不得不亦從而失其序也。是所以出厥也。然則當云心下悸而厥。而今曰厥而心下悸者。欲專摹寫其狀於真武湯也。是故雖爲厥。而於其脈腹。則固無虛候。亦可知焉矣。先治以下五字。及卻治以下十四字。恐後人之所旁書。謬傳于今者矣乎。

傷寒。六七日。大下後。寸脈沈而遲。手足厥逆。下部脈不至。咽喉不利。唾膿血。泄利不止者。爲難治。麻黃升麻湯主之。

麻黃升麻湯方　麻黃二兩半　升麻一兩一分　當歸一兩一分　知母　黃芩　萎蕤各十八銖

石膏　白朮　乾薑　芍藥　天門冬　桂枝　茯苓　甘草各六銖　右十

四味。以水一斗。先煮麻黃。一兩沸。去上沫。内諸藥。煮取三升。去滓。分溫三服。相去如炊三斗米頃令盡。汗出愈。

按是證大率存于四逆湯之域者也。而今曰爲難治者。未可知善否者也。且也。麻黃升麻湯之於方。雖固不得式例。而概陽位之方也。證方齟齬之甚。亦已如此矣。豈其謂之正論乎哉。

傷寒四五日。腹中痛。若轉氣下趣少腹者。此欲自利也。

此條。論腹痛之在于虛地者。而對其在于實地者也。故曰傷寒四五日。以顧陽位也。若轉氣下趣少腹者。言通氣唯促少腹也。與夫腹中轉失氣之燥屎轉旋于腹中者自異矣。故曰。此欲自利也。以別夫不大便難鞕之比者也。然則此條。雖非不與本篇之旨。而序之於陽明篇大承氣湯之次。而以對實之可攻者。而明論虛之不可攻者。則亦更有埤益已爾。

傷寒。本自寒下。醫復吐下之。寒格更逆吐下。若食入口即吐。乾薑黃連黃芩人參湯主之。

傷寒以虛實間之象於本位言之也。本自寒下。非謂下利之本於虛寒者。唯以其狀之在於洞泄。呼曰寒下也。此知是寒下之唯以洞泄言之者。推之於白頭翁湯所謂熱利下重。則當足探尋其義矣。夫蓋下利之出于實位乎。不可利而下利。故以後重爲之狀也。下利之出于虛位乎。可利而自利。故以洞泄爲之狀也。雖然。至量其虛實。則必當併他證而後決之矣。豈爲但以下利之狀態已。期之虛實乎哉。是故。今曰寒下者。無素有虛實之定候者也。是乃所以取其部位於虛實間也。抑虛實間之爲部位也。其淺者自接實地。其深者自接虛地。今也。舉其接虛地者于此。而曰寒下。處以乾薑黃連黃芩人參湯。以對彼接實地者。而曰熱利。處以白頭翁湯者也。然則寒下熱利。雖異其所呼。而共於在虛實間則一也。宜精論諸。按此條。述寒下之三級階。而弘其所之者也。是故本自寒下。而未及下文之變者。乃此湯之的證也。而醫復吐下之。更逆吐下者。亦此湯之所治也。若食入口即吐者。是雖大象本篇所謂食不下自利益甚。而尙在寒下之極致而爲之者也。故亦復此湯之所制也。又按寒格二字。雖如可論而恐後之注文耳。若食入口即吐下。疑脫者字乎。

乾薑黃連黃芩人參湯方　乾薑三兩　黃連三兩　黃芩三兩　人參三兩右四味。以水六升。煮取二升。水滓。分溫再服。

下利。有微熱而渴。脈弱者。令自愈。

下利。脈數。有微熱汗出。令自愈。設復緊。爲未解。

二條皆論下利之化熱者也。乃是極陰轉陽之口氣耳。豈足據焉哉。

下利。手足厥冷。無脈者。灸之不溫。若脈不還。反微喘者死。

按下利手足厥冷無脈者。即通脈四逆湯之證也。而今但期之於灸法者。亦一種之識見耳。曷其牽強之於本論之爲哉。且也。脈之出與不出。死生之機。既曉然於茲矣。豈待反微喘者。斷其死乎。亦已後矣。

少陰負趺陽者。爲順也。

少陰趺陽。經各異其纏縈。故脈亦就而暫爲異也。雖然。問其本源。則皆一脈一動。而無別起於某某之經脈矣。唯有纏縈之異耳。且也。論徵順逆於少陰趺陽。而不論氣口之如何者。亦似精而粗矣。不可不思諸。

下利。寸脈反浮數。尺中自濇者。必清膿血。

蓋後人論下利之變。爲清膿血之脈例者耳。

下利清穀。不可攻表。汗出必脹滿。

此蓋論陰陽先後之式例者也。今篇之此者。尤無照應。更對之於太陽中篇所謂傷寒醫下之。續得下利。清穀不止。身疼痛者。急當救裏之條。則意義得互全備乎耶。當移之於彼條之次爾。

下利。脈沈弦者。下重也。脈大者。爲未止。脈微弱數者。爲欲自止。雖發熱不死。

因脈而產證者。蓋叔和之家言矣乎。

下利。脈沈而遲。其人面少赤。身有微熱。下利清穀者。必鬱冒汗出而解。病人必微厥。所以然者。其面戴陽。下虛故也。

此蓋陰中有陽之說。固非本論之辭氣。亦後人之杜撰耳。

下利脈數而渴者。令自愈。設不差。必清膿血。以有熱也。

後人亦論下利之變爲清膿血者也。與所謂下利寸脈反浮數。尺中自濇者。一口氣耳。

下利後。脈絕。手足厥冷。晬時脈還。手足溫者。生。脈不還者死。

按下利後。現脈絕手足厥冷者。必有死生之別。須明辨焉。蓋以爲卒襲下利。故使表裏之氣相共躊躇者。一時現脈絕手足厥冷者。必有之矣。既如此者。晬時脈還手足温必矣。故曰生也。若夫以爲下利。精氣虛奪。表裏之機活絕者。亦當現脈絕手足厥冷也。既已如此者。縱歷晬時。不脈但不還而已。手足亦何得温乎哉。故曰死也。

傷寒。下利日十餘行。脈反實者死。

按下利日十餘行。脈反實。則是脈證相背者也。故爲之凶徵矣。所以曰死也。雖然。下利日十餘行。於陽位。亦不得無之矣。若取之於陽位。則其脈實者。尤爲吉徵矣。因之觀之。則如此條之可論。而亦非正文之氣格。可得而知焉。

下利清穀。裏寒外熱。汗出而厥者。通脈四逆湯主之。

此條當聯之小承氣湯標之。而對論於乾薑黃連黃芩人參湯之曰寒下者也。而今序之于此者。謬撰次也。夫蓋上條既曰寒下。以處乾薑黃連黃芩人參湯。則嫌於彼湯之弘療寒下也。是故。今舉寒下本面之者于此。以及是湯者也。於是乎知。如乾薑黃連黃芩人參湯之於寒下。則但以下利溏泄之位於虛實間言之。如通脈四逆湯之於下利清穀。則以弘位於虛寒之地言之也。下利清穀。裏寒外熱。解已具于前。汗出而厥者。津液耗奪。活氣衰敗之候也。

按通脈四逆湯之於四逆湯也。一其品味。而特異其量數耳。故於其證狀。無更有大異矣。纔就病勢之緩急。而左右之者也。以是乎於四逆湯。則或標厥。則不標脈欲絕。或標脈欲絕。則不標厥。是乃欲示氣與液之虛耗。尙有互未普也。如通脈四逆湯。特不然矣。必聯擧厥及脈欲絕。是乃欲示氣與液之虛耗。既已相普也。此之爲本論之式例也。而今此條。不論及脈欲絕者。何哉。曰是乃對後條標小承氣湯曰有燥屎也。以互示其機活者也。何則此期其方於後。而擧通脈四逆湯。以鑒前之在于四逆湯者也。彼期其方於前。而擧小承氣湯。以鑒後之在于大承氣湯者也。以是即各位前後之間。而錯綜之藥方者。庶幾乎使人得其妙用也乎。

熱利下重者。白頭翁湯主之。

此條隸屬乾薑黄芩黄連人參湯而發之也。而今標之於此者。蓋撰次之誤也。熱利下重。對本自寒下。以均在於虛實間而言之也。是故雖曰熱利下重。而非固本于實熱之謂也。唯斥其狀之在下重而言之也。下重。即後重也。若夫併之以二三之實候。則既已不與此湯固矣。夫蓋此湯之於熱利。乾薑黄芩黄連人參湯之於寒下。皆以下利之一狀候。而建之論者也。故此於是寒熱也。猶如結胸之稱熱實寒實。發黄之稱瘀熱寒濕之比也。若夫於寒下之併虛候者。與熱利之併實候者。則通脈四逆湯。及小承氣湯之所論是也。

白頭翁湯方　白頭翁二兩　黄連三兩　黄蘗三兩　秦皮三兩　右四味。以水七升。煮取二升。去滓溫服一升。不愈更服一升。

按白頭翁二兩。宋板作三兩。爲是矣。

下利復脹滿。身體疼痛者。先溫其裏。乃攻其表。溫裏四逆湯。攻表桂枝湯。

下利腹脹滿。於陽位亦有之。而決之於四逆湯者。不能無疑矣。比之於太陽篇所謂傷寒醫下之。續得下利。清穀不止。身疼痛者。則辭氣太劣矣。恐後人據彼而諭之者矣乎。

下利。欲飲水者。以有熱故也。白頭翁湯主之。

此蓋後人誤解白頭翁湯之熱利而及之者也。夫下利之欲飲水者。即是熱利之本面目耳。豈白頭翁湯之所與乎哉。

下利。讝語者。有燥屎也。宜小承氣湯。

此條當聯之通脈四逆湯。而對論於白頭翁湯之曰熱利下重者也。而今序之于此者。亦撰次之誤也。夫蓋上條。既曰熱利下重者。白頭翁湯主之。則嫌彼湯之弘療熱利也。故今舉熱利本面之者于此。以及此湯者也。於是。益知如白頭翁湯之於熱利。則以但下利後重之位於虛實間言之也。如此湯之於下利讝語者。則弘位於實熱之地者也。夫蓋下利讝語者。較之於讝語之於不大便。或於難鞕者。則有本末正變之別也。本乎現其正證。末乎現其變證。是其式也。今也既在其末而不在其本。故不見其正證。而必見其變證如此矣。其既於此也。或有難遽斷其虛實者也。是故式之曰。有燥屎也。然是唯期其方隅已爾。故不但斷於陽明而已。弘通于熱位言之也。以是雖顯曰有燥屎而不處以大承氣湯。而曰宜小承氣湯。是即期方於前。而以鑿於後者也。豈但是而已哉。破裂其所前後。則亦當足指數於諸凡之熱證矣。可見於證方之不切當。反生餘意之如此活矣。

下利後。更煩。按之心下濡者。爲虛煩也。宜梔子豉湯。

此條。承上諸凡之下利而論之也。蓋諸凡之於下利也。以各施之治方。故下利已止者也。故曰後也。雖然。鬱熱尙未解。乘裏氣運用之未復。遂輻湊心邊。且纏且壓。是乃煩之所出也。心下濡。以別心下鞕之實煩。言心下濡弱而氣缺其護也。所以呼曰虛煩也。此雖既曰虛煩。而非敢本精虛者。惟是心胸之鬱熱帥活氣。而使心下濡弱者也。是故與梔子豉湯。以制鬱熱。則活氣復自振必矣。此即所以此湯之療虛煩也。

嘔家有癰膿者。不可治嘔。膿盡自愈。

凡處修治也。證有主客正變之略。治有標本先後之序。不可概以限矣。此條之所論。如拘束然矣。豈足以式例論之哉。蓋後之撰入耳矣。

嘔而脈弱。小便復利。身有微熱。見厥者。難治。四逆湯主之。

此其證方殊不從矣。且也是證而曰難治者。亦不穩矣。若其言之是乎。於厥陰本證。亦謂之何乎。可知非正論之辭氣。成後人之撰矣。

乾嘔。吐涎沫。頭痛者。吳茱萸湯主之。

此條及下條。當隸屬梔子豉湯條。而論均承下利後。而差之機變者也。夫雖既下利之異諸類乎。以各處之治方而下利全差矣。雖然以既爲下利。故活氣失宣暢。而鬱集於心胃間。而遂致使上下阻隔也。夫既如此。則鬱氣必當釀成痰飲。而其勢必犯上部也。此乃乾嘔吐涎沫頭痛之因也。故今以是湯瀉之鬱氣。則其本復。而末自從矣。治法之活。豈其可不服膺乎哉。

嘔而發熱者。小柴胡湯主之。

此條。亦承下利後。如上之所言也。然則雖下利既止。而邪氣尚未解。復備熱候者也。故出若嘔而發熱也。論曰。嘔而發熱者。柴胡湯證具。卽是也。當就于彼條。而求其義爾矣。

傷寒。大吐。大下之。極虛。復極汗出者。以其人外氣怫鬱。復與之水。以發其汗。因得噦。所以然者。胃中寒冷故也。

傷寒。噦而腹滿。視其前後。知何部不利。利之則愈。

二條。皆無意義之可據以推矣。蓋後人之論説耳。

辨霍亂病脈證幷治

按。霍亂之爲篇也。蓋後世。不辨傷寒之意義之徒。謾以爲遑霍亂。遂剽竊專吐利者。於厥陰篇中。而強爲之篇。

而以慣病名多端之俗習者也。與以痓濕暍，及陰陽易，差後勞復爲篇者，正同其義，皆非醫聖之舊也。當刪之篇目而一連於厥陰篇耳矣。

問曰：病有霍亂者何？答曰：嘔吐而利，名曰霍亂。

問曰：病發熱頭痛，身疼惡寒，吐利者，此屬何病？答曰：此名霍亂。自吐下，又利止，復更發熱也。

按二條，皆後人強說霍亂者也。嘔吐而利，或發熱頭痛，身疼惡寒，皆是傷寒之候法也。而今域歸之霍亂者，不知何之所推矣。豈其可審辨乎哉。

傷寒，其脈微濇者，本是霍亂，今是傷寒，卻四五日至陰經上轉，入陰必利。本嘔下利者，不可治也。欲似大便，而反失氣，仍不利者，屬陽明也，便必鞕。十三日愈，所以然者，經盡故也。

下利後當便鞕，鞕則能食者愈。今反不能食，到後經中，頗能食，復過一經，能食，過之一日當愈，不愈者，不屬陽明也。

二條，皆轉經之辭氣，拘縛殊甚矣，豈容論可否哉。

惡寒脈微而復利，利止亡血也，四逆加人參湯主之。

此條，亦承下利後論之也，當列小柴胡湯之次也。是於其始也，雖下利異其諸類，而今差止矣，雖然，其虛尚不復，遂致以虛益虛也。所以見惡寒脈微也。夫既惡寒脈微之本乎精氣虛損至如此，則其裏不可必不急迫也。急迫之已甚，其勢下陷，亦其必然也。此所以爲復利也。復字，對前位有利也。利止亡血也五字，蓋後人之旁註耳。且夫此湯之於白通湯，雖大同其趣，而有就精虛與下利之分，而聊以標本之別者也。於白通湯，則本利而標虛，故以止利爲要也。於此湯則本虛而標利，故以療裏急爲要也。是之爲二湯之分也。可知就精虛與下利之分。而聊以標本之別也。又按。此湯之於四逆湯。如無區別然矣。雖然。已異人參之去加。則亦不可不分別也。蓋於四逆湯。則以其虛至通身相等乎。虛候亦必衆多於內外也。故於其轉機。則反自不急矣。於此湯。則以其虛至殊甚於裏乎。虛候必純一於裏也。故於其轉機。則反自不緩矣。於是乎知人參療裏急之選品也。此所以去加人參也。

四逆加人參湯方　於四逆湯方內。加人參一兩。餘依四逆湯法。

霍亂。頭痛發熱。身疼痛。熱多欲飲水者。五苓散主之。寒多不用水者。理中丸主之。

按揭出霍亂者。固非舊文矣。後人爲慣俗習之徒。剽竊於論中以吐利爲冒首者來。而歸之於霍亂之吐利。遂致代吐利以霍亂者也。是故。今除去霍亂二字。而以吐利二字。則庶乎見其舊面乎。夫蓋吐利。頭痛發熱。身疼痛之於證也。以寒熱虛實之二途論之者也。以是乎。以熱之實論之。則爲本乎肌肉間也。故曰熱多欲飲水者。五苓散主之也。亦以寒之虛論之。則爲本乎胃上也。故曰。寒多不用水者。理中丸主之也。熱多對寒少。寒少對熱多。以含畜虛實陰陽也。故今雖曰寒多。而覿乎不標惡寒及厥寒。則知寒之以虛寒言之也。旣知寒之以虛寒言之。則亦足以知曰熱多者。不啻發熱多而已。以實熱言之也。以是乎。以熱多寒多之二岐。而遡迴乎上之所論。則當以足辨之差別矣。若夫以熱多之在于五苓散而論之。則水熱在肌肉間之動勢。出若頭痛發熱身疼痛者也。且也。其水熱之不謝乎肌肉間。遂致壅塞乎裏之運用也。此爲之吐利之因也。於是乎。知頭痛發熱。身疼痛之在主位。而吐利之在客位也。若夫以寒多之在于理中丸而論之。則胃上寒邪聳上下。出若吐利者也。且也其吐利之振動勢乎。其表亦不得必不且激且鈍矣。此爲之頭痛發熱。身疼痛之因也。於是乎。亦知吐利之在主位。而頭痛發熱。身疼痛之在客位也。然則是之四箇之證。自有轉換主客之義而存。學士不可不必致思焉矣。

理中丸方　人參　甘草　白朮　乾薑各三兩右四味。擣篩爲末。蜜和丸。如雞黃大。以沸湯數合。和一丸。研碎溫服之。日三服。夜二服。腹中未熱。益至三四丸。然不及湯。湯法以四物。依兩數切。用水八升。煮取三升。去滓。溫服一升。日三服。加減法。臍上築者。腎氣動也。去朮加桂四兩。吐多者。去朮加生薑三兩。下多者。還用朮。悸者。加茯苓二兩。渴欲得水者。加朮足前成四兩半。腹中痛者。加人參足前成四兩半。寒者加乾薑足前成四兩半。腹滿者去朮。加附子一枚。服湯後如食頃。飲熱粥一升許。微自溫。勿發揭衣被。

加減法。出于後人之爲固矣。應削去焉。服湯以下四句。當屬之溫服一升。日三服下。而以供理中湯方後耳。按理中之於湯也。與丸無有大異矣。然觀之於曰腹中未熱益至三四丸。然不及湯。則服三四丸尚不知者。即湯之所宜耶。故今其湯法如此矣。

吐利止。而身痛不休者。當消息和解其外。宜桂枝湯小和之。

此蓋承上之二岐而發之者也。當去圈而連讀之耳。夫既五苓理中之奏功乎。不唯吐利止而已。於其餘證亦應從而愈。故曰吐利止者。以包餘證愈言之也。是故。今雖無既有寒熱。而開闔不調。氣液不復。此所以爲身痛也。然則雖異身痛之因如此。而以一連及于今來。曰身痛不止也。於是乎以桂枝湯導其開闔則氣液必宣布。身痛當自愈矣。蓋亦桂枝湯之一活法也。論曰。太陽病下之後。其氣上衝者。可與桂枝湯。義正與之同矣。按當消息和解其外。及小和之。皆後人之旁註耳。

吐利汗出。發熱惡寒。四肢拘急。手足厥冷者。四逆湯主之。

蓋四逆湯之爲證也。雖固在厥陰。而不能無輕重緩急之分矣。於是乎。標其輕而不急者于此。以對後條所論之重而不緩者也。夫既此條之輕而不急乎。或誤其診候於他位者有之乎。故今媲次此條於五苓理中之後。以示其異別。以縱横其機變者也。吐利汗出。雖固本乎虛耗。而以其輕而不急乎。未備虛脫之候法者。尤有之矣。須辨別之於五苓理中之所論矣。發熱惡寒。此以其本面論之。則外熱惡寒也。雖然。亦其輕而不急乎。以摸寫於發熱惡寒作文如此矣。而今歸之外熱惡寒者。須據下之所論而得認之也。四肢拘急。以示氣液之凝滯也。手足厥冷。以示氣液既衰弱也。然則吐利汗出。發熱惡寒之雖如不似于厥陰。而徵之於此。則其詳可得而探尋矣。是乃所以決其治於四逆湯也。

既吐且利。小便復利。而大汗出。下利清穀。內寒外熱。脈微欲絕者。四逆湯主之。

此條。前以承上條。而標其重而不緩者。後以接下條。而論四逆湯之於極地者也。蓋今其爲吐利也。連及於前位來者也。故曰既。曰且也。然則吐利之不一且。終至使津液失機約也。於是乎。爲小便復利。而大汗出者也。下利清穀。內寒外熱。脈微欲絕者。解已具于前。內寒與裏寒無異矣。聊有廣狹之差已矣。

吐已下斷。汗出而厥。四肢拘急不解。脈微欲絕者。通脈四逆加猪膽汁湯主之。

此條。承上二條之變。而結之于此也。夫蓋通脈四逆加猪膽汁湯之於方也。爲之治法之極也。以是乎。不唯結於二條之變而已。亦結於三陰之變者也。而亦觀之於熱之歸于寒。陽之轉于陰。則不唯結於三陰之變而已。亦復結三陽之變者也。此乃所以舉此湯于茲。以結是篇也。吐已下斷者。以裏虛之益深。致精液乏少。無給吐下之液故也。方中加猪膽汁者。可以徵矣。夫既裏虛雖殊甚乎。而今反吐已下斷。則難更認得於其裏虛之由者也。於是乎。敍裏虛之外候與脈候。曰汗出而厥。四肢拘急不解。脈微欲絕也。是之脈與證。以推之裏。則裏虛豈莫酌量乎耶。不解字。顧已斷字。作文有意致。不可忽諸。又按。脈微欲絕。於四逆湯亦言之。雖然。此湯之於四逆湯也。裏虛果有級階。何爲得脈特無差等乎。可知雖一於脈微欲絕之辭。而於其形勢。亦自有差等矣。

吐利。發汗。脈平。小煩者。以新虛不勝穀氣故也。

按利當作下。吐下發汗。是以施其治法言之也。夫既其治法之折中乎。病何得不愈乎哉。卽所以使脈平常也。然則今雖小煩。而自知非病之所令。而以胃氣未復。水穀易滯故也。其要但在於節飲食而漸調養胃氣也。豈其藥之所與也哉。又按。此條雖特以吐下發汗標之。而觀於舉之於茲以爲此篇之結尾。則豈唯吐下發汗後之於此者已哉。於施諸凡之治法之後者。亦復不得不與此條之所論。自可鑒識耳矣。

辨陰陽易差後勞復病證并治

按以陰陽易差後勞復起篇者。亦猶與以霍亂起篇者正同矣。蓋皆出後人之撰者也。夫疾病之在軀殼乎。雖不一其所受。而無不畢於血液神氣之失常也。脈證據于茲。死生繫于茲。是故。血液神氣之失常者。疾病之原也。失常。有大小異同。雖有大小異同。而均於血液神氣之執虛則一也。而執虛之多少及死生之機。必於脈證乎見之矣。脈證之區區百出。亦不能出於三陽三陰及虛實間之外也。是故以一傷寒。而帥於諸凡疾病。則莫更所遺漏爾矣。豈敢爲設多端之病名乎哉矣。

傷寒陰陽易之爲病。其人身體重。少氣。少腹裏急。或引陰中拘攣。熱上衝胸。頭重不欲舉。眼中生花。膝脛拘急者。燒裩散主之。

證候如此者。以其式例。則當處眞武湯輩耳。而今以燒裩散者。未知其可否矣。蓋是後人補入之於他書者耶。

大病差後勞復者。枳實梔子湯主之。若有宿食者。加大黃如博碁子大五六枚。

以差後勞碌爲病者。其脈證固不可一矣。修治亦何爲期之於一方哉。枳實梔子湯之於方。雖如可供施用。而證不以其準據。則亦無如之何而已。若有宿食者。加大黃是唯適一隅之意。而未知宿食之涉于陰陽者也。蓋皆後人之所追撰耳。

枳實梔子湯方　枳實三枚　梔子十四枚　豉一升　右三味。以清漿水七升。空煮取四升。内枳實梔子。煮取二升。下豉更煮五六沸。去滓溫分再服。覆令微似汗。

傷寒差已後。更發熱者。小柴胡湯主之。脈浮者。以汗解之。脈沈實者。以下解之。

傷寒亘于三陽三陰言之也。夫蓋三陽三陰之於差巳後也。各自隨機而至于此。發更發熱者也。雖然顧之表裏。不見更所病矣。且也徵之脈浮者以下四句。則其脈不浮不沈。亦可以推知焉。然則是之發熱。不可以歸于表。亦不可以歸于裏。故歸之於表裏間。以小柴胡湯主治之也。脈浮者。是乃言更發熱而脈浮者也。故取之於太陽。以發汗解之也。脈沈實者。是乃言更發熱而脈沈實者也。故取之於陽明以下之解之也。醫宗金鑑。以脈浮者以下四句。屬之枳實梔子湯。膚淺殊甚矣。豈足論乎。

大病差後。從腰以下。有水氣者。牡蠣澤瀉散主之。

按從腰以下有水氣者。當固有虛實陰陽之分。須以其脈證辨之。而後處置之方劑巳爾。豈得但拘水之所存。而決之治法乎哉。此條不論脈證之如何。而唯曰從腰以下有水氣者。處以牡蠣澤瀉散者。非本論之式例矣。大似千金方外臺祕要等之所旨也。胡其從之乎哉。

牡蠣澤瀉散方　牡蠣　澤瀉　栝蔞根　蜀漆　葶藶　商陸根　海藻已上各等分　右七味。異擣。下篩爲散。更入臼中治之。白飲和。服方寸匕。小便利。止後服。日三服。

大病差後。喜唾。久不了了者。胃上有寒。當以丸藥溫之。宜理中丸。

大病差後。言陰證之差後。而亦通陽證之差後也。夫大病之於差後也。精氣津液之未復乎。運用流注之未健乎。遂致胃口畜寒飲也。旣而寒飲之不謝。益令精氣不瀉。益令水飲不化。可知喜唾之於水飲不化焉。久不了了之於精氣不瀉焉。喜。讀如喜嘔之喜也。不了了。言不聰慧也。宋板胃上。作胸上者非矣。

傷寒解後。虛羸少氣。氣逆欲吐者。竹葉石膏湯主之。

傷寒解後。言陽證之解後。而亦通陰證之解後也。虛羸者。言精虛羸瘦也。少氣者。言氣息細少也。氣逆欲吐者。精氣奔逆之所令也。夫蓋於竹葉石膏湯也。以餘熱與精虛。而爲之證者也。是故論其部位。則爲虛實間也。以是乎。其餘熱之已不甚乎。未能釀成痰飲矣。其精虛之尙不多乎。亦未能爲痰飲矣。惟是餘熱待精虛。而益加之勢。精虛乘餘熱。而益鈍其機。互相據以釀成痰飲也。夫痰飲之黏于要路乎。氣息必爲之被壓。精氣亦必輻湊于玆。所以爲少氣氣逆也。旣知少氣氣逆之本于痰飲。痰飲之因餘熱與精虛。則證方之在於虛實間。豈不明確乎。不可不稽矣。

竹葉石膏湯方　竹葉二把　石膏一斤　半夏半升　人參三兩　甘草二兩　粳米半斤　麥門冬一升　右七味。以水一斗。煮取六升。去滓。內粳米。煮米熟。湯成去米。溫服一升。日三服。竹葉二把條辨作三兩　石膏一斤千金作一升

傷寒之於撰也。初起之以桂枝湯麻黃湯中分之。以承氣湯附子湯終結之。以四逆湯通脈四逆湯。以正證督其法。以變證弘其活。陰陽虛實。輕重緩急。縱橫錯綜。其機百出。無有所遺漏矣。式例可求焉。修治可撫焉。且也今補添若小柴胡湯。若理中丸。若竹葉石膏湯。於終結之後。而曰傷寒差已後。曰大病差後。曰傷寒解後。以大結於初中終之變之變者也。是之正變標本輕重終始。如循環之無端然矣。嗟嘆其孰能窮之哉。嗟嘆其孰能窮之哉。

病人脈已解。而日暮微煩。以病新差。人強與穀。脾胃氣尙弱。不能消穀。故

令微煩。損穀則愈。

此蓋後人。因吐下發汗脈平條。釋其意義者也。奚其啻之正論乎耶。

跋

家君之少也。學傷寒論於中西深齋翁。蓋十有餘年矣。既而熟考其說。覺於本論。頗有徑庭。於是勵志覃思。精練研究之。十年如一日矣。遂至以窺其淵奧矣。爾來講授之後。更自就文而指示之。使有邦從錄焉。雖每不過二三條。其稿之所積。周編悉已具。乃校而第之。總八卷。名曰傷寒脈證式。則本論脈證之式例。較然甚明。四方從遊之徒。皆莫不競求轉寫也。唯恐致亥豕魯魚之誤。今因與同志謀刻。藏諸家乃爾。

男有邦謹書

陳存仁編校

皇漢醫學叢書

金匱玉函要略述義

丹波元堅著

金匱玉函要略述義

提要

金匱要略。爲仲景之書。要略二字。乃對詳之辭。舉其要而擷其繁者曰略是也。要略一書。爲治雜病圭臬。洵醫門之眞經。濟生之龜鑑也。文辭典雅。義理深奧。歷代先哲疏解。雖不乏賢能。惟往往非泥於卑近。即騖於高遠。紛紜是非。莫可適從。此丹波氏之所以有述義之撰。其先君著有金匱輯義。頗具精核。受讀之久。而智啓心得者有之。及失載諸家有足擴充經旨者亦有之。此又丹波氏之所以承其先君遺志而撰述義之作也。輯述體裁。略有差異。錄原文精華。以段落分註。註解之間。仍引先賢學說。後附己之發揮。大無不晰。細無不燭。博而約。精而詳。無一不以經訓爲旨。裨益實際爲歸也。

金匱玉函要略述義題辭

先教諭金匱輯義。係于晚年定本。是以極其精核。無須贅述。惟不肖受讀既尙。時有管見。又諸家方論擴充經旨者。其偶爾失載。亦間有之。趙以德衍義。周揚俊補之。題曰二注。近代朱光被有正義之作。俱出于先教諭下世之後。並擷其粹。皆標記在輯義上層。不敢謂有裨學者。然竊比之雞肋。仍整録爲編。以供子弟參對云。天保壬寅首夏。丹波元堅纂。

金匱注解。更有高世栻。李彣。李瑋西。俱爲醫宗金鑑所引。又有盧之頤摩索金匱。張志聰注。黃元御金匱懸解。戴震注。李鈞注。皆是先兄醫籍考所著録者。盧氏。黃氏學頗迂僻。其存不存。不足措念。其他諸家。惜未得見之。況戴氏碩儒。顧考證必精。而其遺書中缺焉不收。最可憾也。又李炳字振聲。號曰西垣。苦金匱無善注。乃撰金匱要略注二十二卷。能抉其微。見焦循雕菰集。嘉慶中。陳念祖著有金匱淺注十六卷。金匱讀四卷。見其神農本草經讀序。

趙開美本輯義所引。係皇國重刊。今得其原刻勘之。間失其舊。又朝鮮國醫方類聚所據。蓋爲宋元舊刻。亦與今本互有異同。今並校而揭之。

金匱玉函要略述義目錄

卷上

卷中

金匱玉函要略述義卷上

丹波元堅學

按廣雅曰。略要也。王念孫疏證曰。孟子滕文公篇。此其大略也。趙岐注云。略要也。又說文曰。略經略土地也。段玉裁注曰。引申之。凡舉其要而用功少者。曰略。略者。對詳而言。觀此諸說。則要略二字。其義更晰矣。

臟腑經絡先後病脈證第一

按傷寒論每篇首。冠以辨字。今要略無之者。蓋後人所刪也。外臺療瘧方。引張仲景傷寒論。每條首。有辨瘧病。辨瘧脈等字。亦足以證。

論十三首三。當作五。　脈證三條諸本。作二條。宜從。

問曰。上工治未病。何也。

〔徐〕醫中有大關目不可專指一病者。仲景于首卷。特揭數十端。以定治療之法。此則論五行相剋之理。必以次傳。而病亦當預備以防其傳也。〔魏〕此條。乃仲景總揭諸病當預圖於早。勿待病成方治以貽悔也。治之預。則用力少而成功多。所謂曲突徙薪之勳。宜加於焦頭爛額之上也。先言肝者。以四時之氣始乎春。五臟之氣始於肝。洪範言履端于始。序則不愆。故先引肝以爲之準云。〔朱〕甘味入脾。兼能緩肝。和調兩藏。令弗相戕也。

按趙氏於內經辛補。仲景酸補之理。詳爲之辨。蓋係于尤氏所據。文繁不具錄。

夫人稟五常。因風氣而生長。稟。周本。作秉。

按禮記樂記曰。道五常之行。注。五常。五行也。禮運曰。故人者。其天地之德。陰陽之交。鬼神之會。五行之秀氣也。又曰。故人者。天地之心也。五行之端也。楊上善太素經注曰。風氣一也。徐緩爲氣。急疾爲風。人之生也。感風氣以生。其爲病也。因風氣爲病。是以風爲百病之長。集韻般字下曰。亦數別之名。無犯王法。蓋謂無犯王者之法律。以墨劓剕宮等刑。白虎通曰。犯王法。使方伯誅之。先兄曰。竭乏。即內經以欲竭其精之義。又金鑑以爲內所因中虛。外所因中實。不內外因。非中外虛實。徐氏以爲適中經絡三句。應前內因一段。四肢才覺重滯四句。應前外因一段。更能無犯王法二句。應前房室一段。並是。然更就服食節其冷熱苦酸辛甘句攷之。則三者房室下。恐脫服食二字。否則彼句內。蘊有服食失節乎。如此看做。殆覺上下相應。於病理亦相叶。而更能無犯王法以下五句。都應前房室一段。

又按喜多邨直寬曰。服食。即衣服飲食之謂。靈師傳篇云。飲食衣服。亦欲適寒溫。可以徵焉。斯說得之。小島尚質曰。陳天竺三藏眞諦譯迦毘羅仙人金七十論云。三苦。一依內。二依外。三依天。此亦論三因。與經旨略相似。

問曰。病人有氣色見於面部。胸上。周作胸中。

按魏曰。鼻爲肺之開竅。而主一身之元氣者也。五藏之氣。莫不稟受于肺。而五藏之真色。亦必隨氣之出入。而發見于鼻頭。此鼻頭所以可驗五臟之真色也。此解與尤意異。然宜備一說。痰飲篇曰。膈間支飲。其人喘滿。心下痞堅。面色黧黑。蓋與本條相發。又色黃者。色白者。二證。沈魏朱屬之鼻頭。檢千金方曰。論云。鼻頭微白者亡血。設令微赤非時者死。病人色白者。皆亡血也。又曰。凡人候鼻頭色黃。法小便難也。蓋是三家所本。

師曰。病人語聲寂然。

按喑。當與韽通。周禮典同職。微聲韽。鄭玄注。韽。聲小不成也。

師曰。息搖肩者。心中堅。

按趙曰。此仲景因呼息以爲察病之法。與後條吸對言。以舉端耳。徐注本于此。又沈氏以爲此言喘息有痰氣肺脹肺痿之別。其説似是。然不及魏之穩切。但魏唾沫解恐非。沈曰。肺熱葉焦。氣弱不振。津液化而爲涎。上溢於口。故吐涎沫。似是。蓋古所謂沫者。即今之痰涎。不必是白沫。宜參肺痿及痰飲篇。又金鑑痰嗽肺痿之辨。欠妥。

又按徐氏注上氣色條有曰。但望法貴在神氣動靜之間。此言甚妙。如欲候氣息者。最所宜加思矣。

師曰。吸而微數。沈。作息而微數。且曰。遠。當作遲字。並誤。

按朱以上焦下焦二句。爲虛者不治之注脚。謬矣。又魏注中筋脈二字。宜刪。

師曰。寸口脈動者。

按此條。上文言脈不言色。下文言色不言脈。是互文見意。故結以非其時色脈句。

問曰。有未至而至。爲至而不至也上。兪本。類聚。並有此字。

〔徐〕此論天氣之至。有過不及。不言及醫。然而隨時制宜之意在其中。辯義尤注中。至未得甲子下。脫而天已溫。或已得甲子。而天反未溫。及已得甲子十九字。

問曰。寸脈沈大而滑。脈經。不設問答。卒厥下。有不知人三字。口字无。和上。有溫字。

按此條。脈經題云平卒尸厥脈證。巢源。載之而雜療方尸厥下原注。曰脈證見上卷者。徐鎔以爲此條。則殆是扁鵲所療虢太子之病也。又素陽明脈解篇。厥逆連藏則死。連經則生。

問曰。脈脫入臟即死。

按先兄曰。此條。諸注失鑿。蓋是承上條。更申其理。脈。即血脈。係血氣之省文。攷字書。脫。或然之辭。宜為助語看。始妥。脫本外脫之義。脫而稱入。甚不相協。素方盛衰論。脈脫不具。診無常行。吳崑注云。脈或不顯也。可以相證矣。吳子勵士篇。脫其不勝。取笑於諸侯。後漢書李通傳。事既未然。脫可免禍。宋趙德麟侯鯖錄曰。脫者。可也爾也。謂不定之詞。漢晉人多言脫如何。亦或也。胡三省通鑑注云。脫者。或也。又曰。脫者未可必之辭也。此皆可例。

問曰。陽病十八。何謂也。飥。類聚。作飪。

（周）此總內經所著之病。而為之分陰陽悉表裏。合上下內外以立言。庶幾經絡明。腑臟著。所因顯。不致散而難稽也。如三陽在外。病頭痛等六證。則各有所行之經。各顯本經之證。三而六之。非十八乎。而三陰之在裏者亦然。五臟各有十八。合計為九十病。其為病。則於靈樞論心脈為瘈瘲。班班可考矣。若六腑則何如。腑居內而合於經者也。故邪之在腑者。合外於經。其受患為淺。而欲散不難。不若五臟之深且甚焉。故曰微也。其為病。內經有分屬。仲景括為一百八病。蓋因腑之六以為數也。凡此共二百三十四病。統內外而言之也。人之一身。上下表裏盡之矣。而所謂清濁大小邪者。一為霧露。一為地濁。本天者親上。本地者親下。百病之長。傷人之陽。肅殺之氣。傷人之陰者。是也。從口入者為內傷。亦足使人發熱腹痛。喘嘔脹滿。不去其陳而致新。不足以為功。（魏）大約陽病皆軀殼以外之病。而陰病皆軀殼以裏之病耳。

按此條分為兩段。前段。是就經絡藏府。而舉疾證數目。程注錯算。周氏為是。○後漢書郭玉傳。方診六微之技。亦不審其義。後段。說五邪而分三節。先就其性立名。風善行而數變其性。見千金。更反復示其所中。餘義結以極寒極熱。可謂盡矣。但注家於大邪小邪。迂曲費說。甚失經旨。不知三節互相照應。大邪言風。小邪言寒。其義瞭然。周氏所解殊卓。蓋風則泛散。故稱之大。寒則緊迫。故稱之小。且風之傷人爲最多。寒則稍遜。亦其所以得名歟。風性輕揚。故先中表。而令脈浮。寒性慓悍。故直中裏。而令脈急。

又按素太陰陽明論曰。故傷於風者。上先受之。傷於溼者。下先受之。靈百病始生篇曰。風雨則傷上。清溼則傷下。辨脈法曰。寸口脈陰陽俱緊者。法當清邪中於上焦。濁邪中於下焦。皆文異旨近。又陶氏本草序例曰。夫病之所由來雖多端。而皆關於邪。邪者。不正之目。謂非人身之常理。風寒暑溼。饑飽勞逸。皆各是邪。非獨鬼氣疫癘者矣。本條邪字。得此言而始明矣。

先兄曰。盧文弨鍾山札記。詳辨槃字。宜參。

夫病痼疾。加以卒病。

按說文。痼。久病也。汲古閣刊宋本。作𤵸。誤。 又金鑑所引趙注。二注本以爲周氏。

師曰。五藏病各有得者愈。

按尤氏引藏氣法時論。宣明五氣篇。五味篇爲徵。宜參。又成氏注厥陰篇除中條曰。若胃氣絕。得麪則必發熱。若不發熱者。胃氣尚在也。恐是寒極變熱。因暴熱來而復去。使之能食。非除中也。金匱要略云。病人素不能食。而反暴思之。必發熱。是成氏既以思字作食義看。

夫諸病在藏。

按此條猪苓湯。不過姑假之以備隅反。徐沈朱附出其方。深誤。

〔餘述〕此篇。仲景揭示辨證處治之總例。而其最緊要。在首章與第二章。今深繹其意。則寓有三義。蓋人之有身。以藏府爲之主宰。故論理疾病。必始自藏府。實爲軒岐相傳之學。故仲景舉之于首。以爲後人模範。其義一也。病之大體。不過二端。曰內傷。曰外感。是已。首章所主在內傷。次章所主在外感。兩相對列。使人知病之不出二端。其義二也。治病之要。不過防微。渴穿鬭鑄。先聖所戒。是以首章舉治未病。而次條亦曰。未流傳府藏。即醫治之。曰。勿令九竅閉塞。皆示見微得過之意。其義三也。此三義者。豈可不謂非醫家入學之門徑乎。其他諸條。辨色。辨聲。辨氣息。辨色脈應否。辨脈之先後。診察之法盡矣。病有起于急遽者。吉凶不可不察。內因之病。皆有數目。外感之疾。各有法度。五藏之病。有所得。有所惡。亦辨證之綱領也。如夫天氣消長。人身亦應之。則其理不得不講也。施治之法。先示防微。又示淺深之有別。又論病之表裏新久。必有先後之序。而篇末一章。發攻導諸劑之秘焉。夫然後辨證處治之例。無出於此篇範圍之外。則此篇者。眞醫家之大經大法也。

痓溼暍病脈證第二（兪本。證下。有治字。是。）

論一首　脈證十二條（當作十六條。）　方十一首

太陽病。發熱無汗。

太陽病。發熱汗出。

按反惡寒。錢注竟屬牽強。蓋反。是而字譌。千金翼可以徵焉。（千金翼。作而反惡寒。竊想反字。後人從本經所補入。）不惡寒。諸注亦

不確。巢源無不字。林億等校傷寒論及總病論。並既引證之。爲是要之此二證俱有惡寒。惟須以無汗與汗出。爲表實表虛之分。不係惡寒不惡寒也。栝蔞桂枝湯條曰。太陽病其證備。亦可以徵。

又按趙氏曰。所謂柔痓者。非不強也。但剛痓強而有力。柔痓強而無力爲異爾。此金鑑所本。又聖惠方曰。陽痓即易差。陰痓即難差。又曰。柴胡散。治傷寒陰痓。閉目仰面。石膏散。治傷寒陽痓。通身熱仰目。此解惑論所本。先兄曰。曲禮剛日柔日。即陰陽之義。

太陽病。發熱。脈沈而細者。故難治。

按脈沈而細。徐錢以爲痓病正脈。然則細是緊細之細。非微細之細。而痓之必難治。程鑑等以爲痓見此脈者。氣少之候。

夫風病。下之則痓。

按風病。猶言風家。不過與前條均言太陽病。

瘡家。雖身疼痛。不可發汗。

按瘡家。謂金瘡家。瘡。古作創。說詳于傷寒論述義中。蓋身疼痛。本麻黃湯所主。如金瘡家。軀殼血乏。縱得傷寒。倘發其汗。則筋脈益燥。遂爲痓病也。此與破傷風之邪入自瘡口者。其機稍異。

又按以上三條。言痓病所由。醫通每處一方。非是。

病者。身熱足寒。頸項強急。原注急急字。趙本不複。

張錫駒曰。頸項強急。則不能轉舒而動搖。故獨頭面搖也。成氏曰。卒口噤。皆不常噤也。有時而緩。

按此條諸證。皆是係于邪著筋脈。風熱上扇之所致。諸注強爲解事。不必然。又軒邨寧熙曰。若發其汗以下十七字。蓋痙病中之文。今錯在此也。此說似是。

暴腹脹大者。爲欲解。

〔徐〕痙家之脈。總不離于沈緊。今之伏弦。亦沈緊類耳。

按如故二字難解。王肯堂曰。此痙字。恐當作死字。非是。

夫痙脈。按之緊如弦。

按轉筋篇。轉筋之爲病。其人臂脚直。脈上下行微弦。

太陽病其證備。身體強几几然。

〔徐〕太陽病其證備者。身熱頭痛汗出也。〔程〕太陽病其證備。言頭痛項強發熱惡風寒具見也。

按太陽證備。尤引趙氏。其說近迂。徐程爲穩。脈反沈遲者。與桂枝加芍藥生薑人參新加湯證。殆同其轍。

又按栝蔞桂枝湯。爲柔痙初治之方。先教諭別有痙病論。曰。剛痙表證。與葛根湯。入胃者。承氣湯。柔痙表證。與栝蔞桂枝湯。倘裏氣亦虛者。桂枝加附子湯。芍藥甘草附子湯。真武湯。活人附朮散。聖濟附子散之屬。理所宜然。亡血產後。陽盛陰虛。或有不中與附子者。乃參歸湯。人參建中湯。及景岳滋補數方。當採擇而用爲。

又沈氏曰。有竹葉湯加附子。以治產後頸項強。乃陽虛經盛之痙。此言不覈。然其方可借爲柔痙裏虛之治。

栝蔞桂枝湯方 按三升下。似脫去滓二字。

太陽病。無汗而小便反少。

按無汗則津液內多。小便當利。而反少者。以其人津燥之故。尤注謬矣。

痓爲病。胸滿口噤。臥不著席。

按千金方曰。諸反張大人脊下容側手。小兒容三指者。不可復治也。此龐氏所據。沈氏曰。大承氣湯。或見內實原有疏解。非爲攻下而設。尤氏曰。此痙病之屬陽明瘀熱者。然無燥實見證。自宜滌熱。而勿蕩實。乃不用調胃。而用大承氣者。豈病深熱極。非此不能治歟。然曰可與。則猶有斟酌之意。用者慎之。朱氏曰。急與大承氣。以下其熱實。則枳朴消黃。未始非滌熱生津除熱之神品也。並與金鑑相發。

又按汪機醫學原理曰。痙病。方書皆謂感受風溼而致。多用風藥。予細詳之。恐仍未備。當作氣血內虛。外邪干之所致。蓋人百骸九竅。必本氣血榮養。始能運動。觀內經云。足得血而能步。掌得血而能握。目得血而能視等文可見。蓋筋脈無血榮養。則強直不能運動。痙病之證是也。但因有數者不同。是以有氣虛不能引導津血。以養筋脈而致者。有津血不足。無以榮養筋脈而致者。有因痰火塞窒經隧。以致津血不榮者。有因真元本虛。六淫之邪乘襲。致血不榮養者。雖有數因不同。其於津血有虧。無以滋榮經脈則一。詳先哲謂汗下過多。及病後產後。與大耗精耗血之病。皆能作痙。其意可見。學者不可力執局方。專用風藥而療。在乎分因用藥可也。以上汪說。蓋辨痙之非溼。此爲藍本。其見甚卓。惜強分頭緒。稍屬多事。如張介賓專以內因論。似不熟繹經文者。則又遜于汪氏一等矣。

又按柯氏曰。夫痓之始也。本非正病。必夾雜于他病之中。此說殆佳。蓋其人本有某故。而營血內乏。或外感誤治。而亡其津液。俱使邪火就燥。以著筋脈。遂爲勁急也。太陽病發汗太多。風病誤汗下。瘡家過汗。皆是痙之所因。而併產後發痓觀之。則其非經得之者。可以見矣。其證必備表候。而冠以太陽病。則外邪所觸而致者。亦可以知矣。

太陽病。關節疼痛而煩。玉函。脈經。細。作緩。活人書注曰。脈細者。非也。此名以下。徐。沈。朱。作此名中溼。亦曰溼痺。其候云云。非是。

按溼病有挾風寒者。今此證則純于溼者。故舉爲溼病之首。先後篇所謂溼流關節。是也。成氏既引此句以爲解。此條。尤氏注甚覈。蓋溼邪不藉風寒。則更易濡滯。勢必趣裏。是以治法不事驅表。但利其小便。則外溼亦隨消除也。煩字。錢注爲當。或以爲心煩者誤矣。大便反快句。諸注未妥。愚意快者。快調和平之謂。言小便不利者。津液偏滲大腸。法當濡瀉。而今溼邪壅閉。水氣內鬱。不敢漏泄。故使大便反如平也。注家多以濡瀉解快字。然濡瀉利數行。豈得云之快。且小便不利者。勢必濡利。則不宜下反字。故知前注之非。顧如此證。綢繆失治。必變遍身浮腫。

又按成氏曰。痺。痛也。因其關節煩疼。而名曰溼痺。非腳氣之痺也。此說本于許氏說文。又魏氏曰。溼氣不孤行。必附於別氣。非風則寒。今感人而關節疼痛。知附于寒者多。而爲病于太陽者同也。非是。又黃仲理於此證擬方曰。甘草附子湯。麻黃連翹赤小豆湯。並不確。

溼家之爲病。一身盡疼。

〔尢〕溼外盛者。其陽必內鬱。溼外盛爲身疼。陽內鬱則發熱。熱與溼合。交蒸互鬱。則身色如熏黃。熏黃者。如煙之熏。色黃而晦。溼氣沈滯故也。若熱黃則黃而明。所謂身黃如橘子色也。

按此證亦純于溼者。郭氏補亡論曰。宜五苓散。然其病屬外。殆是麻黃連軺赤小豆湯所宜也。宜以傷寒論述義溼熱條相參。巢源風黃候曰。凡人先患風溼。復遇冷氣相搏。則舉身疼痛。發熱而體黃也。又有風黃疸候。並是別證。

溼家。其人但頭汗出。胸上。趙作胸中。

〔尤〕寒溼居表。陽氣不得外通。而但上越。爲頭汗出。〔朱〕背強惡寒者。以背皆陽經所主。爲溼所痺也。〔魏〕欲得被覆向火。惡寒之甚矣。

按此溼鬱之甚者。醫者誤下。以爲壞證。噦與小便不利。亦爲下冷之驗。胸滿亦爲上熱之徵。舌上如胎。注家多於如字費解。然胎本苔字。以氣液蒸釀。積于舌上。恰如苔蘚之布鋪地面。故云如苔。或省云舌上苔。後人攷從肉旁。而注家不知其本義。遂至牽湊爲說。特成氏曰。使舌上生白胎滑也。其意可見焉。或曰。說文。菭。水衣也。舌胎之胎。爲炲煤之炲看。卻覺穩著。說文。炱。灰炱煤也。段氏曰。通俗文云。積煙曰炱煤。玉篇云。炱煤。煙塵也。蓋舌胎自薄而厚。自白而黃而黑。有積逕之象。故以名之。一說。謂舌胎多因熱而生。故从火爲正者。鑿矣。甲乙經。石門。一名丹田。在臍下二寸。任脈氣所發。蓋此所云。泛稱下焦。與關元同例。關元。見厥陰篇。水氣篇。婦人雜病篇。太陽下篇五苓散條曰。其人渴而口燥。煩。亦同語例。

溼家下之。額上汗出。

〔徐〕雖仲景有下之早則噦句。似乎太早不可。而後則可下也。不知此爲頭汗而衰未解者。慮其有內入之事。表邪內入則可下矣。非言治溼可下也。

風溼相搏。一身盡疼痛。

按朱氏曰。以見此證宜桂枝加朮湯。而非麻黃湯之任。值天陰雨句。更示人因時變通意。此說不必。蓋此條示風溼取汗之例。不宜擬定一方。

此事難知曰。服解藥而去沈困。只頭痛目悶。是知溼去而風不去。則欲解也。若風去而溼不去則不解。何以然。風則高。溼則下而入裏也。〇按此說不了。

溼家病。身疼發熱。面黃而喘。

成氏曰。病有淺深。證有中外。此則溼邪淺者也。何以言之。溼家不云關節煩疼。而云身上疼痛。是溼氣不流關節。而外客肌表也。不云發熱身似熏黃。復云發熱面黃而喘。是溼不干於脾。而薄於上焦也。陰受溼氣。則溼邪爲深。今頭痛鼻塞而煩。是溼客於陽。而不客於陰也。溼家之脈當沈細。爲溼氣內流。脈大者陽也。則溼不內流。而外在表也。又以自能飲食。胸腹別無滿痞。爲腹中和無病。知其溼氣微淺。內藥鼻中。以宣泄頭中寒溼。

按本事方。載有本證治驗二則。竝用瓜蒂散。宜參。

溼家身煩疼。可與麻黃加朮湯。

按此條。乃證以方略者也。今就其方攷之。是風溼之屬表實者。發熱惡寒無汗。其脈浮緊。可推而知矣。故以麻黃湯發散鬱邪。加朮以驅表溼。此方之朮。宜用蒼朮。非逐裏溼也。蓋仲景分風溼太陽病。以爲三等。亦猶風寒之例。又黎居士簡易方。以此證爲寒溼。恐不然。

麻黃加朮湯方 類聚。甘草一兩。

病者一身盡疼。發熱日晡所劇者。

按發熱日晡所劇者。以溼爲陰邪。故得陰時而加甚也。蓋此證。溼邪滯著稍深。而其表則實。故於麻黃湯中。增損以治之。亦猶傷寒有葛根湯之例。

風溼脈浮身重汗出惡風者。

按此風溼之表虛者。亦猶桂枝湯之例。故嫌麻黃之峻。其不用陽旦者。豈以芍藥之濇乎。防己黃耆湯。注家以爲實衛滲溼之劑。此殊不然。防己皮水有防己茯苓湯。而陶隱居曰。是療風水家要藥爾。然則亦是係逐表溼之品。黃耆。但黃耆建中湯治裏虛。其他如黃耆桂枝五物湯。烏頭湯。耆芍桂酒湯。桂枝加黃耆湯。皆用治溼著。蓋托陽排結於濡滯之邪。適然相對矣。朮之驅外溼。既如前述。況方後曰。服後當如蟲行皮中。曰。令微汗差。則知此方爲風溼家解肌之治。而非滲利之劑也明矣。

防己黃耆湯方（方後如冰。趙原刻。徐作冰。）

傷寒八九日。風溼相搏。

〔周〕傷寒至八九日。亦云久矣。既不傳經。復不入腑者。因風溼持之也。

按風溼相搏句。當與八九日字易位看。金鑑本于沈氏。以爲風溼之病。得之傷寒八九日。非是。

白朮附子湯方

〔朱〕如冒狀者。正氣鼓動。水氣亦隨而動。正邪相搏。未得遽勝之象。所謂與朮附並走也。

按此方亦係于發表。既詳之傷寒論述義中。茲不復贅。

風溼相搏。骨節疼煩。

〔鑑〕汗出短氣。惡風不欲去衣。皆風邪壅盛也。小便不利。溼內畜也。〔尤〕此亦溼勝陽微之證。其治亦不出助陽散溼之法。云得微汗則解者。非正發汗也。陽復而陰自解耳。

按傷寒表證。大端有二。曰太陽病。曰少陰病直中。顧經家亦不過如此。蓋其太陽證治。麻黃加朮湯等條。是已。如前條及此條。俱係表虛寒證。雖經邪持久。猶是少陰直中之類。而桂枝附子湯。朮附湯。甘草附子湯。亦猶麻黃附子細辛甘草二湯。及附子湯之例矣。尤氏於治經諸方有總義。殊欠覈當。仍不錄。

甘草附子湯方

聖濟。附子湯。治中風四肢攣急。身體沈重。骨節煩疼。

即本方。薑棗同煎。

百一選方。史氏白朮散。治腰痛。

於本方。去甘草。加芍藥。

太陽中暍。發熱惡寒。（按數下之數字。非誤即衍。）

〔趙〕註雖已解過治之失。於當救之道則未明。（按註。成氏。）言 予嘗思之。此證屬陰陽俱虛。脈弦細者。陽虛也。芤遲者。陰虛也。所以溫鍼復損其陰。汗之復損其陽。此證惟宜甘藥補正。以解其熱爾。即靈樞所謂。陰陽俱不足。補陽則陰竭。補陰則陽脫。可將以甘藥。不可飲以剛劑。

按柯氏曰。弦細芤遲。不得連讀。言中暑夾寒之脈。或微弱。或弦細。或芤遲。皆是虛脈。蓋細與芤不併見。柯說爲是。然此證雖陰陽俱虛。而暑邪纏綿。津液乏燥。且熱證亦見遲脈。則謂之夾寒。恐不爲當。

活人書曰。問中暑何故洒然毛聳惡寒。答曰。經云。四時八風之中人也。因有寒暑。寒則皮膚急腠理閉。暑則皮膚緩腠理開。開則洒然寒。閉則熱而悶。近人多不明中暑。或作熱病法治之。復用溫熱藥。必致發黃斑出。

更爲蓄血。尤宜戒之。

按先兄曰。鄭玄易通卦驗注。太陽脈。起足少指端。至前兩板齒。雲岐子傷寒保命集曰。口開前板齒乾燥者。牙乃骨之精。今燥者骨熱也。此說近鑿。又沈氏曰。當以辛涼解表。甘寒清裏。即後人所用香茹散之類。亦非是。蓋此證。清涼如黃連石膏之類。滲利如五苓之類。溫中。如大順散之類。俱非所適。但香薷實解暑之聖藥。或加一味于潤補方中。如黃芪湯。生脈散之類。未必不爲佳。

太陽中熱者。暍是也。

按此條與前條。即中暍虛實之別。而暍證之理。無出于此二端。徐氏注上條曰。此即潔古所謂。靜而得之。爲中暑。爲陰證也。注此條曰。動而得之。爲中熱。爲陽證也。誤矣潔古所謂中暑。即夏月傷涼之病。張介賓名爲陰暑。雖俱名曰暑。其實非暑邪也。又熱論所謂病暑者。亦是傷寒。以時而異其名耳。不可援以注本經也。

又按山海經。北囂之山。鳥名䳤鵑。食之已暍。莊子雜篇則陽曰。夫凍者假衣於春。暍者反冬乎冷風。又方氏曰。暍。傷暑也。史記。禹扇暍。淮南子。武王蔭暍人于樾下。左擁而右扇之。是也。

太陽中暍。身熱疼重。而脈微弱。

按趙氏。周氏。有中暍統論。欠覈不錄。

雲岐子傷寒保命集曰。太陽中暍者。身熱而煩。汗欲出。反飲冷水。灌之汗不能出。水行皮中。而脈微弱。表有水也。當發其汗。宜升麻湯。升麻。葛根。芍藥。甘草。各一兩右剉細。每服一兩。水三盞煎服。

〔餘述〕仲景之以痙溼暍。合爲一篇。厥有旨哉。夫天之氣。風寒暑溼燥也。其令之有愆。與人之有虛。皆相感爲病。而風寒二氣。傷人最毖。故著傷寒論。以盡其理。而他氣之傷人。自表而入者。舉之于雜病論。此篇卽是也。然則宜云燥痙暍。而除燥不言者。何也。蓋燥之一氣。爲秋之令。而未見其傷人如風寒暑溼者。是論之所以不及此也。內經言秋傷於溼。而不言秋傷於燥。又言燥勝則乾者。亦非秋燥之謂。而所謂燥溼寒暑者。是地之燥溼。而非天氣之燥溼。後世有燥疫及秋燥病等說。要是門外揣摩。不足信也。但痙則以內燥。而招外邪。然其情機。則稍異于風寒。故與溼暍爲篇。益足以知秋燥之不爲病矣。且夫痙也。溼也。暍也。其脈因證治。纖悉具備如此。則知殆是仲景之舊面。而非後人所節略矣。

百合狐惑陰陽毒病證治第三

徐。鎔。作脈證幷治。宜從。

論一首　證三條　按當二條。　方十二首

論曰。百合病者。百脈一宗。悉致其病也。默然。周。作默默然。

〔趙〕言其百脈者。舉夫數之衆多也。猶言百骸爾。〔程〕經脈十二。絡脈三百六十五。此緣大病後。真陽已虛。餘熱未盡。周身百脈俱病。是爲百脈一宗。悉致其病也。

按巢源千金並曰。百合病者。謂無經絡。句百脈一宗。悉致病也。蓋無經絡者。謂無經脈絡脈之別。宗。猶同姓爲宗之宗。一宗。猶言一齊。注家或以爲朝宗之宗。或以爲宗尊之宗者。俱失其義。

又按此病。趙氏以爲熱畜不散。積則毒生。而傷其血所致。與內經解㑊證無少異。又與勞瘵同形狀。其說甚長。攷郭氏傷寒補亡論曰。此證。又與素問所謂解㑊者相類。王氏醫壘元戎。舉王冰平人氣象論解㑊注曰。惟百合一證。與此比比相若。並是趙氏所本。要之趙說太謬。又吳醫彙講。有陶宗暄百合病贅言。謂爲心神渙散證。亦非是。

百合病發汗後者。

郭氏辨千金有更發字曰。其意謂百合本病汗下吐之後而更發。非傷寒汗下吐之後。變成百合病也。反似百合病中。治勞復之傷。而不見正行汗下吐百合病之藥。於義未甚安。恐因數百年間。傳錄校正。誤有增加。非孫氏之本文。故活人書只用金匱本文。不用千金增加更發等字。而龐氏直改其語云。治汗後百合病。治下後百合病。治吐後百合病。尤使人不疑也。

百合知母湯方 按此方。與後三方。服法中用煎字。蓋係後人所改。外臺。作煮字。宜從。

按先兄曰。宋吳曾能改齋漫錄曰。王原叔內翰云。醫藥治病。或以意類取。至如百合治病。似取其名。嘔血用胭脂紅花。似取其色。淋瀝滯結。則以燈心木通。似取其類。意類相假。變化感通。不可不知其旨也。此說與魏意稍近。又朱氏格致餘論曰。本草藥之命名。以能而名者。百合當歸升麻防風滑石之類是也。此說愼矣。

吳醫彙講。王繩林曰。古方惟百合湯。用百合七隻。配水三升。頃友人言。吾蘇陽山澄照寺前。一片地上天然自產百合。僅如錢大。煮之清香絕勝。療病極效。可知百合入藥者。以小爲貴耳。

按本草嘉祐新補泉水條云。久服。卻溫調中下熱氣。利小便。可見其有瀉陽之功矣。

百合病不經吐下發汗。

先兄曰。如初言患狀遷延。不與初時異也。鑑說恐非。

栝蔞牡蠣散方 牡蠣。熬。周本。熬。作煅。

狐惑之爲病。狀如傷寒。 輯義。脫其面目之目。宜補。脈經。狀作其氣。爲狐下。有狐惑之病並五字。

按下疳多止前陰。牙疳不必及咽喉。金鑑未爲當。

蝕於下部則咽乾。脈經。作蝕於下部。苦參湯淹洗之。

蝕於肛者。薰。諸本。作熏。宜從。黃下。周有散字。

按猪苓散圖經。引張仲景。本草原文。茯苓下。有朮字。水字上。有與字。輯義竝係刊脫。宜補。

病者脈數。無熱微煩。

先兄曰。總病論。以此爲狐惑證。弟子稻葉元熙曰。脈經千金。亦編入于狐惑中。

按朱氏曰。按此證若未成膿。必不能食。亦必另用清熱托毒方法。凡治瘡瘍之理皆然。無熱。無字疑誤。當是發熱也。此說似是。然據瘡癰篇。無字不改而義通。

赤小豆當歸散方周本。當歸十兩。

按漿水。詳開于傷寒論述義差後勞復中。茲不復贅。

陽毒之爲病。脈經。作陽毒爲病。身重腰背痛。煩悶不安。狂言。或走見鬼。或吐血下痢。其脈浮大數。面赤斑斑如錦文。喉咽痛唾膿血。五日可治。至七日不可治也。有傷寒一二日便成陽毒。或服藥吐下後。變成陽毒。升麻湯主之。

陰毒之爲病。脈經。作陰毒爲病。身重背強。腹中絞痛。咽喉不利。毒氣攻心。心下堅強。短氣不得息。嘔逆。脣青面黑。四肢厥冷。其脈沈細緊數。身如被打。五六日可治。至七日不可治也。或傷寒初病一二日。便結成陰毒。或服藥六七日以上至十日。變成陰毒。甘草湯主之。

升麻鼈甲湯方今本附後。千金。療陰毒。有蜀椒。與原注合。周本。當歸二兩。再服取汗。取字。輯義偶脫。宜補。

郭氏曰。升麻甘草二湯。觀其用藥性甚緩。然諸家必先用之者。以古人治陰陽二毒者。惟此二湯。故須用之以去其毒勢，而後輔之以他藥也。

〔餘述〕百合狐惑陰陽毒三病。攷之巢源千金。多係傷寒後所變。此其所以合爲一篇歟。但百合狐惑注家或謂在後世爲某病。然其說竟屬牽湊。實不能知其爲何證。如陽毒陰毒。就唐宋諸書攷之。則殆是三陽合病與少陰直中之類。然仲景不擧之傷寒論中。則知是別一種證。而亦未明其爲今之某病也。然則三病也者。古特有而今絕無者耳。痘疹創於東漢。脚氣盛於晉唐。風會變遷。理之所然。庸詎疑于古今之有異乎。

瘧病脈證幷治第四

證二條（按此上。當脫脈字。） 方六首

師曰。瘧脈自弦。（外臺。師曰上。有辨瘧脈三字。可溫之。作溫藥已。脈經。弦緊者。作若脈緊數者。宋本外臺。亦作數緊。巢源。作脈數而緊者。外臺。可吐之。作吐之差。弦數上。有脈字。消息止之。作消息之。）

按此條。就脈候以示瘧病證治之綱領。蓋瘧是半表半裏之病。其有表裏證。亦少陽病邪之所派及。不比傷寒太陽陽明之情機。故其汗吐下。亦與傷寒之治例不同。所言弦數者多熱。卽白虎加桂枝湯。柴胡去半夏加栝蔞湯證也。弦小緊者。下之差。鼈甲煎丸是也。弦遲者可溫之。柴胡桂枝乾薑湯是也。弦緊者可發汗。牡蠣湯是也。浮大者可吐之。蜀漆散是也。療瘧之法。實不能出于此數件矣。程氏謂不可考者。恐不然也。又刺瘧篇曰。瘧脈小實急。灸脛少陰。又按弦數者風發也。以飲食消息止之。外臺無止字。似義稍長。巢源載本條。無此二句。有凡瘧先發如食頃。乃可以治之。過之則失時十七字。本是刺瘧篇文。

又按外臺引。此條後有一條。云又辨瘧歲歲發至三歲發。連日發不解者。以脅下有痞也。療之不得攻其痞。

但虛其津液。先其時發汗。其服湯已。先小寒者。漸引衣自覆汗出。小便利則愈。瘧者。病人形瘦。皮上必粟起。巢源。千金。亦有此條。千金。連日上。有或字。巢源文少異。末截。作夫瘧其人形瘦皮必粟。

病瘧以月一日發。外臺。病上。有問字。其。作期。類聚。圓。作丸。下竝同。

鼈甲煎圓方外臺。烏扇下。無燒字。葶藶二分。石韋二分。無去毛字。厚朴三分下。有炙字。牡丹下。無去心字。半夏一分下。有洗字。蜣蜋。熬。作炙。桃仁。作三分去皮尖熬。灰字。竝作土字。一斛五斗。作一斛五升。按古方所言分者。係裁分之分。非六銖爲分之分。此方鱉甲。千金注。作三兩。而鍛竈下灰。與清酒。俱有定量。則他藥以分稱者。蓋後人所妄改。其三分者。宜作十八銖。六分。宜作一兩十二銖。五分。宜作一兩六銖。一分。宜作六銖。二分。宜作十二銖。四分。宜作一兩。始合古義。又韓義。石韋。紫葳。从草。是書誤筆手。

按弟子山內慮曰。此方逐血之品特多者。以瘧至久則血道澀滯。與邪搏結。楊仁齋有瘧有水有血。當以常山草菓檳榔青皮烏梅甘草作劑。加五靈脂桃仁爲佐之說。其意可見矣。此說爲是。此方。蓋崔氏所謂羈縻攻之者。見外臺瘧瘕中。注家以爲急治。恐誤。又本草鼠婦條。圖經云。張仲景主久瘧大鼈甲丸中使之。以其主寒熱也。又芒消條。陶隱居引皇甫士安解散消石大凡說云。消石三月採於赤山。聖濟鼈肉煎丸。主瘧同不用鼈甲。以生鼈肉半斤。治如食法。去紫威。蜂窠。赤消。加海藻。紫菀。大戟。各一分。餘藥亦皆一分。桑螵蛸一兩。修製與本方同。

師曰。陰氣孤絕。外臺引。師曰上。有辨瘧病三字。則熱而。作而脈微者其候必七字。肌。作脫。類聚。亦作脫。

溫瘧者。其脈如平。脈經。作瘧但見熱者。溫瘧也。其脈平。身無寒但熱。骨節疼煩。時嘔。朝發暮解。暮發朝解。名曰溫瘧。白虎加桂枝湯主之。巢源曰。夫病瘧六七日。但見熱者。溫瘧矣。又千金。外臺。文互有異。今不繁載。

按內經以先熱後寒爲温瘧。仲景則以無寒但熱爲温瘧。稍與上條癉瘧相近。蓋是別發一義者。不宜援內經温瘧爲說矣。內經稱冬傷於寒。春必温病。而仲景則曰。太陽病。發熱而渴。不惡寒者。爲温病。知是温瘧之温。與温病之温。實同其義。詳論于傷寒論述義中。瘧邪本在少陽。故時嘔。此證則熱邪熏胃者爲甚。故身無寒但熱。更就骨節疼煩視之。則猶有表邪在。故加桂枝于白虎湯中。以兼治表裏。此證。白虎清涼。而少陽之邪亦解。猶三陽合病用白虎之例。但其脈如平。諸注未瑩。愚亦未曾遇此病。未由知其理。存而闕疑已。

瘧多寒者。名曰牡瘧。宋本外臺。作牡瘧。下蜀漆散同。蓋其作牝者。程衍道所意改。存攷。

蜀漆散方外臺引。作蜀漆。洗去腥。雲母。龍骨。右三味等分。擣篩爲散。先未發前一炊。以清酢漿水和半錢服。臨發時。更服一錢。温瘧者。加蜀漆半分。雲母。炭火燒之三日三夜用。按外臺。似是。千金。一炊下。有頃字。

按雲母龍骨性用。注家所說。似未明晰。攷之本草。亦未見有治瘧之能。竊以爲此二味及牡蠣。俱有解水結之功。故與蜀漆相配。能豁瘧痰也。肘後方曰。老瘧久不斷也。末龍骨方寸匕。先發一時。以酒一升半煮三沸。及熱盡服。温覆取汗。便即效。千金翼曰。療痰飲頭痛。往來寒熱方。常山一兩。雲母粉二兩。右二味爲散。熟湯服方寸匕。吐之止。若吐不盡更服。竝與此方。其意相似。又刺瘧篇次注曰。先其發時。真邪異居。波隴不起。故可治。過時則真邪相合。攻之則反傷真氣。故曰失時。蓋得此說。而此方服法。義益明矣。輯義所引。得効方文。本出三因方。

丹溪纂要文。本出保命集。

附外臺祕要方

牡蠣湯外臺。甘草炙。右四味切。以水先洗蜀漆三遍。去腥。以水八升。煑蜀漆及麻黃。去沫。取六升。內二物。更煎取二升。去滓。温服一升。即吐勿更服則愈。

按此方。吐而兼汗者。張戴人法。間有此類。然恐嘗用治瘧夜間發。及熱甚無汗者。服後不吐而汗。稍稍邪解就愈。尤氏以謂外攻之力較猛者。信矣。

柴胡去半夏加栝蔞湯 外臺。甘草下。有炙字。生薑三兩。大棗下。有擘字。七味下。有切字。再。作更。日二服。作日三。千金。名柴胡栝蔞湯。用柴胡三兩。大棗二十枚。譌。

柴胡桂枝乾薑湯 原注。如熱。是如神。譌。

按此方。宋人取而附此。蓋有所據也。今依治瘧。如神之言。殆不虛誣。太陽下篇所用。係于太少併病。而兼飲結者。如此條。徐注爲嚴。本于趙氏。然瘧有痰澼積聚。許仁則既有其說。則此所用。亦爲兼治飲結者。蓋其趣似異而實同者也。

中風歷節病脈證幷治第五

論一首　脈證三條 三。疑七譌。　方十一首

夫風之爲病。當半身不遂。

按凡形骸一節之氣。閉而不仁者。皆謂之痺。今止云臂者。蓋舉一隅爾。

寸口脈浮而緊。

按痺論曰。皮膚不營。故爲不仁。次注曰。不仁者。皮頑不知有無也。診要經終論次注曰。不仁。謂不知善惡。又成氏注平脈法曰。仁者。柔也。不仁者。言不柔和也。爲寒熱痛痒。俱不覺知者也。又曰。不仁者。強直而無覺也。成說不確。當與血痺篇。及素問識。診要經終論。血氣形志篇互參。

又按徐氏曰。至入府。府邪必歸于胃。胃爲六府之總司也。于是風入胃中。胃熱必盛。蒸其津液。結爲痰涎。氣壅隧道。胃之支脈絡心者。纔有壅塞。卽堵其神氣出入之竅。故不識人。（以上醫門法律文。）試觀俗做陳摶按住頸間兩人迎脈氣。卽壅逆不識人。人迎者。胃脈也。則不識人之由胃氣壅。不信然哉。此說或有理。蓋入府入藏。其證似輕重相錯。然紬繹其理。不識人者。一時昏塞。暫時醒省。卽卒中閉證之謂。言難言。口吐涎者。其病深固。必心神不收。百治難效者也。

侯氏黑散（兪本。類聚。日能。作自能。）

寸口脈遲而緩。

按營緩衞緩二句。是雙關文法。上句是客詞。下句是主詞。對舉以爲榮虛衞虛之辨。緩字承上文。猶言虛。（太陽下篇。緊反入裏。緊字。指邪而言。是同語例。）榮緩。言尺中緩者榮必虛。衞緩。言寸口緩者衞必虛。衞虛故中風也。榮緩一句。本不干中風。而注家牽合爲說。未免踳錯。

風引湯。除熱癱癎。（壯蠣各二兩。原本。諸本。作一兩。當改。）

張氏千金方衍義曰。風引者。風淫末疾。而四肢引動也。

按本草衍義。作治風熱瘈瘲。及驚癎瘈瘲。幼幼新書。作除熱去癲癎。（輯義癲字。偶譌作癱。）醫壘元戎。作除熱癲癎。

又按尤氏以此方爲猛劑。然其藥不過大黄石膏等。而僅用三指撮。則固無須顧慮矣。三指撮。卽方寸匕餘。素問識病能論下。引陶氏序例以證之。

千金。治少小壯熱。渴引飮下痢。龍骨湯方。

於本方。去乾薑。牡蠣。滑石。白石脂。紫石英。加栝蔞根。各二兩 治下篩。以酒水各五合。煮散二合二沸。去滓。量兒大小服之。按二合疑。宜覆審。

防己地黃湯甘草一分。趙本。作二錢。類聚。作二分。

按據千金風眩門。此係徐嗣伯方。

寸口脈沈而弱。沈卽主骨。弱卽主筋。

按此條不言痛者。蓋省文也。如水傷心。注家就心主汗爲解。然汗出入水中。恐不遽傷及心。且歷節是筋骨間病。固不干心藏。仍疑心字有譌。或曰。心主血脈。傷心。猶言傷血脈。亦屬臆說。

又按歷節黃汗之辨。尤氏爲確。徐氏曰。黃汗重在腫。歷節重在痛。亦是。徐更有詳說。欠覈。今更審之。曰黃汗出。曰肢節疼痛。曰發熱。皆是二病所俱有。然歷節之黃汗。特在痛處。曰歷節黃汗出。是。黃汗之汗。洽于周身。曰汗。沾衣。色正黃如蘗汁。是。歷節之腫多止下部。曰脚腫如脫。曰獨足腫大。是。黃汗之腫。及于偏體。曰四肢頭面腫。曰身腫。是。歷節之痛。轉歷諸節。其名可徵。黃汗之痛。必不轉歷。曰骨節疼痛。曰腰髖弛痛。曰身疼重。是。且其胸中窒如痛。久不愈必致癰腫等證。實黃汗之所獨。而歷節則無此瘀鬱之態也。但近時未見黃汗病。亦未見歷節有黃汗出者。姑就文義而論之已。

諸肢節疼痛。身體魁羸。脈經。作魁瘰。類聚。同。輯義。魁。譌瘣。趙原刻。作魁。

按魁羸。恐以魁瘰爲是。爾雅枹遒木魁瘣。注。謂樹木叢生。根枝節目。盤結磈磊。釋文。瘣。郭。盧罪反。邢昺曰。魁瘣。讀若磈磊。據此。魁瘰。蓋爾雅之魁瘣。謂疼痛之處。盤結磈磊也。正與病證相協。磊。亦作礧。見玉篇。其義可見耳。竊疑爾雅魁瘣。或魁瘰譌。然前人未言及。附記俟識者。又玉篇⿰月畾⿰月鬼腫皃。是魁瘰之从肉者。益足以徵前說。蓋次條亦有身體羸瘦。而魁㿔字。所不習見。故後人改作尪羸。而其本義晦矣。又按肢節疼痛身體魁㿔。脚腫如脫。三證互言者。亦猶麻黃湯。身疼腰痛骨節疼痛之例。且此云脚腫如脫。次條云獨足腫大者。言寒溼下注。下部特浮。其久不愈者。往往變爲鶴膝風。亦經滯所致耳。又短氣。與甘草附子湯證短氣同機。

本草玉石部。陳藏器餘云。白師子。主白虎病。向東人呼爲歷骨風。政和本。作江東人呼爲歷節風。

桂枝芍藥知母湯方

按趙氏曰。分兩多而水少。恐分其服。而非一劑也。三因方云。每服四錢。此說有理。蓋此方九味。都三十一兩。當今秤十二錢五分八釐八毫。水七升。當今量七合七勺。則當從防風湯改正爲順。

烏頭湯方 原本。屈節。作屈伸。當改。

按此方比之桂芍知母湯。其力更烈。治歷節初起急劇證。功效不可言。黃耆亦以驅溼。說見于前。

礬石湯

按此方。用之脚氣。如痿軟引日者。或見奏功。衝心之證。豈其所宜。活人書。稱脚氣用湯淋洗者。醫之大禁。而景岳全書。詳論禁不禁之别。當參。

附方

古今錄驗續命湯 輯義。外臺風痱門。載西州續命湯云云。今更攷外臺。此西州二字宜删去。不識人。當作不知人。

按此方。即大青龍湯變方。而尤氏所謂攻補兼施者已。中風邪氣本輕。但以血氣衰弱殊甚。故招其侮。大抵表候爲內證所掩。往往使人難于辨認。蓋續命湯發表補虛。對待爲方。實爲中風正治之劑。而推其立方之旨。則亦足以明中風所因之理。學者豈可不深味乎。如晉唐諸家所增損其方頗夥。茲不繁載。

千金三黃湯 千金。此方中分字。皆作銖兩。蓋是古式。且六升。作五升。三服。作二服。腹。作脹。枳實一枚。作六銖。悸上。有心字。附子上。有八角字。

近效方朮附湯 類聚。作朮附子湯。

按前有頭風摩散。後人仍附此方。本不干中風也。

崔氏八味丸

按前有礬石湯等。故後人附以此方。蓋此方證。即病邪淹留。痺著少腹者。故從緩治。更有少腹不仁。腳氣衝心之漸者。實非此方所對也。

千金方越婢加朮湯 生薑二兩。當從諸本作三兩。

按此亦以治腳弱而附之也。

血痺虛勞病脈證幷治第六

論一首　脈證九條 當作十條。　方九首 當作十首。

按醫門法律曰。虛勞之證。金匱敘於血痺之下。可見勞則必勞其精血也。魏氏以爲血痺。當編次于中風之後。後人誤敘。與虛勞同篇。喻氏強牽入虛勞中。可謂刻舟求劍。二說未知何是。程氏稍與喻同意。

問曰。血痺病從何得之。聖惠方。盛重。作充盛。千金。濇。作澀。在上。更有澀字。徐曰小字上。該有微尺中三字。此說難從。

按歷節血痺。金鑑所辨不允。歷節有風血相搏。即疼痛如掣文。則可知亦傷及血。血痺有鍼引陽氣文。則可知陽氣亦閉矣。又徐沈程周。竝肌膚盛爲句。重字接下讀。魏鑑重字連上句。當改。稻葉元熙曰。重因。趙本作重困。似是。賈誼新書。民臨事而重困。則難爲上矣。倉公傳。爲重困於俞。忿發爲疽。此皆言累困也。

血痹陰陽俱微

按傷寒論所謂脈之陰陽。皆以部位而言。然此條則自有寸口關上尺中文。故金鑑以浮沈解之。亦猶六難陰盛陽虛陽盛陰虛之意。傷寒論多稱脈陰陽。桂枝湯條。不揭脈字。而此無脈字。故沈氏以陰陽營衛俱微釋之。蓋此條陰陽。義可兩通。故輯義併二說而存之。徐曰。陰陽寸口人迎也。尤曰。陰陽俱微。該人迎趺陽太谿爲言。竝誤。又聖濟。尺中上補或字。三因方曰。脈當陰陽俱微。尺中少緊。身體如風痹狀。

黃耆桂枝五物湯方

〔朱〕如桂枝湯。本爲太陽中風和營衛之要藥。茲特去甘草之和緩。而君以黃耆之峻補者。統率桂芍薑棗。由中達外。俾無形之衛氣。迅疾來復。有形之營血。漸次鼓盪。則痹可開。而風亦無容留之處矣。

按此說稍是。然黃耆取之托陽逐邪。不取峻補矣。

夫男子平人。脈大爲勞。

醫學綱目曰。胗脈浮而大。或大而弦。皆爲虛勞者。蓋陽盛陰虛之症也。暮多見之。

男子面色薄者。

重。趙。作裏。諸本同。宜從。鑑曰。脈浮者。裏虛也。當是衍文。誤矣。

按沈曰。色乃神之旗。營衛之標。若面色薄者。是白而嬌嫩無神。乃氣虛不統營血於面也。此說是魏氏異趣。

男子脈虛沈弦。

（周）此爲勞傷元氣。所以至此。然則仲景卽不言治法。自當調以甘藥培中土。以益元陽。不待言矣。若舍黃耆建中。又何以爲法耶。

按無寒熱。又見短氣。吐血瘀血。及妊娠中。俱言無外邪。金鑑恐鑿。瞑眩。逕用後條云。目眩。然則目瞑。卽目眩也。男子字。又出消渴及黃疸中。宜參。

醫學綱目曰。診脈虛微細弦。爲虛勞者。蓋陰陽俱虛之症也。晨多見之。

勞之爲病。其脈浮大。

（鑑）手足煩。卽今之虛勞五心煩熱。陰虛不能藏陽也。陰寒精自出。卽今之虛勞遺精。陰虛不能固守也。酸削不能行。卽今之虛勞膝酸削瘦。骨痿不能起于床也。

按蘭室秘藏。舉此條曰。以黃耆建中湯治之。此亦温之之意也。

夫失精家。少腹弦急。

按據巢源。脈極虛芤遲以下。當爲一截看。

脈得諸芤動微緊。

先兄曰。芤與微反。動與緊反。蓋芤動與微緊。自是二脈。則上文脈大爲勞。極虛亦爲勞之意。故下一諸字也。

按魏氏以爲此上有假熱。而下有真寒者。其說頗辨。然熟繹經文。似不必上熱者。

天雄散方

按此方白朮殊多。故徐氏以爲中焦陽虛之治。沈氏同然天雄實爲補下之品。則其說恐未覈。要之配合之理。

殆爲難晰已。又朱氏曰。然使真陰虧損。亡血失精。二方皆非其任矣。須用八味腎氣丸法。斯言殆然。

男子平人脈虛弱細微者。

〔周〕至盜汗。則陽衰因衞虛而所虛之衞行於陰。當目瞑之時。無氣以庇之。故腠開而汗。若一覺。則行陽之氣復散於表。而汗止矣。故曰盜汗也。夫至盜汗。而其虛可勝道哉。

人年五六十。其病脈大者。

〔魏〕男子平人失精亡血之虛勞。年少而體方柔脆。故易至夭折。年五六十感邪成痺之虛勞。年老而體已堅硬。故可以終其天年。是虛勞而成痺。終是經絡病。虛勞而成失精亡血。則爲藏府病矣。經絡病可以引年。藏府病難于延歲也。此仲景引虛勞之類。以明虛勞也。

按沈氏曰。虛陽上浮則脈大。營衞不充於軀殼。相循背之經隧。曰痺俠背行。朱氏曰。大爲虛陽外鼓之大。而非真氣內實之大也。三陽皆虛痺而不用。竝與尤魏異義。

又按馬刀。陶隱居曰。李云。生江漢中。長六七寸。禹錫等謹按蜀本圖經云。生江湖中。細長小蚌也。長三四寸。闊五六分。俠纓。太素作俠嬰。楊上善注曰。頸前曰嬰也。外臺引嬰作纓。攷段氏注說文。纓冠系也。則頸飾也。嬰繞也。益知作纓者爲是。而俠纓者。俠冠系之謂。即頷骨下際。至人迎兩旁也。結纓必於頤下。段氏可攷。

脈弦而大。弦則爲減。大則爲芤。按此條。亦見于吐衄中。

按玉篇。芤。苦侯切。集韻。此有病脈二字。徐氏脈訣云。按之即無。舉之來至。傍實中央空者。名曰芤。徐氏不知何人。隋志。有徐氏脈經。崇文書目。有徐裔指訣。 此本于脈經。亦爲當。宜參先君子撰脈學輯要。戴起宗脈訣刊誤曰。芤。草名。其葉類葱中空。又本草綱目。以爲葱一名。

俱未審何據。成氏曰。革者言其既寒且虛。則氣血改革。不循常度。又方氏。尤氏。竝有說。俱未妥。

虛勞裏急悸衄

按此條。即虛勞之正證。實屬斲喪太過。虛火上亢者。筋失所養。故裏急。血脈衰乏。故悸。悸。即動築。驗之病者。知其非心動。血隨火上。故衄。寒盛于下。故腹中痛。下元不固。而心神不寧。故失精。血道澀滯。故四肢酸疼。猶桂枝加芍藥生薑人參新加湯證。身疼痛之理。虛陽外泛。故手足煩熱。上焦液枯。故咽乾口燥。皆是莫不自陰虛所致。陰虛故不與陽相諧。是以用小建中湯和調陰陽。蓋桂枝湯營衛均和。而此方則倍芍藥。專滋其陰。以配于陽。為虛勞正對之治矣。

又徐氏。沈氏。及汪纘功所論頗為精鑿。文繁不錄。宜閱。汪說。出吳醫彙講。

小建中湯方

附後。凡男女因積勞虛損。或大病後不復常。若四體沈滯。骨肉疼酸。吸吸少氣。行動喘惙。或小腹拘急。腰背強痛。心中虛悸。咽乾脣燥。面體少色。或飲食無味。陰陽廢弱。悲憂慘戚。多臥少起。久者積年。輕者纔百日。漸至瘦削。五藏氣竭。則難可復振。治之湯方。即本方

勞虛腰痛少腹拘急

按此證陰虛頗重。而無上炎之勢。故純補下元。而無取于建中和諧之法矣。

又按寇宗奭朱震亨王履李時珍竝論此方之理。王李俱駁寇氏。然寇說似長。今具列于左。以備參攷。蓋茯苓澤瀉。或引接桂附。以達下焦。如消渴所用。是也。或藉力桂附。以通水淤。如轉胞所用。是也。今如此條。則引接通利。俱兼取之矣。五苓散之桂。或以發表。或以散寒。藥與病對。其方則一。而其用有異者。是仲景方法之

妙致也。

寇氏本草衍義曰。澤瀉。其功尤長於行水。張仲景八味丸用之者。亦不過引接桂附等。歸就腎經。別無他意。

朱氏本草衍義補遺曰。仲景八味丸。附子爲少陰之向導。其補自是地黃。後世因以附子爲補。誤矣。附子走而不守。取健悍走下之性。以行地黃之滯可致遠。亦若烏頭天雄。皆氣壯形博。可爲下部藥之佐。

李氏本草綱目曰。仲景地黃丸。用茯苓澤瀉者。乃取其瀉膀胱之邪氣。非引接也。古人用補藥。必兼瀉邪。邪去則補藥得力。一闢一闔。此乃玄妙。後世不知此理。專一于補。所以久服必至偏勝之害也。按此說。本于王氏瀕湖集。王說文繁不錄。

按先兄紹翁曰。牡丹皮之性。較諸桃人䗪蛭。則不唯其力之緩。若單與之。難以潰堅破瘀。蓋其爲功。唯是行血通經。仍以配于桃人大黃。可增除滌之力。合于當歸地黃阿膠等。能引滋液和血之品。而榮養陰分。故參之補瀉之藥。未有所礙。復足以贊其不逮矣。此說能闡前古之秘。

薯蕷圓方。

〔尤〕其用薯蕷最多者。以其不寒不熱。不燥不滑。兼擅補虛去風之長。故以爲君。謂必得正氣理。而後風氣可去耳。

按本草。薯蕷。味甘溫。主傷中。補虛羸。除寒熱邪氣。補中益氣力。長肌肉。白字豆黃卷。別不著其功。然大豆則味甘平。逐水脹。除胃中熱痺。傷中淋露。黑字麴。味甘大暖。療藏腑中風氣。調中下氣。新補白斂。味苦平。散結氣。白字幼幼新書。養生必用。治風勞氣冷百疾。薯蕷丸。并治風眩背拘倦。胸滿短氣。羸瘦飲食少。小兒泄利。多汗發熱方。

即本方。內不用棗。濃煎棗湯。空心嚼一丸。日午再服。有熱人即丸如桐子大。空心日午。米飲下二十丸。止於三十丸。

酸棗湯方

按此方釋意。醫通爲優。輯義所引。肝虛者三字。剩。本草黑字。酸棗下云。煩心不得眠。補中益肝氣。又茯苓之功。本草經。稱主驚邪恐悸。孫真人曰。治心煩悶。及心虛驚悸。安定精神。蓋以其質重。亦能鎮縋。此方所取。正在于此。

聖惠。治虛勞煩熱。不得眠臥。黃芩散。

於本方。去芎藭。加黃芩。羚羊角屑。

五勞虛極羸瘦腹滿

按此條證。即後世所謂勞瘵也。據程注。五勞虛極一句。是一章題目。羸瘦腹滿。不能飲食。是其證候。食傷。憂傷。飲傷。房室傷。飢傷。勞傷。是其所因。蓋有一于此諸因。皆足以致經絡營衛氣傷。而血脈凝積。以致內有乾血。遂爲五勞虛極。更有肌膚甲錯。兩目黯黑二證。俱爲乾血之徵。蓋其脈數蒸熱。亦可概知也。

又按五勞。言五藏勞。蓋憂傷。勞傷。以勞心肝。食傷。飲傷。飢傷。以勞脾。房室傷。以勞腎。而諸勞之極。又必勞肺。且此條所言。不是五勞兼備者。蓋言有一所傷。而勞一藏。以致經絡營衛氣傷。遂爲此病。輯義引巢源。思勞下。刊脫心勞二字。

爾雅。楷。皵。注。謂木皮甲錯。輯義引山海經。文有譌脫。曰。皵。錯。其脂可以已腊。注。治體皴。腊。音昔。又十四難。損其肝者。緩其中。滑氏曰。緩者。和也。百勞丸。原出醫壘元戎。曰。許州陳大夫傳。張仲景百勞丸。緩中補虛。程注甚當。張說非是。

程氏曰。婦人虛勞。大半內有乾血。男子亦間有之。審其可攻而攻之。則厥疾可愈。魏氏曰。此在婦人女子。寡婦女尼。因不月漸成虛勞者。尤所宜投也。

大黃䗪蟲丸方

大黃十分。宜作二兩十二銖。黃芩一兩。諸本。作二兩。

按本草經。蠐螬。味鹹微溫。主惡血血瘀痺氣。破折血在脅下堅滿痛。月閉。圖經云。張仲景治雜病方。大䗪蟲丸。按黃字脫。中用蠐螬。以其主脅下堅滿也。又䗪蟲條。圖經云。張仲景治雜病方。主久瘕積結。有大黃䗪蟲丸。又大鱉甲丸中。并治婦人藥。竝用䗪蟲。以其有破堅積下血之功也。

醫學綱目曰。結在內者。手足脈必相失。宜此方。然必兼大補劑。瓊玉膏之類服之。

幼幼新書。嬰孺。治小兒身體面目悉黃。此是榮衛氣伏熱於內所爲。蠐螬丸方。於本方。去大黃。桃人。乾漆。加大棗。按此證。猶用本方爲佳。

附方

千金翼。炙甘草湯。宜參肺痿附方。

按此方。仲景滋陰之正方。而千金翼文。出於仲景。必有其徵。故宋人取附于此也。醫學入門。稱一切滋補之劑。皆自此方而變化之者。其言爲當。蓋此方。炙甘爲君。生薑。大棗爲臣。地黃。麻人。阿膠。麥門爲佐。專以滋陰潤燥爲務。然懼其粘膩涼溼。不利中土。故人參桂枝爲使。更用清酒。併以扶護元陽。旁宣達諸藥之力。與腎氣丸之桂附。救腎中之陽。其趣似異而實同。如後世滋陰諸方。徒裒合羣隊涼潤之品。誠非知制方之旨者矣。徐氏曰。後人只喜用膠麥等。而畏薑桂。豈知陰凝燥氣。非陽不能化耶。此言得之。

又按地黃。此方。及大黃䗪蟲丸。腎氣丸等。比之他藥。分兩殊多。蓋以體重之故。不必君藥之謂。宜參藥治通義。方劑分量下。

小兒衞生總微論國老丸。治瘦瘠虛羸。惙惙少氣。右以甘草。炙焦黃。杵末。煉蜜和。丸菉豆大。每服五丸。溫水下。日三服。一歲兒五丸。已上者七八丸。以意加減。無時。

肘後獺肝散。

〔朱〕獺爲陰邪之獸。而肝獨應月增減。是得太陰之正氣。其性獨溫。故宜于冷勞。又主鬼疰一門相染者。以陰入陰。以邪逐邪。同氣相求之義也。

按本草。圖經云。張仲景有治冷勞獺肝丸方。又主鬼疰一門相染者。取肝一具。火炙之。水服方寸匕。日再。崔氏治九十種蟲疰。云云獺肝丸。二方俱妙。又聖惠方。載冷勞證。文繁不錄。

又按本草猪條。圖經云。肚。主骨蒸熱勞。血脈不行。補羸助氣。四季宜食。張仲景有猪肚黃連丸。是也。猪肚黃連丸。未詳其方。當攷。

〔餘述〕魏氏曰。失精于下者。可成虛勞矣。脫氣則成虛勞于上者爲。秦越人之論虛損。其言陽虛而陰盛。損則自上而下。一損損于肺。二損損于心。三損損于胃。卽仲景所謂脫氣之虛勞也。其言陰虛而陽盛。損則自下而上。一損損于腎。二損損于肝。三損損于脾。卽仲景所謂失精之虛勞也。右節文念庭之說是也。蓋五勞六極七傷。其目雖殊。要其指歸。不出于陽虛陰虛二端。且不啻不出于此二端。而陰虛陽亢者。實爲居多。今篇首既冠以男子二字。而細檢各條。大抵莫不屬陰虛矣。小建中湯。扶脾之劑也。而其證則亦是上盛下虛。其用此湯。亦取于和陽就陰。顧脫氣一條。猶係于陰虛陽隨衰者。酸棗湯。治火亢虛煩。心神不寧者。然則謂仲景所云虛勞者。皆屬陰虛可乎。如大黃䗪蟲丸證。卽骨蒸之類。而肺痿一證。是勞嗽之謂。則今之虛損勞瘵者。實不外于仲景所擧之數件矣。（懸擬藥治適義。於補法下。以建中腎氣二證。對待爲辨。然今更攷之。其方則爲補陽補陰之分。而其證。則不必胃虛腎虛之別。舊見不免謬。）

肺痿肺癰欬嗽上氣病脈證治第七

論三首　脈證四條（二字。四字。竝誤。宜訂。）　方十五首（五。當作六。）

問曰。熱在上焦者。因欬爲肺痿。（脈經。千金。又。作數。）

按喻氏曰。肺癰屬在有形之血。血結宜驟攻。肺痿屬在無形之氣。氣傷宜徐理。徐氏沈氏周氏朱氏皆從此說。然肺痿之病。必損血液。則以氣血立辨者。謬矣。

又按口中反有濁唾涎沫。蓋係于該言稠痰白沫者。本經所謂痰者。非今之所謂痰。次條曰。多唾濁沫。皂莢丸條曰。時時唾濁。桔梗湯條曰。時出濁唾。五藏風寒篇曰。肺中風。吐濁涕之類。皆今之稠痰也。蓋肺萎液燥。而口中有唾涎。故下反字也。（巢源虛勞凝唾候曰。腎液爲唾。上焦生熱。熱衝咽喉。故唾凝結也。此亦稠痰耳。）又脈反滑數。反字難解。稻葉元熙曰。反于肺痿亡津液之脈。或是。

仁存孫氏方曰。詳觀肺癰肺痿二證。實難治。要之肺癰則間有可愈者。亦須肺未穿。故可救。但肺痿罕有安者。蓋其肺枯竭乾燥。何由而得潤。所以難愈。

問曰。病欬逆。何以知此爲肺癰。（風則之訓。原本無之。輯義偶衍。宜删。）

按此條。列呼吸不利。欬口乾等候。就風與熱。以爲分別。然大旨不過云風壅釀熱。以爲此病耳。

又按熱過於榮。熱之所過。兩過字。注未了。當讀如詩江有汜。不我過之過。史記淮陰侯傳。信常過樊將軍噲。魏其侯傳灌夫有服。過丞相。扁鵲傳。舍客長桑君過之類。亦是。又呂覽異寶五員過於吳注。過。猶至也。義殆相同。辨脈法曰。熱之所過。則爲癰膿。

又按脈經平肺痿肺癰中所載。出于本經之外者。凡六條。俱似非仲景原文。姑拈一條于左。曰。問曰。振寒發熱。寸口脈滑而數。其人飲食起居如故。此爲癰腫病。醫反不知。而以傷寒治之。應不愈也。何以知有膿。膿之所在。何以別知其處。師曰。假令膿在胸中者。爲肺癰。其人脈數。欬唾有膿血。設膿未成。其脈自緊數。緊去但數。膿爲已成也。

肺痿吐涎沫而不欬者。

按稻葉元熙曰。若服湯已渴者。屬消渴。是假設之辭。與吳茱萸湯條。得湯反劇者。屬上焦也同例。

射干麻黃湯方

按本篇用麻黃者四方。宜爲二義看。注家皆謂。其證內飲挾外邪。故用麻黃發其表。是一義。今驗肺脹證。多是宿飲爲時令觸動者。而不必具表候。則其用麻黃。適取發泄肺中鬱飲。亦猶麻杏甘石湯之意。是一義。蓋勿拘一隅可也。

欬逆上氣。時時唾濁。

按曾世榮活幼心書曰。肺爲五藏華蓋。臥開而坐合。所以臥則氣促。坐則但寬。蓋但坐不得眠。得斯說而其理明矣。

皂莢丸方本草。圖經云。張仲景治雜病方。欬逆上氣。唾濁。得（政和作但）坐不得眠。皂角丸主之。皂莢。杵末。一物以蜜丸。大如梧子。以棗膏和湯服一丸。日三夜一服。

按本草皂莢條黑字云。除欬嗽囊結。又有孫尚藥治卒中風涎潮。救急稀涎散。蓋胚胎于此方。

千金。治欬嗽胸脅支滿。多唾上氣方。

白　糖五分　　皂　莢末一方寸七

右二味。先微暖糖令消。內皂莢末。合和相得。丸如小豆。先食服一丸。

欬而脈浮者

按水飲上迫。脈必帶浮。不必拘表證有無。此二方證。均是上焦蓄飲。而以脈浮沈爲別者。蓋以勢之劇易。及水飲上迫。與內結之異耳。注家特就邪爲分。殆非通論。

厚朴麻黃湯方

按此方證。係寒飲迫肺。而無風寒外候。故於小青龍湯中。去桂枝。以厚朴降逆爲君。其佐用杏人。亦猶桂枝加厚朴杏子湯之例。況配以石膏。其驅飲之力更峻。

澤漆湯方千金。五合下。有日三夜一四字。无至夜盡字。本草。圖經引。五合下。有日三二字。盡上。有服字。

按澤漆。本草白字稱味苦微寒。主大腹水氣。四肢面目浮腫。黑字稱利大小腸。蓋此方主證。水飲內結。故有須于利水之品也。

又按陳藏器曰。千里水。及東流水。味平無毒。主病後虛弱。然則此方所用。在熟淡不助內飲已。又煮取五升。

温服五合。至夜盡。是一日十服。他方莫有此例。千金似是。然古之五升。即今之五合。古之五合。即今之五勺。以今推之。日服五合。未必爲多。豈東垣所謂在上者不厭頻而少之謂乎。

大逆上氣。咽喉不利。外臺無者字。宜從。

麥門冬湯方 稻葉元熙曰。煎法。据竹葉石膏湯。温服上。恐脫去滓內粳米。煮米熟。湯成去米十二字。

外臺。崔氏療骨蒸脣乾口燥。欲得飲水止渴。竹葉飲方。

於本方。去人參。加竹葉。生薑。

又深師療肺氣不足。逆滿上氣。咽喉中閉塞短氣。寒從背起。口中如含霜雪。語言失聲。甚者吐血。補肺湯方。

於本方。去人參半夏。加五味子。乾薑。款冬花。桂心。桑根白皮。

肺癰。喘不得臥。

按葶藶。下水疎肺壅。故的治肺癰膿未成者也。金鑑所引趙氏注。据二注本。係于周氏補注。

醫心方。引范汪方云。葶藶熬令紫色。冶令自丸。丸如彈丸。大棗廿枚。以水二升煮棗。令得一升半。去棗內藥一丸。復煎得一升。盡服之。出支飲下。本草圖經引。亦作大棗二十枚。

按葶藶。以彈丸爲率。故不須舉兩數。大棗。諸書皆作二十枚。本經疑是錯寫。或曰。葶藶。擣之則粘膩。足以自丸。不必補末蜜二字。

外臺。必效。療天行病後。因食酒麪。肺中熱擁。遂成欬不止。

於本方。加桑白皮。桔梗。麻黃。

又崔氏。療大腹水病。身體腫。上氣。小便澀赤。云云。

於本方。加杏人。各擣。總和合。平旦空腹服八丸云云。

幼幼新書。簡要濟衆。治小兒水氣腹腫。兼下痢膿血。小便赤澀方。

葶藶子半兩。以棗肉和。擣爲丸。施圓端效方。名散腫丸。

雞峰普濟方曰。著作雷道矩病吐痰。頃間已及升餘。欬不甚。面色黯鬱。精神不快。兆告曰。肺中有痰。胸膈不利。令服仲景葶藶大棗湯。一服訖已。覺胸中快利。略無痰唾矣。

桔梗湯方

原注血痺。當喉痺。然要是後人所續加。

按排膿散。用枳實芍藥。桔梗。排膿湯。於本方。加生薑。大棗。是知桔梗有排膿之功。但此間所有。氣味輕淡。不足以抵當大病。彼土古時之品。則恐不如此也。

聖濟。治肺癰涕唾涎沫。吐膿如粥。麥門冬湯方。

於本方。加麥門冬。青蒿心葉。

小青龍加石膏湯方

按麻杏甘石湯。厚朴麻黃湯。越婢加半夏湯。小青龍加石膏湯。皆麻黃石膏同用。麻黃發陽。石膏逐水。二味相藉。而驅飲之力更峻。不必取之于發表清熱。蓋此四方。緊慢稍異。而其旨趣。則大約相均。要在臨證之際。隨其劇易。以爲審處耳。

附方

外臺。炙甘草湯。外臺。桂枝二兩。阿膠三兩。炙。大麻子人半升。大棗四十枚。擘。餘同。方後云。右九味切。以美酒七升。水八升相和。先煎八物。取四升。絞去滓。內膠上微火烊銷。溫服七合。日三夜一。

按此方。施之泛泛惡心者。必增嘔逆。溫溫液液。蓋別有義。未攷。又此方證。與麥門冬湯證相近。俱係滋養上焦之劑。

千金甘草湯。

按傷寒類要。以單甘草湯。治炙甘草湯證。其理一致。

千金生薑甘草湯。

按此方亦治肺冷而萎。猶是甘草乾薑湯之變方。沈氏說欠當。又而渴。當作不渴爲妥。

千金桂枝去芍藥加皂莢湯。

按此方。桂枝去芍藥湯桂枝甘草湯之意。取之扶胸中陽氣。不和調營衛。蓋亦屬肺冷之痿。

外臺桔梗白散。

按此條與桔梗湯證一而方異。蓋所傳之本不同也。然肺癰其膿稍成。正氣隨衰。峻猛之劑。恐不能堪。王氏所據。豈得無錯乎。

千金葦莖湯。

按此方主證。蓋在虛實之間。

又按蘇敬新修本草白瓜條曰。別錄云。甘瓜子。主腹內結聚。破潰膿血。最爲好。腹腎脾內癰湯要藥。本草以爲冬瓜。但用蒂不云子也。又今腸癰湯中之用。俗人或用冬瓜子。非也。又案諸本草。單云瓜子。或云甘瓜子。今此本誤作白字。當改從甘也。原本。膿。作濃。藥。作粲。今從證類本草改。此說可以確瓜瓣之爲甜瓜矣。

醫心方。張仲景方。治卅年欬。大棗丸方。

大棗百枚去核　杏人百枚熬　豉百廿枚

凡三物。豉杏人搗令相得。乃內棗。搗令熟和調。丸如棗核。一丸含之。稍咽汁。日二。漸增之。良。按此疑雜病論之遺方。仍附于此。

奔豚氣病脈證治第八

師曰。病有奔豚。有吐膿。師曰奔豚病以下。脈經爲別條。宜從。

按欲死二字。形容苦惱之狀而言。與少陰篇吳茱萸湯條同語例。

奔豚湯方

按此方證。挾有熱邪。故不取桂枝之溫。而用黃芩生葛之涼。且既有半夏。故不再用茯苓芎歸芍藥三味。以和其腹痛也。

傷寒總病論。動氣在上。不可發汗。發汗則氣上衝。正在心端。李根湯主之。

於本方去芎藭生葛。加桂枝人參茯苓。

桂枝加桂湯方

傷寒論。本方後曰。本云桂枝湯。今加桂滿五兩。所以加桂者。以能泄奔豚氣也。

發汗後。臍下悸者。茯苓下。輯義。桂枝二字偶脫。

〔餘述〕奔豚一證。多因水寒上冲。故治法不出降逆散寒。而注家概解以腎邪。殆不免牽湊。要坐不檢難經仲景之有異耳。

胸痹心痛短氣病脈證治第九

師曰。夫脈當取太過不及。

按。責讀如平脈法。肥人責浮。瘦人責沈之責。即求責之義。

胸痹之病。喘息欬唾。

〔徐〕此段實註胸痹之證脈。後凡言胸痹。皆當以此概之。但微有參差不同。故特首揭以爲胸痹之主證主脈主方耳。〔周〕寒濁之邪。滯於上焦。則阻其上下往來之氣。塞其前後陰陽之位。遂令爲喘息爲欬爲痛爲短氣也。陰寒凝泣。陽氣不復自舒。故沈遲見於寸口。理自然也。乃小緊數。復顯於關上者。何耶。邪之所聚。自見小緊。而陰寒所積。正足以遏抑陽氣。故反形數。然陽遏則從而通之。栝蔞實最足開結豁痰。得薤白白酒佐之。既辛散而復下達。則所痹之陽自通矣。

按。周說爲當。但解數脈。未免牽強。姑存之。

栝蔞薤白白酒湯方

按。先兄曰。說文曰。截。酢漿也。从酉𢦏聲。鄭玄注周禮四飲曰。漿。今之截漿也。陳藏器曰。醋。破結氣。心中酸水痰飲。

胸痹。心中痞氣。（本草枳實條。圖經引。與外臺相同。類聚。與趙本同。）

枳實薤白桂枝湯方圖經引。无枝字。

人參湯方人參條。圖經引。作治中湯。白朮之白字。无。末附加減法。一與傷寒論同。仍不錄。

聖濟總錄曰。胸痹之病。其脈陽微而陰弦。陽虛則知在上焦。陰弦故令胸痹心痛。古方用理中湯。取緩其中氣。

陰證略例。理中湯方後曰。若胸痹脇下妨悶者。加枳實半兩。茯苓半兩。

御藥院方。枳實理中丸。治證與本條同。

於理中丸中。加枳實。茯苓。附子。

按外臺。崔氏。療時行四五日。大下後。或不下。皆患心中結滿。兩脅痞塞。胸中氣急。厥逆欲絕。心胸高起。手不得近。恐與增損理中丸。於本方中。加栝蔞根。枳實。茯苓。牡蠣。正師胸痹人參湯之意。其效甚著。而王好古許國禎。則移崔氏之方。以治本證。亦善於變通者矣。

茯苓杏人甘草湯方

醫心方。醫門方。治胸中痞塞。短氣愊膈者。或腹急痛方。

於本方。加半夏。生薑。若氣不下。加大黃。檳榔。取利爲差。

橘皮枳實生薑湯方

聖濟。治風寒客於肝經。膈脘痞塞。脇下拘痛。常欲蹈其胸上。名肝著。蹈胸湯方。

於本方。加桔梗。甘草。薤白。

胸痺緩急者。本草。圖經引。緩上。有偏字。原本。諸本。並無人字。

〔周〕胸痺緩急者。痺之急證也。寒飲上聚心膈。使陽氣不達。危急爲何如乎。故取薏苡逐水爲君。附子之辛熱爲佐。驅除寒結。席卷而下。又烏不勝任而愉快耶。

按周說似是。苡人之用。能托鬱結。況附子之雄烈。相合爲散。比之前款諸方。其力最峻。足以奏功于然眉之際焉。蓋此緩急。主在急字。非或緩或急之謂。史記倉公傳。緩急無可使者。袁盎傳。一旦有緩急。寧足恃乎。游俠傳。且緩急人之所時有也。俱是係于一時切迫之謂。此足以證焉。焦循雕菰集羅浩醫經餘論序曰。其論本草。以神農經爲主。而證以南陽之方。以薏苡主筋急拘攣。故金匱胸痺緩急者主之。用以健脾利溼。則失其義。

心中痞。諸逆心懸痛。輯義。肘後。痛下。有五字。當作肘後。作三字。

按諸逆。程氏以病證言。尤氏以病因言。二說俱通。魏氏曰。諸逆。兼有形無形之邪爲言。與尤意同。伊澤信恬曰。懸牽音義相同。懸痛。謂牽急而痛。肘後可證。又巢源有心懸急懊痛候。千金養胎篇。有腹滿懸急。心下懸急之文。亦並懸牽通用之徵也。斯說爲覈。三國志管輅傳。有心中縣痛文。

九痛丸方原本。諸本。附子三兩下。有炮字。

〔餘述〕本篇題云胸痺心痛。而首條則二證併論。其他諸條。皆爲胸痺立方。栝蔞薤白半夏湯。心痛徹背。不過言心胸痛甚。桂枝生薑枳實湯。心中痞。前注猶以爲胸痺。心痛。則僅烏頭赤石脂丸一方已。故二證之辨。難就而攷。以臆測之。胸痺其痛頗泛。心痛其痛殊緊。胸痺則病淺。心痛則病深。蓋二證中。更自有輕重之別。而其實似無太異同。故胸痺之方。足以治心痛。至真心痛。則固屬不治。仲景略而不言。殆以此也。短氣一證。病屬上焦。故亦連類併及者歟。

腹滿寒疝宿食病脈證治第十

趺陽脈微弦。法當腹滿。

按此條證。寒氣壅閉。即大黃附子湯所主。宜稱之實。而言爲虛寒者。虛。猶虛煩之虛。非虛衰之虛。蓋指無形之寒氣。對水飲結聚有形之寒而言也。（虛煩義。宜參傷寒論述義。梔子豉湯條。）又程氏注稍不了。

病者腹滿。按之不痛爲虛。

按四十八難曰。癢者爲虛。痛者爲實。外痛內快。爲外實內虛。內痛外快。爲內實外虛。楊玄操注曰。輕手按之則痛。爲外實。病淺故也。重手按之則快。爲內虛。病深故也。重手按之則痛。爲內實。病深故也。輕手按之則快。爲外虛。病淺故也。凡人病按之則痛者。皆爲實。按之則快者。皆爲虛也。難經本爲有痛立言。而玄操注。亦與此條相發。

又按陽明篇曰。陽明病。脅下鞕滿。不大便而嘔。舌上白胎者。可與小柴胡湯。其意正與本條互發。以見證雖似可下。其白胎者。邪未結實。黃胎者。始爲熱實。乃黑胎之爲實。可以知也。且此條。示以按腹知虛實。以驗舌辨寒熱。而後宜議攻下矣。要之診察之大法。莫不可從此條而擴充焉。

病者痿黃。（脈經。胸中。作胃中。利上。有下字。）

寸口脈弦者。（巢源。作寸口脈雙弦。則脇下拘急。其人濇濇而寒。）

夫中寒家喜欠。

按中字。金鑑爲平聲讀。其他諸注。皆爲去聲讀。蓋此中寒家言素稟陰臟。動易感寒者。然則二說併存爲佳。又程氏謂寒鬱於肺經而爲熱者。似欠穩當。靈口問篇曰。陽引而上。陰引而下。陰陽相引。故數欠。又曰。陽氣和利。滿於心。出於鼻。故爲嚏。辨脈法曰。客氣內入。嚏而出之。

病腹滿。發熱十日。本草厚朴條。圖經引云。又厚朴七物湯。主腹痛脹滿。按此與千金同誤。

按金鑑曰。飲食如故。胃熱能消穀也。存攷。

厚朴七物湯方圖經引。枳實上。有大字。桂枝之枝字无。

附子粳米湯方

按弟子郁田精一曰。此方與白虎湯。及加人參加桂二湯。桃花湯。並用粳米。而其煮法。不云至幾升。蓋是以米熟爲度。不必期至幾升者。恐非有脫文。厚朴麻黃湯。煮小麥熟去滓。亦是一轍。此可以備一說。仍存之。

聖惠。治寒疝心痛如刺。繞臍腹中盡痛。白汗出。氣欲絕方。

於本方加川椒。乾薑。桂心。

厚朴三物湯方本草厚朴條。圖經云。張仲景治雜病。厚朴三物湯。主腹脹脈數。厚朴半斤。方後。有腹中轉動。更服。不動勿服十字。

大柴胡湯方。黃芩二兩。原本。諸本。並作三兩。

腹滿不減。

傷寒補亡論曰。減不足言者。言不甚減也。論言。太陽發汗不徹。不足言。與此同意。俗語所謂不濟事者。是也。

心胸中大寒痛。

按出見有頭足上下，句上上聲，下，去聲，尤氏以出見有頭足，爲陰凝成象，腹中蟲物，乘之而動，謂蜀椒乾薑，温中下蟲，誤甚，

大建中湯方 蜀椒去汗。類聚。無去字。

大黃附子湯方

按此條證固屬寒實，故大黃附辛，相合成劑，性味融和，自爲温利之用，如附子瀉心湯，則其證表寒裏熱，故別煮附子，而功則各奏，故同是附子大黃併用，而立方之趣，迥乎不均，徐氏說未確切，蓋温利之劑，實以桂枝加大黃湯，及此湯爲祖，而温脾等諸湯，皆莫不胚胎于此二方矣，

赤丸方

按本草，丹砂黑字云，作末名真朱，

寒疝遶臍痛，沈緊。類聚。亦作沈弦。

按素問經脈別論，真虛痟心。厥氣留薄。發爲白汗。陰陽別論。魄汗。輯義誤寫作白汗。又生氣通天論。魄汗未盡。魄白音通。

烏頭煎方 宋本外臺熬。作炮。無去皮字。白蜜二斤。方後。右以水三升。煑烏頭取二升。去烏頭內蜜。煎令水氣盡云云。不可一日再服。作日止一服。不可再也。

按程氏曰，治下焦之藥味不宜多，多則氣不專，此言本于至真要大論補下治下制以急之說，殆不免拘泥，又按陶氏本草序例曰，附子烏頭若干枚者，去皮畢，以半兩準一枚，千金方，治風歷節防己湯方後曰，凡用烏頭，皆去皮，熬令黑，乃堪用，不然至毒人，宜慎之，據此，宋本外臺，不必是，其不㕮咀，豈嫌熟爛相和乎，本草圖經云，崔氏，治寒疝心腹脅引痛，諸藥不可近者，蜜煎烏頭主之，以烏頭五枚大者，去芒角及皮，四破，

以白蜜一斤。煎令透潤。取出焙乾。搗篩。又以熟蜜丸。冷鹽湯吞下二十丸如梧子。永除。又法。用煎烏頭蜜汁。以桂枝湯五合解之。飲三合。不知加五合。其知者如醉。以為中病。

寒疝腹中痛。逆冷手足不仁。

按烏頭煎證。寒氣專盛于裏。此條證。表裏俱寒壅。是所以有須于桂枝。灸刺諸藥不能治。是言病勢之劇。套法不能得治。不言灸刺諸藥之誤措。徐氏以為是或攻其內。或攻外。邪氣牽制不服。似欠穩貼。（輯義徐注。為陽所客。客字。宜作容字。）

烏頭桂枝湯方（宋本外臺。秋烏頭。實中大者。十枚。去皮。生用。一方五枚。）

按此方證。最屬急劇。治以單捷為妙。桂枝湯。外臺引作單桂汁。蓋仲景舊面。其出五味方者。疑後人誤據千金烏頭湯後（詳出）所私攙。注家皆仍原文為說。覺未當。（周氏意似單桂汁。然語意不了。且其解欠妥。仍不錄。又按外臺。於此方後。注云范汪方同。今檢宋本。大書作范汪方云。而直接桂枝湯。仍知其舉桂枝湯者。是范汪方文。而非出仲景也。）

聖惠。治寒疝腹中痛。手足逆冷。身體疼痛。針灸諸藥。所不能任者。宜服烏頭散方。川烏頭。（大者十枚。）桂枝。（二兩。）右件藥。擣細羅為散。每服二錢。以水一中盞。入生薑半分。煎至五分。次入蜜半合。更煎三兩沸令熱。每以食前和滓。溫服之。

聖濟。治心腹卒脹痛。桂心丸。桂二兩。烏頭一兩。為末。鍊蜜和丸。

其脈數而緊乃弦。

按魏氏以此條脈。為寒疝寒熱雜合之候。其說似精。猶不如尤氏以為寒疝陰盛之為優。然此條。該寒實諸證而爲結。蓋不特言寒疝也。

附方

外臺烏頭湯。

按此方。千金外臺所載。竝與前方文有異。蓋本是別方。林億等以前有五味方。省之不錄也。今從外臺拈出于左。曰。烏頭。十五枚。炮。○按千金云。要略。五枚。 芍藥。四兩 甘草。二兩。炙。 大棗。十枚。擘。 生薑。一斤○按千金。作老薑。 桂心。六兩 右六味切。以水七升。煮五味。取三升。去滓。別取烏頭。去皮四破。蜜二升。微火煎令減五六合。內湯中兩三沸。去滓。服一合。日三。間食。强人三合。以如醉狀爲知。不知漸增。忌海藻菘菜豬肉冷水生葱。深師同。

外臺柴胡桂枝湯。宋本外臺。作療寒疝腹中痛者。

醫心方。范汪方。治寒疝腹中痛。小柴胡湯。即原方。

外臺走馬湯。

肘後。若唯腹大動搖水聲。皮膚黑。名曰水蠱。巴豆九十枚。去皮心。杏人六十枚。去皮尖。竝熬令黃。擣和之。服如小豆大一枚。以水下爲度。勿飲酒佳。

聖惠。治乾霍亂。不吐不利。煩悶不知所爲方。 巴豆。一枚。去皮心。 右以熱水研服之。當快利三兩行。即以漿水粥止。立定。

〔餘述〕按本篇先敍腹滿。如痛者爲實條。厚朴七物湯。厚朴三物湯。大柴胡湯。大承氣湯四條。此其屬熱實者也。如首條。與腹滿時減復如故條。此其屬寒實者也。次敍寒疝。如腹痛脈弦而緊條。與大烏頭煎。當歸生薑羊肉湯烏頭桂枝湯條。皆以寒疝目之矣。如瘦人繞臍痛。與附子粳米湯。大建中湯條。亦是寒疝已。其他諸條。如寸口脈弦者。即脇下拘急而痛。與大黃附子湯證。即虛寒從下上。此寒氣聚著胠脇者也。如病者痿黃證。其位雖異。亦是寒實也。如中寒家二條。即素稟陰臟。外寒易觸者也。蓋此三等。既非腹滿。亦不寒疝。但以其屬寒。仍牽聯及之。且以與腹滿寒疝互相發明者已。其脈數而緊一條。即係寒實諸證之診。以爲總結矣。然則二十條者。學者宜區類而看。如前注家。往往湊合爲說。殆不免強會也。

問曰。人病有宿食。何以別之。故下。原本。有知字。宜補。

傷寒纘論曰。所謂亦微而濇。亦字從上貫下。言浮大而按之略濇。非濇弱無力之謂。見浮大中按之略濇。方可用大承氣下之。設純見微濇。按之不實。乃屬胃氣虛寒。冷食停滯之候。又當從枳實理中。助胃消導之藥矣。豈復爲大承氣證乎。○按此說似精。然尺中既微。何能兼大。故張氏於微脈。則略而不論。殊屬糢糊。但其云濇非濇弱無力之謂者。是矣。然則微。亦沈滯不起之微。非微弱之謂也。

下利不欲食者。俞本。趙本。欲。作飲。誤。

宿食在上脘。當吐之。

（周）食既云宿。決非上脘。既非上脘。何以用吐。今言上脘。又言宿食。則必有痰載物。不使得下。則爲喘爲滿。不言具見。故一吐而痰與食俱出矣。

金匱玉函要略述義卷中

丹波元堅學

五臟風寒積聚病脈證并治第十一

論二首　脈證十七條　方二首此三字。輯義偶脫。

肺中風者。冒而腫脹。輯義。腫。譌作腹。諸本。皆作腫字。

肺中寒。

按評熱病論曰。勞風法在肺下。其爲病也。使人強上冥視。唾出若涕。又曰。巨陽引精者三日。中年者五日。不精者七日。欬出青黃涕。其狀如膿。大如彈丸。從口中若鼻中出。欬論久欬下曰。使人多涕唾。先教諭曰。古無痰字。云唾出如涕。謂吐粘痰也。據此。則濁涕。即是粘痰。非鼻涕之謂也。

肺死臟。

先兄曰。此即浮芤之脈。

肝死臟。

先兄曰。此云浮之弱。尤氏以爲其勁直則一也。不知何意。

心中風者。

按徐氏曰。飢者。火嘈也。食即嘔吐。邪熱不殺穀也。尤氏曰。心中飢。食則嘔者。火亂於中而熱格於上也二說似是。又徐氏翕翕解未確。弟子邨田精一曰。文選。張平子思玄賦。温風翕其增熱兮。注。艮曰。翕。熱皃。衡曰。說文曰。翕。熾也。是翕有熱義。此說是。

邪哭使魂魄不安者。

朱氏曰。哭字疑誤。陽氣衰。陰氣衰。衰字。當作病字解。此說謬。

脾中風者。

按李氏皮目解。係臆說。輯義過存之。當刪。

徐氏曰。金匱缺脾中寒。然不過如自利腹痛。腹脹不食。可類推也。

甘草乾薑茯苓白朮湯方

聖惠治腎著之爲病。身體冷。從腰已下痛重。甘草散方。

於本方。加當歸。

三因。苓朮湯。治冒暑遭雨。暑溼鬱發。四肢不仁。半身不遂。骨節離解。緩弱不收。或入浴暈倒。口眼喎邪。手足嚲曳。皆溼温類也。

於本方。去甘草。加附子。澤瀉。桂心。

又苓朮湯。治脾胃感風。飧泄注下。腸鳴腹滿。四肢重滯。云云

於本方。加厚朴。青皮。半夏。草果。

宣明論。腎著湯。治胞痺。小便不利。鼻出清涕者。卽本方

腎死臟。浮之堅。

徐氏曰。腎藏風寒皆缺。然觀千金三黄湯。用獨活細辛。治中風及腎者。而敍病狀曰。煩熱心亂惡寒。終日不欲飲食。又敍腎中風曰。踞坐腰痛。則知金匱所缺。腎風内動之證。相去不遠。至寒中腎。即是直中。當不越厥逆下利。欲吐不吐諸條。

〔餘述〕本篇所謂。中風中寒。與傷寒中之中風中寒不同。亦與半身不遂之中風自異。如内經五藏風。稍似相近。而其證未必契合。則知此别是一義。不宜彼此牽湊。且其於風與寒之旨。注家不敢辨晰。殊無可徵驗。姑闕其疑已。徐氏諸輩。於脾腎二藏。補出其遺。又於肝著脾約腎著三方。特論其趣。要皆不免臆度也。

問曰。三焦竭部。

〔趙〕嘗攷傷寒論脈法中云。寸口脈微而濇。微者衛氣不行。濇者營氣不逮。營衛不能相將。三焦無所仰。不歸其部。上焦不歸者。噫而吞酢。按平脈法。作酢吞。中焦不歸者。不能消穀引食。下焦不歸者。則遺溺。正此之謂。

按魏氏曰。師又言不須治。久則愈者。非聽其洩脱。不爲援救也。言不須治其下焦。但理其中焦可也。朱氏曰。便溺雖屬下焦。而實中焦氣紊所致也。故曰不須治。久則愈。謂不須治下焦。但調理脾胃。久當自愈耳。二説欠穩。亦姑存之。

師曰。熱在上焦者。因欬爲肺痿。

按小腸受胃中水穀。而分利清濁。大腸居小腸之下。主出糟粕。而其下口爲肛門。因疑此條大腸小腸。係于傳寫互錯。蓋言小腸有寒。故泌别不職。而水糞雜下。其有熱者。腸垢被迫而下出也。大腸有寒。則陽氣下墜。故下重便血。其有熱者。毒結肛門。故爲痔也。注家順文解釋。竟不免強湊。今大小易置。其義始瞭。但脈經以來諸書皆與今本同。則姑記所疑。以俟有道論定已。

李中梓病機沙篆曰。仲景云。小腸有寒。其人下重便血。以乾薑。燒黑存性。磁碗合放冷地上。爲末。每服一錢。米飲調下。神效。

問曰。病有積。有聚。有槃氣。何謂也。脈經。槃氣。竝作穀氣。爲穀氣下。有夫病已愈。不得復發。今病復發。卽爲槃氣也。十七字。乃積也下。

有細一作結注文。朱氏。亦以諸積以下爲引條。

〔朱〕凡陰寒凝結。由漸而成者。俱謂之積。故曰諸積。非有一例之證象也。但有一定沈細之脈象。故知其爲積也。病氣深沈。不可不分上中下三焦以處之。脈亦必從寸關尺三部以候之。如寸口主上焦。脈細而附骨。知其積在胸中。如胸痺之類是也。出寸口。上竟上也。主積在喉中。如痰氣相搏。咽中如有炙臠等是也。關上主中焦。關脈細沈。主積在臍旁。按原文。作關部主中焦。而關有三候。關中主積在臍旁。云云。殊屬無稽。今按經文改訂。如遶臍腹痛之類是也。微上關上。積在心下。如胃寒脘痛之類是也。微下關。積在少腹。如少腹寒痛之類是也。尺候下焦。尺脈細沈。積在氣衝。如陰寒疝症之類是也。

按聚者爲可治。則積之爲難治。可推可知。至槃氣則固屬易治。然恐不得不治自愈矣。

又按十八難。有寸關尺。主胸以上。膈以下。齊以下之言。又載診積聚法。竝與本條相發。宜參。又脈經。載診五藏積條。及診法七條。今錄其診法于左。以備對攷。

寸口脈沈而橫者。脇下及腹中有橫積痛。按此素平人氣象論文。其脈弦。腹中急痛。按此據小建中湯條。腰背痛相引。腹中有寒疝瘕。脈弦緊而微細者。癥也。夫寒痺癥瘕積聚之脈。皆弦緊。若在心下。卽寸弦緊。在胃管。卽關弦緊。在臍下。卽尺弦緊。一曰關脈弦長。有積在臍左右上下也。

又脈癥法。左手脈橫。癥在左。右手脈橫。癥在右。脈頭大者在上。頭小者在下。

又法。橫脈見左。積在右。見右積在左。偏得洪實而滑。亦爲積。弦緊亦爲積。爲寒痺。爲疝痛。內有積不見脈。難治。見一脈（一作脇）相應。爲易治。諸不相應。爲不治。

左手脈大。右手脈小。上病在左脇。下病在左足。右手脈大。左手脈小。上病在右脇。下病在右足。

脈弦而伏者。腹中有癥。不可轉也。必死不治。

脈來細而沈。時直者。身有癰腫。若腹中有伏梁。

脈來小沈而實者。胃中有積聚。不下食。食卽吐。

痰飲欬嗽病脈證并治第十二

按本篇欬嗽諸條。本爲懸飲支飲而設。題目中不須有此二字。疑是後人所誤添。似宜芟去。

問曰。夫飲有四。何也。

按沈元凱曰。四飲。云懸。云溢。云支。皆就飲之情狀。而命其名。皆是虛字。然則淡飲。不應特用實字。今據水走腸間一證攷之。淡者。蓋是水飲搖動之名。淡與澹通。靈樞邪氣藏府病形篇。心下澹澹。恐人將捕之。說文云。澹。水搖也。从水詹聲。並可以證焉。宋玉高唐賦。水淡淡而盤紆。注。淡淡。搖動貌。枚乘七發。紛屯澹淡。又湍流溯波。又澹淡之。注。澹淡。搖蕩貌。馬融長笛賦。頭淡滂流。注。水搖蕩貌。搜神後記。二月中蕨始生。有一甲士。折食一莖。卽覺心中淡淡欲吐。皆淡澹相通之徵也。以其居四飲之首。故取以題篇目。從來注家。不知痰之爲淡。又不知其本水搖之謂。而轉爲津液爲病之總稱。故其所解釋。皆與經旨不協矣。此說有理。伊澤信恬亦有說。其意相同。且曰。澹。淡。諸書多相通用。而痰用澹字絕少。但醫心方。引小品云。白微湯。治寒食藥發。胸中澹外臺。作痰。酢千歐煩。又引效驗方云。斷膈丸。治胸閒有澹水。竝是淡痰之正字。此言亦是。崧又曰。初月帖。淡悶。與千嘔對言。蓋虛煩之謂。

又按懸飲。據巢源。懸字似懸癖之謂。巢源。又有懸癖候。曰。欬唾則引脇下懸痛。所以謂之懸癖。然以他三飲例之。則猶宜從前注。爲懸挂之義爲穩。又成氏注平脈法。沈潛水畜支飲急弦曰。畜積於內者。謂之水畜。故脈沈潛。支散於外者。謂之支飲。故脈急弦。程氏蓋襲此誤。

又按篇中支飲。自有二證。其一上迫胸中。其一壅聚心下。其胸中證。多實結宜疎蕩。而亦有泛漫宜消導者。其心下證。多泛漫宜消導。而亦有實結宜疎蕩者。學者須熟審經旨。勿敢混看焉。

水在心。

先兄曰。堅者。心下堅實也。築者。築築然悸動也。千金可證。短氣者。飲抑往來之氣故也。尤注似迂。

水在肺。

先兄曰。涎沫。即欬而吐痰也。

水在腎。醫碥曰。心。當作腎。

按此支飲之類證已。蓋初非四飲外。別有留飲伏飲也。

夫心下有留飲。

留飲者。脇下痛引缺盆。

按已亦甚也。輒已。即輒甚。經典中往往有此義。

胸中有留飲。

〔沈〕此明支飲甚則變爲溢飲矣。蓋留飲乃氣鬱水積。故謂脈沈者。有留飲也。

膈上病痰。滿喘欬吐。先兄曰。滿喘二字。疑倒置。

〔魏〕諸症。皆伏飲內寒。逼陽在外之候。

按病痰二字。當作之病爲是。此條亦是支飲之類證。其人振振身瞤劇。卽與苓桂朮甘湯之身爲振振搖。真武湯之身瞤動。振振欲擗地。其機相同。

夫病人飲水多。必暴喘滿。宋本。亦無喜字。

〔朱〕此明飲邪有實有虛。而所致異途。脈亦迥殊也。飲水多二句。是言飲之驟致者。食少飲多四句。是言飲之積漸者。如兩手皆見弦脈。夫弦則爲減。當以正氣虛寒論治。設一手獨弦。明是病氣有偏著。偏著者爲實邪。則又當以攻邪論治矣。皆大下後虛五字。疑屬衍文。節錄

按喘短氣。是支飲所有。悸。是痰飲支飲所俱有。又太陽中篇曰。發汗後飲水多。必喘。又曰。太陽病。小便利者。以飲水多。必心下悸。傷寒例。亦論飲水多爲喘。稻葉元熙曰。脈雙弦者寒也二句。是客。脈偏弦者飲也句。是主。主客對舉。爲以脈斷病之法。朱氏謂爲衍文者謬。此說爲是。

肺飲不弦。

焦循雕菰集。羅浩醫經餘論序曰。其論金匱。以咳則其脈弦。與弦則衛氣不行。如肺飲不弦。肺飲二字句。謂肺飲之輕者有不弦。但短氣而不咳。其弦則衛氣不行而咳矣則重矣。非謂肺飲無弦脈也。

心下有痰飲。

〔程〕心下有痰飲。即支飲也。

病人脈伏。其人欲自利。

按此證。亦是心下支飲。而病邪盤結者。與木防己湯十棗湯證。其機稍近。而其位不均。

甘遂半夏湯方 宋本外臺。芍藥一兩。又云。三枚。

按趙氏曰。甘草緩甘遂之性。使不急速。徘徊逐其所留。入蜜。亦此意也。此程氏所本。

又按此方四味。都以枚稱。徑長之品。恐難以附子烏頭之枚例之。豈甘遂芍藥。亦以如指大准之乎。攷醫心方引小品方云。人參一枚者。以重二分爲准。此似宜以爲率。蓋二分。即古秤之十二銖。今之二釐九毫也。但半夏在別例耳。

脈沈而弦者。懸飲內痛。

按內痛。諸家無解。豈脇肋內有痛之謂乎。玉機真藏論。有內痛引肩項文。

十棗湯方

本草圖經。載本方云。病懸飲者。亦主之。胡洽。治水腫及支飲澼飲。加大黃甘草。并前五物各一兩。棗十枚。同煮如法。一方。又加芒消一兩。湯成下之。按聖濟芫花湯。原于此方。

醫壘元戎曰。胡洽方。治支飲澼飲。於十棗湯中。加大黃甘草。同煎服之。故以相反之劑。欲其上下俱去也。

病溢飲者。當發其汗。

按二湯證治。徐氏以挾熱伏寒爲辨。恐未必是。蓋其別在從病之輕重。分藥之緊慢。而二方俱不過用以散表水也。

膈間支飲。其人喘滿。本草。圖經。引深師。作其脈沉緊。不愈。作乃愈。復發下。有汗至三日四字。无與字。

木防己湯方宋本外臺。石膏。雞子大。十二枚。碎。綿裹。本草。引深師。木防己二兩。石膏二枚。雞子大。綿裹。

木防己加茯苓芒消湯方本草。无茯苓。

澤瀉湯方

聖惠。治心下有水不散。是胸中痰飲。不能下食。宜服此方。

於本方。加半夏。生薑。

和劑。解暑三白散。治冒暑伏熱。引飲過多。陰陽氣逆。霍亂嘔吐。小便不利。藏府不調。惡心頭暈。並皆治之。

於本方。加白茯苓。各等分。每服半兩重。水一盞。薑五片。燈心十莖。煎八分服。

支飲胸滿者。

按此條證。據尤鑑二說。是支飲而兼胃實者。故有須于承氣也。輯義引鑑。飲滿。即支飲滿。

小半夏湯方

〔趙〕半夏之味辛。其性燥。辛可散結。燥可勝溼。用生薑以制其悍。孫真人云。生薑。嘔家之聖藥。嘔爲氣逆不散。故用生薑以散之。

外臺。文仲。療脚氣入心。悶絕欲死。

半　夏（二兩洗切）　生　薑（二升半）

右二味，內半夏，煮取一升八合，分四服，極效。

聖惠。治五噎。胸膈咽喉不利。痰逆食少方。

半夏七枚。小者。湯洗去滑。擣細羅為散都為一服。以濃生薑湯調服之。患年多者。不過三服差。

魏氏家藏方。殊勝湯。去痰涎。進飲食。

於本方。加甘草。

防己椒目葶藶大黃丸方

〔徐〕先服一小丸起。尤巧。所謂峻藥緩攻也。〔魏〕何云一丸。疑誤。臨病酌加為妥。

按魏說似是。然赤石脂丸。亦梧子大服一丸。仍兩存之。

卒嘔吐心下痞。（本草。圖經引云。又主嘔噦穀不得下。眩悸。小半夏加茯苓湯。）

按此亦心下支飲證也。

小半夏加茯苓湯方

衞生家寶。竹葉湯。治熱吐翻胃及傷寒遍身發熱冷吐。

於本方。加竹葉。

葉氏錄驗方。半夏湯。治肩臂痛。（即本方）

假令瘦人臍下有悸。

按此證。即首條所謂痰飲之類已。臍下有悸。與腸間漉漉。稍同其轍。而用五苓散者。亦温藥和之之意也。

五苓散方 按小島尚質曰。澤瀉一兩一分。當作五分。始合古義。此方。傷寒論一以銖兩稱。卻是後人所改。此說確。又按外臺黄疸。引傷寒論。作澤瀉五分。益足以徵矣。

按本證無發汗之理。方後多飲煖水汗出愈一句。蓋係于以傷寒論有此文。而此亦附見者。尤氏說似牽會。

朱氏集驗方。附子五苓散。治翻胃吐食。

大附子一隻。取空。入五苓散在內。炮熟。右爲細末。用薑湯下。何元壽方。

附方

外臺茯苓飲。

按此亦支飲證。而與苓桂朮甘湯。小半夏湯等證。其機相近者也。

欬家其脈弦。

按據次條。此亦膈間支飲也。又沈氏析此以下九條。題云欬嗽。曰。此與肺脹癰痿之欬嗽不同。而肺脹癰痿。乃陡起之證。此因飲蓄相搏而欬。所以另立一門也。此說似是。然本篇以欬嗽有因水飲者。而連類及之。非爲欬嗽立門也。

夫有支飲家。欬煩胸中痛者。

〔朱〕夫曰有支飲家。則支飲之由來舊矣。乃因循失治。病氣變遷。有加無已。始也欬逆。今且壅閉而煩矣。始也倚息不得臥。今則胸中宗氣。爲飲邪搏結。有似兼懸飲之痛矣。夫病久邪盛。似可卒死。乃仍遷延至百日。或一歲者。祇以支飲之邪。本實邪也。邪實宜攻。不嫌過峻。主以十棗湯。所謂有病則病當之也。

按趙程意與徐同。沈鑑意與魏同。朱氏所解。或可備一說。仍表出之。又尤氏曰。其甚者。榮衞遏絕。神氣乃亡。為卒死矣。否則延久不愈。至一百日或一歲。則猶有可治。為其邪差緩而正得持也。亦通。

久欬數歲。其脈弱者可治。

〔魏〕又有久欬數歲。飲之留伏也久矣。證之成患也深矣。診之脈弱者。久病正虛。是其常也。久病而邪亦衰。是其幸也。可以于補正氣。寓逐水飲之法治之。徐徐可收功也。故曰可治。若夫診其脈。而實而大而數。則正虛而邪方盛。欲補其正。有妨于邪。欲攻其邪。有害於正。可決其死也。然此亦為治之不如法者言耳。苟能遵奉仲景。以扶陽益氣為本。以溫中散寒。清熱散邪為斟酌。以導水于二便。宣水于發汗為權宜。何遽致于必死乎。

欬逆倚息不得臥。

按此即首條支飲證也。蓋其人上焦素有停飲。今時氣所觸。相搏犯肺。以為此證。故與小青龍湯。雙解表裏。然非敢備諸般表候也。

青龍湯下已。多唾口燥。

按下已者。服畢也。多唾者。青龍之功著。而飲豁之徵。猶今之患支飲者。及其欲愈。必吐稠痰。唾亦稠痰也。宜參肺痿。及前篇肺中寒條。口燥者。亦飲去之徵。與渴同機。續後三條。俱舉藥驗。此證亦即是已。而欬止息平。義寓其中矣。此下脈證。非為青龍湯而發。以其飲所在。不特上焦。亦瀦於中下。而更或有所挾。今服湯之後。支飲雖散。他證嗣見者也。寸脈沈。尺脈微者。魏氏曰。寸脈沈者。支飲有窠囊。欲去之而不能盡去也。尺脈微者。正陽虛于下。而陰寒之氣。斯厥逆而上奔也。此解似佳。唯尺脈微。豈為血虛而現乎。手足厥逆者。陽素不盛。今為飲遏住所致、與瓜蔕散之厥、其情相近。氣從小腹上衝胸咽者、下焦之水上迸也、手足痺者其人血虛故也。其面翕熱如醉、復下流陰股者、胃中有熱、被飲迫動。或升或降也。小便難者、膀胱不輸也。時復冒者、即是心下支飲之故。而有時失升也。先證。三焦俱有水。加以血虛與胃熱。然其所急。特在氣衝。故先用桂苓五味甘草湯。以抑逆散飲。此方比之苓桂朮甘湯。有五味而少朮。彼以胃爲主。而此猶兼肺。故用五味以利肺氣、比之苓桂甘棗湯、彼飲在下。而此飲在上也。

欬滿即止。而更復渴。

〔趙〕服湯後、欬滿即止。三變而更復渴、衝氣復發。以細辛乾薑乃熱藥、服之當遂渴。反不渴。支飲之水、蓄積胸中故也。

按此節。當以至爲熱藥也。爲一截看。欬滿即止。是薑辛之功著。然藥勢燥胃。故爲渴。而下焦之水。亦隨發動。此際更宜苓桂五味甘草湯者。意在言外矣。服之以下。是接上文治其欬滿句。言服之欬滿即止當發渴。而反不渴者。爲心下有支飲也。渴反止。趙氏注。爲反不渴讀。程氏亦然。宜從。此支飲。與青龍證不同。所謂冒者。即前條時復冒之加重者也。復內半夏者。所以驅水飲。止嘔逆也。

水去嘔止。其人形腫者。

〔尤〕血虛之人。陽氣無偶。發之最易厥脫。麻黃不可用矣。杏仁味辛能散。味苦能發。力雖不及。與證適宜也。

按水去。即心下之水去。故嘔止。是半夏之功著矣。然內水外溢。以爲形腫。故治猶遵前法。而表水非麻黃不能驅除。蓋杏人之與麻黃。其性雖有緊慢之別。而其功用。則稍相均。以其人血虛。故以此易彼耳。其人遂痺者。前段手足痺也。厥者。亦即前段手足厥逆。倘得麻黄以亡其陽。則更甚也。血虚者。尺脈微之應也。此無救逆之法。顧證既至此。則宜別處回陽救液之藥。非前方加減之所治矣。

若面熱如醉。

按此上四條。如云治其氣衝。而承以衝氣即低之類。其文上下相應。特此條自爲起端。故程氏。尤氏。以爲別證。然其治仍守上方。則知亦接上來矣。面熱如醉者。即前段所謂面翕熱也。其初胃熱未長。故不敢爲意。今蓄飲未散。而胃熱增劇。故加大黄以利之。徐氏所謂。雖有薑辛之熱。各自爲功。而無妨者。實得其理矣。千金方衍義。引趙氏。今二注本無攷。

又按以上六條。皆設法備變者也。蓋病有證候錯雜。或陸續變替。乃不可不就其所急。而爲之處療者。是此諸條之所以設。而使人知圓機之妙者已。唯所敍諸證。未必一人兼備。亦未必非一人兼備。且所處之藥。皆著其功。如更發他證者。是不必藥之所致。要不過假此數端。以示爲治之次第也。其初則時氣觸動。而其次則下焦水逆。次則肺飲復動。次則中焦飲遏。次則水氣外溢。於是水飲之情狀。纖悉無遺。而加以兼虚挾熱。可謂密矣。

先渴後嘔。爲水停心下。

〔徐〕飲有久暫不同。此云先渴後嘔。渴必多飲。從無嘔證。而忽於渴後見之。其爲水飲無疑矣。故曰。此屬飲家。暫時傷飲也。〔鑑〕水停心下。中焦部也。中焦屬胃。故不止病悸短氣。而亦病嘔也。病悸短氣者。是水停胃外。從膈下而上干於胸也。病嘔者。是水停胃內。從胃中而上越於口也。

〔餘述〕許學士稱。平生疾膈中停飲。覺酒止從左邊下。漉漉有聲。脇痛。飲食殊減。十數日必嘔數升酸苦水。後揣度之。已成癖囊。如潦水之有科臼。不盈科不行。水盈科而行也。清者可行。濁者依然渟滀。蓋下無路以決之也。是以積之五六日。必嘔而去。稍寬數日復作。脾。土也。惡溼。而水則流溼。莫若燥脾以勝溼。崇土以填科臼。則病當去矣。於是悉屏諸藥。一味服蒼朮。三月而疾除。云云。愚以爲許氏所患。卽支飲中一證。其所辨說。殊爲精核。蓋如苓桂朮甘湯。澤瀉湯。小半夏。及加茯苓湯。茯苓飲等證。皆是支飲之自脾土失權而致者。卽所謂癖囊也。癖囊之名。今世多唱之者。而少知其實爲支飲者。又莫識支飲之證。得許氏之言。而其理更明者。故愚今表而論之。癖囊。本作澼囊。出千金痰飲中。

消渴小便利淋病脈證幷治第十三 小便利。徐。沈。周。尤。宋。作小便不利。宜從。

寸口脈浮而遲。

按巢源。以此條。收之虛勞候中。可以確金鑑說矣。

趺陽脈浮而數。

證治要訣曰。中消消脾。脾氣熱燥。飲食倍常。皆消爲小便。

男子消渴小便反多。

〔餘述〕按本篇之敍真消渴。僅此二證。卽消中與下消也。古今錄驗。雖分爲三。其實亦不過脾腎二藏之病已。渴之爲候。必自胃熱而上焦之熱。必止咽燥。所謂口燥不渴者。皆爲膈有熱而胃無熱者言。然則仲景不及上消者。其意殆可見也。迄至宋金諸哲。以三消配之三焦。衞生家寶。簡易方。直指。保命集等。是也。近日和田泰純。嘗疑其說。不能無理。但內經有肺消鬲消之名。而厥陰病。既有消渴。蓋爲胃津竭乏。遂及胸堂者。乃不得言必無上消證。不敢臆定。以俟識者。

渴欲飲水不止者。

〔沈〕此亦非真消渴也。

按尤氏曰。熱渴飲水。水入不能消其熱。而反爲熱所消。故渴不止。文蛤味鹹性寒。寒能除熱。鹹能潤下。用以折炎上之勢。而除熱渴之疾也。此亦一說。姑存之。

小便不利者。有水氣。

按朱氏以爲上焦有熱。下焦有寒。因渴而小便不利。誤矣。此證之渴。即下焦蓄水。而升騰之氣液失常之所致。栝蔞根。不啻生津液。亦能行水氣。觀柴胡桂枝乾薑湯。見傷寒論述義。此方治飲結。說及牡蠣澤瀉散。而可見也。此方用治小便閉。宜用腎氣丸。而其人厭泥戀者甚驗。危氏得效方。附子散。治小便不通。兩尺脈俱沉微。乃陰虛故也。用綿附子。澤瀉。各一兩。燈心七莖。水煎服。亦此意也。

若渴欲飲水。口乾舌燥者。

按此條。既出陽明篇中。則猶是似非真消渴。然以爲中消證治。亦所無妨。

猪苓湯方

猪苓去皮　茯苓　阿膠

滑石　澤瀉各一兩

右五味。以水四升。先煮四味。取二升。去滓。內膠烊消。溫服七合。日三服。

按此方。輯義偶脫。今照原本錄補。

水氣病脈證幷治第十四

論七首　脈證五條　方九首 按此數目。並有誤。當考。

師曰。病有風水。有皮水。脈經。其腹如鼓下。注曰。如鼓。一作如故不滿。癰讓。輯義誤寫作癰腫。諸本皆作臃字。

按風水。亦外證胕腫。其不言者。蓋係省文。醫通。以爲說文。似非。金鑑。以從上腫從下腫。辨風水皮水。恐失拘執。輯義。胕。程讀爲跗。程。當作鑑。又皮水。其腹如鼓云云。宜從巢源。及脈經注。改正爲順。正水。徵以水熱穴論。水脹篇。則此證亦必腹滿。今不言者。亦係省文。金鑑言胸滿自喘者。非是。要之風水皮水。以表邪有無爲辨。正水石水。以喘不喘爲別。其他證候。皆宜類推也。醫通引經。是大奇論。水熱穴論。評熱病論。陰陽別論。然錯綜顛倒。頗加改易。學者宜攷原文。

又按內經之風水。爲腎虛招風。以爲水氣。遂變正水者。仲景之風水。指邪水專鬱于表者而言。其證稍異。又正水。蓋水腫之正證。水熱穴論曰。故水病下爲胕腫大腹。上爲喘呼不得臥者。標本俱病。故肺爲喘呼。腎爲水腫。肺爲逆不得臥。分爲相輸俱受者。水氣之所留也。水脹篇曰。水始起也。目窠上微腫。如新臥起之狀。其頸脈動。時欬。陰股間寒。足脛瘇。腹乃大。其水已成矣。以手按其腹。隨手而起。如裹水之狀。此其候也。俱是正水之謂耳。雞峯普濟方曰。病腫者。皮膚緊急腫滿。無文沒指。若目下微腫。如臥蠶之狀。及足脛皆腫。小便不利。其人喘急。脈沈大而疾。此由脾腎虛弱。腎虛不能畜水。水氣揚溢。脾胃虛則不能制水。水氣流散於經絡。經絡水病。故能腫滿。謂之正水。此說甚覈。足以相徵矣。至石水。則攷之巢源。其水沈凝不行。亦不上泛。殆近水鼓者也。雞峯方。又以爲腹脹如鼓。按之堅硬。腹中時痛。謂之石水。繞臍堅硬。腹不痛者。謂之鼓氣是以痛不痛爲别。恐非確論。又有治石水。用防己椒目葶藶大黃丸治驗。文繁不錄。宜閱巢源。是皮水。又有毛水候。亦又有大腹水腫候。亦即正水。並宜相參。又三因。皮水。据巢源。處以五皮散。

脈浮而洪。浮則爲風。相擊。徐。沈。朱。作相繫。非。惡風以下八字。聖濟總錄引。作惡風者爲風水。

按此條。風強氣強二證。是客。風氣相擊證。是主。宜分别看。汗出乃愈。專屬風水而言。不統前二證。趙氏曰。風者。外感之風也。氣者。營衛之氣也。所謂氣強者。衛因熱則怫鬱。停而不行。氣水同類。氣停則水生。所聚之液血。皆化水也。程氏曰。氣者。水氣也。形盛於外。爲氣強。內經曰。津液充郭。其魄獨居。即氣強之意也。魏氏曰。氣者水氣。即淫邪也。淫邪挾風邪。作熱于表也。尤氏曰。風。天之氣。氣。人之氣。是皆失其和者也。風氣相搏。風強則氣從風。而侵淫肌體。故爲癮疹。氣強則風從氣。而鼓湧水液。故爲水。風氣並強。兩相搏擊。而水液從之。則爲風水。汗之則風去而水行。故曰汗出乃愈。尤注與金鑑相發。最爲穩貼。身痒。多屬表虛。持桂麻各半湯證。以不得小汗出身痒。即是表鬱。豈此條之類乎。

平脈法曰。脈浮而大。浮爲風虛。大爲氣強。風氣相搏。必成隱瘮。身體爲痒。痒者名泄風。久久爲痂癩林億等注。眉少髮稀。身有乾瘡。而腥臭也。

寸口脈沈滑者。中有水氣。擁上。諸本。有微字。輯義偶脱。

按靈樞論疾診尺篇。視人之目窠上。微癰如新臥起狀。其頸脈動。時欬。按其手足上。窅而不起者風水膚脹也。此本條所原。先兄曰。擁。雝同。腫起也。

太陽病脈浮而緊。

按身腫而冷。狀如周痺。程氏屬之黄汗。恐佳。痛在骨節。亦是黄汗。尤說爲是。

趺陽脈當伏。今反緊。寒字。句。疝瘕。宜接腹中痛讀。

趺陽脈當伏。今反數。

〔徐〕此二條。言水病人別有宿病。人各不同。當從趺陽脈。與其舊疾見證別之。〔尤〕趺陽雖係胃脈。而出於陰部。故其脈當伏。今反緊者。以其腹中宿有寒疾故也。寒則宜溫。而反下之。陽氣重傷。即胸滿短氣。其反數者。以其胃中有熱故也。熱則當消穀而小便數。今反不利。則水液日積。故欲作水。夫陰氣傷者。水爲熱畜而不行。陽氣竭者。水與寒積而不下。仲景並舉二端。以見水病之原有如此也。

按諸家以趺陽脈伏爲病脈。尤氏特以爲平脈。而其注義亦暢。仍表出之。更推尤意。此欲作水一句。總括二條。亦頂胸滿氣短來。或曰。此二條。前條是客。不過舉其有寒者。以爲照對。實無干水病。後條是主。示水之因熱生者。此說亦有理。姑附存之。

又按趺陽平脈。貴沈實不貴浮露。故尤氏以伏爲平脈。辨脈法曰。趺陽脈遲而緩。胃氣如經也。其意一也。但後條有寒水相搏。趺陽脈伏語。義相矛盾。當攷。又辨脈法曰。趺陽脈微而緊。緊則爲寒。微則爲虛。微緊相搏。則爲短氣。

夫水病人。目下有臥蠶。

按靈樞。無目下微腫如蚕之文。趙氏錯引。蓋目下如臥蚕者。色黄晶腫。如新臥起者。眼胞上厖然虛浮。其證自異方書中。或有曰有若臥蚕纔起之狀者。謬矣。

師曰。寸口脈沈而遲。

或曰。推他文例。趺陽脈伏一句。疑衍。存攷。

蔣示吉醫宗說約曰。有血分症。婦人先經水斷絕。而後四肢腫滿。小便不通。此血瘀水道。以通經爲主。宜小調經散。

問曰。病者苦水。面目身體四肢皆腫。脈之上。脈經。有師字。是。

〔趙〕此水病。脈之不言水。反言胸中痛等病。當時記其說者以爲異。非異也。是從色脈言耳。

按脈之不言水。反言胸中痛。二言字。沈氏屬之病者。本于徐氏。趙氏則屬之醫師。殊覺妥協。蓋此病者洪腫。如以常情。則當言其所苦。與治之所急。皆在水。而師反舉胸中痛等證以爲言。故人疑而設問也。脈經作師脈之不言水。語意最明。太陽上篇。問曰證象陽旦條。及脈經中。並有同語例。宜相參。又關元。即泛稱下焦之名。亦見厥陰篇。及婦人雜病中。又醫以爲留飲而大下之句。言醫誤認脇下急痛等證。以爲懸飲支飲之屬。錯用十棗等湯。蓋當時未至身腫。而程氏謂見標證面目身體四肢皆腫云云。而大下之者。殆未爲當。又胃家虛煩之煩。即太陽下篇。吐之內煩之煩。

又按脈經引四時經云。土亡其子。其氣衰微。水爲洋溢。浸漬爲池。走擊皮膚。面目浮腫。歸於四肢。愚醫見水。直往下之。虛脾空胃。水遂居之。肺爲喘浮。注云。肺得水而浮。故言喘浮。又巢源傷寒欬嗽候曰。水停心下。則肺爲之浮。肺主於欬。水氣乘之。故欬嗽。又水腫候中曰。肺得水而浮。浮則上氣而欬嗽也。蓋得斯說。而浮欬之義始晰矣。何氏醫碥曰。水氣喘者。水氣逆行。肺氣得水而浮。觀浴河者。水浸至胸則喘可見。

風水。惡風一身悉腫。

按沈以爲風多水少之證。恐拘。先兄曰。續似續陸續之續。汗常出而不止。又前第四條曰。其人不渴。汗出即愈。此爲風水。存參。評熱病論。論風水。有口乾苦渴證。

越婢湯方

按藥有性有用。方之既成。或取其性。或取其用。如此方。則石膏得麻黃之温發。但存逐水之用。相藉以驅水氣。石膏逐水。本草不言。然仲景用之驅飲者。不一而足。加朮湯則麻石之功。與前方同。而朮與麻黃相藉。走外之力稍勝矣。性用諸義。詳開于拙著藥治通義中。

防己茯苓湯方

按此方係于發表利水相兼之劑。防己。黃耆。俱逐外水。義具于溼病防己黃耆湯下。須互參。

越婢加朮湯方

按此方與次方。所主之證。蓋在輕重劇易之別。不必拘有熱無熱矣。

甘草麻黃湯方

千金翼。麻黃湯。主風溼水疾。身體面目腫。不仁而重方。即本方。重覆。日移二丈。汗出。不出更合服之。慎護風寒。皮水。用之良。

祕傳經驗方。走馬通聖散。治諸風溼。及傷風傷寒頭疼。幷治疔瘡一切腫毒。手足疼痛。風痺不仁。

即本方。炒微黄。碾爲細末。每服三錢。用水鍾半。鍋内滚一大沸。涼温服。蓋被暖不透風。汗出爲度。仍要謹慎風觸。遂無重復。

水之爲病。其脈沈小。屬少陰。

按少陰。即與傷寒少陰病同義。係于表虚寒之謂。其用麻黄附子甘草湯。取之温發。沈氏説雖巧。猶未免牽湊。

厥而皮水者。

醫心方。張仲景方。青龍湯。治四支疼痛。面目胕腫方。

麻黄半斤去節去末　細辛二兩　乾薑二兩　半夏洗

凡四物。切。以水八升。煮得二升。一服止。

又。又云。治脾胃水。面目手足胕腫。胃管堅大滿氣。不能動揺。桑根白皮湯方。

桑根白皮切二升　桂一尺　生薑三顆　人參一兩

凡四物。切。以水三斗。煮取桑根。竭得一斗。絞去滓。内桂。人參。生薑。黄飴十兩。煮之竭得七升。服一升。消息更服。今案本草。桂一尺。重半兩爲正。○按右出其第十卷治通身水腫方中。未知果是本經之遺否。姑附于此。

〔餘述〕按本篇首敍四證。而篇中特舉風水皮水。不及正水石水。其論治法。有云可下之。有云當利小便。有云當發汗。今攷篇中。殊詳于發表之方。而至攻下滲利之藥。則缺而不出。豈皆是後人之所删薙。抑仲景之引而不發者乎。

黃汗之病。

先兄曰。此條。當爲五節讀。首二句。概稱黃汗之證也。而下曰歷節。曰勞氣。曰生惡瘡者。以其與黃汗相類。而實不同。舉以示之也。歷節必兼寒邪。故周身發熱。尤氏所舉第四條文。彼注屬之皮水。與此牴牾。然其屬黃汗者。爲是。

桂枝去芍藥加麻黃細辛附子湯方（外臺引深師。名附子湯。主證與本條同。甘草。炙。麻黃。去節。三兩。細辛三兩。附子。冠大字。大棗。有擘字。煑麻黃下。有再沸二字。方後云。仲景傷寒論。名桂枝去芍藥加麻黃細辛附子湯。趙本。作桂薑草棗黃辛附子湯方。）

心下堅。大如盤。（本草。圖經引。无邊如旋盤四字。宋本外臺飲癖門。引備急。亦作枳實朮湯。）

按上條與此條。其病俱在內。與外體浮腫者不同。今編在本篇者。未詳其解。疑是痰飲篇中所錯也。

巢源氣分候曰。夫氣分者。由水飲搏於氣。結聚所成。氣之流行。常無壅滯。若有停積。水飲搏於氣。則氣分結而住。故云氣分。

醫學綱目曰。氣分。謂氣不通利而脹。血分。謂血不通利而脹。非脹病之外。又別有氣分血分之病也。蓋氣血不通利。則水亦不通利而尿少。尿少則腹中水漸積而爲脹。但氣分。心下堅大。而病發于上。血分。血結胞門。而病發于下。氣分。先病水脹。後經斷。血分。先經斷。後病水脹也。（按樓氏此說。湊合水分爲言。殊屬剌謬。）

枳朮湯方（外臺兩見。竝作白朮三兩。本草引同。無白字。外臺引備急。及本草。亦水五升。作水一斗。）

侶山堂類辨曰。金匱要略。用枳朮湯。治水飲所作。心下堅。大如盤。蓋胃爲陽。脾爲陰。陽常有餘。而陰常不足。胃強脾弱。則陽與陰絕矣。脾不爲胃行其津液。則水飲作矣。故用朮以補脾。用枳以抑胃。後人不知胃強脾弱用分理之法。咸謂一補一消之方。再按局方之四物湯。二陳湯。四君子湯。易老之枳朮丸。皆從金匱方套出。能明平先聖立方大義。後人之方不足法矣。按胃強脾弱。補脾抑胃。並似迂曲。

外臺。文仲。徐王枳實散。宜春秋服。消腫利小便。兼補瘀風虛冷脹不能食方。

枳實半斤炙　桂心一斤　茯苓　白朮各五兩

爲散。酒服方寸匕。日三服。加至二匕。

千金月令。主結氣方。

白朮　枳殼炒

右等分。擣篩。蜜丸如梧子大。空腹飲下二十五丸。

聖惠。治癖結不能飲食。心下虛滿如水者。枳實散方。

於本方。加半夏。生薑。水煎。

又治膈氣心胸悶痛方。

於本方。加神麴。各一兩。爲散。不計時候。熱酒調下一錢。

又治飲癖氣分。心下堅硬如杯。水飲所作。桂心散方。

於本方。加桂心。細辛。附子。檳榔。薑。棗。用枳殼。水煎服。按此嚴氏枳朮湯祖方。

又治飲癖。心下堅大如杯。時復疼痛。宜服此方。

於本方。加桂心。生薑。

百一選方。治一切浮腫。水氣亦可治。

於本方。如吳茱萸。茯苓。生薑。水煎。

奇效良方。加味枳朮湯。治氣爲痰所隔。心下堅脹。名曰氣分。

枳殼。白朮。辣桂。紫蘇。陳皮。檳榔。桔梗。五靈脂。木香。各一分　半夏。茯苓。甘草。各二分　每服二錢。水一盞。生薑三片。煎至一鍾。去滓。食前温服。

黃疸病脈證并治第十五

論二首　脈證十四條　方七首按當作六首。

寸口脈浮而緩。

〔尤〕脾藏瘀熱而色黃。脾者。四運之軸也。脾以其所瘀之熱。轉輸流布。而肢體面目盡黃矣。故曰瘀熱以行。

按平人氣象論曰。緩而滑。曰熱中。邪氣藏府病形篇曰。緩者多熱。平脈法曰。緩者胃氣實。實則穀消而水化也。又傷寒論曰。傷寒脈浮而緩。手足自温者。是爲繫在太陰。太陰者身當發黃。合此諸義觀之。則知是緩爲胃熱。而浮緩爲發黃之診。又知浮則爲風之風。即熱氣外熏之謂。傷寒論有此例。　非邪氣中表之義。又知緩則爲痺之痺字。蓋是癉字之譌。始與文義相叶。緩癉煩三字韻。黃行二字韻。　顧以其譌作痺。後人不辨。遂補痺非中風一句也。再按痺非中風一句。推他文例。當是風癉相摶四字。此愚弱冠時說。極知臆妄。然痺字遂難解。注家借文解釋。不免牽強。仍姑存錄。以俟識者。倉公傳曰。風癉客脬。難於大小溲溺赤。

趺陽脈緊而數。

〔趙〕女勞疸。惟言額上黑。不言身黃。省文也。後人雖曰交接水中所致。特其一端耳。

按先兄曰。尺脈浮爲傷腎。趺陽脈緊爲傷脾。二句插入。以對示女勞疸穀疸二證之脈。此不承食即爲滿句。亦不接風寒相摶句。注家與上下相連爲解。殆覺踳謬。又陰被其寒。諸注以陰爲腎藏。似失當。特尤氏曰。穀不消而氣以瘀。則胃中苦濁。濁氣當出下竅。若小便通。則濁隨溺去。今不通。則濁雖下流。而不外出。於是陰受其溼。陽受其熱。轉相流被。而身體盡黃矣。朱氏曰。是太陰雖被寒鬱。而鬱久化成之溼熱。流積膀胱。並是

又按女勞疸。注家以爲腎熱。其說誠是。蓋人斲喪太過。精液虧乏。則腎中之陽必亢極。營血爲之鬱蹟。遂爲發黃也。又此證小便自利。魏氏曰。陽虛氣降。無所收攝節制也。金鑑曰。膀胱急。小便利。下焦虛也。腹滿如水狀。脾腎兩敗。故謂不治也。亦是一說。蓋此證本是下虛。故其初小便不禁。久而真元閉絕。小便不利。遂至腹如水狀也。

又按舒氏傷寒論集注曰。酒中有熱有溼。均足爲患。因其本氣而患之。本氣虛寒者。本不患熱。惟患其溼。真陽素旺者。不患其溼。而患其熱。此本于張介賓酒泄說。然其意少異。蓋酒疸之證。舒氏所謂。不患其溼。而患其熱者也。

酒疸。心中熱。

按此上條脈浮者之謂。似不必與懊憹有微甚之別。

酒疸下之。久久爲黑疸。

按據巢源千金。諸疸皆久爲黑疸。雖黑微黃。蓋通言之。不特自酒疸變者。變作桃皮色。亦本于巢源。尤氏以女勞疸對言。然女勞疸亦尺脈浮。身盡黃。不必脈沈身純黑。

師曰。病黃疸。

按此條。言黃疸有因火刧得者。然此病多自溼得之。而其證有二端。尤氏謂非內兼溼邪。則熱與熱相攻。而反相散者。恐失其當。如傷寒火逆條。兩陽相熏灼。其身發黃。風溫被火。微發黃色。陽明病被火。必發黃。俱不

內兼溼邪者。

腹滿舌痿黃。

按趙氏曰。黃疸之黃深。實熱之黃。痿黃之黃淺。虛熱之黃。當攻。

疸而渴者。其疸難治。

按趙氏曰。疸。卽癉也。單陽無陰。此說本于聖濟。未確。蓋發黃用癉字。見玉機真藏論。胃熱用疸字。見平人氣象論。此癉疸相同之明徵也。又刺瘧篇。胃瘧者。令人旦病也。太素旦作疸。注。疸音旦。內熱病也。

穀疸之爲病。寒熱不食。

〔沈〕濁氣內壅。所以心胸不安。不安者。卽懊憹熱痛之類也。

茵蔯蒿湯方

趙氏曰。蓋茵蔯湯。治熱結發黃。佐梔子。去胃熱。通小便。更以大黃爲使。蕩滌之。雖然治疸。不可不分輕重。如梔子柏皮湯。解身熱發黃。內熱之未實者。麻黃連翹赤小豆湯。治表寒溼。內有瘀熱而黃者。大黃硝石湯。下內熱之實者。梔子大黃湯次之。茵蔯湯又次之。○按梔子大黃湯治上熱。此方治胃熱。其病位本不同。且此方大黃二兩。彼則一兩。此方其劑大。彼則劑小。可知此方力重於彼。喻氏亦以此爲輕。誤矣。梔子檗皮湯。麻黃連軺赤小豆湯二方。傷寒論述義有詳說。茲不贅。

又按尿如皂角汁狀。此溼去之徵。故曰黃從小便去也。

幼幼新書吉氏家傳。治小兒身體黃。及小便黃。眼白睛黃。卽是疸也。宜此方。

於本方。加朴消。

黃家。日晡所發熱。而反惡寒。外臺。疸。作癉。本草。圖經引。亦疸。作癉。其腹脹。作腹臚脹滿。

按發熱而反惡寒。金鑑說爲是。尤注難從。

又按此證本是虛因而更有水蓄腹滿故云難治。蓋仲景書。其稱難治者。在傷寒論則七見。在本經則五見。大抵謂病寒熱相錯。虛實互呈。其治不得純一。有所顧慮者。宜深味焉。余嘗著虛實論。旣有詳說。錄在藥治通義中。宜參。

消石礬石散方圖經引。作消石。熬黃。礬石。燒令汁盡。二物等之合。裌絹篩。大麥粥汁和。服方寸匕。日三。重衣覆取微汗。病隨大小便去。小便正黃。大便正黑也。大麥用無皮者。

按此方用大麥粥。其理與石膏配粳米相同。藥性論云。消石君。惡曾青。畏粥。

本草綱目曰。綠礬。燥溼化涎。利小便消食積。故脹滿黃腫瘧痢疳疾方。往往用之。其源則自張仲景用礬石消石。治女勞黃疸方中。變化而來。

聖濟。治赤白痢。礬石丸。白礬四兩消石一兩半擣爲末。云云用米醋浸炊餅心丸。如梧桐子大。每服十丸。空心米飲下。

魏氏家藏方。消礬圓。治暗風癇病年深者。

於本方。消石半兩白礬一兩枯加赤石脂。二兩火煅爲細末。糯米粥爲圓。如菉豆大。每服十五圓。食後温水下。日進三服。

一日一次發者。服之半月。永除根本。

酒黃疸。心中懊憹。首句。外臺。作酒癉者。

按此上條脈沈弦者之治也。

梔子大黃湯宋本外臺。梔子。七枚。擘。枳實。破。水漬。炙。香豉。一升。綿裹。分溫三服。作去滓溫服七合。日三服

諸病黃家。但利其小便。

按桂枝加黃耆湯證。即溼邪表鬱者。蓋與溼家身色如熏黃。有陰陽之別。

諸黃。猪膏髮煎主之。

按趙氏既引傷寒類要。以證此條之爲血燥。然其說冗雜不覈。仍不採入。

猪膏髮煎方

聖惠。治黃疸。耳目悉黃。食飲不消。胃中脹熱。此腸間有燥糞。宜服此方。

右煎鍊猪脂。五兩。每服抄大半匙。以葱白湯頻服之。以通利爲度。

沈氏尊生書曰。有服對證藥不能效。耳目皆黃。食不消者。是胃中有乾糞也。宜飲熬猪油。量人氣稟。或一杯。或半杯。日三次。以燥糞下爲度。即愈。

黃疸病。茵蔯五苓散主之。

按此條不言何疸。殆是穀疸之輕證。否則溼邪內鬱所致乎。

黃疸腹滿。小便不利而赤。

按此條不言何疸。蓋是穀疸之最重者也。自汗出。爲裏熱蒸迫之候。諸注以爲表和者。非是。蓋此證一屬裏實。故舉表和二字。以徵自汗之非表邪也。

大黃消石湯方千金。消石。作芒消。雖從。宋本外臺。煎取二升半。去滓。內消石。更煎取一升。先食頓服。

按消石礬石散及此方。不用芒消。而用消石者。蓋以芒消潤品不宜溼熱。故取于火消之燥且利焉。繇是觀之。則今之醫治陽明病。於承氣湯中。換用消石者。坐于不深研經旨矣。

黃疸病。小便色不變。欲自利。

〔朱〕此黃疸中之中氣虛寒者。小便色不變。非時下無蘊熱。幷見虛寒之象。乃自利腹滿而喘。是濁邪橫逆。淸氣不運。使醫者誤認腹滿而喘爲實熱。反以寒藥除之。益致胃敗而爲噦。且以小半夏湯。溫通上焦。以止逆除噦。而後漸次調理脾胃可也。

按陽明篇曰。陽明病。不能食。攻其熱必噦。所以然者。胃中虛冷故也。以其人本虛。攻其熱必噦。正與此條同機。

聖惠方。治陰黃小便色不變。欲自利而不利。腹滿而喘者必噦。噦者。宜服小半夏湯方。

　於本方。加人參。葛根。

男子黃。小便自利。

〔趙〕男子黃者。必由入內虛熱而致也。反見小便自利。爲中下無熱。惟虛陽浮沈爲黃耳。按沈。疑泛字。故與治虛勞之劑補正氣。正氣旺。則營衛陰陽和。而黃自愈矣。

按趙說是。蓋女勞疸初起之證治也。先兄曰。上條。有手足中熱。膀胱急。少腹滿諸證。而此特擧小便自利者。使人推知其他也。今與虛勞篇相參。其膀胱急。少腹滿者。尤氏所謂陽病不與陰和。則陰以其寒獨行。爲裏急。爲腹中痛。而其實非陰之盛者。若身體盡黃。手足中熱。亦尤氏所謂陰病不能與陽和。則陽以其熱獨行。

爲手足煩熱。而實非陽之熾者。陰陽不相和諧。外生虛熱。而所謂黃病。非土色外呈之候。其用小建中湯者。意在使陰陽相就。而寒以溫熱以和也。

附方

瓜蒂湯

外臺。延年秘錄。療急黃心上堅硬。渴欲得水喫。氣息喘麤眼黃。但有一候相當。即須服此瓜蒂散吐則差方。

於仲景原方中去香豉。○又許仁則方。有用瓜蒂丁香。赤小豆。擣篩末。以新汲水。和一方寸匕與服者。

千金麻黃醇酒湯。

外臺。疸。作癉。本草。傷寒類要。引張仲景傷寒論。文稍與外臺同。二升半。作半升。下有去滓二字。

〔餘述〕按黃疸之病。有陰陽二證。更有溼勝燥勝之異。今攷經文。酒疸陽而屬燥者也。故治主清涼。女勞疸。陰而屬燥者也。故初治從和中。而末治須潤導。穀疸。有陽有陰。其陽屬溼熱。治在疎蕩。其陰屬寒溼。治要溫利。後世以茵蔯附子併用者。即寒溼之治已。如茵蔯五苓散證。豈溼熱發黃之輕者乎。此諸黃者。皆病之屬裏者也。如桂枝加黃耆湯證。溼熱鬱表。亦陽黃之類已。此他傷寒論中發黃諸條。不一而足。皆與本篇互發。學者宜參互詳審焉。

驚悸吐衄下血胸滿瘀血病脈證治第十六

按胸滿。是瘀血中一證。不宜於篇題中有此二字。從刪爲是。

按驚悸心疾。血心之所主。此其所以合爲一篇歟。

寸口脈動而弱。

〔趙〕心者。君主之官。神明出焉。不役形不勞心。則精氣全而神明安其宅。苟有所傷。則氣虛而脈動。動則心悸神傷。精虛則脈弱。弱則怔忡恐悸。蓋驚自外物觸入而動。屬陽。陽變則脈動。悸自內恐而生。屬陰。陰耗則脈弱。是病宜和平之劑。補其精氣。鎮其神靈。尤當處之以靜也。〔朱〕因物所感則爲驚。神虛怵惕則爲悸。分言之。似有動靜虛實之別。而驚則未有不悸。悸則未有不易驚者。其原流自屬一致。仲景獨取寸口。以動而弱三字。繪出驚悸之脈象。而仍分疏之曰。何以知其爲驚。以其脈之厥厥動搖也。何以知其爲悸。以脈動之中而自軟弱也。則脈之動而弱。必兼見。則症之驚與悸。亦相因而生。此自然之理也。

師曰。尺脈浮。目睛暈黃。衄未止。

〔鑑〕浮脈主陽主表。若目睛清潔。主陽表病也。目睛暈黃。主血脈病也。蓋以諸脈絡於目。而血熱則赤。血瘀則黃。今目睛黃暈。知其衄未止也。若暈黃去。目睛慧了。知其衄已止。

按尺脈以候血分。金鑑似是。暈黃去。目睛慧了。其脈靜者。可推而知也。周禮注。鄭司農云。煇。謂日光炁也。煇即暈字。釋名曰。暈。捲也。氣在外捲結之也。日月皆然。

病人面無血色。無寒熱。

按面無血色。無寒熱。是該衄下血吐血而言。徐氏曰。煩欬條不言脈。浮弱二字貫之也。又金鑑曰。脈沈。當是脈浮。脈浮。當是脈沈。文義始屬。必傳寫之譌。金鑑說不妥。蓋脈浮是血逆之候。沈弦是血虛之徵。

夫吐血欬逆上氣。

按聖惠方脚氣門曰。上氣脈數。不得臥者死。蓋病屬虛。及實中挾虛者。見此脈證。必爲不治。

夫酒客欬者。必致吐血。醫心方。引醫門方。也字。作難療二字。

病人胸滿。脣痿舌青。

〔趙〕是證瘀血何邪致之耶。內經有墮恐惡血留內。腹中滿脹。不得前後。又謂大怒則血菀於上。是知內外諸邪。凡有所搏積而不行者。卽爲瘀血也。積在陰經之隧道。不似氣積於陽之肓膜。然陽道顯。陰道隱。氣在肓膜者。壅脹顯於外。血積隧道。惟閉塞而已。故腹不滿。因閉塞自覺其滿。所以知瘀血使然也。

按脈經所謂。當汗出不汗出。爲瘀血。亦出外臺小品芍藥地黃湯主療。及巢源傷寒諸候中。且芍藥地黃湯方後云。其人喜忘如狂者。加地黃三兩。黃芩三兩。其人脈大來遲。腹不滿。自言滿者。爲無熱。但依方服。不用黃芩也。右據宋本錄。千金。加地黃。作加大黃。爲是。宋句。作但依方不須有所增加。无不用黃芩也字。據此。此條證。卽芍藥地黃湯所主也。

又按脣痿之痿。本是萎字。卽失色之謂。金鑑以痿痺釋。誤。

病者。如熱狀煩滿。

按而渴。疑不渴譌。蓋血熱諸條。有但欲漱水證。不敢言有渴。驗之病者。亦必不欲嚥。且而不互錯。往往見之。宜攷輯義水氣篇。徐氏曰。瘀血症。不甚則但嗽水。甚則亦有渴者。蓋瘀久而熱鬱也。殆是望文生義者已。

心下悸者。半夏麻黃丸主之。本草。圖經。引張仲景傷寒論同。

按趙氏論悸有三種。文繁不錄。

吐血不止者。趙。止作足。

〔趙〕夫水者。遇寒則沈潛於下。遇風則波濤於上。人身之血。與水無異也。得寒而和。則居經脈。內養五藏。得寒之凜冽者。則凝而不流。積而不散。得熱之和者。則運行經脈。外充九竅。得熱之甚者。風自火狂。則波濤洶起。由是觀之。吐血者風火也。

柏葉湯方本草。圖經云。張仲景方。療吐血不止者。柏葉湯主之。青柏葉一把。乾薑二片。阿膠二鋌。炙。三味。以水二升煑一升。去滓。別絞馬通汁一升。相和合煎取一升。綿濾一服盡之。

按本草黑字。柏葉。艾葉。並味苦微溫無毒。白字。乾薑。止血。程氏所舉神農經。及馬通性用。竝黑字文。

陶氏本草序例曰。云一把者。重二兩爲正。按醫心方。稍有異同。宜參。又引范汪方云。膠一鋌。如三指大。長三寸者。一枚。是也。

朱氏曰。千金方。有阿膠三兩。亦佳。但近日無真阿膠。徒增粘膩耳。

下血先便後血。此遠血也。

按徐氏曰。下血較吐血。勢順而不逆。此病不在氣也。當從腹中求責。故以先便後血。知未便時血分不動。直至便後努責。然後下血。是內寒不能溫脾。脾元不足。不能統血。脾居中土。自下焦而言之。則爲遠矣。此說似是。仍存之。

下血先血後便。此近血也。

〔趙〕此出大腸。故先血後便。以溼熱之毒。蘊結不入於經。滲於腸中而下。赤小豆。能行水溼。解熱毒。梅師方皆用此一味治下血。況有當歸破宿養新。以名義觀之。血當有所歸。則不妄行矣。

婦人良方曰。糞後下血者。其來遠。糞前有血者。其來近。遠近者。言病在上下也。

張氏醫通曰。千金用伏龍肝湯。即治先便後血之黃土湯中。除去朮附。加乾薑。牛膝。地榆。髮灰。與金匱主治。則有寒熱之殊。不可不辨。可見治血但使歸經。不必論其遠近也。外科正宗內痔治驗曰。大抵此症所致之由不同。當究其因治之。如元氣有餘。形黑氣盛。先糞而後紫血者。更兼脈實有力。此屬有餘。法當涼血止血。藥應自效。至若形體瘦弱。面色痿黃。先鮮血而後糞者。更兼脈虛無力。此屬不足。豈可反用涼藥止之。致傷脾胃。此症若不溫中健脾。升舉中氣。其血不得歸原。故藥難效。遠其根本也。按此說。似與經旨相左。然亦足以互發。仍拈出之。雞峰普濟方。赤小豆散治大便秘。即本方

心氣不足吐血衄血。

按趙氏曰。心氣不足者。非心火之不足。乃真陽之不足也。此說屬傎。尤氏暗駁正之。實本于醫通。趙又曰。若濟衆方用大黃治衄血。更有生地汁。則是治熱涼血。亦瀉心湯類耳。此尤所本。

嘔吐噦下利病脈證治第十七

問曰。病人脈數數爲熱。脈弦者虛也以下。脈經爲別條。

病人欲吐者。不可下之。

（朱）此總爲吐家而設大戒。非特指胃反言也。

按傷寒嘔多。雖有陽明證。不可攻之。其理一也。

又按脈經所載。有出于本經之外者。宜參閱。今拈一條。曰。夫吐家。脈來形狀如新臥起。

噦而腹滿。

按此條恐是錯出。似宜在橘皮湯條上。

茱萸湯方 本草。圖經引。人參一兩。生薑一大兩。大棗二十枚。

半夏瀉心湯方 按再煑。當作再煎。

黃芩加半夏生薑湯方 按大棗十二箇。當作十二枚。

嘔吐而病在膈上。外臺。後下。有必字。

嘔而脈弱。小便復利。

按尤氏曰。或云嘔與身熱爲邪實。厥利脈弱爲正虛。虛實互見。故曰難治。四逆湯。舍其標而治其本也。亦通。此說不是。姑存之。

嘔而發熱者。

證治準繩曰。金匱方。云云 潔古用小柴胡湯。加青黛。以薑汁打糊丸。名清鎮丸。治嘔吐脈弦頭痛。蓋本諸此。按保命集。名青鎮丸。

大半夏湯方 本草。圖經引。半夏三升。二百四十遍。大觀本。作一百四十遍。政和本。作一百二十遍。二升半。並作三升半。餘分再服。作日再。下有亦治膈間支飲句。

按魏氏曰。服後多煮白蜜。去其寒而用其潤。俾粘膩之性。流連于胃底。不速下行。而半夏人參之力。可以徐斡旋于中。其意固微矣哉。此說頗巧。然不如李升璽之穩貼。

醫心方。范汪方。治胸中乏氣而歐欲死方。

人參二兩　茯苓二兩　生薑三兩　白蜜五合　半夏三升洗

凡五物。入蜜內六升水中。撓之百遍。以餘藥合投中。煮得三升。分四服。禁冷食。治干歐。亦用此。

本草圖經云。李絳兵部手集。療反胃嘔吐無常。粥飲入口即吐。困弱無力。垂死者。以上黨人參二大兩。水一大升。煮取四合。熱頓服。日再。兼以人參汁煮粥與服。

又經驗後方。治大人小兒不進乳食。和氣去痰。人參四兩。半夏一兩。生薑汁熬一宿。曝乾爲末。麪糊丸如菉豆大。每服十丸。食後。生薑湯吞下。

御藥院方。橘皮枳殼湯。治胸膈氣痞。短氣噎悶。不得升降。

枳殼（麩炒去穰）　半夏（不製各二兩）　陳皮（不去白三兩）　人參（一兩）

右四味。用泉水五大升。入白沙蜜四兩。調勻。用杓揚藥水二百四十遍。煮取一大升。去滓。分作三服。一日當服盡。食後服之。

食已即吐者。

按。高世栻曰。食已即吐者。非宿穀不化之胃反。乃火熱攻冲之吐逆。沈氏曰、此方。脾胃乾結者宜之。當與上不可下之條。反覆互看。始得仲景前後之意。朱氏曰。胃反。病在下脘。因無陽氣化穀。故食久反出。今即吐。明有實邪壅阻中脘。不能容穀。若邪阻上脘。并不能食矣。此諸說足與金鑑相發。然先兄曰。此證胃中舊有積滯。故新穀入則不能相容。霎時變出也。古人屬火之說。恐爲強解。此說爲覈。且朱氏謂胃反病在下脘者誤。蓋胃反。胃中無物相得激。故食下暫安。而後出也。此方用甘草。取之能緩上迫。遽引大黃令下達耳。先兄又曰。千金。用單甘草湯。治服湯嘔逆。不入腹者。正此湯用甘草之意。又按金鑑。朝食暮吐者寒也。食已而吐者火也。此寒火二字。改爲虛實。其理自通。尤氏又曰、丹溪治小便不通。用吐法。以開提肺氣。使上竅通。而下竅亦通。與大黃甘草湯之嘔吐。法雖異。而理可通也。亦是。

胃反。吐而渴欲飲水。

按此條證。中焦蓄水。氣液爲之壅遏。不能升騰滋養。故使渴欲飲水。李氏以爲津液亡者。誤矣。宜參傷寒論五苓散條。又此方。桂枝佐苓朮等。以温散水飲。生薑以降逆氣。尤氏以爲散邪氣者。亦誤矣。

茯苓澤瀉湯方

外臺。集驗。茯苓小澤瀉湯。按醫心方。引經心方。名茯苓湯。

聖濟。治胃反吐逆。發渴飲水。茯苓飲方。

於本方。去生薑。加乾薑。

又治心脾壅滯。暴渴引飲。茯苓飲方。

於本方。去生薑。加黃連。大黃。小麥。

宣明。桂苓白朮丸。治消痰逆。止咳嗽。散痞滿壅塞。開堅結痛悶。

於本方。加半夏。紅皮。用乾生薑爲末。麪糊爲丸。如小豆大。生薑湯下二三十丸。日三服。

吐後。渴欲得水。而貪飲者。

按此條病輕藥重。殊不相適。柯氏以此湯。移置于太陽下篇文蛤散條。仍改此條。乃是文蛤散證。彼此相錯也。消渴篇曰。渴欲飲水不止者。文蛤散主之。可以互徵矣。但兼主微風脈緊頭痛一句。即湯方所主也。

半夏乾薑散方

按半夏散。不能散服者。水煮。此方漿水服。俱是取于不戢咽乎。後世有煮散法。其理自異。

聖惠。治冷痰飲。胸膈氣滿。吐逆不思飲食方。

於本方。加丁香。以生薑粥飲。調下一錢。半夏二兩。餘並一兩。

又治痰逆。暖胃口。惡飲食方。

於本方。各半兩 加白礬。一兩燒灰 爲末。以生薑汁煮麪糊和。圓如梧桐子大。每服不計時候。以薑棗湯下二十圓。

生薑半夏湯方

按此湯一升分四服。殊與常例不同。傷寒蘊要曰。凡嘔而不止者。服藥宜徐徐呷下。不可急也。蓋其義也。

乾嘔噦若手足厥者。

按乾嘔與噦。自是二證。蓋言乾嘔若噦也。魏氏曰。爲病之淺者言之也。若夫病之深。陽氣微弱之甚者。則非四逆不足以取效也。或者先用此。以順行其氣。而後與以四逆。亦次第淺深之治也。此說失當。

橘皮湯方

十便良方。指迷。橘皮甘草湯。治若身大熱。背微惡寒。心中煩悶。時時欲嘔。渴不能飲。頭目昏痛。惡見日光。遇涼稍清。起居如故。此由飲食失宜。胃中空虛。熱留胃口。其脈虛大而數。謂之中暑。

於本方。加甘草。

橘皮竹茹湯方

千金翼。竹茹湯。主噦方。

於本方。去人參。大棗。加半夏。紫蘇。

三因。橘皮竹茹湯。治胃熱多渴。嘔噦不食。

於本方。去大棗。加茯苓。枇杷葉。麥門冬。半夏。

衛生家寶。人參竹茹湯。治一切呃逆。及治傷寒中暑等吐。

於本方。去大棗。加半夏。

活人事證方後集。橘皮湯。治中暑痰逆惡寒。即本方

傷寒蘊要。橘皮竹茹湯。治胃中痞熱而噦嘔者。

於本方。去參。薑。棗。加半夏。茯苓。黃連。葛根。

傷寒大白。人參橘皮竹茹湯。治胃虛呃逆。

於本方。去大棗。加厚朴。半夏。藿香。

〔餘述〕嘔吐之證。其因不一。今細檢經方。吳茱萸湯之嘔與乾嘔。因陰逆。四逆湯之嘔。因陽敗。大黃甘草湯之吐。因食壅。除此之外。凡十一方。雖其兼涼兼溫之殊。大要皆不出于驅飲逐水。則知其係于水飲所致者爲多。蓋胃喜燥而惡溼。故水飲停瀦。其氣易逆也。蚘之爲物。最能使嘔。敘在次篇。噦啻舉氣逆證。然黃疸篇。有小半夏湯之法。則亦有自停飲者。可以推知。而其更有數因。前人辨之盡矣。

夫六府氣絕於外者。

按金鑑曰。氣絕。非謂脫絕。乃謂虛絕也。朱氏曰。按氣絕兩字。當作病氣隔絕論。若真陰陽氣絕。豈止手足寒與不仁哉。二說並存攷。程氏又曰。不禁則上無脹悶。中無痛楚。下無奔迫。但孔如竹筒。漫無約束。直流不休。訶子粟殼。咸無功矣。雖有盧扁。將安施乎。此說信然。

下利。脈數而渴者。今自愈。

按邪熱逼血。血滲入於腸。故清膿血。魏氏曰。熱且蓄停腸脫。釀爲汚穢。膿血隨利而下。此亦理之所有也。

下利清穀。不可攻其表。脈經。脹滿下。有其藏寒者當下之七字。

下利。脈遲而滑者。實也。

成氏曰。經曰。脈遲者。食乾物得之。按此語。未詳所出。當攷。金匱要略曰。滑則穀氣實。下利脈遲而滑者。胃有宿食也。脾胃傷食。不消水穀。是致下利者。爲內實。若但以溫中厚腸之藥。利必不止。可與大承氣湯下去宿食。利自止矣。

下利已差。至其年月日時復發者。

按朱氏曰。因初病利時。漫用藥止住。而病根不拔。蓄于此時受邪者。臓氣即應時相感。而復病爲。此說不必。

又按傷寒纘論曰。此條世本尙有宜大承氣湯五字。衍文也。故去之。詳未盡之邪。可以留伏經年而發。必係寒邪。寒邪惟可備急丸溫下。不應大承氣寒下也。設屬熱邪。必無經年久伏之理。此說拘執。不可從。

又按脈經下利篇所載諸條。出于本經之外者。今錄于左。曰。脈滑按之虛絕者。其人必下利。曰。下利而腹痛滿者。爲寒實。當下之。曰。下利腹中堅者。當下之。曰。下利脈浮大者。虛也。以強下之故也。設脈浮革。因爾腸鳴。

當温之。病可温證中。亦有此條。有宜當歸四逆湯字。又傷寒論不可下篇。有此條。曰。夫風寒下疑脫利字。者。不可下之。下之後。心下堅痛。脈遲者。爲寒。當温之。脈沈緊。下之亦然。脈大浮弦。下之當已。又病可温證曰。下利欲食者。就温之。又曰。下利脈遲緊。爲痛未欲止。當温之。得冷者。滿而便腸垢。此條。千金。載在下利中。千金痢門。稍與脈經同。更有一條。曰下利大孔痛者。當温暖之。

紫參湯方

本草。圖經引。甘草二兩。一升半。作半升。

氣利。訶黎勒散主之。

〔趙〕治病有輕重。前言氣利惟通小便。此乃通大便。蓋氣結處。陰陽不同。舉此二者爲例。六經皆得結而爲利各有陰陽也。訶黎勒有通有澀。通以下涎消宿食。破結氣。澀以固腸脫。佐以粥飲引腸胃。更補虛也。

聖惠方曰。夫氣痢者。由表裏不足。腸胃虛弱。積冷之氣。客於腸間。藏腑不和。因虛則洩。故爲氣痢也。

訶黎勒散方

本草。圖經云。訶黎勒主痢。本經不載。張仲景治氣痢。以訶黎勒十枚。麪裹煻灰火中煨之。令麪黃熟。去核。細研爲末。和粥飲頓服。云云　唐劉禹錫傳信方云。予曾苦赤白下。諸藥服遍。久不差。轉爲白膿。令狐將軍傳此法。用訶黎勒三枚上好者。兩枚炮取皮。一枚生取皮。同末之。以沸漿水一兩合服之。淡水亦得。若空水痢。加一錢匕甘草末。若微有膿血。加二匕。若血多。加三匕。皆效。

本草衍義曰。訶黎勒。氣虛人。亦宜緩緩煨熟少服。此物雖澀腸。而又泄氣。蓋其味苦澀。按程氏所引。文不同。又程氏引杜壬方。本出本草黃連條。云。杜壬治氣痢瀉。裏急後重。云云用黃連乾薑二味。又引劉禹錫傳信方。亦是本草所引。

〔餘述〕朱丹溪曰。仲景治痢。可溫者溫。可下者下。或解表。或利小便。或待其自已。區別易治難治不治之證。至爲詳密。然猶與滯下衮同。立方命論。出局方發揮。蓋腸澼滯下。與濡瀉滑洩。其證與治。本自不同。仲景一以下利命之。併而爲篇。然逐條尋究。判然而明矣。抑更有一義。蓋濡瀉滑泄。固宜溫固。然有內有宿積。而治宜疎刷者。腸澼滯下。固宜疎刷。然有陽虛氣陷。而治宜溫固者。然則學者宜審其脈證。而處其方劑。不須特以腸澼泄瀉爲分別。仲景之合爲一篇者。意或在于此歟。五十七難。大瘕泄者。裏急後重。數至圊而不能便。莖中痛。亦即滯下。而居五泄之一。其意與仲景一也。

附方

千金翼。小承氣湯。

〔沈〕此燥屎內結。大便不通壅逆。胃邪上行。而噦數譫語。所以亦宜輕利和中。而滌熱開結也。

外臺黃芩湯。

按此黃連湯類方。亦治上熱下寒。以爲乾嘔下利也。

醫心方。范汪方。治傷寒五六日。嘔而利者。黃芩湯。即本方

瘡癰腸癰浸淫病脈證幷治第十八

張經。題曰癰腫腸癰金瘡侵淫脈證。似是。

腸癰之爲病。其身甲錯。本草。圖經引云。張仲景治腹癰腹有膿者。薏苡仁附子敗醬湯。

按次條。其癰未至膿潰。故少腹腫痞。此條既經膿潰。故按之濡如腫狀。腹無積聚。次條。血猶瘀結。營鬱而衛阻。故時時發熱。復惡寒。病猶屬實。故其脈遲緊。此條。營分既無所鬱。故身無熱。膿成則血燥。故脈數。要之此

二條。其别在膿已成與未成之分。而不拘其部位。如前注家以大小腸爲辨者。殆失之迂矣。

又按三因方。舉此條云。久積陰冷所成也。故金匱用附子溫之。舉次條云。此以內結熱所成也。故金匱用大黃利之。亦不可從。

大黃牡丹湯方

兒玹曰。上條。宜從巢源。刪去小便自調四字。而如淋上。補小便數二字。於理始順。

按癰腫之病。不論外內諸證。其初起也。乘其未潰而奪之。其既成也。扶正氣以外托。故葶藶大棗瀉肺湯。肺癰逐毒之治也。桔梗湯。肺癰排膿之治也。大黃牡丹湯。腸癰逐毒之治也。薏苡附子敗醬散。腸癰排膿之治也。蓋瘍醫之方。皆莫不自此二端變化。亦卽仲景之法則也。

又按方後所謂有膿者。其膿稍萌之義。與前條之全就腐潰者不同矣。

聖濟。梅人湯。治腸癰裏急隱痛。大便祕澀。

於本方。以梅核人代桃仁。用冬瓜人。加犀角。按奇效梅仁散原方。

問曰。寸口脈浮微而澀。

〔鑑〕脈微氣奪也。脈澀血奪也。故曰。法當亡血汗出也。設無亡血汗出等病。則必身有瘡。被刀斧所傷亡血也。

按不汗者一句。宜云設不亡血若汗出者。今特舉不汗。而不云不亡血者。蓋省文也。金鑑爲是。又瘡。古作創。卽金瘡之義也。其从疒者。係于六朝俗字。

浸淫瘡。黃連粉主之。

醫心方。極要方。療身上瘡。瘡汁所著處卽成瘡。名曰浸淫。痒不止方。

黄連一兩　黄蘗一兩　蘆茹一兩　礜石一兩　甘草一兩　生胡一兩

右擣甘草已上爲散。胡粉於鎗子中著。熬令黄。和之爲散。欲傅藥。先以苦參汁以洗。故帛拭乾。即著藥。不過三四度即差。

趺蹷手指臂腫轉筋陰狐疝蚘蟲病脈證治第十九

魏氏曰。仲景叙男子雜症。因收羅細碎。諸篇未及者。歷言之。

雞屎白散方（本草。圖經引。方寸匕上。有量字。）

陰狐疝氣者。（本草。圖經引。者字。在上下字下。）

四時刺逆從論曰。厥陰滑。則病狐疝風。楊上善云。狐夜不得尿。日出方得。人之所病與狐同。故曰狐疝。一曰孤疝。謂三焦孤府爲疝。故曰孤疝。五色篇曰。狐疝。𤸷疝之屬也。

蜘蛛散方（圖經引。作二物爲散。每服八分一匕。日再。蜜丸亦通。政和本。一字不複。）

小島尚質曰。八分一匕。謂十分方寸匕之八。

幼幼新書。嬰孺治少小偏㿗方。

右以蜘蛛一箇燒灰作末。飲服之愈。

按本草無食子條。引海藥云。張仲景使治陰汗。取燒灰。先以微温浴了。即以帛微裛。然傅灰囊之甚良。（政和本。之。作上。）此方可疑。然以託名仲景。姑附于斯。

問曰。病腹痛有蟲。（巢源。若。作弱。蓋譌。）

甘草粉蜜湯方

伊澤信恬曰。外臺天行。備急。療勞復方。以粉三升。以煖飲和服。又以水和胡粉少許。服之亦佳。据此。則粉與胡粉。自別可知。

金匱玉函要略述義卷下

波 丹元堅 學

婦人妊娠病脈證并治第二十

證三條 按當作二條。 方九首

婦人宿有癥病。脈經。首五句。作婦人妊娠。經斷三月。而得漏下。下血四十日不止。胎欲動。在於臍上。此而妊娠三十字。血不止。作下血不止。

按癥血癥痼。必在臍下。妊娠二三月墮者多其所害。此云在臍上者。竊不無疑。或是譌字。敢俟有識論定。脈經胎在臍上更疑。

桂枝茯苓丸方

〔朱〕服法甚緩。以深固之邪。止堪漸以磨之也。

按此方茯苓。亦是引藥下導者。說見于虛勞腎氣丸下。芍藥取之通壅。宜參傷寒論述義太陰病下。此五味之所以相配也。

又按玄珠經。通真丸。婦人通經。男子破血。用大黃桃仁天水末。一名益元散。乾漆。杜牛膝。醫學綱目四卷中引。正得此方之意。

婦人懷娠六七月。脈弦發熱。

按惡寒。尤氏爲腹惡寒。然猶似身惡寒。存攷。

師曰。婦人有漏下者。

〔朱〕婦人下血大概由于衝任二經爲病。或無端漏下。或半產後下血。或妊娠下血。下血雖異。而源頭則一。

按此條漏下。與半產後下血。是客。妊娠下血腹中痛。是主。三證併列。以備參對也。鑑程剖析不了。朱氏爲是。但芎歸膠艾湯。則足以兼三證而治之矣。程氏引脈經。攷原書。作今陽不足。故令激經也。

又按魏氏曰。假令妊娠而下血腹中痛。此胞氣阻滯之故也。胎氣何以阻。以氣虛寒也。氣虛寒。則血必不足而凝。凝則氣愈阻而作痛。氣阻血凝。則又內生虛熱。血之凝者尙凝。而餘血遂漏不止。甚則傷胎而動。動而竟墜。此胞中氣血因虛而寒。因寒而阻。因阻而凝。因阻凝而熱。因熱而下血。因下血而傷胎墜孕。遞及之道也。此說太巧。姑存之。

芎歸膠艾湯方

醫心方。產經云。治妊身七八月。腰腹痛。胎不安。汗出逆冷。飲食不下。氣上煩滿。四支痺彊。當歸湯方。

於本方。去芎藭。加生薑。橘皮。

千金翼。當歸湯。治產後血留下焦不去。

於本方。去阿膠。艾葉。加桂枝。

聖惠。治產後下痢。腹中疞痛。當歸散方。

於本方。去阿膠。加乾薑。

聖濟。治妊娠因驚胎動不安。當歸湯方。

於本方。加人參。不用清酒。

又治妊娠卒下血。致胎不安。少腹疼痛。人參湯方。
於本方。去芍藥。加人參。黃芩。吳茱萸。生薑。不用清酒。
又治妊娠胎動有所下血。腹脇疼痛。宜服阿膠散方。
於本方。去芍藥。加赤石脂。龍骨。黃耆。乾薑。不用酒。
衛生家寶。丁香膠艾湯。治崩漏走下不止。
於本方。加丁香末四分。
蘭室秘藏。丁香膠艾湯。治崩漏不止。蓋心氣不足勞役。及飲食不節。所謂經漏少時。其脈二尺俱弦緊洪。按之無力。其證自覺臍下如冰。求厚衣被以禦其寒。白帶白滑之物多。間有如屋漏水下。時有鮮血。右尺脈時微洪也。
於本方。去甘草。加丁香。

婦人懷娠腹中㽲痛。

先兄曰。說文有疞無㽲云。疞。腹中急也。从疒丩聲。

當歸芍藥散方

(朱)芎歸芍藥。足以和血舒肝。苓朮澤瀉。足以運脾勝溼。此即後人逍遙散之藍本也。
按妊娠之常。飲水動易停瀦。是以內寒腹痛。此方利水散寒。以使胎氣盛實。芎歸二味。不特養血。亦能散寒止痛。古方往往見之。此方所用。或此意也。抱朴子至理篇曰。當歸芍藥之止絞痛。先兄亦曰。此方芍藥多用。取之緩其痛。與小建中之芍藥同趣。趙說似迂曲。

妊娠嘔吐不止。

按張氏醫通。全取趙氏。

乾薑人參半夏丸方

醫心方。僧深方。治婦人妊身惡阻酢心。胸中冷腹痛。不能飲食。輒吐青黄汁方。用人參乾薑半夏凡三物分等。治下。以地黄汁和。丸如梧子。一服三丸。日三。　今案極要方云。各分稍加至十丸。產經云。人參丸神良。

幼幼新書。嬰孺。治小兒調中止痢。去冷進食。人參丸方。

於本方。加茯苓蜜丸。

當歸貝母苦參丸方

按張氏醫通。本于趙氏。

本草序例。雷公炮炙論。云如小豆許者。取重八兩鯉魚目比之。

葵子茯苓散方

〔朱〕葵子通利諸竅。稱能滑胎。其疏泄血分可知。而得茯苓之淡滲。功耑氣分者。爲之佐。使水從氣分而去。則胎自無虞。

白朮散方

按冬葵子。本草白字曰。主五癃。利小便。黑字曰。療婦人乳難內閉。

先兄曰。千金半夏湯。治脚氣上入腹。方中用細辛。與此治心煩吐痛者同趣。又范汪旋覆花湯。治胸隔痰結。亦用細辛。俱取其辛温通氣。散膈上寒飲也。

按千金治欬嗽胸脇支滿。多唾上氣方。酒一升半。浸肥皂莢兩挺。經宿。煮取半升。分三服。七日忌如藥法。若吐多。以酢飯三四口止之。此方。嘔用醋漿。其義一也。

婦人產後病脈證治第二十一

論一首　證六條（按當五條。）　方八首

問曰。新產婦人有三病。

按產後痙病。其證治。與上經所敘無別。故更不論列。鬱冒。詳在次條。但大便難。則不出其方。然不出于脾約丸等潤燥手段也。

又按巢源婦人雜病中曰。張仲景云。婦人經水過多。亡津液者。亦大便難也。恐係于錯引本條者。

產婦鬱冒。其脈微弱。（大便堅嘔不能食七字。脈經作所以便堅者嘔不能食也。）

先兄曰。明理論云。鬱。爲鬱結而氣不舒也。冒。爲昏冒而神不明也。世謂之昏迷者。是也。此條不言發熱。然後條有更發熱之語。則其有熱者可知。即爲草蓐傷風明矣。

按此條文法。稍近倒裝。小柴胡湯主之一句。本當在但頭汗出下。其以先辨鬱冒之理。故更於章末補出三句也。冒家大汗出。即是小柴胡相適之效。亦猶少陽病振汗之比。且以血虛下厥三句。釋頭汗出之理。所以產婦喜汗出者四句。釋前條亡血復汗之理。即血虛邪客之候。陰陽乃復一句。與冒家欲解。必大汗出相應。

蓋喜汗出。頭汗。大汗。三證不同。宜分別看。

又按大便反堅。反字。對嘔不能食而言。蓋嘔不能食。是少陽證。大便宜未至堅。今產後液燥。故大便反堅也。

本事方曰。人平居無苦疾。忽如死人。身不動搖。默默不知人。目閉不能開。口噤不能言。或微知人。惡聞人聲。但如眩冒。移時方寤。此由已汗過多。血少氣併於血。陽獨上而不下。氣壅塞而不行。故身如死。氣過血還。陰陽復通。故移時方寤。名曰鬱冒。亦名血厥。婦人多有之。宜白薇湯。倉公散。白薇湯。白薇。當歸各一兩。人參半兩。甘草一分。炙。水煎服。倉公散。瓜蒂。藜蘆。雄黃。礬石。煅。等分。少許吹入鼻中。按二方。並非本條證所宜。姑附之。

又曰。婦人產後。有三種疾。鬱冒則多汗。多汗則大便秘。故難於用藥。唯麻子蘇子粥。最佳且穩。按冒家汗出乃復。後但陽燥便秘者。此粥為佳。首條所謂大便難者。亦或所宜。

病解能食七八日更發熱者。

按此條證。徐朱以為食復。魏周意亦然。蓋沈氏與此諸家。俱就能食而立說。但尤氏曰。病解能食。謂鬱冒解。而能受食也。至七八日更發熱。此其病不在表而在裏。不屬虛而屬實矣。是宜大承氣以下裏。此其意稍異。存攷。

產後腹中疞痛。

千金。治產後虛羸喘乏。白汗出。腹中絞痛。羊肉湯方。

於本方。加桂心。芍藥。甘草。芎藭。乾地黃。聖惠。羊肉地黃湯。更加人參。

外臺。許仁則。產後更無他狀。但覺虛弱。欲得補氣力兼腹痛。宜羊肉當歸湯方。

於本方。當歸五兩。生薑六兩。 加黃耆四兩。若覺惡露下不盡。加桂心三兩。惡露下多。覺有風。加芎藭三兩。覺有氣。加細辛二兩。覺有冷。加吳茱萸一兩。覺有熱。加生地黃汁二合。

聖濟。治產後血氣不利。心腹急痛。上下攻衝。氣逆煩悶。黃耆湯方。

於本方。加黃耆。白朮。甘草。人參。

下瘀血湯方

〔趙〕與抵當同類。但少緩爾。

按此方。猶是抵當丸大陷胸丸之例。宜云下瘀血丸。今作湯字者。蓋傳寫之譌耳。方後煎字。亦宜作煮字。始合古義。

產後七八日。無太陽證。脈經。更無切脈二字。再倍下。有其人二字。不食。作不能食。

按此條。李注極允。且據無太陽證一句攷之。則其有裏證可以推知。蓋是產後得邪。邪氣下陷。與血相搏者。既有熱候。亦有少腹堅痛。與產後得胃家實者。其證相似易錯。故對待爲辨也。又膀胱。猶言下焦。不須深講。

產後中風。發熱面正赤。

〔徐〕中風發熱頭痛。表邪也。然面正赤。此非小可淡紅。所謂面若粧朱。乃真陽上浮也。加之以喘。氣高不下也。明是產後太虛。元氣不能自固。而又雜以表邪。自宜攻補兼施。

產後下利虛極。

〔徐〕凡治痢者。溼熱非苦寒不除。故類聚四味之苦寒不爲過。若和血安中。只一味甘草及阿膠而有餘。治痢好用參朮者。政由未悉此理耳。

按虛極。猶言疲憊。軒邨寧熙曰。此證本自熱利。故雖至虛極。猶用白頭翁湯。其加甘草阿膠者。不啻補血益氣。兼爲緩中調腸之用。陶氏云。甘草通經解毒。東垣云。熱藥得之緩其熱。寒藥得之緩其寒。甄氏云。阿膠止痢。楊仁齋云。痢疾多因傷暑伏熱而成。阿膠乃大腸之要藥。有熱氣留滯者。則能疏導。無留滯者。則能平安。據此諸說。則增加之意可知。虛閉並用阿膠。乃是此意。此說精確。

婦人雜病脈證幷治第二十二

論一首　脈證合十四條（按當作十條。）　方十四首（按當十三首。）

婦人中風七八日。續來寒熱。

按經水適斷四字。宜爲七八日上看。蓋篇首四條。既詳于傷寒論述義中。茲不復贅。（程注。至治有殊也。全取傷寒蘊要。）

婦人咽中如有炙臠。

焦循雕菰集羅浩醫經餘論序曰。其論金匱。以水症氣衝咽。狀如炙肉證。婦人咽中有炙臠。爲有形之邪。阻無形之氣。

按梅核氣之名。昉見直指方。前人或謂爲噎膈之漸。蓋在男子。往往馴爲噎證。女子則多不過一時氣壅痰結也。

半夏厚朴湯方

醫心方。醫門方。療咽中如肉臠。嚥不入吐不出方。

於本方。去蘇葉。加橘皮。

外臺。廣濟。療心腹脹滿。柴胡厚朴湯方。

於本方。去半夏。加柴胡。橘皮。檳榔。

聖惠。治膈氣胸中妨悶。痰壅不下食。紫蘇散方。

於本方。加枳殼。柴胡。檳榔。桂心。

又治心腹脹滿。痰飲不下食。厚朴散方。

於本方。加陳橘皮。前胡。檳榔。

婦人藏躁。喜悲傷欲哭。躁。脈經。趙。徐。沈。尤。朱注本。竝作燥。誤。

婦人吐涎沫。醫反下之。心下卽痞。

按據小青龍湯攻之。則此所謂涎沫。亦卽稠痰耳。

婦人之病。因虛積冷結氣。未多之未。朱曰。疑是寒字。誤。未匀。原本。諸本。竝作不匀。宜改。

按徐氏曰。婦人之病。至胞門。爲一篇綱領。因虛積冷結氣六字。尤爲綱中之綱。謂人不虛。則邪不能乘之。因虛故偶感之冷。不化而積。氣熱則行。冷則凝。冷氣凝滯。久則結。結者。不散也。血遇冷氣而不行。則經水斷絕。然有微甚上下不同。故曰諸。程氏曰。此條。當分作三截看。婦人之病。必因於虛勞。因於積冷。因於結氣。卽結熱三者。皆能爲婦人諸經作病。尤氏義同程氏。而金鑑亦仍之。今熟玩經文。徐說似長。但其解諸字恐非。魏氏曰。諸。卽之也。爲妥。蓋此條以血寒積結下焦爲主。自寒傷經絡。至非止女身十五句。是客詞。係于舉上焦中焦之病。以備下焦之參照者。久成肺癰。先兄曰。癰當作痿。字之誤也。蓋上焦寒凝。無爲肺癰之理。肺冷爲痿。甘草乾薑湯證是也。脈經婦人病。亦有欬逆嘔沫。其肺成痿語。魏又曰。繞臍隱伏。爲少腹冷痛。爲奔豚。爲寒疝。種種不同。傍出者結于兩脇。如臟腑相連。邪高痛下。而痛反在關元。爲下厥上逆之證。沈氏以未多。爲未經多日之義。非是。徐氏曰。奄忽四句爲一段。宜從。蓋奄字上。當存或字看。金鑑以爲痛甚之常狀。似非。厥癲。即癲疾。脈要精微論曰。厥成爲巔疾。又曰。來疾去徐。上實下虛。爲厥巔疾。是也。嘔吐涎唾。涎字韻。下根氣街。根字韻。古書句中有韻。韻未必在句尾。見錢大昕十駕齋養新錄。王引之經義述聞。輯義引巢源。不遁二字。剩。

溫經湯方

按此方半夏。其旨難晰。程氏謂以止帶下。殊屬無稽。徐氏曰。下利已久。脾氣有傷。故以薑半正脾氣。亦未覈。楊氏家藏方。調經湯。治衝任脈虛。風寒客搏。氣結凝滯。每經候將行。臍腹先作撮痛。或小腹急痛。攻注腰腳疼重。經欲行時。預前五日。及經斷後五日。並宜服之。

於本方。去阿膠。加五加皮。熟乾地黃。烏藥。紅花。沒藥。

帶下經水不利。少腹滿痛。

〔徐〕帶下。即前所謂此皆帶下。非專指赤白帶也。〔趙〕此亦因瘀血而病者。經水即不利。一月再見。亦不同。皆衝任瘀血之病。土瓜根者。能通月水。消瘀血。生津液。津生則化血也。芍藥主邪氣腹痛。除血痺。開陰寒。桂枝。通血脈。引陽氣。䗪蟲。破血積。以消行之。

按趙注明備。本綱意補或字。蓋仍之也。又千金方。溫經湯主婦人小腹痛。用茯苓。芍藥。土瓜人。薏苡人。其旨相似。

寸口脈弦而大。

按尤氏説三品功用。本于趙氏。趙又曰。凡系帛皆理血。血色紅。用絳尤切於活血。

婦人陷經漏下。

按趙氏曰。方雖不全見。膠艾二物。亦足以治之。沈氏。魏氏。並以爲阿膠乾薑二味。俱難從。

婦人六十二種風。

按趙氏以爲六十二種風。盡以一藥治之。明其非仲景法。然原其立方之旨。破血通經。用紅花酒。則血開氣行。而風亦散矣。

紅藍花酒方

本草圖經曰。張仲景治六十二種風。兼腹內血氣刺痛。用紅花一大兩。分爲四分。以酒一大升煎強半。頓服之。不止再服。又一方。用紅藍子一升。擣碎。以無灰酒一大升八合拌了。曓令乾。重擣篩。蜜丸如桐子大。空腹酒下十丸。

問曰。婦人病飲食如故。

按此條之證。本是下焦壅滯。不得溺利者。膀胱爲之急脹。而胞系遂至繚戾。溺隨益閉。以致煩熱不得臥。而反倚息。故用腎氣丸。開其壅滯。利其小便。則膀胱寬豁。而其系復舊也。此證不必下元衰乏。而其用此丸者。專取之利水。故云但利小便則愈。

又按慧琳一切經音義。繚綟。考聲云。綟猶結紐也。亦繚綟。紛紏貌也云云。徐氏曰。了戾者。其系紐轉也。先兄曰。盧文弨鍾山札記云。了戾者屈曲旋轉之意。許慎注淮南原道訓云。掺了戾也。郭璞注方言三。軫。戾也云相了戾也。楊倞注荀子脩身篇。擊戾云。猶了戾也。

少陰脈滑而數者。陰中卽生瘡。脈經。分爲二條。又曰。少陰脈數。則氣淋。陰中則生瘡。

平脈法曰。少陰脈微滑。滑者。緊之浮名也。此爲陰實。其人必股內汗出。陰下溼也。

胃氣下泄。陰吹而正喧。

脈經。此條前有一條。曰。少陰脈弱而微。微則少血。弱則生風。微弱相搏。陰中惡寒。胃氣下泄。吹而正喧。

婦人良方。膏髮煎。治婦人穀氣實。胃氣下泄。陰吹而正喧。陰中出血。

赤水玄珠曰。令媳長卿之婦。腹中微疼。經行不流行。喉痛。四肢麻木作戰。不知飢餓。右脈洪大如菀豆。以川芎。香附。麥芽。山查。烏梅。粉草。桔梗。酒芩。防風。荆芥。白朮。茯苓。四劑而安。次月經水大行。十日不止。以黃耆。阿膠。蒲黃各一錢。白芍藥二錢。粉草三分。一帖而止。此後但覺濁氣下墜。屁從子戶中出。以補中益氣湯。加酒炒黃連。調養而平。

小兒疳蟲蝕齒方 幼幼新書引。葶藶下。有各少許二字。臘日。作臘月。豬上。有和字。趙注本。不載此方。

〔魏〕附小兒疳蟲蝕齒一方。不知何意載于篇末。或有兒科之書闕略不全。掛一漏百者乎。

雜療方第二十三 按以下三篇。二注本。及朱氏。亦不載。

柴胡飲子方

按藥以貼稱。宋以上所罕見。說見于先教諭撰醫賸中。藥滓再煮。見陶氏本草序例。然僅係于諸補湯所用。

長服訶黎勒丸方

本草。圖經。引張仲景云。長服方。訶黎勒。陳橘皮。厚朴。各三大兩。擣篩。蜜丸。大如梧子。每服二十丸。至三十丸。

三物備急丸方

千金。三味各等分。日。右皆須精新。多少隨意。先擣大黃。乾薑。下篩爲散。別研巴豆如脂。內散中。合擣千杵。卽爾用之。爲散亦好。下蜜爲丸。貯密器中。莫令歇氣。本草圖經引。作用大黃。乾薑。巴豆各一兩。須精新好者。擣篩。蜜和。更擣一千杵。丸如小豆。服三丸。老少斟量之。爲散不及丸也。云云。无服大豆許三四丸七字。按據千金。方後。用字句。亦佳二字。當在蜜和丸上。蓋言卽爾以散爲便。久貯蜜丸爲佳。

雷公炮炙論云。云如大豆許者。取重十兩鯉魚目比之。

按徐氏曰。此方妙在乾薑巴黃。峻利寒熱俱行。有乾薑以守中。則命蔕常存。且以通神明。而復正性。故能治一切中惡卒死耳。程氏曰。大黃。蕩滌腸胃。乾薑。溫中散寒。巴豆。除邪殺鬼。故主如上諸證。愚意二說俱非。蓋此方所主。其證極暴極實。僅有顧慮。禍速反掌。是以其治要在短刀直入。咄嗟奏凱。故巴豆辛熱峻下。以爲之君。大黃爲臣。以輔峻下之用。乾薑爲佐。以助辛熱之性。三味相藉。其功益烈。爲攻瀉諸方之冠。所以能相抵當也。

聖惠。治惡疰心腹痛。如錐刀所刺。脹滿欲死者。消石圓。

於本方。加消石。附子。

又治暴癥氣攻心腹脹痛。不欲飲食。宜服巴豆圓方。

於本方。加木香。蓬莪茂。

又治卒死及感忤口噤不開者。宜服此方。

即本方。以棗瓤和。圓如菉豆大。以温水下。

聖濟。治小兒木舌。腫脹滿塞口中。三物備急丸方。

即本方。如菉豆大。每服五丸。温水下。大便利爲度。

尸蹷。脈動而無氣。靜而死。肘後。作靜然而死。外臺同。而。作如。而字。當爲如義讀。

按尸蹷。即陽氣暴實。凌轢陰血之病。蓋中氣之類也。說詳于扁倉傳彙攷中。當參。

救溺死方。

千金曰。但埋死人煖灰中。頭足俱沒。惟開七孔。

治馬墜及一切筋骨損方。

〔鑑〕外浴以散其瘀。內服以下其瘀。斯得之矣。

按醫心方。服石方中。引張仲景者。凡四道。未知本經之遺否。姑附載于左。

張仲景云。解散發煩悶欲吐不得。單服甘草湯。　甘草五兩切　以水五升。煮取二升。服一升。得吐即止。

張仲景方云。黃芩湯。治散發腹內切痛方。　支子二兩　香豉三升　黃芩二兩　凡三物。切綿裹。以水九升。煮取三升。分三服。以衣覆臥。糸應有汗。

張仲景云。半夏湯。治散發干歐不食飲方。　半夏八兩洗炮　生薑十兩　桂心三兩　橘皮三兩　右四物。以水七升。煮取三升半。分三服。一日令盡。

張仲景方。治寒食散。大小行難方。 香豉二升 大麻子一升破 右二物。以水四升。煮二升八合。去滓停冷。一服六合。日三。

禽獸魚蟲禁忌幷治第二十四

論辨二首 合九十法按當八十六法。 方二十一首按當二十六首。

凡飲食滋味。以養於生。

按服藥煉液。言道家辟穀之流。

肝病禁辛。心病禁鹹。

醫說。引食治通說云。金匱要略方曰。春不食肝。夏不食心。秋不食肺。冬不食腎。四季不食脾。謂畜獸五臟。能益人五臟。春時木旺。肝氣盛脾氣敗。故不食肝。食之則肝氣愈盛。脾氣愈敗。因成脾病。則難治也。或春月肝經受病。明有虛證。亦宜食肝以補之。或春月肝氣太盛。即宜食肺以抑之。又云。肝病禁辛。心病禁鹹。脾病禁酸。肺病禁苦。腎病禁甘。五味遞相尅制。故禁之也。或肝氣太盛。因而生病。亦宜辛味以制之。更在心智變通。不可全執定論。他臟倣此。

凡肝藏自不可輕噉。自字。疑衍。

巢源曰。凡禽獸六畜自死者。肝皆有毒。不可食。往往傷人。其疫死者彌甚。被其毒者。多洞利嘔吐。而煩悶不安。

猪肉落水浮者。不可食。按據前後條。猪字。當作諸字。

自死肉口閉者。不可食之。

巢源曰。凡可食之肉。無甚有毒。自死者。多因疫氣所斃。其肉則有毒。若食此毒肉。便令人困悶。吐利無度。是中毒。

六畜自死。皆疫死。

巢源曰。六畜者。謂牛馬猪羊鷄狗也。凡此等肉。本無毒。不害人。其自死。及著疫死者。皆有毒。中此毒者。亦令人心煩悶。而吐利無度。

疫死牛肉。食之令病洞下。

巢源食牛肉中毒候曰。又因疫病而死者。亦有毒。食此牛肉。則令人心悶身體痺。甚者。乃吐逆下利。腹痛不可堪。因而致者非一也。

治自死六畜肉中毒方。

〔程〕六畜自死。必因毒疫。苦能解毒。黄蘗。味之苦者。

治食鬱肉漏脯中毒方。

按犬屎。本草唐本注云。白狗屎。主丁瘡。水絞汁服。主諸毒不可入口者。人乳。功見下條。生韭汁。本草引孟詵云。胸痺。心中急痛如錐刺。取生韭。或根。五斤。先擣汁。灌少許。即吐胸中惡血。知此方亦取痛吐。

治黍米中藏乾脯食之中毒方。

〔程〕大豆能解諸毒。故用以治。

治六畜鳥獸肝中毒方。按六上。似脫食字。

治食犬肉不消。按心急字。疑。本草。引梅師方。作忽字。

巢源曰。凡狗肉性甚躁熱。其疫死及狂死者。皆有毒。食之難消。故令人煩毒悶亂。

鷄有六翮四距者。

先兄曰。爾雅。羽本謂之翮。說文。翮。羽莖也。

鱠食之在心胸間不化。

巢源曰。凡人食魚鱠者。皆是便生冷之物。食之甚利口。人多嗜之。食多則難消化。令人心腹否滿。煩亂不安。

神巧萬全方。治食物過飽不消。遂成痞膈將死方。

馬牙消 一大兩碎之如無以朴消代之　吳茱萸 半斤陳者

右煎茱萸取濃汁。投滓承熱服之。久未轉。更進一服。立愈。唐寶羣嘗話。在常州時。食膾不消。痞結悶甚。諸藥悉不轉。腹堅氣絕。醫徐彥莊處得此方。服乃瘥。寶云。微此殆絕。

果實菜穀禁忌并治第二十五

按此篇。合八十法。方十八首。今不言者。蓋脫文也。

食諸菌中毒悶亂欲死方。

聖濟總錄曰。朽木生蕈。腐土生菌。二者。皆陰溼之氣蒸鬱所生也。既非冲和所產。性必有毒。若誤食之。令人吐利不已。心腹切痛。甚者身黑而死。

十一月十二月。勿食薤。

〔鑑〕薤味辛散。走肺氣。食之令人多涕唾。

葵心不可食。傷人。

〔鑑〕葵心有毒。背葉反常。亦有毒。不可食。

食躁或躁方。

按金鑑所解。殆屬牽強。蓋此方介于菜類方法中。則亦當治菜毒方。攷醫心方。引葛氏方云。爲食諸菜中毒。發狂煩悶吐下欲死方。煮豉汁。飲一二升。竊想葛氏所舉。本是仲景原文。而今作食躁或躁者。係于文字譌脫。或是食菜煩躁四字之誤也。今本肘後方。偶欠此方。然自有治諸菜毒方。而其前後諸條。殆與本篇方法相同。巢源曰。野菜芹荇之類。多有毒蟲水蛭附之。人誤食之。便中其毒。亦能悶亂煩躁不安。可以互證。

菜中有水莨菪。

按此云中風。卽發狂之謂。後漢書朱浮傳曰。中風狂走。

春秋二時。龍帶精入芹菜中。

按糖。卽餳字。飴弱於餳。故飴有膠飴。餳有硬餳也。輯義引釋名。用李時珍所攷。當攷原書。及方言。說文。廣韻等。

跋一

余撰傷寒論述義。一以辨白全經大旨爲主。今於是書特以其所得。具列之逐條。而各病梗槪。則或爲之論。以附于後。其體例彼此不同。而要在使學者與輯義相參考爾。但中間有校譌訂詁。稍涉繁瑣者。蓋事關經義。則亦有不得已者焉。固非好爲泛騖遠引也。甲寅天醫節。元堅跋。

跋二

仲景之書。生存三代禁方。而下垂之萬世。洵醫門眞經。而濟生龜鑑也。而其文辭典雅。義理淵奧。固非淺學之所能窺測焉。自宋以來。爲之疏解者。或乃泥於卑近。或乃騖於高遠。是非紛糾。竟無一定。是櫟窗丹波先生所以有輯義之撰也。先生之學。主乎考證。大無不晰。細無不燭。博而約。精而詳。一以敷演經旨。裨益實際爲歸。而吾師茝庭先生。丕承箕業。循循乎紹贊先緒。提撕晩進是務。凡經之一字一句。徧照諸病者。朝參夕驗。數十年如一日。一誠之所存。遂有述義之著。蓋二先生之於仲景經也。所謂金聲而玉振者矣。夫醫之學。在講明義理。施之實際。但義理不可虛講。必求之古經。而講經之方。主乎考證。其所考證。必符實際。此讀醫經之法。即學醫之道也。否則說理雖密。要爲無用之辨。引證雖精。多屬不急之察。蓋考證是義理之筌蹄。實際是義理之標準。故學之得其方。能精且熟。則意必明。術必妙。以建回生起死之功。爲學之極效。不過如此耳。世之醫流。屑屑焉株守後世俗套。亂誤無算。未曾講明義理。而自謂醫之術在乎此。詆誣聖言。附會誕妄。好標新異。未曾徵之實際。而自謂醫之學盡乎此。抑亦管窺蠡測。豈足與論仲景之道耶。而又豈足以知二先生之學耶。傷寒論述義。刊行有年。今又金匱述義刻竣。先生命濟校讐。且書其後。濟也質性駑鈍。附驥何當。然從學日久。頗受先生之鞭策。仍忘僭踰。謹敘先生家學之要端。以應其命。并諗之同人云。

嘉永七年歲在甲寅八月望受業江戶堀川濟撰

陳存仁編校

皇漢醫學叢書

金匱玉函要略輯義

丹波元簡著

金匱玉函要略輯義

提要

本書爲日本丹波元簡所著。一依徐鎔金匱原本彙列歷代諸家註釋。每節之末。復加按語。以彰雜病真旨。故曰輯義。全書體例。一如其舊。

仲景之書。爲羣方之祖。文樸義約。學理明邕。數千年來。散佚殆半。本書以經解經。以方釋方。整疑補闕。考據詳核。讀之憬然而悟。用之霍然而起。有裨醫林。至爲寶貴。

金匱要略。專論雜病。自宋以來。歷有註解。然徒釋其文辭。未留意於考據。非失之浮。即失之隘矣。自經元簡氏之輯其要略。芟其榛莽。疑者整之。逸者補之。能使後學者之神會智啓。實有勝於諸家之註解者也。

金匱玉函要略方論序

張仲景爲傷寒雜病論合十六卷。今世但傳傷寒論十卷。雜病未見其書。或於諸家方中。載其一二矣。翰林學士王洙。在館閣日。於蠹簡中。得仲景金匱玉函要略方三卷。上則辯傷寒。中則論雜病。下則載其方。幷療婦人。乃錄而傳之士流。才數家耳。嘗以對方證對者。施之於人。其效若神。然而或有證而無方。或有方而無證。救疾治病。其有未備。國家詔儒臣。校正醫書。臣奇先校正傷寒論。次校定金匱玉函經。今又校成此書。仍以逐方次於證候之下。使倉卒之際。便於檢用也。又採散在諸家之方。附於逐篇之末。以廣其法。以其傷寒文多節略。故斷自雜病以下。終於飲食禁忌。凡二十五篇。除重複。合二百六十二方。（程云仲景只二百二十九方。餘俱附方。）勒成上中下三卷。依舊名曰金匱方論。臣奇嘗讀魏志華佗傳云。出書一卷曰。此書可以活人。每觀華佗凡所療病。多尚奇怪。不合聖人之經。臣奇謂活人者。必仲景之書也。大哉炎農聖法。屬我盛旦。恭惟主上。丕承大統。撫育元元。頒行方書。拯濟疾苦。使和氣盈溢。而萬物莫不盡蘇矣。太子右贊善大夫臣高保衡。尚書都官員外郎。臣孫奇。司封郎中充祕閣校理。臣林億等。傳上。

案魏志華陀傳云。陀臨死出一卷書。與獄吏曰。此可以活人。吏畏法不受。陀亦不强。索火燒之。此陀書無傳明矣。而張蒧活人書序云。華陀指張長沙傷寒論爲活人書。襄陽府志云。仲景著傷寒論十卷。行於世。華陀讀而喜曰。此眞活人書。而丁德用註難經。則云難經歷代傳之一人。至魏華陀。乃燼其文于獄下。此則難經爲燼餘之文。此皆實無其事。不過藉陀而神其書耳。

仲景金匱錄。岐黃素難之方。近將千卷。患其混雜煩重。有求難得。故周流華裔九州之内。收合奇異。捃拾遺逸。揀選諸經筋髓。以爲方論一編。其諸救療暴病。使知其次第。凡此藥石者。是諸仙之所造。服之將來固無夭横。或治療不早。或被師誤。幸具詳焉。此一篇。宋本。俞本。趙本。並載林億等序後。

按葛氏肘後方序云。仲景元化劉戴祕要金匱緑帙黄素方。近將千卷。患其混雜煩重。有求難得。故周流華夏九州之中。收合奇異。捃拾遺逸。選而集之。使種類殊分。緩急易簡。凡爲百卷。名曰玉函。然非有力。不能盡寫云云。亦見抱朴子。茲所載文。與此頗同。但首尾異耳。徐本刪之。爲是。

金匱要略序（出趙本。）

聖人設醫道。以濟夭枉。俾天下萬世。人盡天年。博施濟衆。仁不可加矣。其後繼聖開學。造極精妙。著于時名于後者。和緩扁倉之外。亦不多見。信斯道之難明也與。漢長沙太守張仲景。以穎特之資。徑造闐奥。於是採摭羣書。作傷寒卒病論方合十六卷。以淑後學。遵而用之。困甦廢起。莫不應效若神迹。其功在天下。猶水火穀粟然。是其書可有。而不可無者也。惜乎後之傳者。止得十卷。而六卷則亡之。宋翰林學士王洙。偶得雜病方三卷於蠹簡中。名曰金匱方論。卽其書也。豐城之劍。不終埋沒。何其幸耶。林億等奉旨校正。並板行于世。今之傳者。復失三卷。豈非世無和氏。而至寶妄倫於荆石與。僕幼嗜醫書。旁索羣隱。乃獲于盱之丘氏。遂得與前十卷。表裏相資。學之者動免掣肘。嗚呼。張茂先嘗言。神物終當有合。是書也。安知不有所待。而合顯於今也。故不敢祕。特勒諸梓。與四方共之。由是張氏之學不遺。軒岐之道昭著。林林總總。壽域同躋。豈曰小補之哉。後至元庚辰樵川玉佩鄧珍敬序。

大明應天徐鎔謹按文獻通考。二百二十二卷中。金匱玉函經八卷條下。晁氏曰。漢張仲景撰。晉王叔和集。設答問。雜病形證脈理。參以療治之方。仁宗朝。王洙得於館中。用之甚效。合二百六十二方。案宋晁公武撰郡齋讀書志。趙希弁作附志。此乃係附志所載。陳振孫書錄解題。作三卷是。據此并前林序云。依舊名曰金匱方論。則王洙館中所得。名曰金匱玉函要略方。係五代時改名耳。所以遍考只云金匱玉函經也。是金匱玉函經。元時已無矣。夫金匱玉函經八卷。東漢張仲景祖書名也。金匱方論三卷。傷寒論十卷。似西晉王叔和選集撰次後。俗傳書名也。案元明之際。玉函經八卷。晦而不傳。徐不及寓目。故有此說。不可從。若金匱玉函要略方。五代及宋。相沿書名也。今單名金匱要略。而去其玉函二字。愈遠而愈失其眞矣。又據晉皇甫謐甲乙云。仲景論廣伊尹湯液。用之多驗。王叔和撰次仲景選論甚精。指事施用。即今俗所分傷寒論。金匱要略是也。孫眞人千金云。江南諸師。祕仲景傷寒方法不傳。是叔和選論。思邈亦未曾研也。惟文潞公藥準云。仲景爲羣方之祖。朱奉議活人書云。古人治傷寒有法。治雜病有方。葛稚川作肘後。孫眞人作千金。陶隱居作集驗。玄晏先生作甲乙。其論傷寒治法者。長沙太守一人而已。華佗指張長沙傷寒論。爲活人書。昔人又以金匱玉函名之。其重於世如此。然其言雅非精於經絡。不能曉會。若孫思邈。則未能詳仲景之用心者。是宋時纔分傷寒論金匱要略爲二書也。成聊攝明理論云。自古諸方。歷歲浸遠。難可考評。惟仲景之方。最爲衆方之祖。是以仲景本伊尹之法。伊尹本神農之經醫帙之中。特爲樞要。參今法古。不越毫末。乃大聖之所作也。劉河間原病式云。自黃帝之後。二千五百有餘年。有仲景方論一十六卷。使後之學者。有可依據。文亦玄奧。以致今之學者。尙爲難焉。故今人所習。皆近代方論而已。但究其末。而不求其本。唯近世朱奉議多得其意。遂以本仲景之論。而兼諸書之說。作活人書。其言直。其類辯。使後學者。易爲尋檢施行。故今之用者多矣。據河間十六卷之言。此時仲景書。尙未分傷寒雜病爲二門也。或金匱玉函經八卷。坊間分作十六卷。亦未可知。（案河間就仲景自序等而言之耳。金時必無爲十六卷者焉。）

故東垣內外傷辯惑論曰。易張先生云。仲景藥爲萬世法。號羣方之祖。治雜病若神。後之醫者。宗內經法。學仲景心。可以爲師矣。王海藏此事難知云。余讀醫書幾十載矣。所仰慕者。仲景一書爲尤。然讀之未易洞達其趣。欲得一師指之。徧國中無有能知者。故於醫壘元戎云。折中湯液萬世不易之法。當以仲景爲祖。又云。金匱玉函要略。傷寒論。皆張仲景祖神農。法伊尹。體箕子而作也。唐宋以來。如孫思邈葛稚川朱奉議王朝奉輩。其餘名醫雖多。皆不出仲景書。又湯液本草。於孫葛朱王外。添王叔和范汪胡洽錢仲陽成無巳陳無擇云。其議論方定。增減變易。千狀萬態。無有一毫不出於仲景者。潔古張元素。其子張璧。東垣李明之。皆祖張仲景湯液。惜乎世莫有能知者。又云。仲景廣湯液爲大法。晉宋以來。號名醫者。皆出於此。又按丹溪局方發揮。或問曰。仲景治傷寒一百一十三方。治雜病金匱要略。二十有三門。何也。答曰。仲景諸方。實萬世醫門之規矩準繩也。後之欲爲方圓平直者。必於是而取則焉。曰。要略之方。果足用乎。曰。天地氣化無窮。人身之病。亦變化無窮。仲景之書。載道者也。醫之良者。引例推類。可謂無窮之應用。借令略有加減修合。終難踰越矩度。又曰。圓機活法。內經具舉。與經意合者。仲景書也。仲景因病以制方。局方製藥以俟病。據數家說。是元末及我國朝初。醫家方分傷寒雜病爲二家也。只因聊攝七十八歲。撰成明理論。八十歲時。注完傷寒論。未暇注金匱論。所以俗醫分爲二門。致今時衆口一辭。謂仲景能治傷寒。而不能療雜證也。寃哉。余素慨金匱方論與傷寒論。暌離孤處。及注解傷寒論。又明理論。乖散失羣。已近五百年。因謀諸新安師古吳君。校壽一梓。成濟暌而得會遇。庶業醫者。弗致得此失彼。各自專門爲粗陋。又冀華劍復合。昌鏡再圓。天作之合云爾。萬曆戊戌孟夏吉日。匿迹市隱逸人謹識。

金匱玉函要略綜概

案張仲景自序曰。作傷寒雜病論合十六卷。而梁七錄。張仲景辨傷寒十卷。新唐藝文志。傷寒卒病論十卷。此乃今所傳傷寒論。所謂十六卷中之十卷。其六卷。則雜病論。卽今金匱要略。其遺佚者。（元鄧珍序中亦嘗論之）考千金方。江南諸師。祕仲景要方不傳。隋巢元方作病源論。其傷寒門中。有傷寒論文。而不著仲景之名。蓋據小品所引。而收載乎。然於其婦人三十六疾。則云。仲景義最玄深。非愚淺能解。巢氏豈特寓目於雜病論。而未及傷寒論耶。孫思邈晚年。獲仲景原本。收翼方第九卷第十卷中。而他門並無引仲景者。孫氏豈特得研傷寒論。而未及見雜病論耶。後天寶中。至王燾撰外臺祕要。載此書方藥。而云出張仲景傷寒論。乃其不易舊目者。原書或僅存於臺閣中。而王氏特得窺之耶。（詳見傷寒綜槩中。）意者仲景之書。自晉經隋唐。或顯或晦。或離或合。其傳不一如此。蓋唐時有合傷寒雜病論。改名金匱玉函。以傳之者。（今玉函經。亦是係乎唐宋人所號。卽是傷寒論之異本。如其總例。則於晉及六朝經方中。而湊合所撰。疑出于道家者流也。）後人因刪略其要。約爲三卷。更名曰金匱玉函要略歟。不爾則其所以名要略之義。竟不可曉焉。况林億序云。傷寒文多節略。傷寒乃有傷寒全本。故知其多節略。至雜病。則雖無他本可考。以傷寒例之。則其節略舊文可復知也。林序又云依舊名曰金匱方論。徐鎔因謂王洙館中所得。名曰金匱玉函要略方論。係五代時改名耳。然周禮疾醫職。賈公彥疏。張仲景金匱云。神農能嘗百藥。則炎帝者也。今要略無此文。豈係其所刪略耶。以此知唐時已有金匱之目。必非五代時改名也。而隋及舊新唐志中。無仲景金匱玉函。究其目之所錄。晉書葛洪傳云。洪著金匱藥方百卷。據肘後方。及抱朴子。自云所撰百卷。名曰玉函方。則二者必是一書。葛洪又著玉函煎方五卷。見隋志。由是觀之。金匱玉函。原是葛洪所命書。卽唐人尊宗仲景者。遂取而爲之標題。以珍祕不出之故。著錄失其目歟。林億金匱玉函經疏云。緣仲景有金匱錄。故以金匱玉函名。取寶而藏之義也。案仲景金匱。他書無其目。唯宋本及俞稿本。趙開美本。林序後。有一小序云。仲景金匱錄云云。僅出于此。予每疑之。然宋本已載之。則此必唐末作要略者所撰。其文原于肘後方序。及抱朴子。味其旨趣。汎濫不經。亦是道流之筆耳。漢志有堪輿金匱十四卷。高紀。如淳云。金匱。猶金縢也。師古曰。以金爲匱。保愼之義。王子年拾遺記。周靈王時。浮提之國。獻神通善書二人。佐老子撰道德經。寫以玉牒。編以金繩。貯以玉函。神仙傳。衛叔卿入太華山。謂其子度世曰。汝歸。當取吾齋室西北隅。大柱下玉函。函中有神素書。取而按方合服之。一年可能乘雲而行。淮南要略訓。高誘註曰。鴻烈二十篇。略數其要。明其所指。序其微妙。論其大體也。命名之義。豈其出于此耶。皇甫謐云。仲景垂妙於定方。晉書本傳。陶弘景云。惟仲景一部。最爲衆方之祖。又悉依本草。但其善診脈明氣候。以意消息之爾。出本草序例。二氏距仲景未遠。其言如此。然而要略中方論。儘有不合繩墨者。故今人或云。某論非仲景之舊。或云。某方非仲景之眞。肆意刪改。以爲復古。程林輩亦已論之。此誤也。巢氏病源。引小品云。華佗之精微。方類單省。而仲景經有侯氏黑散。紫石英方。皆數種相出入。節度陳延之以晉初人。其言亦如是。此他至篇末宋人附方。千金外臺中。引仲景者頗多。豈知今之致疑者。盡非仲景之本論原方乎。此宜存而不議焉。近代清姚際恒著古今僞書考云。金匱玉函經。又名金匱要略。稱漢張仲景撰。晉王叔和集。案此非仲景撰。乃後人僞託者。蓋概論也。歷覽史志。傷寒論玉函經。及要略之外。仲景書目。猶載數部。黃素方二十五卷。傷寒身驗方一卷。評病要方一卷。以上出七錄。療婦人方二卷。出隋志。陳自明婦人良方云。男子婦人傷寒。仲景治法。別無異議。比見民間。有婦人傷寒方書。稱仲景所撰而王叔和爲之序。以法考之。間有可取。疑非古方。特假聖人之名。以信其說於天下也。張仲景方卷十五。太平御覽引張仲景方序論。載仲景。及張伯祖衛汎事。見隋志及舊新唐志。脈經。五藏榮衛論。五藏論。療黃經口齒論各一卷。出宋志。凡十部。五十卷。今無一存。實可惜矣。寬政甲寅春正月晦書于日光山中永觀精舍。丹波元簡廉夫識。

余嚮者撰傷寒論輯義。而又輯金匱方論之義。屬草于文化丙寅九月十日。呵凍揮汗。未竟一期。至今年八月六日而訖。如綜概一篇。乃十餘年前所著。今略加改竄。以揭卷首。所校諸本。曰宋本。不載雜療以下。曰徐鎔本。收于醫統正脉中。曰俞橋本。曰趙開美本也。採輯註家。徐者彬也。論註程者林也。直解沈者明宗也。編註魏者荔彤也。本義尤者怡也。心典鑑者醫宗金鑑也。程云。明初有趙以德註。嗣後有胡引年註。方論訛舛甚多。此間二家。並無傳。其體例。一如傷寒輯義。因不別作序及凡例。唯恐考據未確。舛漏猶多。不敢示之大方。聊以授兒輩云。櫟蔭拙者元簡識。

男元胤 元堅對讀

金匱玉函要略輯義目錄

卷四

卷五

卷六

金匱玉函要略輯義卷一

東都　丹波元簡廉夫著

臟腑經絡先後病脈證第一

論十三首　脈證三條

問曰。上工治未病。何也。師曰。夫治未病者。見肝之病。知肝傳脾。當先實脾。四季脾王不受邪。即勿補之。中工不曉相傳。見肝之病。不解實脾。惟治肝也。夫肝之病。補用酸。助用焦苦。益用甘味之藥調之。酸入肝。焦苦入心。甘入脾。脾能傷腎。腎氣微弱。則水不行。水不行。則心火氣盛。則傷肺。肺被傷。則金氣不行。金氣不行。則肝氣盛。則肝自愈。此治肝補脾之要妙也。肝虛則用此法。實則不在用之。經曰。虛虛實實。補不足損有餘。是其義也。餘藏準此。趙本。心火氣盛下。更有心火氣盛四字。肝氣盛下。有故實脾三字。並是。

〔程〕治未病者。謂治未病之藏府。非治未病之人也。愚謂見肝補脾則可。若謂補脾則傷腎。腎可傷乎。火盛則傷肺。肺可傷乎。然則肝病雖愈。又當準此法。以治肺治腎。五藏似無寧日也。傷字當作制字看。制之則五藏和平。而諸病不作矣。〔尤〕按素問云。邪氣之客於身也。以勝相加。肝應木而勝脾土。以是知肝病當傳脾也。實脾者。助令氣王使不受邪。所謂治未病也。設不知而徒治其肝。則肝病未已。脾病復起。豈上工之事哉。肝之病。補用酸者。肝不足則益之以其本味也。與內經以辛補之之說不同。然肝以陰臟。而含生氣。以辛補者。所以助其用。補用酸者。所以益其體。言雖異。而理各當也。助用苦焦者。千金所謂心王則氣感於肝也。益用甘味之藥調之者。越人所謂損其肝者。緩其中也。酸入肝以下十五句。疑非仲景原文。類後人謬添註脚。編書者誤收之也。蓋仲景治肝補脾之要。在脾實而不受肝邪。非補脾以傷腎。縱火以刑金之謂。果爾則是所全者少。而所傷者反多也。且脾得補。而肺將自旺。腎受傷必虛及其子。何制金強木之有哉。細按語意。見肝之病以下九句。是答上工治未病之辭。補用酸三句。乃别出肝虛正治之法。觀下文云肝虛則用此法。實則不在用之。可以見矣。蓋臟腑惟虛者受之。而實者不受。臟邪惟實。則能傳。而虛則不傳。故治肝實者。先實脾土。以杜滋蔓之禍。治肝虛者。直補本宮。以防外侮之端。此仲景虛實並舉之要旨也。後人不察肝病緩中之理。謬執甘先入脾之語。遂略酸與焦苦。而獨於甘味。曲窮其說。以爲是即治肝補脾之要妙。昔賢云。詖辭知其所蔽。此之謂耶。〔鑑〕中工不曉虛實。虛者瀉之。是爲虛虛。實者補之。是爲實實。非其義也。上工知其虛實。補其不足。損其有餘。是其義也。

案七十七難曰。經言。上工治未病。中工治已病者。何謂也。然所謂治未病者。見肝之病。則知肝當傳之與脾。故先實其脾氣。無令得受肝之邪。故曰治未病焉。云云。八十一難曰。經言無實實虛虛。損不足而益有餘。並本條之義也。傷腎。三因引本經作制腎。程註蓋本于此。肝虛。三因作虛肝。今據尤註。以十五句爲註脚。則文義相接。旨趣明晰。不必作虛肝也。

夫人稟五常。因風氣而生長。風氣雖能生萬物。亦能害萬物。如水能浮舟。亦能覆舟。若五臟元眞通暢。人即安和。客氣邪風。中人多死。千般疢難。不越三條。一者。經絡受邪入臟腑。爲內所因也。二者。四肢九竅。血脈相傳。壅塞不通。爲外皮膚所中也。三者。房室金刃。蟲獸所傷。以此詳之。病由都盡。若人能養慎。不令邪風干忤經絡。適中經絡。未流傳腑臟。即醫治之。四肢才覺重滯。即導引吐納。鍼灸膏摩。勿令九竅閉塞。更能無犯王法。禽獸災傷。房室勿令竭乏。服食節其冷熱苦酸辛甘。不遣形體有衰。病則無由入其腠理。腠者。是三焦通會元眞之處。爲血氣所注。理者。是皮膚臟腑之文理也。稟。徐彬本。沈本。金鑑。作秉。才。趙本。作纔。

〔沈〕此條是書中大旨。通部之綱領。前人誤編次章。玆冠於首以正頭緒。不致紛紜也。五常者。五行也。夫人秉五常。即秉天地五行陰陽之常氣。氣即風也。然風即東方甲乙。生發之氣。爲四時六氣之首。而天氣化生。長養萬物。必隨八風動盪之機而發。發則寒暑燥濕火。相隨應時而化。人感此氣而成。謂因風氣而生長。然風有邪正。正風者。即溫和之風。生育萬物也。邪風者。乃飄飄之風。肅殺萬物。故以風氣雖能生萬物。亦能害萬物。如水能浮舟。亦能覆舟之譬。五藏元眞通暢。人即安和者。謂人之內氣不虛。則不受邪而爲病也。若天氣寒時而反熱。熱時而反寒。爲客氣邪風。中人多死。乃謂衝方來者。傷人之風也。凡人身之病。不出表裏陰陽。內因外因不內外之三因。故曰千般疢難。不越三條。一者經絡受邪入臟腑。爲內所因。即大邪中表。感冒風寒。傳經入裏。乃經絡受邪之病也。二者。邪從四肢九竅。入於血脈。肌肉筋骨。壅塞不通。即拘攣癱瘓風痺之類。爲外皮膚所中。是軀殼井滎俞合募原。受邪爲病也。三者不從六淫。而因房室蟲獸所傷。爲不內外因。即自作勞傷之病也。蠱樞曰。虛邪不能獨傷人。必因身形之虛。而後客之。故得三焦之氣。統領氣血津液。充溢臟腑腠理。則邪不能入。所謂病則無由入其腠理。然三焦之氣充溢軀殼臟腑。肌肉皮膚相合罅隙之路爲腠。故爲三焦通會元真之處。爲血氣所注。而精津血液。溉灌滋滲。臟腑筋骨。肌肉皮膚。出入之竅爲理。故爲皮膚臟腑之文理。總皆賴三焦之氣。充溢臟腑。津液實之。則腠理密。而不受邪爲病也。〔尤〕按陳無擇三因方。以六淫邪氣所觸。爲外因。五藏情志所感。爲內因。飲食房室。跌撲金刃所傷。爲不內外因。蓋仲景之論。以客氣邪風爲主。故不從內傷外感爲內外。而以經絡藏府爲內外。無擇合天人表裏立論。故以病從外來者爲外因。從內生者爲內因。其不從邪氣情志所生者爲不內外因。亦最明晰。雖與仲景竝傳可也。〔程〕腠理一作膲理。三焦出氣。以溫肌肉。元真之所湊會。血氣之所灌滲也。理者。有粗理。有小理。有密理。有分理。有肉理。此皮膚之理也。府之環迴周疊。藏之厚薄結直。此藏府之理也。

案文子曰。人者。天地之心。五行之端。是以稟天地五行之氣而生。荀子曰。水所以載舟。亦所以覆舟。疢。疹同。疾也。陶弘景肘後百一方。以內疾外發他犯三者。分爲上中下三卷。蓋本于此條。而義少異。無擇則依陶氏。所以與本條之旨不同。忤。逆也。戾也。一切經音義云。凡人自摩自捏。申縮手足。除勞去煩。名爲導引。若使別人握搦身體。或摩或捏。卽名按摩也。莊子刻意曰。吹呴呼吸。吐故納新。熊經鳥申。爲壽而已。道書口吐濁氣曰吐故。鼻納清氣曰納新。此所謂內丹外丹也。膏摩。卽摩膏之謂。玉函經總例云。湯散丸藥。鍼灸膏摩。一如其法。金鑑。以爲按摩誤。

問曰。病人有氣色見於面部。願聞其說。師曰。鼻頭色青。腹中痛。苦冷者死。

〔原註〕一云。腹中冷若痛者死。鼻頭色微黑者。有水氣。色黃者。胸上有寒。色白者。亡血也。設微赤非時者死。其目正圓者痓。不治。又色青爲痛。色黑爲勞。色赤爲風。色黃者便難。色鮮明者有留飮。

〔徐〕此段乃醫家之望法也。〔鑑〕色者。青赤黃白黑也。氣者。五色之光華也。〔程〕內經曰。精明五色者。氣之華也。故五色微胗。可以目察。鼻者。明堂也。明堂潤澤以清。則無病。〔尤〕鼻頭。脾之部。青。肝之色。腹中痛者。土受木賊也。冷則陽亡。而寒水助邪。故死。腎者主水。黑。水之色。脾負而腎氣勝之。故有水氣。色黃者。面黃也。其病在脾。脾病則生飮。故胸上有寒。寒。寒飮也。色白。亦面白也。亡血者。不華於色。故白。血亡則陽不可更越。設微赤。而非火令之時。其爲虛陽上泛無疑。故死。目正圓者。陰之絕也。痓爲風強病。陰絕陽強。故不治。痛則血凝泣而不流。故色青。勞則傷腎。故色黑。經云。腎虛者。面如漆柴也。風爲陽邪。故色赤。脾病則不運。故便難。色鮮明者。有留飮。經云。水病。人目下有臥蠶。面目鮮澤也。〔徐〕目爲五藏精華之所聚。神氣之所生。正圓則目瞋不轉。而至于痓。是陰絕。產婦多痓。亦主陰也。今之正圓。陰絕無疑。故曰不治。

案靈五色篇曰。青黑爲痛。黃赤爲風。餘當參考。

師曰。病人語聲寂然。喜驚呼者。骨節間病。語聲喑喑然不徹者。心膈間病。語聲啾啾然。細而長者。頭中病。〔原註〕一作痛。

〔徐〕此段乃醫家聞法也。語聲寂寂然。喜驚呼者。骨節間病。謂靜嘿屬陰。而厥陰肝木。在志爲驚。在聲爲呼。令寂寂而喜驚呼。知屬厥陰。深入骨節間矣。語聲喑喑然不徹者。心膈間病。謂聲雖有五藏之分。皆振響于肺金。

故亮而不啞。今喑喑然不徹。是胸中大氣不轉。壅塞金氣。故不能如空谷之音。所以知病在胸中膈間。經謂。中盛藏滿。氣勝傷恐者。聲如從室中言。是中氣之濕也。其卽此歟。語聲啾啾然。細而長者。頭中病。謂頭中有病。則唯恐音氣之上攻。故抑小其語聲。而引長發細耳。〔魏〕此亦約舉其一二以該之。示人引伸觸類之義也。

醫燈續焰云。欲言復寂。忽又驚呼。非深入骨節之病不如此也。況骨節中屬大筋。筋爲肝合。骨乃膽主。驚呼亦出於肝膽故耳。喑喑。低渺之聲。聽不明徹。必心膈間有所阻礙。啾啾。細長之聲。頭中有濕混其清陽。故發聲如此也。

案金鑑云。頭字當是腹字。語聲啾啾然細長者。謂唧唧噥噥。小而悠長也。因不敢使氣急促動中。故知腹中病也。腹中有病。而有氣急促動中者。此說未爲得矣。

師曰。息搖肩者。心中堅。息引胸中上氣者。欬。息張口短氣者。肺痿唾沫。

〔魏〕又就氣息示之。息搖肩。息而肩動也。心中堅。邪氣堅痞於心中。格阻其正氣之升降。故息而肩搖也。而邪實正虛。猶當加意也。息引胸中上氣者。咳。咳則氣亂而逆。故息引胸中。其氣逆上。此欬家之息。而虛實之邪。又當別爲諦審矣。息張口短氣者。肺藏津枯氣耗之可驗者也。故知爲肺痿而兼有唾沫之外證可徵信焉。蓋必津枯氣耗。而後口乾沫黏。反欲多唾。唾又無津。而但沫也。此肺病之洞然者也。〔鑑〕搖肩。謂擡肩也。心中堅。謂胸中壅滿也。呼吸引胸中之氣上逆。喉中作癢。梗氣者。欬病也。呼吸張口不能續。自似喘而不擡肩者。短氣病也。欬時唾。痰嗽也。若欬唾涎沫不已。非欬病也。乃肺痿也。

師曰。吸而微數。其病在中焦。實也。當下之卽愈。虛者不治。在上焦者。其吸促。在下焦者。其吸遠。此皆難治。呼吸動搖振振者。不治。

〔尤〕息兼呼吸而言。吸則專言入氣也。中焦實。則氣之入者。不得下行。故吸微數。數猶促也。下之則實去氣通而愈。若不係實而係虛。則爲無根失守之氣。頃將自散。故曰不治。或云。中焦實。而元氣虛者。既不任受攻下。而又不能自和。故不治。亦通。其實在上焦者。氣不得入。而輒還則吸促。促。猶短也。實在下焦者。氣欲歸。而不驟及。則吸遠。遠。猶長也。上下二病。並關藏氣。非若中焦之實。可從下而去者。故曰難治。〔魏〕至於呼吸之間。周身筋脈。動搖振振然。是陽已脫。而氣已散矣。又何以爲治。故言不治也。右俱就氣息。以決人之生死。人之生死原乎氣。就此決之。誠一定而無舛者矣。

案金鑑云。吸促之促字。當是遠字。吸遠之遠字。當是促字。方合病義。必傳寫之譌。此說於義相畔。不可從。

師曰。寸口脈動者。因其王時而動。假令肝王色青。四時各隨其色。肝色青。而反色白。非其時色脈。皆當病。

〔鑑〕寸口者。統言左右三部脈也。脈動法乎四時。命乎五藏。然必因其王時而動。則爲平脈也。假令肝旺於春。隨其時。色當青。脈當弦。此不病之色脈也。若色反白。脈反浮。此非其時。乃病之色脈也。四時準此。〔徐〕謂鼓而有力爲動。

問曰。有未至而至。有至而不至。有至而不去。有至而太過。何謂也。師曰。冬至之後。甲子夜半。少陽起。少陽之時。陽始生。天得溫和。以未得甲子。天因溫和。此爲未至而至也。以得甲子。而天未溫和。爲至而不至也。以得甲子。

而天大寒不解。此爲至而不去也。以得甲子。而天溫。如盛夏五六月時。此爲至而太過也。

〔尤〕上之至。謂時至。下之至。謂氣至。蓋時有常數而不移。氣無定刻而或遷也。冬至之後甲子。謂冬至後六十日也。蓋古造曆者。以十一月甲子朔。夜半冬至。爲曆元。依此推之。則冬至後六十日。當復得甲子。而氣盈朔虛。每歲遞遷。於是至日不必皆值甲子。當以冬至後六十日。花甲一周。正當雨水之候爲正。雨水者。冰雪解散。而爲雨水。天氣溫和之始也。云少陽起者。陽方起而出地。陽始生者。陽始盛而生物。非冬至一陽初生之謂也。竊嘗論之矣。夏至一陰生。而後有小暑大暑。冬至一陽生。而後有小寒大寒。非陰生而反熱。陽生而反寒也。天地之道。否不極則不泰。陰陽之氣。剝不極則不復。夏至六陰盡於地上。而後一陰生於地下。是陰生之時。正陽極之時也。冬至六陽盡於地上。而後一陽生於地下。是陽生之時。正陰極之時也。陽極而大熱。陰極而大寒。自然之道也。則所謂陽始生。天得溫和者。不得與冬至陽生同論也審矣。至未得甲子。而天大寒不解。或如盛夏五六月時。則氣之有盈有縮。爲候之或後或先。而人在氣交之中者。往往因之而病。惟至人爲能與時消息而無忤耳。

案冬至之後。得甲子少陽王云云。本見于七難。而易通卦驗。演而論之。文繁不錄。

師曰。病人脈浮者在前。其病在表。浮者在後。其病在裏。腰痛背強。不能行。必短氣而極也。

〔徐〕以前後分浮脈之陰陽。而定表裏。此仲景概論也。〔沈〕此以關脈前後分表裏。而辨內傷外感也。前者。關前寸口脈也。寸口屬陽主表。而浮者在前。邪在於表。卽風中於前之外感也。後者。關後尺脈也。尺脈屬陰主裏。而浮者在後。爲病在裏。卽內傷精血之病也。兩尺主腎。其脈貫脊。陰虛陽盛。則見脈浮。精血虛而受邪。痺著不行。不能上貫於脊。腰痛背強不能行。精虛不能攝氣歸源。氣反上逆。故短氣而急也。

案十四難。前大後小。卽頭痛目眩。前小後大。卽胸滿短氣。張世賢註云。前者。謂寸。後者。謂尺。正與本條之義合矣。揚雄方言。極。疲也。沈訓急。未知何據。

問曰。經云厥陽獨行。何謂也。師曰。此爲有陽無陰。故稱厥陽。

〔程〕厥陽。卽陽厥也。以其人秋冬奪於所用。有陽無陰。內經謂。腎氣日衰。陽氣獨勝。故手足爲之熱。此厥陽獨行之義也。

案經云。今內經難經無所攷。

問曰。寸脈沈大而滑。沈則爲實。滑則爲氣。實氣相搏。血氣入臟卽死。入腑卽愈。此爲卒厥。何謂也。師曰。脣口青身冷。爲入臟。卽死。如身和汗自出。爲入腑。卽愈。

〔尤〕實謂血實。氣謂氣實。實氣相搏者。血與氣并而俱實也。五藏者。藏而不寫。血氣入之。卒不得還。神去機息。則脣青身冷而死。六府者。傳而不藏。血氣入之。乍滿乍寫。氣還血行。則身和汗出而愈。經云。血之與氣。并走於上。則爲大厥。厥則暴死。氣復反則生。不反則死。是也。案出素問調經論。〔沈〕邪氣入藏。神明昏憒。卒倒無知。謂之卒厥。

案寸脈。通三部而言。血氣。程本作厥氣。金鑑云。寸脈沈大而滑。沈則爲實。滑則爲氣。實氣相搏之十八字。文理不順。衍文也。血氣之血字。當是厥字。始與卒厥相合。必傳寫之譌也。並似有理。然據尤註。義不相乖。姑從之。

問曰。脈脫入臟卽死。入腑卽愈。何謂也。師曰。非爲一病。百病皆然。譬如浸淫瘡。從口起流向四肢者。可治。從四肢流來入口者。不可治。病在外者。可治。入裏者。卽死。

〔尤〕脈脫者。邪氣乍加。正氣被遏。經隧不通。脈絕似脫。非真脫也。蓋暴厥之屬。經曰。趺陽脈不出。脾不上下。身冷膚鞕。又曰。少陰脈不至。腎氣微。少精血。爲尸厥。卽脈脫之謂也。厥病入臟者。深而難出。氣竭不復則死。入腑者淺而易通。氣行汗出卽愈。浸淫瘡。瘡之浸淫不已。外臺所謂。轉廣有汁。流遶周身者也。從口流向四肢者。病自內而之外。故可治。從四肢流來入口者。病自外而之裏。故不可治。李瑋西云。病在外二句。槩指諸病而言。卽上文百病皆然之意。入裏者死。如痺氣入腹。脚氣衝心之類。〔鑑〕趙良曰。脫者。去也。經脈乃藏府之隧道。爲邪氣所逼。故絕氣脫去其脈。而入於內。

問曰。陽病十八。何謂也。師曰。頭痛。項。腰。脊。臂。脚。掣痛。陰病十八。何謂也。師曰。欬上氣。喘。噦。咽。腸鳴。脹滿。心痛。拘急。五臟病各有十八。合爲九十病。人又有六微。微有十八病。合爲一百八病。五勞七傷六極。婦人三十六病。不在其中。清邪居上。濁邪居下。大邪中表。小邪中裏。槃飪之邪。從口入者。宿食也。五邪中人。各有法度。風中於前。寒中於暮。濕傷於下。霧傷於上。風令脈浮。寒令脈急。霧傷皮腠。濕流關節。食傷脾胃。極寒傷經。極熱傷絡。槃飥。趙本作槃飪。是。徐作槃飩。沈作槃飥。非。

〔程〕陽病屬表而在經絡。故一頭痛。二項。三腰。四脊。五臂。六脚掣痛。此病在三陽。三六一十八病。陰病屬裏而在藏府。故一欬。二上氣喘。三噦。四咽。五腸鳴脹滿。六心痛拘急。此病在三陰。三六一十八病。合爲九十病也。〔沈〕六微者。小邪中裏。邪襲六腑。〔鑑〕此章曰十八。曰九十等文。乃古醫書之文。今不可考。難以強釋。五勞七傷等說。亦詳在千金。故不復註也。頭痛。項。腰。脊。臂。脚掣痛病皆在外。故爲陽病也。欬。上氣喘。噦。咽。腸鳴脹滿。心痛拘急。病皆在內。故爲陰病也。清邪居上。謂霧邪本乎天也。濁邪居下。謂濕邪本乎地也。六經天邪。故名大邪。六經傷外。故曰中表也。七情人邪。故名小邪。七情傷內。故曰中裏也。槃飥者。飲食也。飲食之邪。從口而入。食傷隔夜不化。故名曰宿食也。五邪。謂風寒濕霧飲食也。夫五邪之中人。莫不各以類而從。前者。早也。風中於早。從陽類也。寒中於暮。從陰類也。霧邪清輕。故傷皮膚。濕邪濁重。故流關節。飲食失節。故傷脾胃。〔沈〕經脈陰而傷於寒。絡脈陽而傷於熱。合而言之。無非陽邪親上。陰邪親下。熱氣歸陽。寒氣歸陰之理。

案十八病。九十病。金鑑不釋爲是。六微亦未詳何義。程云。見千金。未有所考。咽。沈以爲咽痛。恐非。廣韻。咽一結切。音噎。哽咽也。蓋咽中哽塞之謂。槃。趙本釋音。槃音穀。即穀也。案此古文異構。詳見於方氏通雅。飪。熟食也。金鑑欲改作槃。且以極寒爲飲食之寒熱。並不可從。唐大烈吳醫彙講。以槃飪解之。亦非也。尤云。大邪漫風。雖大而力散。故中於表。小邪戶牖隙風。雖小而氣銳。故中於裏。程云。風寒即大邪。故從表入。槃飪。即小邪。故從口入。即後食傷脾胃也。二說亦通。

問曰、病有急當救裏救表者。何謂也。師曰。病醫下之。續得下利。清穀不止。身體疼痛者。急當救裏。後身體疼痛。清便自調者。急當救表也。

〔沈〕此病分表裏。治有先後也。問急當救裏救表者。乃病在表。而醫反下之。誅伐無過。致傷脾胃之氣。所以下利清穀不止。然雖身疼表證未解。當救誤下之逆爲急。不可姑慮表邪。以致內傷下脫。必俟元陽恢復。清便自調之後。急當救表。然表當急救何也。蓋恐內陽初復未充。外邪陷入。又變結胸痞滿耳。詳見傷寒論輯義太陽中篇。

夫病痼疾。加以卒病。當先治其卒病。後乃治其痼疾也。

〔鑑〕趙良曰。痼疾。病已沈痼。非旦夕可取效者。卒病。謂卒然而來新感之病。可取效於旦夕者。乘其所入未深。急去其邪。不便稽留而爲患也。且痼疾之人。正氣素虛。邪尤易傳。設多瞻顧。致令兩邪相合。爲患不淺。故仲景立言於此。使後學者知所先後也。

師曰。五臟病。各有得者愈。五臟病。各有所惡。各隨其所不喜者爲病。病者素不應食。而反暴思之。必發熱也。

〔程〕內經曰。肝色青。宜食甘。心色赤。宜食酸。肺色白。宜食苦。脾色黃。宜食鹹。腎色黑。宜食辛。此五藏得飲食而愈者。肝病愈於丙丁。起於甲乙。心病愈於戊己。起於丙丁。脾病愈於庚辛。起於戊己。肺病愈於壬癸。起於庚辛。腎病愈於甲乙。起於壬癸。此五藏自得其位而愈者。五藏所惡。心惡熱。肺惡寒。肝惡風。脾惡濕。腎惡燥。各隨其所惡而不喜者爲病也。若病人素不食。而暴食之。則食入於陰。長氣於陽。必發熱也。暴思之。婁全善。作暴食之。爲是。

案病者素不應食以下。必是别條。沈尤輩接上爲義。未免强解。差後勞復病篇曰。病人脈已解。而日暮微煩。以病新差。人强與穀。脾胃氣尚弱。不能消穀。故令微煩。損穀則愈。正與此條相發。

夫諸病在藏。欲攻之。當隨其所得而攻之。如渴者。與猪苓湯。餘皆倣此。

〔尤〕無形之邪。入結於藏。必有所據。水血痰食。皆邪藪也。如渴者。水與熱得。而熱結在水。故與猪苓湯。利其水。而熱亦除。若有食者。食與熱得。而熱結在食。則宜承氣湯下其食。而熱亦去。若無所得。則無形之邪。豈攻法所能去哉。猪苓湯方見後消渴證中。〔鑑〕如渴者之下。當有小便不利四字。必傳寫之遺也。藏者裏也。

痓濕暍病脈證第二

論一首　脈證十二條　方十一首

太陽病。發熱無汗。反惡寒者。名曰剛痓。〔原註〕一作痙。餘同。○沈柯魏並作痙是。玉函千金翼。反上有而字。

〔徐〕此條與下條。即傷寒論。辨寒傷榮風傷衛法也。取以爲痓病剛柔之别。省文也。蓋痓。即痙。强直之謂也。痓病必有背項强直等的證。故曰痓。即省文不言。但治痓病。剛柔之辨。最爲喫緊。故特首拈無汗反惡寒爲剛。有汗不惡寒爲柔。以示辨證之要領耳。〔程〕痓病者。以太陽病發汗太多。榮血已亡。風寒易中。故筋脈勁急。作剛柔二痓也。寒邪內入於榮。鬱於肌膚。則發熱。凝其血脈。則無汗。無汗爲表實。不應惡寒。今反惡寒者。以寒邪嚴厲。從衛入榮。衛亦因之而不闓。故反惡寒也。其痓故名曰剛。

案成無已曰。痓當作痙。傳寫之誤也。痓。惡也。非强也。今攷。痓。惡也。見張揖廣雅。而說文。痙。强急也。成說爲是。聖濟總錄云。痓又謂之痙者。痙痓一類。古人特以强直名之。郭白雲云。痓是病名。痙是病證。楊氏直指方。李氏永類鈐方。遂立痓痙門。皆不考耳。金鑑云。反惡寒之反字。衍文也。玩痓病之條。自知當惡寒也。今攷甲乙經。引本條文。無反字。則知金鑑之說。有所據也。然錢氏溯源集云。發熱無汗。本應惡寒。而曰反惡寒者。不當惡之詞也。然而非也。以時頭熱面赤。目脈皆赤之見證。似乎熱甚。而仍身熱足寒。頭項強急而惡寒。故曰反也。反者。甚之之詞。依此解。則反字不必刪。而義自通。龐安時。作反不惡寒。亦不可從。

太陽病。發熱汗出。而不惡寒。名曰柔痓。

〔程〕風傷於衞。則發熱。開其腠理。則汗出。汗出當惡寒。今不惡寒者。以風爲陽邪。木性曲直和耎。雖汗出。亦不惡寒。其痓故名曰柔。

案程剛柔之解誤。徐則爲柔軟之義。痙病以強急得名。豈有柔軟者乎。其說尤非。金鑑云。太陽病。發熱無汗惡寒。爲實邪。名曰剛痙者。強而有力也。發熱汗出不惡寒。爲虛邪。名曰柔痙者。強而無力也。此註近是。然以有力無力。分剛柔者。未爲得矣。蓋剛柔。乃陰陽之義。陰陽。乃虛實之謂。表實故稱以剛。表虛故稱以柔。神巧萬全方云。太陽病。發熱不惡寒無汗。爲陽痙。發熱不惡寒汗出。爲陰痙。又活人書云。剛痙屬陽痙。柔痙屬陰痙。活人續集解惑論云。合面而臥。爲陰痙。仰目者。爲陽痙。其義可見耳。

太陽病。發熱脈沈而細者。名曰痓。爲難治。傷寒論玉函經脈經並無爲難治三字。

〔徐〕古人以強直爲痓。外證與傷寒相似。但其脈沈細。而項背反張。強硬如發癇狀爲異耳。如前二條。既以無汗有汗。分剛柔爲辨。此復以脈沈細爲辨。

溯源集云。邪在太陽。若中風之脈。則當浮緩。傷寒之脈。則當浮緊。此則同是太陽發熱之表症。而其脈與中風傷寒特異。反見沈細者。因邪不獨在太陽之表也。則表裏皆有風寒邪氣。浸淫於皮膚筋骨。藏府經絡之間。非若中風傷寒之邪。先表後裏。以次傳變之可比。乃邪之甚。而病之至者。乃難治危惡之證也。所以金匱此條之下。有爲難治三字。

太陽病。發汗太多。因致痓。

〔鑑〕太陽病。當發汗。若發汗太過。腠理大開。表氣不固。邪氣乘虛而入。因成痙者。乃內虛所召入也。宜以桂枝加附子湯主之。固表温經也。由此推之。凡病出汗過多。新產金瘡破傷。出血過多。而變生此證者。皆其類也。

溯源集云。生氣通天論云。陽氣者。精則養神。柔則養筋。陽氣衰微。不能嘘養其筋骨。故筋脈勁急而成痓。所以太陽篇云。太陽病。醫發汗。遂漏不止。四肢拘急。難以屈伸者。桂枝加附子湯主之。痓之見症。雖又甚焉。亦理之相似者也。

張氏醫通云。真武湯。

夫風病下之則痓。復發汗必拘急。

〔程〕風傷於衛。若下之虛其陰血。風乘其虛而陷於榮血之中。血不榮筋。因作痓。四肢爲諸陽之本。復發汗以虛其陽。必令四肢拘急。

張氏醫通云。附子湯。

瘡家雖身疼痛。不可發汗。汗出則痓。

〔鑑〕瘡家初起。毒熱未成。法當汗散。已經潰後。血氣被傷。雖有身痛表證。亦不可發汗。恐汗出血液愈竭。筋失所憂。因而成痙。或邪風乘之。亦令痙也。〔徐〕產後多致痙。陰虛液脫之故。產後誤汗下而致。或亦有之。故仲景不另出方。聽人消息。

張氏醫通云。芍藥甘草附子湯。

巢源。金瘡中風痙候云。夫金瘡痙者。此由血脈虛竭。飲食未復。未滿月日。榮衞傷穿。風氣得入五藏。受寒則痙。其狀口急背直。搖頭馬鳴。腰爲反折。須臾大發。氣息如絕。汗出如雨。不及時救者。皆死。凡金瘡卒無汗者。中風也。邊自出黃汁者。中水也。並欲作痙。急治之。又腕折中風痙候云。夫腕折傷皮肉作瘡者。愼不可當風。及自扇。若風入瘡內。犯諸經絡所致痙。痙者。脊背強直。口噤不能言也。案此後世所謂。破傷風也。其中水者。謂之破傷濕。見三因方。巢源。又有產後中風痙候。附載于婦人產後病。

病者。身熱足寒。頸項強急。惡寒。時頭熱。面赤目赤。獨頭動搖。卒口噤。背反張者。痓病也。若發其汗者。寒濕相得。其表益虛。卽惡寒甚。發其汗已。其脈如蛇。〔原註〕一云。其脈浛浛。○傷寒論。作目脈赤。獨頭面搖。無若發其汗以下二十五字。痓病也。作爲痓也。玉函脈經。無若發其汗以下十七字。脈經作痓病發其汗已。其脈浛浛如蛇。相得。程徐作相搏。浛浛。趙本作滄滄。

〔鑑〕諸家以剛柔二痙。列爲首條。今以此爲第一條者。蓋剛柔之辨。俱從此條分出。痙病之最備者。宜冠諸首。

〔程〕身熱頭熱。邪在太陽也。面赤目赤。足陽明之正繫目系。邪在陽明也。頸屬陽明。項屬太陽。邪在二經。則頸項強急惡寒也。陽明之脈挾口。故卒口噤。太陽之脈。循背上頭。故頭獨搖。背反張也。此其人必汗下亡血之後。正氣已虛。而邪氣但勝於上。其足則寒。此痙病之證具見也。〔鑑〕李彣曰。手三陽之筋。結入於頷頰。足陽明之筋。上挾於口。風寒乘虛。入其筋則攣。故牙關急而口噤。〔尤〕寒濕相得者。汗液之濕。與外寒之氣。相得不解。而表氣以汗而益虛。寒氣得濕而轉增。則惡寒甚也。〔沈〕其脈堅勁。動猶如蛇。乃譬掙紐奔迫之狀。

溯源集云。上文有脈無證。此條有證無脈。合而觀之。痓病之脈證備矣。身熱者。風寒在表也。足寒者。陰邪在下也。頭項強急。背反張者。太陽之經脈四行。自顛下項。夾背脊。而行於兩旁。寒邪在經。諸寒收引。其性勁急。邪發則筋脈抽掣。故頭項強急。背如角弓之反張。所謂筋所生病也。惡寒者。寒邪在表。則當惡寒。在下焦而陽氣虛衰。亦所當惡也。時頭熱面赤目脈赤者。頭爲諸陽之會。陽邪獨盛於上。所以足寒於下也。時者。時或熱炎於上。而作止有時也。頭面爲諸陽之所聚。乃元首也。不宜動搖。因風火煽動於上。故獨頭面動搖。卒然口噤而不言也。

案金鑑云。若發其汗六句。與上文義不屬。與後之爲欲解脈如故反伏弦者痓句。文義相屬。宜分於彼。然今攷此六句。其意不明晰。疑是他篇錯簡。傷寒論亦無之。宜刪。

暴腹脹大者。爲欲解。脈如故。反伏弦者。痓。沈本。脈上有其字。伏。玉函脈經。作復。

〔程〕暴腹脹大爲欲解。於理不順。脈伏弦。卽後條伏堅之意。〔鑑〕暴腹脹大者句。衍文也。當刪之。

夫痓脈。按之緊如弦。直上下行。〔原註〕一作築築而弦。脈經云。痓家。其脈伏堅。直上下。〇案脈經云。十二字。舊本大書。與原文同。今依趙本爲細註。玉函脈經。作築築而弦。

〔尤〕緊如弦。卽堅直之象。李氏曰。上下行者。自寸至尺。皆見緊直之脈也。〔鑑〕痓之爲病。其狀勁急強直。故其脈亦勁急強直。按之緊。勁急之象也。如弦。直行之象也。

案緊不散也。弦不緩也。如字。當讀爲而。玉函脈經可證。

痓病。有灸瘡難治。

〔徐〕治痓終以清表爲主。有灸瘡者。經穴洞達。火熱內盛。陰氣素虧。卽後栝蔞桂枝湯。葛根湯。嫌不遠熱。大承氣湯更慮傷陰。故曰難治。〔尤〕有灸瘡者。膿血久潰。穴俞不閉。婁全善云。卽破傷風之意。蓋陰傷而不勝風熱。陽傷而不任攻伐也。故曰難治。

玉函經。栝蔞桂枝湯後。出一條云。脊強者。五痓之總名。其證卒口噤。背反張而瘛瘲。諸藥不已。可灸身柱大椎陶道。案依此則痓病不必禁灸也。

太陽病。其證備。身體強几几然。脈反沈遲。此爲痓。栝蔞桂枝湯主之。玉函。無反字。

〔尤〕太陽證備者。趙氏謂太陽之脈。自足上行。循背至頭項。此其所過之部。而爲之狀者。皆是其證是也。几几背強連頸之貌。沈本痓之脈。遲非內寒。乃津液少而營衛之行不利也。傷寒項背強几几。汗出惡風者。脈必浮數。爲邪風盛於表。此證身體強几几然。脈反沈遲者。爲風淫於外。而津傷於內。故用桂枝則同。而一加葛根。以助其散。一加栝蔞根。兼滋其內。則不同也。〔沈〕此出柔痓之方也。雖不言有汗之柔痓。此用桂枝湯和營衛。而解太陽衛分之邪。栝蔞能清胸膈之熱。不出有汗風傷衛之大法。可以意會。〔程〕几几。俯仰不自如之貌。按說文。几字。無鉤挑。有鉤挑者。乃几案之几字也。几。乃鳥之短羽。象小鳥毛羽未盛之形。飛几几也。故鳧字從几。蓋形容其頸項強急之意。○簡案明理論。几音殊。几。引頸之貌。几。短羽鳥也。短羽之鳥。不能飛騰。動則先伸引其頭爾。項背強者。動亦如之。非若几案之几而偃屈也。程註本于此爲是。本事方。爲几足之義。三因方。作几几。證治準繩。引詩豳風。赤舄几几爲解。並不可從。

栝蔞桂枝湯方

栝蔞根二兩○程沈作三兩　桂　枝三兩　芍　藥三兩

甘　草二兩○徐沈有炙字　生　薑三兩○徐沈有切字　大　棗十二枚○徐沈有擘字

右六味。以水九升。煑取三升。分溫三服。取微汗。汗不出。食頃啜熱粥發。

案神農本經云。栝蔞根。治消渴身熱。煩滿大熱。

三因栝蔞桂枝湯。治柔痓身體強几几然。脈反沈遲。自汗。即本方。

又桂枝栝蔞根湯。治傷風汗下不解。鬱于經絡。隨氣湧泄。衂出清血。或清氣道閉。流入胃管。吐出清血。遇寒泣之。色必瘀黑者。

於本方。加川芎等分。

太陽病。無汗而小便反少。氣上衝胸。口噤不得語。欲作剛痓。葛根湯主之。

〔尤〕無汗而小便反少者。風寒濕甚。與氣相持。不得外達。亦并不下行也。不外達。不下行。勢必逆而上衝。爲胸滿。爲口噤不得語。馴至面赤頭搖。項背強直。所不待言。故曰欲作剛痓。葛根湯。即桂枝湯加麻黃葛根。乃剛痓無汗者之正法也。

葛根湯方三因。名葛根麻黃湯。

葛　根四兩　麻　黃三兩去節　桂二兩去皮○傷寒論作桂枝當補枝字　芍　藥二兩○趙作三兩非

甘　草二兩炙　生　薑三兩○傷寒論有切字　大　棗十二枚○傷寒論有擘字

右七味。㕮咀。以水一斗。先煮麻黃葛根。減二升。去沫。內諸藥。煮取三升。去滓。溫服一升。覆取微似汗。不須啜粥。餘如桂枝湯法。將息及禁忌。一斗。趙作七升。非。

柯氏來蘇集云。葛根味甘氣涼。能起陰氣。而生津液。滋筋脈而舒其牽引。故以爲君。麻黃生薑。能開玄府腠理之閉塞。祛風而去汗。故以爲臣。寒熱俱輕。故少佐桂芍。同甘棗以和裏。此於麻桂二湯之間。衡其輕重。而爲調和表裏之劑也。葛根與桂枝。同爲解肌和裏之藥。故有汗無汗。下利不下利。皆可用。與麻黃專於治表者不同。案神農本經曰。葛根氣味甘辛平。治消渴身大熱。起陰氣。柯氏以爲發表生津之品。全本于本經。而剛痙所主。亦在乎此。實卓見也。徐沈諸家。皆以爲解陽明之邪者。非。

痓爲病。〔原註〕一本。痓字上。有剛字。胸滿口噤。臥不著席。腳攣急。必齘齒。可與大承氣湯。玉函脈經。作剛痓爲病。必上有其人二字。徐沈齘。作介。

〔程〕胸滿。即氣上衝胸之互文。臥不著席。亦反張之互詞也。龐安常曰。痓病臥不著席者。小兒腰背去席二指。大人手側掌。爲難治。邪在太陽則攣急。邪在陽明則口噤。靈樞經曰。熱而痙者死。腰折瘈瘲噤齒也。出熱病篇。齘切齒也。噤之甚者則切。靈樞熱病篇。有嚙齒。當是齘齒之類。痓病屬表屬虛。未可與承氣下也。當詳之。〔鑑〕此申痙病入裏。以明其治也。痙病而更胸滿。裏氣壅也。臥不著席。反張甚也。腳攣急。勁急甚也。必齘齒。牙緊甚也。此皆陽明熱盛灼筋。筋急而甚之象。故以大承氣湯。直攻其熱。非攻陽明之實也。

柯氏傷寒論翼云。六氣爲病。皆能發熱。然寒與熱相因。暑與濕相從。獨燥與濕相反。濕病多得之地氣。燥病多得之內因。此病因之殊也。病機十九條。燥症獨無。若諸痓項強。皆屬於濕。愚竊疑之。今本論有痓濕之分。又曰。太陽病。發汗太多。因致痓。則痓之屬燥無疑也。夫痓以狀命名。因血虛而筋急耳。六氣爲患。皆足以致痓。然不熱則不燥。不燥則不成痓矣。又云。治風寒。不惜津液。所以發汗太多。因致痓者多矣。夫痓本有由來。一經妄治。卽奇形畢現。項背強几几。是痓之微兆。故用葛根。身體強。是痓之已著。故用括蔞根。臥不著席。脚攣急。口噤齒齘。是痓之劇甚。故用大黃芒硝。無非取多津液之品。以滋養陰血。不得與當汗不汗者同例也。

大承氣湯方

大黃四兩酒洗　厚朴半斤炙去皮　枳實五枚炙　芒硝三合

右四味。以水一斗。先煮二物。取五升。去滓。內大黃。煮取二升。去滓。內芒硝。更上火微一二沸。分溫再服。得下止服。火微。宋版傷寒論。作微火。

三因。大承氣湯。治剛痓云云。以陽明養宗筋。陽明者胃也。風濕寒入於胃。則熱甚。宗筋無以養。故急直。利陽明。以治其能養也。

案甲乙經云。剛痓。太陽中風。感於寒濕者也。其脈往來進退。以沈遲細。異於傷寒熱病。巢源千金並云。風邪傷於太陽經。復遇寒濕。則發痓也。於是成無已以降。皆宗其說。無復異論焉。特至張介賓則云。病在筋脈。筋脈拘急。所以反張。其病在血液。血液枯燥。所以筋攣也。柯氏因而以燥證斷之。其說固確矣。故徐沈諸家。凡以寒濕註之者。皆不可憑也。

徐氏蘭臺軌範云。痓病乃傷寒壞證。小兒得之。猶有愈者。其餘則百難療一。其實者。或有因下而得生。虛者竟無治法。金匱諸方。見效絕少。

案千金方云。病發身軟時醒者。謂之癇也。身強直反張如弓。不時醒者。謂之痓也。此癇痓之辨也。所謂癇。即聖惠方以降。稱驚風。急驚。即陽癇。慢驚。即陰癇。二證自判然矣。沈云。方中行傷寒條辨。謂小兒角弓反張手足抽搦。後世兒科。總名驚風誤治。謂非驚風。亦爲痓病。余詳此乃少陰少陽。客熱所至。爲驚爲瘛。感冒熱邪所致。實非驚風。並非痓。故詳及之。沈此說極是。惜似不知驚風即是古之癇焉。

太陽病。關節疼痛而煩。脈沈而細〔原註〕一作緩。者。此名濕痺。〔原註〕玉函云。中濕。濕痺之候。小便不利。大便反快。但當利其小便。

〔尤〕濕爲六淫之一。故其感人。亦如風寒之先在太陽。但風寒傷於肌腠。而濕則流入關節。風脈浮。寒脈緊。而濕脈則沈而細。濕性濡滯。而氣重著。故亦名痺。痺者。閉也。其人平日土德不及。而濕動於中。由是氣化不速。而濕侵於外。外內合邪。爲關節疼痛。爲小便不利。大便反快。治之者。必先逐內濕。而後可以除外濕。故曰。當利其小便。東垣亦云。治濕不利小便。非其治也。然此爲脈沈而小便不利者設耳。若風寒在表。與濕相搏。脈浮惡風。身重疼痛者。則必以麻黃白朮。薏苡杏仁。桂枝附子等。發其汗爲宜矣。

溯源集云。夫濕者。六氣之一也。然一氣之中。猶有別焉。霧露之氣。爲升於地之輕清而上騰者。故爲濕中之清。傷人皆中於上。雨雪泥水之濕。爲著於地之重濁而在下者。爲濕中之濁。傷人皆中於下。經云。清邪中上。濁邪中下。所以金匱要略云。濕傷於下。霧傷於上。霧傷皮腠。濕流關節也。亦稱太陽病者。以風寒暑濕之邪。皆由衛氣不密。其氣得從皮毛而入。以營衛皆屬太陽故也。關節。筋骨肢節之間也。以雨露水濕之氣。因衛陽不能外固。由太陽。而流入於關節筋骨之間。致肢節疼痛。而煩擾不寧。其脈沈而細者。寒濕流於皮肉筋脈之間。血凝氣滯。營衛不快於流行也。寒濕內淫。則三焦不能施化。氣化不得流行。其人小便不利。是以水穀不能泌別。濕氣流溢於大腸。故大便不得燥結。而反快也。若此者。不必以燥濕爲治。其濕氣淫溢。非燥濕之所能勝。故但當利其小便。小便利。則穀水分而濕淫去矣。此條蓋論雨雪泥水。地氣之濕。乃濕中之濁者。故曰。但當利其小便。若霧露之清邪。卽當以微似汗解之矣。然利小便句。當察其脈證機宜。未可泛然以淡滲爲治也。脈旣沈細。關節已疼。而小便不利。則陰寒可知。自當以寒濕爲治。責之下焦無火。膀胱之氣化不行。則五苓散。及甘草附子湯之類。當意在言表。

活人書云。若小便不利。大便反快。當利其小便。宜甘草附子湯。五苓散。至眞要論云。治濕之法。不利小便。非其治也。

醫說引信効方云。春夏之交。人病如傷寒。其人汗自出。肢體重痛。轉仄難。小便不利。此名風濕。非傷寒也。陰雨之後卑濕。或引飲過多。多有此證。但多服五苓散。小便通利。濕去則愈。切忌轉瀉發汗。小誤必不可救。初虞世云。醫者不識。作傷風治之。發汗下之必死。案此蓋與本條之證同。附以備考。

濕家之爲病。一身盡疼。〔原註〕一云疼煩。發熱身色如熏黃也。〔玉函〕作一身疼煩。

〔程〕脾主身之肌肉。濕爲寒邪。鬱於肌中不得散。則一身盡疼發熱也。陽明瘀熱。則黃色鮮明如橘子。太陰寒濕。則黃色黧暗如煙熏。

成無已云。身黃如橘子色者。陽明瘀熱也。此身色如似熏黃。卽非陽明瘀熱。身黃發熱者。梔子蘗皮湯主之。

爲表裏有熱。則身不疼痛。此一身盡疼。非傷寒客熱也。知濕邪在經。而使之。脾惡濕。濕傷則脾病而色見。是以身發黃者。爲其黃如煙熏。非正黃色也。張卿子云。濕熱。卽梔子蘗皮湯證也。此白朮附子湯症。溯源集云。濕邪充塞。浸灌於表裏肌肉肢節之間。所以一身盡疼。而身色如熏黃也。熏黃者。如煙熏之狀。黃中帶黑。而不明潤也。蓋黃家有陰陽之別。陽黃則明潤。陰黃則黑闇。而無光澤。身如橘子色者。濕熱停蓄所致。屬陽黃。此一身盡疼。已屬寒濕之邪。流於關節。而身色如似熏黃。卽陰黃之屬也。當於寒濕中求之。

濕家其人但頭汗出。背強。欲得被覆向火。若下之早則噦。或胸滿。小便不利。〔原註〕一云利。 舌上如胎者。以丹田有熱。胸上有寒。渴欲得飲。而不能飲。則口燥煩也。不利。玉函。作利。脈經。無煩字。似是。龐氏總病論。煩作故。神巧萬全方。胎。作苔。胸上。作胸中。

〔程〕濕爲陰邪。陰邪客於陰。則陽上越。而不行於腠理肌肉。故但頭汗出。背爲陽。寒濕勝則陽虛。故背強。欲得被覆向火也。若當表邪未解之時。誤以陽明內濕之熱。上越之頭汗。而早下之。則虛其胃。濕干於胃。則噦。寒客於上。則胸滿。亡其津液。則小便不利。以寒濕在上。故舌上如胎而實非胎也。丹田有熱者。以下後裏虛。上焦陽氣因虛而陷於下焦。爲丹田有熱。表中寒氣。乘虛而客於胸上。爲胸上有寒。唯其丹田有熱。則渴欲飲水。胸上有寒。不能散水。雖得水。而不能飲。故口燥煩也。〔魏〕口但燥。而心發煩。

溯源集云。舌上如胎者。若熱邪入胃。則舌上或黃或黑。或芒刺。或乾硬。或燥裂。皆胎也。此云如胎。乃濕滑而色白。似胎非胎也。此因寒濕之邪。陷入於裏。而在胸膈。命門之眞陽。不得上升。而在下焦。上下不通。故曰丹田有熱。胸中有寒。下焦之眞火。既不得上達。卽所謂清陽不升。是下焦無蒸騰之用。氣液不得上騰。而爲涕唾。故渴。又以寒濕在胸。道路阻絶。故雖欲得水。而不能飲。則口燥而煩渴也。仲景雖不立治法。然以理推之。下文之桂枝附子湯。甘草附子湯。卽其治也。前人擬小陷胸湯。恐非其治。卽五苓散理中湯雖近於理。猶未盡善。（案以上三方。見張卿子註。）何也。以但能溫中而不能解外。故必以用桂枝者爲妥也。

案胸上有寒。丹田有熱。諸註欠詳。第程錢二氏。義似稍通。然猶未清晰。因攷此寒熱互誤。黃連湯條云。胸中有熱。胃中有邪氣。邪氣。卽寒也。方中用乾薑桂枝。其義可見耳。他諸瀉心湯。烏梅丸之類。悉爲上熱下冷設。巢源有冷熱不調之候云。陽并於上。則上熱。陰并於下。則下冷。而無上冷下熱之證。其故何也。蓋火性炎上。水性就下。病冷熱不調。則熱必浮於上。寒必沈於下。是所以無下熱上冷之候也。凡誤下之證。下焦之陽驟虛。氣必上逆。則上焦之陽。反因下而成實。以火氣不下行。故爲上熱下冷之證。此條證亦然。舌上如胎而口燥者。上熱之徵。湯欲得飲。而不能飲者。下冷之驗。與厥陰病。心中疼熱。飢而不能食。雖有飲食之別。其理則一也。故如此證。亦必非寒熱錯雜之劑。則難奏効。學者宜致思焉。

濕家下之。額上汗出。微喘。小便利（原註）一云。不利。者死。若下利不止者亦死。

（尤）濕病在表者宜汗。在裏者宜利小便。苟非濕熱蘊積成實。未可遽用下法。額汗出微喘。陽已離而上行。小便利。下利不止。陰復決而下走。陰陽離決。故死。一作小便不利者死。謂陽上游。而陰不下濟也。亦通。（鑑）李瑋西云。濕家當利小便。以濕氣內瘀。小便原自不利。宜用藥利之。此下後裏虛。小便自利。液脫而死。不可一例槩也。

風濕相搏。一身盡疼痛。法當汗出而解。值天陰雨不止。醫云。此可發汗。汗之病不愈者何也。蓋發其汗。汗大出者。但風氣去濕氣在。是故不愈也。若治風濕者。發其汗。但微微似欲出汗者。風濕俱去也。傷寒論。玉函。脈經。冒問曰二字。蓋。作答曰二字。玉函。雨下。有留字。濕氣在。作濕氣仍在。脈經。作濕氣續在。玉函。脈經。醫。作師。成本。作似欲汗出。

〔徐〕此言風濕當汗解。而不可過也。謂風濕相搏疼痛。原當汗解。值天陰雨。則濕更甚。可汗無疑。而不愈何故。蓋風性急可驟驅。濕性滯。當漸解。汗大出則驟風去而濕不去。故不愈。若發之微。則出之緩。緩則風濕俱去矣。然則濕在人身。粘滯難去。驟汗且不可。而況驟下乎。故前章曰。下之死。此但云不愈。見用法不當。而非誤下比也。〔程〕玆條爲治濕汗之嚴律。

王宇泰云。風濕宜汗。桂枝加白朮黃芪防己湯。張卿子云。風濕相搏。法當汗出而解。如麻黃加朮湯。使微微蒸發。表裏氣和。風濕俱去。

濕家病。身疼發熱。面黃而喘。頭痛鼻塞而煩。其脈大。自能飲食。腹中和無病。病在頭中寒濕。故鼻塞。內藥鼻中則愈。〔原註〕脈經云。病人喘。而無濕家病以下。至而喘十二字。〇案十二字。當作十一字。傷寒論。作濕家病。身上疼痛。

〔沈〕此濕淫於上。與濕從下受不同也。濕邪感於太陽。與肺氣相合。氣鬱於表。故身疼發熱。面黃而喘。頭痛鼻塞而煩也。邪居於表。故脈大。自能飲食者。腹中和而無病。當責病在頭中寒濕。寒濕者。以濕屬陰故也。蓋鼻爲肺竅。肺氣受濕。則鼻塞。故當納藥鼻中。搐去黃水。俾肺氣通調。大氣一轉。肌腠開而濕痺解矣。〔魏〕瓜蒂散方。

瓜蒂右一味。爲末吹鼻中。

溯源集云。病淺不必深求。毋庸製劑。但當以辛香開發之藥。納之鼻中。以宣泄頭中之寒濕。則愈。朱奉議及王氏準繩。俱用瓜蒂散。

濕家身煩疼。可與麻黄加朮湯。發其汗爲宜。慎不可以火攻之。

〔鑑〕趙良曰。濕與寒合。令人身疼。大法表實成熱。則可發汗。無熱是陽氣尚微。汗之恐虚其表。是證雖不云熱。而煩以生。煩由熱也。所以服藥。不敢大發其汗。且濕亦非暴汗可散。用麻黄湯治寒。加朮去濕。使其微汗耳。不可火攻。火攻則增其熱。必有他變。所以戒人慎之。喻昌曰。麻黄加朮。則雖發汗。不至多汗。而朮得麻黄。并可以行表裏之濕。〔程〕若以火攻之。則濕熱相搏。血氣流溢。迫而爲衄。鬱而爲黄。非其治法。

麻黄加朮湯方

麻黄三兩去節　桂枝二兩去皮　甘草二兩炙○案據麻黄湯本方當一兩

杏仁七十個去皮尖　白朮四兩○案朮分蒼白始出于名醫別錄此白字後人所加宜刪

右五味。以水九升。先煮麻黄。減二升。去上沫。内諸藥。煮取二升半。去滓。温服八合。覆取微似汗。

三因。麻黄白朮湯。治寒濕身體煩疼。無汗惡寒發熱者。即本方。

千金翼。治多睡。欲合眼。則先服以止睡方。

麻黄去節　白朮各五兩　甘草一兩炙

右三味。以日中時。南向擣篩爲散。食後以湯服方寸匕。日三服。

病者一身盡疼。發熱日晡所劇者。名風濕。此病傷於汗出當風。或久傷取冷所致也。可與麻黃杏仁薏苡甘草湯。玉函。脈經。作日晡即劇。非。

〔鑑〕病者。謂一身盡痛之病人也。濕家一身盡痛。風濕亦一身盡痛。然濕家痛。則重著不能轉側。風濕痛。則輕掣不可屈伸。此痛之有別者也。濕家發熱。蚤暮不分微甚。風濕之熱。日晡所必劇。蓋以濕無來去。而風有休作。故名風濕。原其由來。或爲汗出當風。或爲久傷取冷。相合而致。則麻黃杏仁薏苡甘草湯發散風濕。可與也。明矣。〔尤〕痙病非風不成。濕痺無寒不作。故以麻黃散寒。薏苡除濕。杏仁利氣。助通泄之用。甘草補中。予勝濕之權也。

麻黃杏仁薏苡甘草湯方

麻黃去節半兩湯泡○案外臺作四兩無湯泡二字是　甘草一兩炙○案外臺作二兩是

薏苡仁半兩○案外臺作半升是　杏仁十個去皮尖炒○案外臺作二兩無炒字徐沈亦刪炒是

右剉麻豆大。每服四錢匕。水盞半。煮八分。去滓。溫服。有微汗避風。

案此方劑小而煎法與諸方異。蓋後人所改定。外臺脚氣門所載。却是原方。分兩註于各藥下。云濕家始得病時。可與薏苡麻黃湯。引古今錄驗。方後云。右四味㕮咀。以水五升。煑取二升。分再服。汗出即愈。濕家煩疼。可以甘草麻黃湯發汗。不差更合。飲家。加白朮四兩。名白朮麻黃湯是也。薏苡。本經云。治風濕痺。別錄云。除筋骨中邪氣。本方證。比之於麻黃加朮湯證。濕邪滯著較深。故用此等品。

風濕脈浮。身重。汗出惡風者。防己黃耆湯主之。

〔鑑〕脈浮。風也。身重。濕也。寒濕則脈沈。風濕則脈浮。若浮而汗不出惡風者。爲實邪。可與麻黃杏仁薏苡甘草湯汗之。浮而汗出惡風者。爲虛邪。故以防己白朮。以去濕。黃耆甘草。以固表。生薑大棗。以和營衛也。趙良曰。身重。乃風濕在皮毛之表。故不作疼。虛其衛氣。而濕著爲身重。故以黃耆實衛。甘草佐之。防己去濕。白朮佐之。然則風濕二邪。無散風之藥何耶。蓋汗多。知其風已不留。以表虛而風出入乎其間。因之惡風爾。惟實其衛。正氣壯則風自退。此不治而治者也。〔尤〕風濕在表。法當從汗而解。乃汗不得發。而自出。表尙未解。而已虛。汗解之法。不可守矣。故不用麻黃出之皮毛之表。而用防己。驅之肌膚之裏。然非耆朮甘草。焉能使衛陽復振。而驅濕下行哉。

防己黃耆湯方

防己一兩〇案千金外臺作四兩是　甘草半兩炒〇案水氣病篇炒作炙外臺作一兩是

白朮七錢半〇案千金作三兩是　黃耆一兩一分去蘆〇案千金外臺作五兩是

右剉麻豆大。每抄五錢七。生薑四片。大棗一枚。水盞半。煎八分。去滓溫服。良久再服。〇喘者。加麻黃半兩。〇胃中不和者。加芍藥三分。〇氣上衝者。加桂枝三分。〇下有陳寒者。加細辛三分。〇服後當如蟲行皮中。從腰下如冰。後坐被上。又以一被繞腰下。溫令微汗差。冰趙本。作水。繞腰下。趙徐沈金鑑。作繞腰以下。

案此方分兩煎法。亦係於後人改定。千金卻是原方。作生薑三兩。大棗十二枚。云右六味㕮咀。以水六升。煮取三升。分三服。服了坐被中。欲解如蟲行皮。臥取汗。千金。無方名。脈經。作防己湯。活人書。名漢防己湯。

溯源集云。脈浮汗出惡風。似乎風邪在表。應用桂枝。而仲景又偵知其衛氣已虛。皮膚不密。毛孔不閉。所以汗出惡風。乃濕家之表虛者。故用防己利水。以黃耆固表。白朮甘草燥濕補中而已。皆因其表氣已虛。衛陽不固。并微似汗之桂枝。亦不輕用矣。非用意淵深。而能制方若是耶。

傷寒八九日。風濕相搏。身體疼煩。不能自轉側。不嘔不渴。脈浮虛而濇者。桂枝附子湯主之。若大便堅。小便自利者。去桂加白朮湯主之。渴下。千金翼。有下已二字。外臺。有下之二字。太陽下篇。若下有其人二字。堅作鞕。宋板註。一云。臍下心下鞕。脈經。作去桂加朮附子湯。是。

〔鑑〕謂此風濕之病。雖得之傷寒八九日。而不嘔不渴。是無傷寒裏病之證也。脈浮虛濇。是無傷寒表病之脈也。脈浮虛。表虛風也。濇者濕也。身體煩疼。風也。不能轉側。濕也。乃風濕相搏之身體疼痛。非傷寒骨節疼痛也。與桂枝附子湯。溫散其風濕。從表而解也。若脈浮實者。則又當以麻黃加朮湯。大發其風濕也。如其人有是證。雖大便鞕。小便自利。而不議下者。以其非邪熱入裏之鞕。乃風燥濕去之鞕。故仍以桂枝附子湯。去桂枝者以大便堅。小便自利。不欲其發汗。再奪津液也。加白朮者。以身重著濕在肌分。用以佐附子。逐水氣於皮中也。

〔尤〕脈浮虛而濇。知風濕外持。而衛陽不正。故以桂枝湯。去芍藥之酸收。加附子之辛溫。以振陽氣。而敵陰邪。若大便堅。小便自利。知其在表之陽雖弱。而在裏之氣猶冷。則皮中之濕。自可驅之於裏。使從水道而出。不必更發其表。以危久弱之陽矣。故於前方。去桂枝之辛散。加白朮之苦燥。合附子之大力健行者。於以並走皮中。而逐水氣。亦因勢利導之法也。

案去桂加白朮之義。未得其詳。沈云。若中虛邪陷。逼迫津液。偏滲前陰。不潤腸間。則大便堅。小便自利。所以去走表之桂枝。加白朮。安中而生營血津液。滋潤腸間之燥耳。白朮潤燥。恐誤。

溯源集云。濕在裏。則小便不利。大便反快。大便鞕則濕不在裏。小便利。則濕氣已去。不須汗泄。故去桂枝。想風濕之後。寒濕之餘氣未盡。身體尚疼。轉側未便。故仍用去桂枝之白朮附子湯也。

桂枝附子湯方

桂枝四兩去皮　生薑三兩切　附子三枚炮去皮破八片

甘草二兩炙　大棗十二枚擘

右五味。以水六升。煮取二升。去滓。分溫三服。

溯源集云。風邪。非桂枝不能汗解。寒邪。非附子不足以溫經。非生薑。亦不能宣發。甘草大棗。緩薑附之性。助桂枝而行津液也。此方乃太陽上篇誤下之後。脈促胸滿微惡寒之桂枝去芍藥湯。而加附子。非汗後遂漏不止之桂枝加附子湯也。桂枝附子湯。乃去芍藥者。故另立一名。而無加字。桂枝加附子湯。乃不去芍藥者。即於桂枝全湯中加入。故多一加字。觀仲景立法處方。無不各有深意。

三因朮附湯。治冒雨濕著於肌膚。與胃氣相并。或腠開汗出。因浴得之。即於本方。加白朮茯苓。

白朮附子湯方

白朮二兩　附子一枚半炮去皮　甘草一兩炙

生薑一兩半切　大棗六枚

右五味。以水三升。煮取一升。去滓分溫三服。一服覺身痺。半日許再服。三服都盡。其人如冒狀。勿怪。卽是朮附並走皮中。逐水氣未得除故耳。太陽下篇。白朮四兩。附子三枚。甘草二兩。生薑三兩。大棗十二枚。擘。外臺同。魏云如冒。法律。改爲如蝟。不敢從。

溯源集云。卽朮附湯也。因承上文桂枝附子湯加減。故云去桂枝加白朮湯也。古方朮上。無白字。故稱朮附湯。成本傷寒論。誤附桂枝加附子湯後。方中用附子二枚。古之附子。乃山野所生。或小於今之種蒔者。亦未可爲定法。恐是後人傳寫之誤。以愚意度之。當以應用之分兩爲度。桂枝四兩。卽宋之一兩八分。元則較重於宋。今更重矣。生薑三兩。卽宋之八錢。附子若用一枚。約重一兩二三錢。炮過可得乾者三錢半。若分三次服。亦不爲過。前人有古方不可治今病之說。皆不知古今斤兩不同故也。

三因。生附白朮湯。治中風濕昏悶恍惚。脹滿身重。手足緩縱。漐漐自汗。失音不語。便利不禁。於本方。乾薑。代生薑。去大棗。

曾氏活幼口議云。朮附湯。治小兒藏府虛寒。泄瀉洞利。手足厥冷。卽本方。乾薑代生薑。去大棗。

風濕相搏。骨節疼煩。掣痛不得屈伸。近之則痛劇。汗出短氣。小便不利。惡風不欲去衣。或身微腫者。甘草附子湯主之。疼煩。成本傷寒論。作煩疼。

〔沈〕此陽虛邪盛之證也。風濕傷於營衞。流於關節經絡之間。邪正相搏。骨節疼煩掣痛。陰血凝滯。陽虛不能輕蹻。故不得屈伸。近之則痛劇也。衞陽虛而汗出。裏氣不足。則短氣而小便不利。表陽虛而惡風不欲去衣。陽傷氣滯。故身微腫。然表裏陰陽正虛邪實。故用甘朮附子。助陽健脾除濕。固護而防汗脫。桂枝宣行營衞。兼去其風。乃補中有發。不驅邪而風濕自除。蓋風濕證。須識無熱自汗。便是陽氣大虛。當先固陽爲主。

喻氏尙論篇云。此條復互上條之意。而辨其症之較重者。痛不可近。汗出短氣。惡風不欲去衣。小便不利。或身微腫。正相搏之最劇處。方氏條辨云。或未定之詞。身微腫濕外薄也。不外薄則不腫。故曰或也。

甘草附子湯方

甘　草二兩炙　附　子二枚炮去皮　白　朮二兩　桂　枝四兩去皮

右四味。以水六升。煑取三升。去滓溫服一升。日三服。初服得微汗則解。能食汗出復煩者。服五合。恐一升多者。服六七合爲妙。妙。宋板傷寒論。作始。徐沈作佳。

徐氏方論云。此與桂枝附子湯證。同是風濕相搏。然後彼以病淺寒多。故肢體爲風濕所困。而患止軀殼之中。此則風濕兩勝。挾身中之陽氣。而奔逸爲災。故骨節間風入增勁。不能屈伸。大傷其衞。而汗出短氣惡風。水亦乘風作勢。而身微腫。其病勢方欲擾亂於肌表。與靜而困者不侔矣。此方附子除濕溫經。桂枝袪風和營。朮去濕實衞。甘草補諸藥。而成歛散之功也。

溯源集云。雖名之曰甘草附子湯。實用桂枝去芍藥湯。以汗解風邪。增入附子白朮。以驅寒燥濕也。

千金。脚氣門。四物附子湯。卽是後方云。體腫者。加防己四兩。悸氣小便不利。加茯苓三兩。既有附子。今加生薑三兩。三因方。名之六物附子湯。外臺。載古今錄驗附子湯。卽本方。

三因桂枝附子湯。主療同本條。卽本方。

太陽中暍。發熱惡寒。身重而疼痛。其脈弦細芤遲。小便已洒洒然毛聳。手足逆冷。小有勞身卽熱。口前開板齒燥。若發其汗。則其惡寒甚。加溫針則發熱甚。數下之則淋甚。傷寒論。作口開前板齒燥。諸家註本亦同。宜改。傷寒論。惡寒甚上。無其字。玉函脈經。作發熱益甚。脈經。淋上。有復字。

〔程〕內經曰。先夏至爲病溫。後夏至爲病暑。又曰。熱病者。皆傷寒之類也。以其太陽受病。與傷寒相似。亦令發熱惡寒。身重而疼痛也。內經曰。寒傷形。熱傷氣。氣傷則氣消。而脈虛弱。所以弦細芤遲也。小便已毛聳者。陽氣內陷。不能衛外。手足亦逆冷也。勞動則擾乎陽。故小勞身卽熱也。內經曰。因於暑汗。煩則喘喝。故熱盛則口開。口開則前板齒燥也。發汗虛其陽。則惡寒甚。溫針動火邪。則發熱甚。下之亡津液。則淋甚也。案此註本於成氏。

溯源集云。太陽中暍。而發熱惡寒。不云汗出。而又不渴。是以知其非陽邪獨盛之暍也。脈弦則陰邪勁急。細則元氣已虛。芤則脈空。遲則爲寒。小便已洒洒然毛聳者。小便雖通。其莖中艱澀可知。衛陽已虛。惡寒之狀可見。乃下焦無火。氣化不快於流行也。四支爲諸陽之本。手足逆冷者。是陽虛而氣不達於四支也。凡此皆陰寒無火之脈症也。小有勞身卽熱者。起居動靜間。小有勞動。卽擾動其陽氣。而虛邪伏暑。卽因之而發熱也。口開前板齒燥者。脈雖弦細芤遲。症雖手足逆冷。以小勞而鼓動其陽邪。身熱而枯燥其津液。雖不渴。而板齒燥矣。若發其汗。則衛陽愈虛。陽虛則生外寒。故惡寒甚。若加溫針。則火力內攻。必反助其暑熱之陽邪。故發熱甚。邪不在裏。而數下之。適足以敗壞真陽。使下焦愈冷。氣化不行。小便艱澀而淋甚也。

喻氏醫門法律云。夏月人身之陽。以汗而外泄。人身之陰。以熱而內耗。陰陽兩俱不足。仲景於中暍。禁汗下溫針。汗則傷其陽。下則傷其陰。溫針則引火熱內攻。故禁之也。而其用藥。但取甘寒生津保肺。固陽益陰爲治。此等關係最鉅〇傷寒選錄云。徐氏曰。此條無治法。東垣以清暑益氣湯主之。所謂發千古之祕也。案醫壘元戎。黄耆湯。治中暍。脈弦細芤遲。人參、白朮、黄耆、甘草、茯苓、芍藥、生薑、各等分。正爲此條證設。東垣方有黄柏。專治長夏濕熱之證。與本條之證自別。

太陽中熱者。暍是也。汗出惡寒。身熱而渴。白虎加人參湯主之。傷寒論。渴下。有也字。無白虎加人參湯主之八字。以此條揭中暍之首。沈本金鑑。亦舉之首條。玉函脈經。無加人參三字。

〔沈〕此言正暑病也。邪之傷人。無有不從皮毛而入。故曰太陽中熱。〔鑑〕汗出惡寒。身熱而渴。頗似太陽溫熱之病。但溫熱無惡寒。以熱從裏生。故雖汗出而不惡寒也。中暍暑邪由表而入。故汗出惡寒也。究之於渴。溫熱之渴。初病不過欲飲。中暍之渴。初病即大引飲也。用白虎加人參湯主之者。蓋以益氣爲主。清暑熱次之也。李彣曰。熱傷氣。氣泄則汗出。氣虛則惡寒。熱蒸肌腠則身熱。熱傷津液則作渴。此惡寒身熱與傷寒相類。然所異者。傷寒初起。無汗不渴。中暍初起。即汗出而渴也。

溯源集云。暍者盛夏暑熱中之邪氣也。此條先言本證之情形如此。而以中熱二字。通解暍字之義。即內經熱論所謂病暑也。王肯堂云。中暍中暑中熱。名雖不同。實一病也。謂之暍者。暑熱當令之時。其氣因暑爲邪耳。非即夏月暑熱當令之正氣也。即熱論所謂。後夏至日者。爲病暑。是也。暍乃暑熱之邪。其氣本熱。不待入裏。故中人即渴也。暍爲夏至已後之病。陽極陰生之後。陰氣已長。當暑汗大出之時。腠理開張。衛陽空疎。表氣已虛。不能勝受外氣。故汗出惡寒也。是熱邪乘腠理之虛而爲暍證也。故以白虎加人參湯主之。即用石膏。以治時令暑熱之邪。又加人參。以補汗出之表虛。添津液而治燥渴也。案錢氏辨潔古東垣中暑中熱之誤。甚詳。然非本條之所干。且文詞繁冗。故不載此。

案淮南人間訓云。夫病溫而強之食。病暍而飲之寒。此衆人之所以爲養也。可見古溫暍對言也。而說文。暍。傷暑也。玉篇。中熱也。以此推之。中暍之中字。似贅然。而先賢立命。必有令人不可思議者。宜置而不論焉。

白虎加人參湯方

知　母六兩　石　膏一斤碎○太陽上篇有綿裹二字諸本同　甘　草二兩○太陽上篇有炙字諸本同

粳　米六合　人　參三兩

右五味。以水一斗。煮米熟湯成。去滓溫服一升。日三服。

〔程〕白虎西方神名也。其令爲秋。其政清肅。涼風至。白露降。則溽暑潛消。以此湯有徹暑熱之功。行清肅之政。故以白虎名之。表有熱者。散以石膏之辛寒。裏有熱者。降以知母之甘苦。熱則氣傷。人參用以生津而益氣。石膏過於寒涼。甘草粳米之甘。用以和胃補中。共除中熱。而解表裏。

案直指方。竹葉石膏湯。治伏暑內外熱熾。煩躁大渴。正是與本條用白虎之證同。

太陽中暍。身熱疼重。而脈微弱。此以夏月傷冷水。水行皮中所致也。一物瓜蒂湯主之。傷寒論。玉函。脈經。無一物瓜蒂湯主之七字。

〔程〕脈虛身熱。得之傷暑。此證先中於熱。再傷冷水。水氣留於腠理皮膚之中。則身熱疼重也。與瓜蒂湯。以散水氣。〔鑑〕李彣曰。中暍邪在表。故身熱。傷冷水。故身疼重。暑傷氣。氣虛故脈微弱也。

溯源集云。暍症三條。有本證變證之不同。此條言其變證。身熱太陽之證也。不言汗出惡寒者。邪氣較輕於前也。疼重者。身體重而疼痛也。傷寒則有身疼腰痛。骨節疼痛之證。而濕家亦有筋骨煩疼。一身盡疼。關節疼痛之證。此以中暑之陽邪。而亦有此寒濕之證。是或飲冷水。或以冷水盥濯。水寒留著。滲入皮中所致也。中暑之脈本虛又以水寒所傷。故尤見微弱也。論中不立治法。而金匱要略。有一物瓜蒂湯主之。王肯堂云。瓜蒂一物散。或曰。五苓散。愚竊以理推之。若暑邪盛。而表證甚者。當以瓜蒂之苦寒。上涌下泄。使水去而表邪亦去。以因吐得汗。有發散之義故也。若身熱微而表證少。但脈微弱。而疼重。水行皮中者。則水寒較勝。自當用五苓散。使從水道氣化而出可也。

一物瓜蒂湯方

瓜　蒂二七個○趙本七作十

右剉。以水一升。煮取五合。去滓頓服。

〔程〕本草云。瓜蒂味苦寒。主大水身面四肢浮腫。用之以散皮膚水氣。苦寒又可勝熱也。

案此方與證不對。恐是錯出。傷寒論玉函脈經。並不載。可以爲左證矣。

百合狐惑陰陽毒病證治第三

論一首　證三條　方十二首案當十一首

論曰。百合病者。百脈一宗。悉致其病也。意欲食復不能食。常默然。欲臥不能臥。欲行不能行。飲食或有美時。或有不用聞食臭時。如寒無寒。如熱無熱。口苦小便赤。諸藥不能治。得藥則劇吐利。如有神靈者。身形如和。其脈微數。每溺時頭痛者。六十日乃愈。若溺時頭不痛淅然者。四十日愈。若溺怏然。但頭眩者。二十日愈。其證或未病而預見。或病四五日而出。或病二十日或一月微見者。各隨證治之。默然。趙本作默默。不用聞食臭之用字。徐沈作欲。微見。巢源。作復見。千金。作後見。魏怏。作快。非。

〔尤〕百脈一宗者。分之則爲百脈。合之則爲一宗。悉致其病。則無之非病矣。然詳其證。意欲食矣而復不能食。常默然靜矣。而又躁不得臥。飲食或有時美矣。而復有不用聞食臭時。如有寒如有熱矣。而又不見爲寒。不見爲熱。諸藥不能治。得藥則劇吐利矣。而又身形如和。全是恍惚去來。不可爲憑之象。惟口苦小便赤。脈微數。則其常也。所以者何。熱邪散漫。未統於經。其氣遊走無定。故其病亦去來無定。而病之所以爲熱者。則徵於脈。見於口與便。有不可掩然者矣。夫膀胱者。太陽之府。其脈上至巔頂。而外行皮膚。溺時頭痛者。太陽乍虛。而熱氣乘之也。淅然快然。則遞減矣。夫乍虛之氣。溺已即復。而熱淫之氣。得陰乃解。故其甚者。必六十日之久。諸陰盡集。而後邪退而愈。其次四十日。又其次二十日。熱差減者。愈差速也。此病多於傷寒熱病前後見之。其未病而預見者。熱氣先動也。其病後四五日。或二十日或一月見者。遺熱不去也。各隨其證以治。具如下文。

案魏氏以此證。斷爲氣病。而今驗之於病者。氣病多類此者。然下條百合諸方。並似與氣病不相干。故其說雖甚巧。竟難信據。千金云。傷寒虛勞。大病已後。不平復。變成斯疾。其狀惡寒而嘔者。病在上焦也。二十三日當愈。其狀腹滿微喘。大便堅。三四日一大便。時復小溏者。病在中焦也。六十三日當愈。其狀小便淋瀝難者。病在下焦也。三十三日當愈。各隨其證治之。思邈所論如此。參之於本條。明是百合病。別是一種病。尤註頗詳。故今從之。張氏醫通。有治百合病醫案一則。當參攷。

百合病。發汗後者。百合知母湯主之。千金。作百合病。已經發汗之後。更發者。下文例並同。

〔尤〕人之有百脈。猶地之有衆水也。衆水朝宗於海。百脈朝宗於肺。故百脈不可治。而可治其肺。百合。味甘平微苦。色白入肺。治邪氣。補虛清熱。故諸方悉以之爲主。而隨證加藥治之。用知母者。以發汗傷津液故也。〔魏〕百合病。用百合。蓋古有百合病之名。卽因百合一味。而瘳此疾。因得名也。如傷寒論條內云。太陽病桂枝證。亦病因藥而得名之義也。

案本草蘇頌云。仲景治百合病。凡四方。病名百合。而用百合治之。不識其義。今得魏註。而義自明。後世有病名河白者。以河白草治之。出證治大還。卽與此同義。

百合知母湯方

百合七枚擘　知母三兩切

右先以水洗百合漬一宿。當白沫出。去其水。更以泉水二升。煎取一升。去滓。別以泉水二升。煎知母。取一升。去滓。後合和煎取一升五合。分溫再服。外臺。滓別之間。有置之一處四字。

百合病。下之後者。滑石代赭湯主之。外臺。滑石上。有百合二字。尤本仍之。

〔魏〕至下之後。不用知母。而以滑石代赭湯主之者。以重墜之品。隨下藥之勢。使邪自下洩也。用代赭石之澀。澀大便也。用滑石之滑。利小便也。〔徐〕加之泉水。以瀉陽而陰氣自調也。

滑石代赭湯方

百　合七枚擘　滑　石三兩碎綿裹　代赭石如彈丸大一枚碎綿裹

右先以水洗百合漬一宿。當白沫出。去其水。更以泉水二升。煎取一升。去滓。別以泉水二升。煎滑石代赭。取一升。去滓。後合和。重煎取一升五合。分溫服。外臺。滓別間。有置一兩三字。別作又。

百合病吐之後者。用後方主之。

〔鑑〕百合病。不應吐而吐之不解者。則虛中以百合鷄子湯。清而補之也。〔尤〕本草。鷄子。安五藏。治熱疾。吐後藏氣傷。而病不去。用之不特安內。亦且攘外也。

百合鷄子湯方

百　合七枚擘　鷄子黃一枚

右先以水洗百合。漬一宿。當白沫出。去其水。更以泉水二升。煎取一升。去滓。內鷄子黃。攪勻。煎五分。溫服。

百合病。不經吐下發汗。病形如初者。百合地黃湯主之。

〔鑑〕百合一病。不經吐下發汗。病形如初者。是謂其病遷延日久。而不增減。形證如首章之初也。以百合地黃湯。通其百脈。涼其百脈。〔尤〕此則百合病正治之法也。蓋肺主行身之陽。腎主行身之陰。百合色白入肺。而清氣中之熱。地黃色黑入腎。而除血中之熱。氣血既治。百脈俱清。雖有邪氣。亦必自下。服後大便如漆。則熱除之驗也。外臺云。大便當出黑沫。

百合地黃湯方

百合七枚擘　生地黃汁一升

右以水洗百合。漬一宿。當白沫出。去其水。更以泉水二升。煎取一升。去滓。內地黃汁。煎取一升五合。分溫再服。中病勿更服。大便常如漆。常。趙本作當是。徐沈尤並同。

〔程〕如漆。地黃汁也。

案程註親驗之說。今從之。地黃汁。服之必瀉利。故云中病勿更服。

百合病。一月不解。變成渴者。百合洗方主之。

〔尤〕病久不解。而變成渴。邪熱留聚在肺也。單用百合漬水外洗者。以皮毛爲肺之合。其氣相通故也。洗已。食煑餅。按外臺云。洗身訖。食白湯餅。今餺飥也。本草。粳米小麥。竝除熱止渴。勿以鹹豉者。恐鹹味耗水而增渴也。

百合洗方

右以百合一升。以水一斗。漬之一宿。以洗身。洗已。食煑餅。勿以鹽豉也。

總病論云。煑餅。是切麵條。湯煑水淘過。熱湯漬食之。活人書註云。煑餅。即淡熟麵條也。張師正倦游錄云。凡以麵爲食煑之。皆謂湯餅。

百合病。渴不差者。栝樓牡蠣散主之。

〔尤〕病變成渴。與百合洗方而不差者。熱盛而津傷也。栝蔞根。苦寒。生津止渴。牡蠣。鹹寒。引熱下行。不使上爍也。

栝樓牡蠣散方

栝樓根　牡蠣熬等分

右爲細末。飲服方寸匕。日三服。

百合病。變發熱者。〔原註〕一作發寒熱。百合滑石散主之。

〔鑑〕百合病。如寒無寒。如熱無熱。本不發熱。今變發熱者。其內熱可知也。故以百合滑石散主之。熱從小便而除矣。

百合滑石散方

百合一兩炙　滑石三兩

右爲散。飲服方寸匕。日三服。當微利者。止服。熱則除。

千金。一本云。治百合病。小便赤澀。臍下堅急。外臺同。

郭白雲云。仲景以藥之百合。治百合病。與神農經主治不相當。千古難曉其義。是以孫真人言。傷寒雜病。自古有之。前古名賢。多所防禦。至於仲景。時有神功。尋思旨趣。莫測其致。所以醫人不能鑽仰萬一也。然百合之爲物。豈因治百合之病。而後得名哉。或是病須百合可治。因名曰百合乎。少時見先生言。以百合湯。治一僕病得愈。余是時未甚留意。不解仔細詳看。雖見其似寒似熱。似饑似飽。欲行欲臥。如百合之證。又自呼其姓名。有終夕不絕聲。至醒問之。皆云不知。豈所謂如有神靈者耶。

百合病。見於陰者。以陽法救之。見於陽者。以陰法救之。見陽攻陰。復發其汗。此爲逆。見陰攻陽。乃復下之。此亦爲逆。脈經。陽法作陰法。陰法作陽法。

〔沈〕此治百合病之要法也。微邪伏於營衛。流行而病表裏。當分陰陽以施救治可也。〔鑑〕百合一病。難分陰陽表裏。故以百合等湯主之。若病見於陰者。以溫養陽之法救之。見於陽者。以涼養陰之法救之。即下文見陽攻陰。或攻陰之後。表仍不解。復發其汗者。此爲逆。見陰攻陽。或攻陽之後。裏仍不解。乃復下之者。此亦爲逆也。

〔徐〕內經。所謂用陰和陽。用陽和陰。即是此義。故諸治法皆以百合爲主。至病見於陽。加一二味。以和其陰。病見於陰。加一二味。以和其陽。

案千金云。百合病。見在於陰。而攻其陽。則陰不得解也。復發其汗。爲逆也。見在於陽。而攻其陰。則陽不能解也。復下之。其病不愈。文異意同。

狐惑之爲病。狀如傷寒。默默欲眠。目不得閉。臥起不安。蝕於喉爲惑。蝕於陰爲狐。不欲飲食。惡聞食臭。其面乍赤乍黑乍白。蝕於上部。則聲喝。〔原註〕一作嗄。甘草瀉心湯主之。巢源。作目攣不得閉。外臺。作目瞑不得眠。爲狐之下。巢源外臺。有狐惑之病並五字。其面目。外臺無目字。脈經。千金外臺。並無甘草二字。然方則載甘草瀉心湯。巢源外臺。喝作嗄。○案字書。喝。於邁切。音餲。嘶聲。嗄。先齊切。音西。聲破曰嗄。

〔程〕此證因傷寒而變斯疾。故初得猶狀傷寒。病後猶腸胃空虛。而有熱則蟲上下作。蟲上作。則蝕咽喉爲惑。蟲下作。則蝕二陰爲狐。靈樞經曰。蟲動則令人悗心。是以起臥不安。雖默默欲眠。而目不得閉。蟲聞食臭。則求食。故惡聞食臭。而不欲飲食也。蟲動胃虛。則面目之色無定。是以乍赤乍黑乍白也。〔徐〕毒盛在上。蝕於喉爲惑。謂熱淫如惑亂之氣。感而生惑也。毒偏在下。侵蝕於陰爲狐。謂柔害而幽隱。如狐性之陰也。蝕者。若有食之。而不見其形。如日月之蝕也。〔尤〕狐惑蟲病。即巢氏所謂䘌病也。蓋雖蟲病。而能使人惑亂而狐疑。故曰狐惑。至生蟲之由。則趙氏所謂濕熱停久。蒸腐氣血而成瘀濁。於是風化所腐。而成蟲者當矣。甘草瀉心。不特使中氣運。而濕熱自化。抑亦苦辛雜用。足勝殺蟲之任。〔鑑〕狐惑。牙疳下疳等瘡之古名也。近時惟以疳呼之。下疳。即狐也。蝕爛肛陰。牙疳。即惑也。蝕咽腐齦脫牙。穿腮破脣。每因傷寒病後餘毒。與濕䘌之爲害也。或生斑疹之後。或生癖疾下利之後。其爲患亦同。甘草瀉心湯。必傳寫之誤也。姑存之。

醫說云。古之論疾。多取像取類。使人易曉。以時氣聲嗄咽乾。欲睡復不安眠。爲狐惑。以狐多疑惑也。

郭白雲云。狐惑䘌病。多因醫者汗吐下太過。又利小便。重亡津液。熱毒內攻。藏府焦枯。蟲不得安。故上下求食。亦有不發汗。內熱焦枯而成者。凡人之喉及陰肛。比他肌肉津潤。故蟲緣津潤而食之。䘌病又不止因傷寒而成。多自下感。或居濕地。或下利久而得。當於䘌中求之。案此說極是。但至言蟲不得安。上下求食。豈有此理。蝕是蝕爛之義。濕熱鬱蒸所致。非蟲實食喉及肛之謂也。

甘草瀉心湯方

甘草四兩〇案據傷寒論當有炙字　黃芩　人參　乾薑各三兩

半夏半升〇案趙本作半斤非　黃連一兩　大棗十二枚〇案據傷寒論當有擘字

右七味。水一斗。煮取六升。去滓再煎。溫服一升。日三服。案據傷寒論。味下脫以字。三服下。外臺。有兼療下利不止。心中愊愊。堅而嘔。腸中鳴者方。十八字。

案竇氏瘡瘍全書。李氏醫學入門。並用三黃瀉心湯。蓋因脈經單作瀉心湯耶。三黃瀉心湯。吐衄篇。稱瀉心湯。

蝕於下部。則咽乾。苦參湯洗之。巢源。乾下。有此皆由濕毒氣所爲也九字。

蝕於肛者。雄黃薰之。千金外臺。肛下有外字。程本黃下有散字。

雄黃

右一味。爲末。筒瓦二枚合之燒。向肛薰之。

〔原註〕脈經云。病人或從呼吸。上蝕其咽。或從下焦。蝕其肛陰。蝕上爲惑。蝕下爲狐。狐惑病者。猪苓散主之。○徐程刪此註。

〔徐〕下部毒盛。所傷在血。而咽乾。喉屬陽。咽屬陰也。藥用苦參薰洗。以去風清熱而殺蟲也。蝕於肛。則不獨隨經而上侵咽。濕熱甚而糜爛於下矣。故以雄黃薰之。雄黃之殺蟲。去風解毒。更力也。

苦參湯方 原本缺。徐沈尤本及金鑑。所載如左。

苦參 一升

以水一斗。煎取七升。去滓。燻洗。日三服。案尤本金鑑。並無服字。是。

苦參湯方 徐鎔附遺云。以龐安時傷寒總病論補之。程同。

苦參半斤　槐白皮　狼牙根各四兩

右剉。以水五升。煎三升半。洗之。

案二方未知何是。然以理推之。用苦參一味爲佳。用苦參一味。治齲齒。見於史記倉公傳。亦取乎清熱殺蟲。

脈經所載。猪苓散。樓氏綱目云。未攷。案證類猪苓條。圖經云。黃疸病。及狐惑病。並猪苓散主之。猪苓、茯苓、等分杵末。每服方寸匕。水調下。蓋此方也。

病者脈數。無熱微煩。默默但欲臥。汗出。初得之三四日。目赤如鳩眼。七八日目四眥〔原註〕一本此有黃字。黑。若能食者。膿已成也。赤小豆當歸散主之。玉函脈經。作目四眥皆黃。總病論。眥作周。

〔鑑〕數主瘡。主熱。今外無身熱。而內有瘡熱。瘡之熱在於陰。故默默但欲臥也。熱在於陽。故微煩汗出也。然其病初得之三四日。目赤如鳩眼者。是熱蘊於血。故眥絡赤也。七八日。四眥皆黑者。是熱瘀血腐。故眥絡黑也。若不能食。其毒尚伏諸裏。若已能食。其毒已化成膿也。〔程〕能食者。邪氣散漫。不在藏府。而在陰肛。爛肉腐肌。而成膿矣。〔尤〕按此一條。注家有目為狐惑病者。有目為陰陽毒者。要之亦是濕熱蘊毒之病。其不腐而為蟲者。積而為癰。不發於身面者。則發於腸藏。亦病機自然之勢也。仲景意謂與狐惑陰陽毒。同源而異流者。故特論列於此歟。

赤小豆當歸散方

赤小豆三升浸令芽出曝乾　當歸十兩○案原本缺兩數今依宋本及俞本補之千金作三兩徐鎔附遺引龐安時當歸一兩

右二味。杵為散。漿水服方寸匕。日三服。

〔程〕當歸。主惡瘡瘍。赤小豆。主排癰腫。漿水。能調理藏府。三味為治癰膿已成之劑。此方蝕於肛門者。當用之。按後先血後便。此近血也。亦用此湯。以大腸肛門。本是一源。病雖不同。其解藏毒則一也。漿。酢也。炊粟米熱。投冷水中。浸五六日，生白花，色類漿者。案漿水法。出本草蒙筌。

張氏醫通云，此方治腸癰便毒，及下部惡血諸疾。

陽毒之爲病，面赤斑斑如錦文，咽喉痛，唾膿血，五日可治，七日不可治，升麻鱉甲湯主之。脈經。無鱉甲二字。

陰毒之爲病，面目青，身痛如被杖，咽喉痛，五日可治，七日不可治，升麻鱉甲湯去雄黃蜀椒主之。肘後。千金。七日不可治，作過此死三字。脈經升麻以下十字，作甘草湯三字。

〔尤〕毒者，邪氣蘊畜不解之謂。陽毒非必極熱，陰毒非必極寒，邪在陽者爲陽毒，邪在陰者爲陰毒也。而此所謂陰陽者，亦非藏府氣血之謂，但以面赤斑斑如錦紋，咽喉痛，唾膿血，其邪著而在表者，謂之陽；面目青，身痛如被杖，咽喉痛，不唾膿血，其邪隱而在表之裏者，謂之陰耳。故皆得辛溫升散之品，以發其蘊畜不解之邪，而亦並用甘潤鹹寒之味，以安其邪氣。經擾之陰，五日邪氣尚淺，發之猶易，故可治；七日邪氣已深，發之則難，故不可治。其蜀椒雄黃二物，陽毒用之者，以陽從陽，欲其速散也；陰毒去之者，恐陰邪不可刼，而陰氣反受損也。

〔沈〕陰毒者，非陰寒之陰，卽陰血受寒爲陰，而血凝不散，故成陰毒。後人不解其義，視爲陰寒直中，變爲陰毒，擬用霹靂散正陽丹，案徐程註意。並知是。皆是未入仲景籓籬耳。惟元時王安道辨非陰寒直中，案出溯洄集。可謂言直理正。惜其又云天地惡毒異氣，混淆未明，使後人無所措手。案金鑑本于王氏之言，遂云陰毒陽毒，卽今世俗所稱痧證。陰毒反去雄黃蜀椒，必傳寫之譌。故治是證者，不必問其陰陽，但刺其尺澤委中，手中十指脈絡，暴出之處出血，輕則用刮痧法，隨卽服紫金錠。此說亦叵從。

升麻鱉甲湯方

升　麻二兩　當　歸一兩　蜀　椒炒去汗一兩

甘　草二兩　鱉　甲手指大一片炙　雄　黃半兩研

右六味。以水四升。煑取一升。頓服之。老小再服汗。〔原註〕肘後千金方。陽毒用升麻湯。無鱉甲有桂。陰毒用甘草湯。無雄黃。○案四升。肘後。作五升。一升玉函。肘後。作二升。似是。

蘭臺軌範云。蜀椒辛熱之品。陽毒用。而陰毒反去之。疑誤。活人書。加犀角等四味。頗切當。

董氏醫級云。此湯兼治陽毒陰毒二症。陽毒用此方治療。陰毒亦以此方。去雄黃倍川椒爲治。以陰毒不吐膿血。故去雄黃。陰盛則陽衰。故倍川椒也。大抵亢陽之歲。多陽毒。流衍之紀。多陰毒也。但每遇此症。按法施治。曾無一驗。凡遇此證。多以不治之證視之。百歲老人袁雲龍曰。細詳此二證。俱有咽喉痛三字。竊論瘍科書。有鎖喉風。纏喉風。鐵蛾纏三證。其狀相似。有面色赤如斑者。有面色淒慘而青黑者。有吐膿血者。有身痛如杖。有氣喘息促。譫語煩躁者。總以咽喉痺痛爲苦。一發之間。三五日不減。即無生理。豈非陽毒陰毒之類乎。再詳其脈。緩大者生。細促者死。予見此二症。先用咽喉科利痰方治之。全活甚衆。

案巢源云。夫欲辨陰陽毒病者。始得病時。可看手足指。冷者是陰。不冷者是陽。又云。陽毒者。面目赤。或便膿血。陰毒者。面目青而體冷。若發赤斑。十生一死。若發黑斑。十死一生。千金亦云。陽毒。狂言或走。或見鬼。或吐血下利。其脈浮大數。陰毒。短氣不得息。嘔逆。脣青面黑。四肢厥冷。其脈沈細緊數。由此觀之。陽毒乃不得不用活人陽毒升麻湯。及化斑湯之屬。卽後世所謂陽斑也。陰毒乃不得不用龐氏附子飲。霹靂散。正陽丹之類。卽後世所謂陰斑也。而以升麻鱉甲湯一方主之者。可疑。董氏無一驗之說。覺不誣矣。

瘧病脈證并治第四

證二條　方六首

師曰。瘧脈自弦。弦數者多熱。弦遲者多寒。弦小緊者下之差。弦遲者可溫之。弦緊者可發汗針灸也。浮大者可吐之。弦數者風發也。以飲食消息止之。弦緊下。張經有數字。風發。外臺作風疾。

〔程〕內經曰。痎瘧皆生於風。其畜作有時者何也。岐伯曰。瘧之始發也。先起於毫毛。伸欠乃作。寒慄鼓頷。腰脊俱痛。寒去則內外皆熱。渴欲飲水。方其寒。湯火不能溫。及其熱。冰水不能寒。此陰陽交爭。虛實并作。邪舍於營衞之間。風寒之氣不常。故休作有時。而作往來寒熱也。木鬱則發熱。熱則脈數。此邪氣微者。故以飲食消息止之。經曰。五藏病各有得者愈。五藏病各有所惡。各隨其不喜者爲病。遂其喜惡而消息之。則瘧自止。右說如此。後并無汗吐下溫針灸之法。去古既遠。文多簡略。不可攷矣。〔徐〕瘧者。半表裏病。而非驟發之外病也。故內經曰。夏傷於暑。秋必痎瘧。又曰。在皮膚之內。腸胃之外。唯其半表裏。則脈必出於弦。弦者東方甲木之氣。經屬少陽。故曰瘧脈自弦。自者謂感有風寒。而脈唯自弦也。於是脈既有一定之象。而兼數爲熱。兼遲爲寒。此其大綱也。〔尤〕瘧者。少陽之邪。弦者。少陽之脈。有是邪。則有是脈也。然瘧之舍。固在半表半裏之間。而瘧之氣。則有偏多偏少之異。故其病有熱多者。有寒多者。有裏多而可下者。有表多而可汗可吐者。有風從熱出。而不可以藥散者。當各隨其脈而施治也。徐氏曰。脈大者爲陽。小者爲陰。緊雖寒脈。小緊則內入而爲陰矣。陰不可從表散。故曰下之愈。遲既爲寒。溫之無疑。弦緊不沈。爲寒脈。而非陰脈。非陰故可發汗針灸也。瘧脈槩弦。而忽浮大。知邪在高分。高者引而越之。故可吐。既云弦數者多熱矣。而復申一義云。弦數者風發。見多熱不已。必至於極熱。熱極則生風。風生則肝木侮土。而傳其熱於胃。坐耗津液。此非徒求之藥。須以飲食消息。止其熾熱。即梨汁蔗漿。生津止渴之屬。正內經風淫於內。治以甘寒之旨也。

案風發以飲食消息止之。其義未清晰。姑舉二氏之說。以備攷。金鑑云。弦小緊者之小字。當是沈字。則有可下之理。弦緊者。當是弦浮緊。則有可發汗之理。弦浮大者。當是弦滑大。則有可吐之理。且不遺本文瘧脈自弦之意。此說不必矣。徐允之註。義自允當。

病瘧。以月一日發。當以十五日愈。設不差。當月盡解。如其不差。當云何。師曰。此結爲癥瘕。名曰瘧母。急治之。宜鱉甲煎圓。脈經。自病瘧止師曰此二十字無。結上有瘧疾二字。無急治之三字。諸本圓作丸。下並同。

〔程〕五日爲一候。三候爲一氣。一氣十五日也。夫人受氣於天。氣節更移。榮衛亦因之以易。故交一節氣當愈。不愈者。再易一氣。故云月盡解也。〔尤〕設更不愈。其邪必假血依痰。結爲癥瘕。僻處脇下。將成負固不服之勢。故宜急治。鱉甲煎丸。行氣逐血之藥頗多。而不嫌其峻。一日三服。不嫌其急。所謂乘其未集而擊之也。〔魏〕寒熱雜合之邪。在少陽。而上下格阻之氣結厥陰。聚肝下之血分。而實爲瘧病之母氣。足於生瘧而不已。此所陰陽互盛。歷月經年。而病不除也。蓋有物以作患於裏。如草樹之有根荄。必須急爲拔去。不然旋伐旋生。有母在焉。未有不滋蔓難圖者矣。

案玉篇。痗。莫厚切。病痗癖也。乃瘧母之母。从疒者。三因云。結爲癥癖。在腹脇。名曰老瘧。亦名曰母瘧。

鱉甲煎圓方外臺。作大鱉甲煎。引張仲景傷寒論。云出第十五卷中。

鱉　甲十二分炙○千金作成死鱉註云要略作鱉甲三兩　烏　扇三分燒　黃　芩三分

柴　胡六分　鼠　婦三分熬　乾　薑三分　大　黃三分

芍　藥五分　桂　枝三分　葶　藶一分熬　石　葦三分去毛

厚　朴三分　牡　丹五分去心　瞿　麥二分　紫　葳三分

半　夏一分　人　參一分　䗪　蟲五分熬　阿　膠三分炙

蜂　窠四分炙　赤　消十二分　蜣　蜋六分熬　桃　仁二分

右二十三味。爲末。取鍛竈下灰一斗。清酒一斛。五斗浸灰。候酒盡一半。著鱉甲於中。煑令泛爛如膠漆。絞取汁。內諸藥。煎爲丸。如梧子大。空心服七丸。日三服。〔原註〕千金方。用鱉甲十二片。又有海藻三分。大戟一分。䗪虫五分。無鼠婦赤消二味。以鱉甲煎和諸藥爲丸。○案今攷千金。無鼠婦紫葳赤消。有虻蟲紫菀海藻大戟。凡二十四味。分兩頗異。不繫引千此。浸灰候酒盡一半。作以酒浸灰去灰取酒。似是。

〔程〕瘧母者。邪氣內搏於藏府。血氣羈留而不行。息而成積。故內結癥瘕。而外作往來寒熱。內經曰。堅者削之。結者行之。以鱉甲主癥瘕寒熱。故以爲君。邪結於血分者。用大黃芍藥䗪蟲桃仁赤消牡丹鼠婦紫葳。攻逐血結爲臣。邪結於氣分者。厚朴半夏石葦葶藶瞿麥烏羽蜂房蜣蜋。下氣利小便以爲佐。調寒熱和陰陽。則有黃芩乾薑。通營衞。則有桂枝柴胡。和氣血。則有阿膠人參。六味又用之以爲使也。結得溫卽行。竈灰之溫。清酒之熱。所以制鱉甲同諸藥而逐癥瘕瘧母。內經曰。治有緩急。方有大小。此急治之大方也。

案烏扇。即射干。見本經。千金作烏羽。赤消。活人書云。消石生於赤山。攷本草。射干。散結氣腹中邪逆。鼠婦。治月閉血瘕寒熱。石韋。治勞熱邪氣。利水道。紫葳。治癥瘕血閉寒熱。瞿麥。利小便。下閉血。蜂窠。治寒熱邪氣。蜣螂。治腹脹寒熱。利大小便。䗪蟲。治血積癥瘕破堅。鍛竈灰。即鍛鐵竈中灰爾。亦主癥瘕堅積。此方合小柴胡桂枝。大承氣三湯。去甘草枳實。主以鱉甲。更用以上數品。以攻半表之邪。半裏之結。無所不至焉。然三因云。古方雖有鱉甲煎等。不特服不見效。抑亦藥料難備。此說殆有理焉。

師曰。陰氣孤絕。陽氣獨發。則熱而少氣煩冤。手足熱而欲嘔。名曰癉瘧。若但熱不寒者。邪氣內藏於心。外舍分肉之間。令人消鑠肌肉。肌。趙本作脫。案素問瘧論曰。但熱而不寒。氣內藏於心。而外舍於分肉之間。令人消爍脫肉。則趙本爲是。

〔程〕癉熱也。內經曰。癉瘧者。肺素有熱氣盛於身。厥逆上冲。中氣實而不外泄。因有所用力。腠理開。風寒客於皮膚之內。分肉之間而發。發則陽氣盛。陽氣盛而不衰則病矣。其氣不及於陰。故但熱而不寒。此肺素有熱。而成癉瘧也。今所云陰氣孤絕者。以熱邪亢盛。熱盛則氣消。故煩冤少氣。表裏俱病。今手足熱而欲嘔。心陽藏也。心惡熱。邪氣內藏於心。外舍於分肉之間。內外熇灼。故令人消鑠肌肉。此熱藏於心而爲癉瘧也。然則癉瘧之所舍。屬心肺兩經者歟。

溫瘧者。其脈如平。身無寒但熱。骨節疼煩。時嘔。白虎加桂枝湯主之。嘔下。千金有朝發暮解。暮發朝解。名溫瘧十一字。

〔程〕內經曰。溫瘧得之冬中於風寒。氣藏於骨髓之中。至春則陽氣大發。邪氣不能自出。因遇大暑。腦髓爍肌肉消。腠理發泄。或有所用力。邪氣與汗皆出。此病藏之腎。其氣先從內出之外也。如是者。陰虛而陽盛。陽盛則熱矣。衰則氣復反入。入則陽虛。陽虛則寒矣。故先熱而後寒。名曰溫瘧。今但熱不寒。則與癉瘧無異。意者內經。以先熱後寒爲溫瘧。仲景以但熱不寒爲溫瘧也。脈如平。非平也。其氣不及於陰。故但熱無寒。邪氣內藏於心。故時嘔。外舍於肌肉。故骨節疼煩。今陽邪偏勝。但熱無寒。加桂枝於白虎湯中。引白虎辛寒而出入營衞。制其陽邪之亢害。〔尤〕脈如平者。病非乍感。故脈如其平時也。骨節煩疼時嘔者。熱從腎出。外舍於其合。而上并於陽明也。白虎甘寒除熱。桂枝則因其勢而達之耳。

白虎加桂枝湯方

知　母六兩　甘　草二兩炙　石　膏一斤

粳　米二合○案千金作六合據傷寒論作六合爲是　桂去皮三兩○俞本作桂枝是

右剉每五錢。水一盞半。煎至八分。去滓溫服。汗出愈。俞本出下。有卽字。案徐沈作右五味以水一斗。煮米熟湯成。去滓。溫服一升。日三服。一云。右剉每五錢。水盞半。煎至八分。去滓溫服。汗出愈。尤本依前法。此蓋古之煎法。其云錢云盞。係于宋人改定。千金云。右四味㕮咀。以水一斗二升。煮米爛。去滓。加桂枝三兩。煎取三升。分三服。覆合汗。先寒發熱者愈。外臺。引千金。方後。傷寒論云。用秔粳米。不熟稻米是也。

案聖濟總錄。知母湯治溫瘧骨節疼痛。時嘔朝發暮解。暮發朝解。卽本方。

活人白虎加蒼朮湯。治濕溫多汗。於白虎湯中加蒼朮三兩。此方出傷寒微旨。亦倣金匱白虎加桂湯。

瘧多寒者。名曰牡瘧。蜀漆散主之。程作牝瘧。金鑑同。

〔尤〕瘧多寒者。非真寒也。陽氣爲痰飲所遏。不得外出肌表。而但內伏心間。心牡藏也。故名牡瘧。蜀漆吐瘧痰。

痰去則陽伸而寒愈。取雲母龍骨者。以蜀漆上越之猛。恐并動心中之神與氣也。

案尤註詳備。第牡瘧之解。本于喻氏法律。此恐非也。外臺引本條云。張仲景傷寒論。瘧多寒者。名牡瘧。吳氏醫方考云。牝陰也。無陽之名。故多寒名牝瘧。此說得之。金鑑云。此言牝瘧。其文脫簡。內經已詳。不復釋。今考內經。無牝瘧證。亦誤。蘭臺軌範云。似當作牝字。諸本皆作牡。存考。

蜀漆散方

蜀　漆洗去腥○案趙本洗作燒非　雲　母燒二日夜　龍　骨等分

右三味。杵爲散。未發前以漿水服半錢。○溫瘧。加蜀漆半分。臨發時。服一錢匕。〔原註〕一方雲母。作雲實。○漿水。千金。作酢漿。外臺。作清漿水。○尤本刪溫瘧以下十四字。千金註云。要略不用雲母。用雲實。

〔程〕蜀漆。常山苗也。得漿水。能吐瘧之頑痰。三陰者。其道遠。故於未發之先服。令藥入陰分。以袪其邪。屬心肺者。其道近。故於臨發之時服。令藥力入心肺。以袪其邪。此方乃吐頑痰和陰陽之劑。故牝瘧溫瘧。俱可服。

醫通云。方後有云濕瘧。加蜀漆半分。而坊本誤作溫瘧。大謬。此條本以邪伏髓海。謂之牝瘧。趙以德不辨亥豕。註爲邪在心而爲牡。喻嘉言亦仍其誤而述之。非智者之一失歟。案危氏得効方云。寒熱身重。煩疼脹滿。名濕瘧。丹溪纂要云。在三陰。總謂之濕瘧。濕瘧之稱。古經方無所攷。僅見于此。則其言不可從。況邪伏髓海之說。未見所據。

仁齋直指云。凡瘧方來與正發。不可服藥。服藥在於未發兩時之先。否則藥病交爭。轉爲深害。

案以未發前服之語觀之。即是後世所謂截瘧之藥也。外臺。載廣濟常山湯。常山三兩。以漿水三升。浸經一宿。煎取一升。欲發前頓服之。後微吐差止。與本方。其意殆同矣。

附外臺祕要方程本金鑑。並不載附方。以下各篇同。

牡蠣湯。治牡瘧。

牡　蠣四兩熬　麻　黃去節四兩　甘　草二兩　蜀　漆三兩○外臺云若無用常山代之

右四味。以水八升。先煑蜀漆麻黃。去上沫。得六升。內諸藥。煑取二升。溫服一升。若吐則勿更服。

〔尤〕案此係宋孫奇等所附。蓋亦蜀漆散之意。而外攻之力較猛矣。趙氏云。牡蠣。耎堅消結。麻黃。非獨散寒。且可發越陽氣。使通於外。結散陽通。其病自愈。

外臺云。仲景傷寒論。牝瘧多寒者。名牝瘧。牡蠣湯主之。依此。則牡卽牝之訛。

此方外臺。列於蜀漆散前。云並出第十五卷中。

柴胡去半夏加栝蔞湯。治瘧病發渴者。亦治勞瘧。

柴　胡八兩　人　參　黃　芩　甘　草各三兩

栝蔞根四兩　生　薑二兩　大　棗十二枚

右七味。以水一斗二升。煮取六升。去滓再煎。取三升。溫服一升。日二服。

〔徐〕傷寒論。寒熱往來。爲少陽邪在半表裏故也。瘧邪亦在半表裏。故入而與陰爭則寒。出而與陽爭則熱。此少陽之象也。是謂少陽而兼他經之證則有之。謂他經而全不涉少陽。則不成其爲瘧矣。所以小柴胡。亦爲治瘧主方。湯易半夏加括蔞根。亦治少陽成法也。攻補兼施。故亦主勞瘧。

外臺云。張仲景傷寒論。瘧發渴者。與小柴胡去半夏加括蔞湯。經心錄。療勞瘧。出第十五卷中。

案巢源勞瘧候云。凡瘧積久不差者。則表裏俱虛。客邪未散。眞氣不復。故疾雖暫閒。小勞便發。

柴胡桂薑湯。治瘧寒多。微有熱。或但寒不熱。〔原註〕服一劑如神。○俞本薑作蔞非。

柴胡半斤　桂枝三兩去皮　乾薑二兩　括蔞根四兩

黄芩三兩　牡蠣二兩熬　甘草二兩炙

右七味。以水一斗二升。煮取六升。去滓再煎。取三升。溫服一升。日三服。初服微煩。復服汗出便愈。

〔徐〕胸中之陽氣。散行於分肉之間。今以邪氣痹之。則外衛之陽。鬱伏於內守之陰。而血之痹者。既寒凝而不散。遇衛氣行陽二十五度。而病發。其邪之入營者。既無外出之勢。而營之素痹者。亦不出而與陽爭。所以多寒少熱。或但寒不熱也。小柴胡。本陰陽兩停之方。寒多故加桂枝乾薑。則進而從陽。痹著之邪。可以開矣。更加牡蠣。以耎其堅壘。則陰陽豁然貫通。而大汗解矣。所以云一劑如神。案括蔞根除留熱。徐氏不釋者何。

案此方。外臺瘧門無所攷。本出於傷寒太陽中篇。

醫通云。小柴胡湯。本陰陽兩停之方。可隨瘧之進退。加桂枝乾薑。則進而從陽。若加括蔞石膏。則退而從陰。可類推矣。

中風歷節病脈證幷治第五

論一首　脈證三條　方十二首

夫風之爲病。當半身不遂。或但臂不遂者。此爲痺。脈微而數。中風使然。

〔鑑〕風病。內經論之詳矣。但往往與痺合論。後人惑之。故仲景復言之曰。風之爲病。當半身不遂。卽經所謂偏枯也。或但臂不遂者。非中風也。卽痺病也。蓋痺爲陰病。脈多沉澀。風爲陽病。脈多浮緩。今脈微而數。中風使然。其脈微者正氣虛也。數者。邪氣勝也。故病風中之人。因虛而召風者。未有不見微弱之脈者也。因熱而生風者。未有不見數急之脈者也。〔沈〕此分中風與痺也。風之爲病。非傷於衞。卽侵於榮。故當半身不遂。謂半身之氣傷而不用也。若但臂不遂。此爲痺。痺者閉也。謂一節之氣閉而不仁也。於是診之於脈。必微而數。微者陽之微也。數者風之數也。此中風使然。謂風乘虛入。而後使半身不遂也。〔尤〕風徹於上下。故半身不遂。痺閉於一處。故但臂不遂。以此見風重而痺輕。風動而痺著也。風從虛入。故脈微。風發而成熱。故脈數。曰中風使然者。謂痺病亦是風病。但以在陽者則爲風。而在陰者則爲痺耳。

案字彙。遂。從志也。不遂。卽不從志之謂。

案脈微而數可疑。今驗風病。多脈浮大而滑。而或數或不數。

醫通云。此卽內經風論。所謂各入其門戶所中者之一證也。千金補金匱之不逮。立附子散。治中風手臂不仁。口面喎僻。專以開痺舒筋爲務也。方附于左。

千金附子散　附子炮　桂心各五兩　細辛

防風　人參　乾薑各六兩　右六味。擣下篩。酒服方寸匕日三稍增之。

寸口。脈浮而緊。緊則爲寒。浮則爲虛。寒虛相搏。邪在皮膚。浮者血虛。絡脈空虛。賊邪不瀉。或左或右。邪氣反緩。正氣卽急。正氣引邪。喎僻不遂。邪在於絡。肌膚不仁。邪在於經。卽重不勝。邪入於府。卽不識人。邪入於藏。舌卽難言。口吐涎。脈經。作沫涎。案以上四字句。此似是。

（尤）寒虛相搏者。正不足而邪乘之。爲風寒初感之診也。浮爲血虛者。氣行脈外而血行脈中。脈浮者沈不足。爲血虛也。血虛則無以充灌皮膚。而絡脈空虛。幷無以捍禦外氣。而賊邪不瀉。由是或左或右。隨其空處而留著矣。邪氣反緩。正氣卽急者。受邪之處。筋脈不用而緩。無邪之處。正氣獨治而急。緩者爲急者所引。則口目爲僻。而肢體不遂。是以左喎者。邪反在右。右喎者。邪反在左。然或左或右。則有邪正緩急之殊。而爲表爲裏。亦有經絡藏府之別。經云經脈爲裏。支而橫者爲絡。絡之小者爲孫。是則絡淺而經深。絡小而經大。故絡邪病於肌膚。而經邪病連筋骨。甚而入府。又甚而入藏。則邪遞深矣。蓋神藏於藏。而通於府。府病則神窒於內。故不識人。諸陰皆連舌本。藏氣厥不至舌下。則機息於上。故舌難言。而涎自出也。（沈）喎僻者。邪犯陽明少陽經絡。口眼歪斜是也。不遂者。半身手足不用也。週身之絡。皆在肌肉皮膚之間。風邪痺於絡脈。氣血不行則爲不仁。羈持經氣。不能周行通暢。則重不勝。邪入於府。堵塞胸間。神機不能出入鑒照。則不識人。入於五藏。併湊於心。藏眞不能漑灌於舌。舌卽難言。（魏）喎僻不遂。口喎眼僻。心有所使。而能給。則心遂。今舉手。手不應。舉足。足不應。故謂之不遂也。（程）不識人者。經所謂矇昧暴瘖。此邪入府。則矇昧不識人。入藏。則舌難言。而爲瘖矣。舌難言。則脣吻不收而涎下也。

案喎僻不遂。內經。所謂偏風偏枯。巢源。有風口喎候。又有風偏枯。風身體手足不隨。風半身不隨等候。卽外臺以降所謂癱瘓風也。肌膚不仁。巢源。有風不仁候云。其狀搔之皮膚如隔衣。是也。重不勝。巢源。有風腲腿候云。四肢不收。身體疼痛。肌肉虛滿。骨節懈怠。腰脚緩弱。不自覺知。又有風嚲曳候云。筋肉懈惰。肢體弛緩不收攝。蓋此之類也。不識人。內經。所謂擊仆。巢源。有風癔候云。其狀奄忽不知人。喉裏噫噫然有聲。卽卒中急風是也。詳見于醫說劉子儀論。舌難言。內經。所謂瘖俳。巢源。有風舌強不得語候云。脾脈絡胃夾咽。連舌本散舌下。心之別脈。係舌本。今心脾二藏受風邪。故舌強不得語也。由以上數義觀之。正知此條。乃是中風諸證之一大綱領也。張璐則以侯氏黑散主之。誤甚。

侯氏黑散。治大風四肢煩重。心中惡寒不足者。〔原註〕外臺治風癲。

菊花四十分　白朮十分　細辛三分　茯苓三分
牡蠣三分　桔梗八分　防風十分　人參三分
礬石三分　黃芩五分　當歸三分　乾薑三分
芎藭三分　桂枝三分

右十四味。杵爲散。酒服方寸匕。日一服。初服二十日。溫酒調服。禁一切魚肉大蒜。常宜冷食。六十日止。卽藥積在腹中不下也。熱食卽下矣。冷食自能助藥力。六十日止卽藥積七字。趙本作自能助藥力五字。非。食下。日字。趙本作自。是。

〔徐〕大風。槩指涎潮卒倒之後也。〔沈〕直侵肌肉臟腑。故爲大風。邪因於脾。則四肢煩重。陽氣虛而風未化熱。則心中惡寒不足。故用參朮茯苓。健脾安土。同乾薑溫中補氣。以菊花防風。能驅表裏之風。芎藭宣血養血爲助。桂枝導引諸藥。而開痺著。以礬石化痰除濕。牡蠣收陰養正。桔梗開提邪氣。而使大氣得轉。風邪得去。黃芩專清風化之熱。細辛祛風。而通心腎之氣相交。以酒引羣藥。至周身經絡爲使也。

案此方主療文法。與前後諸條異。先揭方名。而後治云云者。全似後世經方之例。故程氏尤氏金鑑並云。宋人所附。然巢源。寒食散發候云。仲景經有侯氏黑散。外臺風癲門。載本方。引古今錄驗。無桔梗。有鍾乳礬石。方後云。張仲景此方。更有桔梗八分。無鍾乳礬石。乃知此方隋唐之人。以爲仲景方。則非宋人所附較然矣。

又案依外臺。方中有礬石鍾乳。而後方云。冷食自能助藥力。後人因謂仲景始製五石散。信乎。

寸口脈遲而緩。遲則爲寒。緩則爲虛。榮緩則爲亡血。衞緩則爲中風。邪氣中經。則身痒而癮疹。心氣不足。邪氣入中。則胸滿而短氣。中經。沈本作入經。

〔尤〕遲者行之不及。緩者至而無力。不及爲寒。而無力爲虛也。沈而緩者爲營不足。浮而緩者爲衞中風。衞在表而營在裏也。經不足而風入之。血爲風動。則身癢而癮疹。心不足而風中之。陽用不布。則胸滿而短氣。經行肌中。而心處胸間也。〔沈〕營衞未致大虛。邪氣不能內入。持於經絡。風血相搏。風邪主病。則發身癢癮疹。邪機外出之徵。若心氣不足。正不禦邪。進而擾亂於胸。大氣不轉。津液化爲痰涎。則胸滿短氣。蓋賊風內入。最怕入心乘胃。而成死證。

案遲者數之反。緩者急之反。金鑑改遲作浮云。遲緩二脈。不能並見。必是傳寫之譌。此却非也。醫方集成云。

有中之輕者。在皮膚之間。言語微蹇。眉角牽引。遍身瘡癬。狀加蟲行。目旋耳鳴。亦謂邪氣中經也。

風引湯。除熱癱癇。

大黃　乾薑　龍骨各四兩　桂枝三兩

甘草　牡蠣各三兩　寒水石　滑石

赤石脂　白石脂　紫石英　石膏各六兩

右十二味。杵麤篩。以韋囊盛之。取三指撮。井花水三升。煮三沸。溫服一升。〔原註〕治大人風引。少小驚癇。瘛瘲日數十發。醫所不療。除熱方。巢氏云。腳經宜風引湯。○案巢源。腳經候云。脈微而弱。宜服風引湯。

〔尤〕此下熱清熱之劑。孫奇以中風多從熱起。故特附於此歟。中有薑桂石脂龍蠣者。蓋以澀馭泄。以熱監寒也。然亦猛劑。用者審之。

案此方。亦非宋人所附。外臺風癇門引崔氏甚詳。云療大人風引。少小驚癇瘛瘲。日數十發。醫所不能療。除熱鎮心紫石湯。方。與本方同。右十二味。擣篩。盛以韋囊。置於高涼處。大人欲服。乃取水二升。先煮兩沸。便內藥方寸匕。又煮取一升二合。濾去滓。頓服之。少小未滿百日。服一合。熱多者。日二三服。每以意消息之。永嘉二年。大人小兒頻行風癇之病。得發例不能言。或發熱。半身掣縮。或五六日或七八日死。張思惟合此散。所療皆愈。此本仲景傷寒論方。古今錄驗。范汪同。千金風癲門。紫石散。即本方。主療服法並同。由此觀之。風引。即風癇掣引之謂。而爲仲景之方甚明。程氏尤氏輩亦何不考也。但除熱癱癇四字。義未允。劉氏幼幼新書。作除熱去癱癇。樓氏綱目。作除熱癲癇。王氏準繩同。其改癱作癲。於理爲得矣。

汪氏醫方集解云。侯氏黑散風引湯。喻氏雖深讚之。亦未知其果當。以此治風而獲實驗乎。抑亦門外之揣摩云爾也。

防己地黃湯。治病如狂狀。妄行獨語不休。無寒熱。其脈浮。

防己一分　桂枝三分　防風三分　甘草一分○趙本。分並作錢。非。

右四味。以酒一盃。漬之一宿。絞取汁。生地黃二斤。㕮咀蒸之。如斗米飯久。以銅器盛其汁。更絞地黃汁。和分再服。

〔尤〕趙氏云。狂走譫語。身熱脈大者。屬陽明也。此無寒熱。其脈浮者。乃血虛生熱。邪并於陽。而然。桂枝防風防己甘草。酒浸取汁。用是輕清。歸之於陽。以散其邪。用生地黃之甘寒。熟蒸使歸於陰。以養血除熱。蓋藥生則散表。熟則補衰。此煎煑法。亦表裏法也。

蘭臺軌範云。此方他藥輕。而生地獨重。乃治血中之風也。此等法最宜細玩。

案此方程氏金鑑。並不載。蓋以爲宋人所附也。未知果然否。千金風眩門所收。却似古之制。今錄於左以備攷。

防己地黃湯。治言語狂錯。眼目霍霍。或言見鬼。精神昏亂。

防己　甘草各二兩　桂心

防風各三兩　生地黃五斤別切勿合藥漬疾小輕用二斤

右五味㕮咀。以水一升。漬一宿。絞汁著一面。取滓著竹簀上。以地黃著藥滓上，於五斗米下蒸之，以銅器承取汁，飯熟，以向前藥汁，合絞取之，分再服。

頭風摩散方 千金。作頭風散方。

大附子 一枚炮○千金云中形者炮裂　鹽 等分○千金作如附子大

右二味，爲散，沐了，以方寸匕已摩疢上，令藥力行。已。徐沈作以。尤本無。疢。趙本作疾。千金無已字。疢作頂。

案本草藏器云，鹽去皮膚風，此方外臺引千金，程氏金鑑，並爲宋人附方，是

三因附子摩頭散，治因沐頭中風，多汗惡風，當先風一日而病甚，頭痛不可以出，至日則少愈，名曰首風。

即本方。

寸口脈沈而弱，沈即主骨，弱即主筋，沈即爲腎，弱即爲肝，汗出入水中，如水傷心，歷節黃汗出，故曰歷節。

〔程〕聖濟總錄曰：歷節風者，由血氣衰弱，爲風寒所侵，血氣凝澁，不得流通關節，諸筋無以滋養，真邪相搏，所歷之節，悉皆疼痛，或晝靜夜發，痛徹骨髓，謂之歷節風也。節之交三百六十五，十二筋皆結於骨節之間，筋骨爲肝腎所主，今肝腎并虛，則脈沈弱，風邪乘虛，淫於骨節之間，致腠理疎，而汗易出，汗者心之液，汗出而入水浴，則水氣傷心，又從流於關節交會之處，風與濕相搏，故令歷節黃汗，而疼痛也。〔鑑〕趙良曰：腎主水，骨與之合，故脈沈者病在骨也，肝藏血，筋與之合，血虛則脈弱，故病在筋也，心主汗，汗出入水，其汗爲水所阻，水汗相搏，聚以成濕，久變爲熱，濕熱相蒸，是以歷節發出黃汗也。〔尤〕案後水氣篇中云：黃汗之病，以汗出入水中浴，

水從汗孔入得之合觀二條。知歷節黃汗。爲同源異流之病。其瘀鬱上焦者。則爲黃汗。其併傷筋骨者。則爲歷節也。

案寸口脈沈以下。止卽爲肝二十二字。脈經。移於下文味酸則傷筋之首。文脈貫通。旨趣明顯。蓋古本當如是矣。

趺陽脈浮而滑。滑則穀氣實。浮則汗自出。

〔沈〕此診趺陽。則知胃家內濕招風爲病也。趺陽脈浮。浮爲風邪入胃。滑爲水穀爲病。此顯脈浮而滑者。乃素積酒穀濕熱招風。爲穀氣實。然內濕外風相蒸。風熱外越。津液隨之。故汗自出也。〔程〕亦歷節之脈。

少陰脈浮而弱。弱則血不足。浮則爲風。風血相搏。卽疼痛如掣。

〔程〕少陰腎脈也。胗在太谿。若脈浮而弱。弱則血虛。虛則邪從之。故令浮弱。風血相搏。則邪正交爭於筋骨之間。則疼痛如掣。〔尤〕趺陽少陰二條合看。知陽明穀氣盛者。風入必與汗偕出。少陰血不足者。風入遂著而成病也。

盛人脈濇小。短氣自汗出。歷節疼不可屈伸。此皆飲酒汗出當風所致。自。原本作血。今依諸本改之。

〔魏〕盛人者。肥盛而豐厚之人也。外盛者中必虛。所以肥人多氣虛也。氣虛必短氣。氣虛必多汗。汗出而風入筋骨之間。遂歷節疼痛之證見矣。〔尤〕緣酒客濕本內積。而汗出當風。則濕復外鬱。內外相召。流入關節。故歷節痛不可屈伸也。合三條觀之。汗出入水者。熱爲濕鬱也。風血相搏者。血爲風動也。飲酒汗出當風者。風濕相合也。歷節病因。有是三者不同。其爲從虛所得。則一也。

諸肢節疼痛。身體尫羸。脚腫如脫。頭眩短氣。溫溫欲吐。桂枝芍藥知母湯主之。尫。趙本。作尪。沈尤金鑑同。魏作尩。案此當作尪。脈經。作魁瘰。非。

〔魏〕濕熱在體。風邪乘之。而歷節成矣。於是掣痛之勢如脫。甚不可奈。濕上甚而爲熱。熱上甚而引風。風上甚而耗氣衝胸。頭眩短氣。溫溫欲吐。皆風邪熱邪濕邪。合爲患者也。主之以桂枝芍藥知母湯。以桂枝防風麻黃生薑之辛燥。治風治濕。白朮甘草之甘平。補中。芍藥知母之酸寒苦寒。生血清熱。是風濕熱三邪。並除之法也。其間加附子。走濕邪於經隧中。助麻桂爲驅逐。非以溫經也。況此方。乃通治風濕熱三邪之法。非耑爲瘦人出治也。肥人平日。陽虛於內者多。非扶助其陽氣。則邪之入筋骨間者。難於輕使之出。用附子於肥人。尤所宜也。勿嫌其辛溫。而云不可治血虛內熱之證也。瘦人陰虛。火盛之甚。加芍藥。減附子。又可臨時善其化裁矣。

案歷節。即痺論所謂行痺痛痺之類。後世呼爲痛風。丹溪有痛風論。見于格致餘論。知是元以降之稱。三因直指。稱白虎歷節風是也。白虎病。見于外臺。引近効云。其疾晝靜而夜發。發即徹髓酸疼。乍歇。其疾如虎之嚙。故曰白虎病。此即歷節風也。而別爲一證恐非。蓋風寒濕三氣雜至。合而所發。痛久則邪盛正弱。身體即尫羸也。痺氣下注。脚腫如脫。上行則頭眩短氣。擾胃則溫溫欲吐。表裏上下皆痺。故其治亦雜揉。桂麻防風。發表行痺。甘草生薑。和胃調中。芍藥知母。和陰清熱。而附子用知母之半。行陽除寒。白朮合於桂麻。則能袪表裏之濕。而生薑多用。以其辛溫。又能使諸藥宣行也。與越婢加朮附湯。其意略同。沈氏則謂脾胃肝腎俱虛非也。溫溫。金鑑。改作嗢嗢。不必然。詳見于傷寒論證義。

桂枝芍藥知母湯方

桂　枝四兩　芍　藥三兩　甘　草二兩　麻　黃二兩

生　薑五兩　白　朮五兩　知　母四兩　防　風四兩

附　子二兩炮〇二兩趙作一枚

右九味。以水七升。煮取二升。溫服七合。日三服。案千金外臺。防風湯七升。作一斗。二升。作三升。

外臺古今錄驗。防風湯。主身體四肢節解。疼痛如墮脫腫。案之皮急頭眩短氣。溫溫悶亂如欲吐。

即本方。去麻黃。

千金防風湯。主療與外臺同。

於本方。無麻黃附子。有半夏杏仁芎藭。

味酸則傷筋。筋傷則緩。名曰泄。鹹則傷骨。骨傷則痿。名曰枯。枯泄相搏。名曰斷泄。榮氣不通。衛不獨行。榮衛俱微。三焦無所御。四屬斷絕。身體羸瘦。獨足腫大。黃汗出。脛冷。假令發熱。便爲歷節也。四屬。程作四肢。此條程魏接下烏頭湯爲一條。非。

〔徐〕此論飲食傷陰。致榮衛俱痺。足腫脛冷。有類歷節。但當以發熱別之也。謂飲食既傷陰。然味各歸其所喜。故酸爲肝之味。過酸則傷筋。筋所以束骨。而利機關。傷則緩漫不收。肝氣不斂。故名曰泄。鹹爲腎之味。過鹹則傷腎。腎所以華髮而充骨。傷則髓竭精虛。腎氣痿憊。故名曰枯。肝腎者人之本也。腎不榮而肝不斂。根銷源斷。故曰斷泄。飲食傷陰。榮先受之。乃榮氣不通。榮衛本相依。榮傷衛不獨治。因循既久。榮衛俱微。三焦所以統領內氣。而充實四肢者也。失榮衛之養。而無所恃以爲御。御者攝也。四屬之氣。不相統攝而斷絕。四屬者。四肢也。

元氣既憊。身體羸瘦。足尤在下陽氣不及。腫大脛冷。榮中氣鬱。則熱而黃汗。然此皆陰分病。非歷節。歷節挾外之濕邪。而重且痛也。唯外邪必發熱。故曰假令發熱。是表分亦有邪從肌肉而歷關節。使爲歷節。〔尤〕虚病不能發熱。歷節則未有不熱者。故曰假令發熱。便爲歷節。後水氣篇中又云。黃汗之病。兩脛自冷。假令發熱。此屬歷節。蓋即黃汗歷節。而又致其辨也。〔鑑〕名曰斷泄之泄字。當是絶字。始與下文相屬。必是傳寫之譌。

案平脈法。林億註。四屬者。謂皮肉脂髓。成註亦同。

病歷節。不可屈伸疼痛。烏頭湯主之。（脈經作疼。痛不可屈伸。是。）

〔沈〕此寒濕歷節之方也。經謂風寒濕三氣合而爲痺。此風少寒濕居多。痺於筋脈關節肌肉之間。以故不可屈伸疼痛。即寒氣勝者爲痛痺是也。所以麻黃通陽出汗散邪。而開痺著。烏頭驅寒而燥風濕。芍藥收陰之正。以蜜潤燥。兼制烏頭之毒。黃芪甘草固表培中。使痺著開而病自愈。謂治脚氣疼痛者。亦風寒濕邪所致也。

烏頭湯方 治脚氣疼痛。不可屈節。（尤本治上有亦字。程金鑑刪治以下九字。案此後人所添。今從之。）

麻黃 芍藥 黃芪（各三兩） 甘草（炙）

川烏（五枚㕮咀以蜜二升煎取一升即出烏頭〇案甘草原本及趙程魏金鑑並欠兩數俞徐沈尤並云三兩未知何据）

右五味。㕮咀四味。以水三升。煑取一升。去滓內蜜煎中。更煎之。服七合。不知盡服之。

張氏醫通云。烏頭專走入肝。逐風寒。故筋脈之急者。必以烏頭治之。然以蜜煎。取緩其性。使之留連筋骨。以利其屈伸。且蜜之潤。又可益血養筋。兼制烏頭燥熱之毒。千金大棗湯。治歷節疼痛。

於本方。去芍藥附子。加烏頭大棗生薑。

礬石湯　治脚氣衝心。衝趙作沖。程本金鑑。不載此方。至篇末五方並删。

礬　石二兩○雜療方作半斤

右一味。以漿水一斗五升。煎三五沸。浸脚良。此方雜療救卒死篇。無漿字。千金翼浸下。有洗字。

〔尤〕脚氣之病。濕傷於下。而氣衝於上。礬石味酸澀性燥。能却水收濕解毒。毒解濕收。上衝自止。

案千金論脚氣云。魏周之代。蓋無此疾。所以姚公集驗殊不慇懃。徐王撰錄。未以爲意。外臺蘇長史云。晉宋以前。名爲緩風。古來無脚氣名。由此觀之。此方亦是宋以前人所附。非仲景原方明矣。程云凡仲景方經證在前而方在後。未有方在前而證在後者。固然。

附方

古今錄驗續命湯　治中風痱。身體不能自收。口不能言。冒昧不知痛處。或拘急不得轉側。〔原註〕姚云與大續命同。兼治婦人產後去血者。及老人小兒。○案外臺風痱門。載古今錄驗。西州續命湯。即是。冒昧下。有不識人三字。千金名大續命湯。而西州續命湯。主療與此同。無人參有黃芩。分兩亦異。主療與姚同。

麻　黃　桂　枝　當　歸　人　參

石　膏　乾　薑　甘　草各三兩　芎　藭

杏　仁四十枚　千金用芎藭二兩外臺麻黃三兩芎藭一兩餘各二兩杏仁與本方同俞本芎藭一兩五錢非

右九味。以水一斗。煑取四升。溫服一升。當小汗。薄覆脊憑几坐。汗出則愈。不汗更服。無所禁。勿當風。并治但伏不得臥。欬逆上氣。面目浮腫。浮。外臺作洪。

〔沈〕靈樞云。痱之爲病。身無痛者。四肢不收。智亂不甚。其言微。甚則不能言。不可治。故後人倣此而出方也。

〔尤〕痱者。廢也。精神不持。筋骨不用。非特邪氣之擾。亦眞氣之衰也。麻黃桂枝。所以散邪。人參當歸。所以養正。石膏合杏仁。助散邪之力。甘草合乾薑。爲復氣之需。乃攻補兼行之法也。

案漢賈誼傳云。辟者一面病。痱者一方病。師古註。辟足病。痱風病也。聖濟總錄云。痱。字書病痱而發。肉非其肉者以身體無痛。四肢不收。而無所用也。樓氏綱目云。痱。廢也。痱。即偏枯之邪氣深者。以其半身無氣營運。故名偏枯。以其手足廢而不收。或名痱。或偏廢。或全廢。皆曰痱也。知是痱。即中風之謂。脈解篇。瘖俳。即瘖痱也。徐則謂痱者痺之別名。此說本喻氏法律。尤誤矣。外臺本方煎法後云。范汪方。主病及用水升數。煮取多少並同。汪云。是仲景方。本欠兩味。汪爲東晉人。而其言如此。正知此亦仲景舊方。原本失載。宋臣因而附之也。

虞氏醫學正傳云。金匱要略本方。有石膏當歸。無附子防風防己。愚案本方。石膏當歸。固不可無。而附子防風防己。尤不可缺。此恐傳寫者之脫簡耳。簡案續命湯。千金外臺所載。凡數十方。唯外臺風身體手足不隨門。古今錄驗小續命湯方中。附子石膏並用。虞氏之言。不可從。

王氏古方選註云。古今錄驗者。其方錄於竹簡。從古至漢。始刊於金匱附方中。續命者。有却病延年之功。

案十六國春秋。有盧循遺劉裕益智粽。裕乃答以續命湯。又歐陽修有細爲續命絲之句。可徵二字之謂延年矣。

千金三黃湯。治中風手足拘急。百節疼痛。煩熱心亂。惡寒。經日。不欲飲食。（千金賊風門云。仲景三黃湯。拘急。作拘攣。○三因云。兼治賊風。偏風。猥退風。半身不遂。失瘖不言。）

麻黃五分　獨活四分　細辛二分

黃芪二分　黃芩三分

右五味。以水六升。煑取二升。分溫三服。一服小汗。二服大汗。心熱加大黃二分。腹滿加枳實一枚。氣逆加人參三分。悸加牡蠣三分。渴加栝蔞根三分。先有寒加附子一枚。（心熱。千金作心中熱。千金翼。一枚下。有此仲景方。神祕不傳。八字。）

〔魏〕亦爲中風正治。而少爲變通者也。以獨活代桂枝。爲風入之深者設也。以細辛代乾薑。爲邪入於經者設也。以黃芪補虛。以熄風也。以黃芩代石膏。清熱。爲濕鬱於下。熱甚於上者設也。心熱加大黃。以洩熱也。腹滿加枳實。以開鬱行氣也。氣逆加人參。以補中益胃也。悸加牡蠣。防水邪也。渴加栝蔞根。以肅肺生津除熱也。大約爲虛而有熱者言治也。先有寒。卽素有寒也。素有寒則無熱可知。縱有熱。亦內真寒外假熱而已。云加附子。則方中之黃芩。亦應斟酌矣。此又爲虛而有寒者言治也。

近效方朮附湯　治風虛頭重眩苦極。不知食味。暖肌補中。益精氣。（外臺。）

（此下。載甘草附子湯。主療風濕相搏。骨節疼痛。云云。三十餘字。）

白朮二兩　附子一枚半炮去皮　甘草一兩炙

右三味。剉每五錢七。薑五片。棗一枚。水盞半。煎七分。去滓溫服。

〔徐〕腎氣空虛。風邪乘之。漫無出路。風挾腎中濁陰之氣。厥逆上攻。致頭中眩苦至極。兼以胃氣亦虛。不知食味。此非輕揚風劑可愈。故用附子煖其水藏。白朮甘草。暖其土藏。水土一煖。猶之冬月井中。水土既煖。陽和之氣。可以立復。而濁陰之氣。不驅自下矣。

案外臺風頭眩門。所載近效白朮附子湯。有桂枝而無生薑大棗。右四味。切以水六升。煑取三升。分爲三服。日三。初服得微汗。卽解。能食復煩者。將服五合以上愈。此本仲景傷寒論方。卽是甘草附子湯也。而此所載。去桂加朮附子湯。且煎法及分兩。宋人所改。不知何以差謬如此。蓋孫奇等失之不檢也。

崔氏八味丸　治脚氣上入少腹不仁。

乾地黄八兩　山茱萸　薯蕷各四兩　澤瀉

茯苓　牡丹皮各三兩　桂枝　附子炮各一兩

右八味。末之。煉蜜和丸梧子大。酒下十五丸。日再服。

〔尤〕腎之脈起於足。而入於腹。腎氣不治。濕寒之氣。隨經上入。聚於少腹。爲之不仁。是非驅濕散寒之劑。所可治者。須以腎氣丸。補腎中之氣。以爲生陽化濕之用也。

案外臺脚氣不隨門。載崔氏方。凡五條。第四條云。若脚氣上入少腹。少腹不仁。卽服張仲景八味丸。方用澤瀉四兩。附子二兩。桂枝三兩。山茱萸五兩。餘並同於本書。舊唐經籍志。崔氏纂要方十卷。崔知悌撰。新唐藝文志。崔行功撰。所謂崔氏其人也。不知者或以爲仲景收錄崔氏之方。故詳及之。

千金方越婢加朮湯　治肉極。熱則身體津脫。腠理開汗大泄。厲風氣。下焦脚弱。

麻　黃六兩　石　膏半斤　生　薑二兩

甘　草二兩　白　朮四兩　大　棗十五枚

右六味。以水六升。先煮麻黃。去上沫。內諸藥。煮取三升。分溫三服。惡風加附子一枚炮。

案徐沈以厲風爲癩。甚誤矣。外臺引刪繁肉極論曰。凡肉極者。主脾也。脾應肉。肉與脾合。若脾病則肉變色。云云脾風之狀。多汗陰動傷寒。寒則虛。虛則體重怠墮。四肢不欲舉。不欲飲食。食則欬。欬則右脇下痛。陰陰引肩背。不可以動轉。名曰厲風。是也。又案千金肉極門。不見方云。方見七卷中。而今攷之七卷中。脚氣門所載。越婢湯。有附子。故外臺肉極門。引千金。亦有附子。煎法後云。一名起脾湯。而脚氣門越婢湯方後註云。此仲景方本云。越婢加朮湯。又無附子。胡洽云。若惡風者。加附子一枚。多冷痰者。加白朮。蓋孫奇等。彼是湊合所錄。故與外臺有少異焉。

金匱玉函要略輯義卷二

東都　丹波元簡廉夫　著

血痺虛勞病脈證并治第六

論一首　脈證九條　方九首

問曰。血痺病從何得之。師曰。夫尊榮人。骨弱肌膚盛。重因疲勞。汗出。卧不時動搖。加被微風。遂得之。但以脈自微濇。在寸口關上小緊。宜鍼引陽氣。令脈和。緊去則愈。因。趙本。作困。卧上脈經。有起字。加作如。關上下。沈本有尺中二字。千金。但上。有形如風狀四字。緊上無小字。脈經並同。

〔鑑〕歷節。屬傷氣也。氣傷痛。故疼痛也。血痺。屬傷血也。血傷腫。故麻木也。前以明邪氣聚於氣分。此以明邪氣凝於血分。故以血痺名之也。尊榮人。謂膏粱之人。素食甘肥。故骨弱肌膚盛重。是以不任疲勞。則汗出。汗出則腠理開。亦不勝久卧。卧則不時動搖。動搖即加被微風。亦遂得以干之。此言膏粱之人。外盛內虛。雖微風小邪。易爲病也。然何以知病血痺也。但以身體不仁。脈自微濇。則知邪凝於血故也。寸口關上小緊。亦風寒微邪。應得之脈也。鍼能導引經絡。取諸痺。故宜針引氣血。以瀉其邪。令脈不濇而和。緊去邪散。血痺自通也。

醫通云。血痺者。寒濕之邪。痺著於血分也。辛苦勞勤之人。皮腠緻密。筋骨堅強。雖有風寒濕邪。莫之能客。惟尊榮奉養之人。肌肉豐滿。筋骨柔脆。素常不勝疲勞。行卧動搖。或遇微風。則能痺著爲患。不必風寒濕之氣雜至。而爲病也。夫血痺者。即內經所謂在脈則血凝不流。仲景直發其所以不流之故。言血既痺。脈自微濇。

然或寸或關或尺。其脈見小急之處。卽風入之處也。故其鍼藥所施。皆引風外出之法也。

案五藏生成篇曰。臥出而風吹之。血凝於膚者爲痹。王註。痹。謂𤸷痹也。廣韻。𤸷音頑。巢源千金。間有頑痹之文。知頑麻之頑。原是𤸷字。此卽血痹也。而易通卦驗曰。太陽脈虛多病血痹。鄭玄註。痹者氣不達。未嘗至爲病。蓋血痹之稱。昉見於此。千金云。風痹遊走無定處。名曰血痹。後世呼麻木者。卽是。活人書云。痹者。閉也。閉而不仁。故曰痹也。本出於中藏經。

血痹。陰陽俱微。寸口關上微。尺中小緊。外證身體不仁。如風痹狀。黃耆桂枝五物湯主之。千金。作如風狀。脈經作如風落狀。並非。

〔鑑〕此承上條。互詳脈證。以明其治也。上條言六脈微濇。寸口關上小緊。此條言陰陽。寸口關上俱微。尺中亦小緊。合而觀之。可知血痹之脈。浮沈寸口關上尺中俱微俱濇俱小緊也。微者。虛也。濇者。滯也。小緊者。邪也。故血痹應有如是之診也。血痹外證。亦身體頑麻。不知痛痒。故曰如風痹狀。〔沈〕血痹。乃陰陽營衛俱微。邪入血分而成血痹。中上二焦陽微。所以寸口關上脈。亦見微。微邪下連營血主病。故尺中小緊。是因氣虛受邪而成血痹也。用桂芍薑棗。調和營衛。而宣陽氣。雖然。邪痹於血。因表陽失護而受邪。故以黃芪補其衛外之陽。陰陽平補。俾微邪去而痹自開矣。〔尤〕不仁者。肌體頑痹。痛痒不覺。如風痹狀。而實非風也。以脈陰陽俱微。故不可鍼。而可藥。經所謂陰陽形氣俱不足者。勿刺以鍼。而調以甘藥也。

案血氣形志篇王注。不仁。謂不應用則𤸷痹矣。巢源血痹候云。血痹者。由體虛邪入於陰經故也。血爲陰。邪入於血而痹。故爲血痹也。其狀形體如被微風所吹。此形容頑痹之狀也。風痹諸家不註。唯金鑑云。不似風痺歷關節流走疼痛也。此以風痺爲歷節。恐誤也。巢源風痺候云。痺者風寒濕三氣雜至。合而成痺。其狀肌肉頑厚。或疼痛。由人體虛。腠理開。故受風邪也。據此則風痺。乃頑麻疼痛兼有。而血痺。則唯頑麻而無疼痛。歷節則唯疼痛。而不頑麻。三病各異。豈可混同乎。

黃耆桂枝五物湯方

黃　耆三兩　芍　藥三兩　桂　枝三兩

生　薑六兩　大　棗十二枚〇趙本作十一枚非

右五味。以水六升。煮取二升。溫服七合。日三服。〔原註〕一方。有人參。〇案千金。用人參三兩。凡六味。故單名黃耆湯。無五物二字。

案據桂枝湯法。生薑當用三兩。而多至六兩者何。生薑味辛。專行痺之津液。而和營衛。藥中用之。不獨專於發散也。成氏嘗論之。其意蓋亦在於此耶。

夫男子平人。脈大爲勞。極虛亦爲勞。尤本極上。有脈字。

〔魏〕虛勞者。因勞而虛。因虛而病也。人之氣通於呼吸。根於臟腑。靜則生陰。動則生陽。陰陽本氣之動靜所生。而動靜能生氣之陰陽。此二神兩化之道也。故一靜一動。互爲其根。在天在人。俱貴和平。而無取於偏勝。偏則在天之陽從陰伏。而化育乖。在人則陽亢陰獨。而疾病作。然則虛勞者過於動。而陽煩。失於靜而陰擾。陰日益耗。而陽日益盛也。是爲因勞而虛。因虛而病之由然也。虛勞必起于內熱。終于骨蒸。有熱者十有七八。其一二虛寒者。必邪熱先見。而其後日久。隨正氣俱衰也。夫脈大者。邪氣盛也。極虛者。精氣奪也。以二句揭虛勞之總。而未嘗言其大在何脈。虛則何經。是在主治者。隨五勞七傷之故而諦審之。豈數言可盡者乎。〔鑑〕李彣曰。平人者。形如無病之人。經云。脈病人不病者是也。勞則體疲於外。氣耗於中。脈大非氣盛也。重按必空濡。乃外有餘。而內不足之象。脈極虛則精氣耗矣。蓋大者。勞脈之外暴者也。極虛者。勞脈之內衰者也。

男子面色薄者。主渴及亡血。卒喘悸。脈浮者。裏虛也。

〔魏〕仲景再爲驗辨之於色於證於脈以決之。男子面色薄即不澤也。此五藏之精奪。而面色失其光潤也。然光必在面皮內蘊。潤必在面皮內敷。方爲至厚。若夫見呈耀。則亦非正厚色矣。今言薄。則就無光潤者言也。其人必患消渴。及諸失亡其血之疾。因而喘於胸。而悸於心。卒者。忽見忽已之謂。〔沈〕陰血虛。而陽氣則盛。虛火上潛。津液不充則渴。氣傷而不攝血。則亡血。虛陽上逆。衝肺卒喘。心營虛而真氣不斂。則悸。〔尤〕脈浮爲裏虛。以勞則真陰失守。孤陽無根。氣散於外。而精奪於內也。

男子脈虛沈弦。無寒熱。短氣裏急。小便不利。面色白。時目瞑兼衄。少腹滿。此爲勞使之然。脈經。作時時目瞑。

〔鑑〕此復申虛極爲勞。以詳其證之義也。脈虛沈弦。陰陽俱不足也。無寒熱。是陰陽雖不足。而不相乘也。短氣面白時瞑兼衄。乃上焦虛而血不榮也。裏急小便不利少腹滿。乃下焦虛而氣不行也。凡此脈證。皆因勞而病也。故曰。此爲勞使之然。〔程〕白爲肺色。鼻爲肺竅。氣既不能下化。則上逆於頭。故目爲之瞑。迫於血而鼻爲之衄也。內經曰。勞則氣耗。其類是歟。

案本篇。標男子二字者。凡五條。未詳其意。諸家亦置而無說。蓋婦人有帶下諸病。產乳衆疾。其證似虛勞而否者。不能與男子無異。故殊以男子二字别之歟。

勞之爲病。其脈浮大。手足煩。春夏劇。秋冬瘥。陰寒精自出。酸削不能行。脈經。酸上有足字。行下有少陰虛滿四字。酸削。巢源作痠廝。外臺作瘦削。

〔徐〕脈大既爲勞矣。而更加浮。其證則手足煩。蓋陰既不足。而陽必盛也。〔魏〕邪本陰虧陽亢。內生之熖也。然亦隨天時爲衰旺。春夏者陽時也。陰虛之病必劇。秋冬者陰時也。陰虛之病稍瘥。火盛於上。則必陽衰於下。邪火熾於上焦。邪寒凝於下焦。陰寒即內迫。陽精自外出。爲白濁。爲遺精。爲鬼交。皆上盛下虛之必致也。精既出奪。必益虛寒。腿脚酸輭。肌肉瘦削。遂不可行立。而骨痿不能起於床矣。

案陰寒。程云。寒字作虛字看。金鑑直以爲傳寫之譌。誤甚矣。陰寒者。陰冷也。乃七傷之一。巢源云。腎主精。髓開竅於陰。今陰虛陽弱。血氣不能相榮。故使陰冷也。久不已。則陰萎弱是也。魏爲陰寒之氣。亦非。酸削。巢源作痠廝。周禮。痟首疾。注云。痟。酸削也。疏云。人患頭痛。則有酸嘶而痛。千金。婦人門。酸慚恍惚。不能起居。劉熙釋名云。酸。遜也。遜遁在後也。言脚疼力少。行遁在後。以遜遁者也。消。弱也。如見割消。筋力弱也。即酸削。痠廝。酸嘶。酸慚。與酸消同。

朱氏格致餘論云。內經冬不藏精者。春必病温。若於此時。縱嗜慾。至春升之際。必有温熱病。今人多有春末夏初。患頭痛脚輭。食少體熱。仲景謂春夏劇。秋冬瘥。正俗所謂注夏病也。案本條所說。與注夏病不相干。此恐非也。

男子。脈浮弱而濇。爲無子。精氣清泠。〔原註〕一作冷。〇浮。脈經巢源。作微。案泠。水名。作冷爲是。

〔沈〕此以脈斷無子也。男精女血。盛而成胎。然精盛脈亦當盛。若浮弱而澀者。浮乃陰虛。弱爲眞陽不足。澀爲精衰。陰陽精氣皆爲不足。故爲精氣清冷。則知不能成胎。謂無子也。蓋有生而不育者。亦是精氣清冷所致。乏嗣者可不知之而守養精氣者乎。〔尤〕精氣交虧。而清冷不溫。此得之天稟薄弱。故當無子。

巢源。虛勞無子候云。丈夫無子者。其精清如水。冷如冰鐵。皆爲無子之候。

夫失精家。少腹弦急。陰頭寒。目眩。〔原註〕一作目眶痛。髮落。脈極虛芤遲。清穀亡血失精。目弦。脈經。作目眶痛。案此條原本。連下桂枝龍蠣湯。今依程本。分作二條。

〔魏〕失精家。腎陽大洩。陰寒凝閉。小腹必急。小腹中之筋。必如弦之緊。而不能和緩。陰頭必寒。下眞寒如是。上假熱可徵矣。火浮則目眩。血枯則髮落。診其脈必極虛。或浮大。或弱澀。不待言矣。更兼芤遲。芤則中虛。胃陽不治。遲則裏寒。腎陽無根。或便清穀。中焦無陽也。或吐衄亡血。上焦浮熱也。或夢交遺精。下焦無陽也。此虛勞之所以成。而精失血亡。陰陽俱盡也。

巢源。虛勞失精候云。腎氣虛損。不能藏精。故精漏失。其病小腹弦急。陰頭寒。目眶痛。髮落。令其脈數而散者。失精脈也。凡脈芤動微緊。男子失精也。

脈得諸芤動微緊。男子失精。女子夢交。桂枝龍骨牡蠣湯主之。脈經。桂枝下。有加字。

〔尤〕脈得諸芤動微緊者。陰陽竝乖。而傷及其神與精也。故男子失精。女子夢交。沈氏所謂勞傷心氣。火浮不斂。則爲心腎不交。陽泛於上。精孤於下。火不攝水。不交自洩。故病失精。或精虛心相內浮。擾精而出。則成夢交者是也。徐氏曰。桂枝湯。外證得之。能解肌去邪氣。內證得之。能補虛調陰陽。加龍骨牡蠣者。以失精夢交。爲神情間病。非此不足以收斂其浮越也。

桂枝加龍骨牡蠣湯方。〔原註〕小品云。虛弱浮熱汗出者。除桂加白薇附子各三分。故曰二加龍骨湯。

桂枝 芍藥 生薑各三兩。 甘草二兩

大棗十二枚 龍骨 牡蠣各三兩

右七味。以水七升。煑取三升。分溫三服。

案小品之文。出於外臺虛勞夢泄精門云。小品龍骨湯。療夢失精。諸脈浮動。心悸少急。隱處寒。目眶疼。頭髮脫者。常七日許一劑。至良。方同。煑法後云。虛羸浮熱汗出云云。又深師桂心湯。療虛喜夢與女邪交接。精爲自出方。一名喜湯。亦與本方同。本草。白薇。益陰清熱。

天雄散方 程氏金鑑。並刪此方。

天雄三兩炮 白朮八兩 桂枝六兩 龍骨三兩

右四味。杵爲散。酒服半錢匕。日三服。不知。稍增之。

〔徐〕恐失精家。有中焦陽虛。變上方而加天雄白朮。〔尤〕案此疑亦後人所附。爲補陽攝陰之用也。

案外臺載范汪療男子虛失精。三物天雄散。卽本方無龍骨。云張仲景方。有龍骨。文仲同。知是非宋人所附也。

案天雄。本草大明云。助陽道。暖水藏。補腰膝。益精。

男子平人。脈虛弱細微者。喜盜汗也。喜。趙本。作善。汗下。脈經。有出字。

〔魏〕男子平人。爲形若無病者言也。其形雖不病。而其脈之虛而弱。則陽已損也。細而微。則陰已消也。陽損必馴至於失精。陰耗必馴至於亡血也。驗其外證。必喜盜汗。陽損斯表不固。陰損而熱自發。皆盜汗之由。而卽虛勞之由也。

巢源。虛勞盜汗候云。盜汗者。因眠睡而身體流汗也。此由陽虛所致。久不已。令人羸瘠枯瘦。心氣不足。亡津液故也。診其脈。男子平人脈虛弱微細。皆爲盜汗脈也。

案金鑑云。此節脈證不合。必有脫簡。未知其意如何。蓋虛勞盜汗。脈多虛數。故有此說乎。

人年五六十。其病脈大者。痺俠背行。若腸鳴。馬刀俠癭者。皆爲勞得之。脈下。程有浮字。若。趙作苦。

〔尤〕人年五六十。精氣衰矣。而病脈反大者。是其人當有風氣也。痺俠背行。痺之俠背者。由陽氣不足。而邪氣從之也。若腸鳴。馬刀俠癭者。陽氣以勞而外張。火熱以勞而上逆。陽外張。則寒動於中。而爲腸鳴。火上逆。則與痰相搏。而爲馬刀俠癭。李氏曰。癭生乳腋下。曰馬刀。又夾生頸之兩旁者。爲俠癭。俠者挾也。馬刀。蠣蛤之屬。瘡形似之。故名馬刀。癭一作纓。發於結纓之處。二瘡一在頸。一在腋下。常相聯絡。故俗名癧串。

案金鑑云。若腸鳴三字。與上下文不屬。必是錯簡。俠癭之癭字。當是瘰字。每經此證。先勞後瘰。先瘰後勞者有之。從未見勞癭先後病也。必是傳寫之譌。此一偏之見。不可憑也。靈經脈篇。少陽所生病云。腋下腫馬刀俠癭。而癰疽篇云。其癰堅而不潰者。爲馬刀挾纓。潘氏醫燈續焰釋之云。馬刀蛤蠣之屬。癰形似之。挾纓者。發於結纓之處。大迎之下頸側也。二癰一在腋。一在頸。常相連絡。故俗名歷串。義尤明顯。知是癭當依癰疽篇而作纓。馬刀挾癭。即靈寒熱篇。所謂寒熱瘰癧。及鼠瘻寒熱之證。張氏註云。結核連續者爲瘰癧。形長如蜆蛤者爲馬刀。又張氏六要云。馬刀。小蜆也。圓者爲瘰癧。長者爲馬刀。皆少陽經鬱結所致。久成癧勞是也。蓋瘰癧者。未潰之稱。已潰漏而不愈者爲鼠瘻。其所由出於虛勞。癭者攷巢源等。瘤之生於頸下。而皮寬不急。垂搥搥然者。故說文云。癭頸瘤也。與瘰癧迥別。癭乃纓之訛無疑矣。又案痺俠背行。若腸鳴。馬刀俠癭。各是一證。非必三證悉見也。故以皆字而斷之。

脈沈小遲。名脫氣。其人疾行則喘喝。手足逆寒。腹滿甚則溏泄。食不消化也。案沈云。喝。當作急。非也。靈經脈篇。喝喝而喘。

〔鑑〕脈沈細遲。則陽大虛。故名脫氣。脫氣者。謂胸中大氣虛少。不充氣息所用。故疾行喘喝也。陽虛則寒。寒盛於外。四末不溫。故手足逆冷也。寒盛於中。故腹滿溏泄。食不消化也。〔魏〕沈小兼數則爲陰虛血亡。沈小兼遲。則必陽虛氣耗也。故名之曰脫氣。

案抱朴子曰。奔馳而喘逆。或欬或懣。用力役體。汲汲短乏者。氣損之候也。面無光色。皮膚枯腊。脣焦脈白。腠理萎瘁者。血滅之證也。所謂氣損。乃脫氣也。

脈弦而大。弦則爲減。大則爲芤。減則爲寒。芤則爲虛。虛寒相搏。此名爲革。婦人則半產漏下。男子則亡血失精。此條亦見于辨脈。及婦人雜病。

〔程〕人之所以有身者。精與血也。內填骨髓。外溉肌膚。充溢於百骸。流行於藏府。乃天一所生之水。四大藉此以成形。是先天之神氣。必恃後天之精血。以爲運用。有無相成。陰陽相生。毋令戕害。若其人房室過傷。勞倦過度。七情暗損。六淫互侵。後天之真陰已虧。先天之神氣并竭。在婦人則半產胞胎。或漏下赤白。在男子則吐衄亡血。或夢交泄精。診其脈。必弦而大。弦爲寒。而大爲虛。既寒且虛。則脈成革矣。革者如按鼓皮。中空之象。即芤大之脈。內經曰。渾渾革至如湧泉。病進而危弊。故仲景一集中。前後三致意焉。

虛勞裏急。悸衄。腹中痛。夢失精。四肢痠疼。手足煩熱。咽乾口燥。小建中湯主之。外臺。無悸衄二字。口燥下。有并婦人少腹痛六字。引古今錄驗。名芍藥湯。

〔程〕裏急。腹中痛。四肢痠疼。手足煩熱。脾虛也。悸。心虛也。衄。肝虛也。失精。腎虛也。咽乾口燥。肺虛也。此五藏皆虛。而土爲萬物之母。故先建其脾土。〔尤〕此和陰陽。調營衛之法也。夫人生之道。曰陰曰陽。陰陽和平。百疾不生。若陽病不能與陰和。則陰以其寒獨行。爲裏急。爲腹中痛。而實非陰之盛也。陰病不能與陽和。則陽以其熱獨行。爲手足煩熱。爲咽乾口燥。而實非陽之熾也。昧者以寒攻熱。以熱攻寒。寒熱內賊。其病益甚。惟以甘酸辛藥。和合成劑。調之令和。則陽就於陰。而寒以溫。陰就於陽。而熱以和。醫之所以貴識其大要也。豈徒云寒可治熱。熱可治寒而已哉。或問和陰陽調營衛是矣。而必以建中者何也。曰。中者。脾胃也。營衛生成於水穀。而水穀轉輸於脾胃。故中氣立。則營衛流行。而不失其和。又中者四運之軸。而陰陽之機也。故中氣立。則陰陽相循。如環無端。而不極於偏。是方甘與辛合而生陽。酸得甘助而生陰。陰陽相生。中氣自立。是故求陰陽之和者。必於中氣。求中氣之立者。必以建中也。

案裏急。諸家無明解。巢源虛勞裏急候云。勞傷內損。故腹裏拘急也。二十九難云。衝脈之爲病。逆氣裏急。丁註。逆氣。腹逆也。裏急。腹痛也。此云腹中痛。則巢源爲是。

小建中湯方

桂　枝三兩去皮　甘　草三兩炙　大　棗十二枚

芍　藥六兩　生　薑三兩　膠　飴一升

右六味。以水七升。煮取三升。去滓。內膠飴。更上微火消解。溫服一升。日三服。嘔家不可用建中湯。以甜故也。

〔原註〕千金。療男女因積冷氣滯。或大病後。不復常。苦四肢沈重。骨肉痠疼。吸吸少氣。行動喘乏。胸滿氣急。腰背強痛。心中虛悸。咽乾唇燥。面體少色。或飲食無味。脇肋腹脹。頭重不舉。多臥少起。甚者積年。輕者百日。漸致瘦弱。五藏氣竭。則難可復常。六脈俱不足。虛寒乏氣。小腹拘急。羸瘠百病。名曰黃芪建中湯。又有人參二兩。○案此千金腎藏文。本于肘後。積冷氣滯。作積勞虛損。胸滿氣急。作小腹拘急。脇肋腹脹。頭重不舉。作陰陽廢弱。悲憂慘慼。六脈俱不足以下。則肺藏門。小建中湯主療。六脈俱不足。作肺與大腸俱不足。方後註云。肘後。用黃耆人參各二兩。名黃耆建中湯。此所引頗舛。

〔程〕內經曰。脾爲中央土。以灌四旁。故能生萬物。而法天地。失其職。則不能爲胃行其津液。五藏失所養。亦從而病也。建中者。必以甘。甘草大棗膠飴之甘。所以建中而緩諸急。通行衛氣者。必以辛。薑桂之辛。用以走表而通衛。收斂榮血者。必以酸。芍藥之酸。用以走裏而收營。營衛流行。則五藏不失權衡。而中氣斯建矣。

外臺集驗黃芪湯。卽黃芪建中湯。方後云。嘔者。倍生薑。又古今錄驗黃芪湯。亦卽黃芪建中湯。方後云。嘔卽除飴糖。總病論云。舊有微溏。或嘔者。不用飴糖也。

虛勞裏急。諸不足。黃耆建中湯主之。

〔尤〕裏急者。裏虛脈急。腹當引痛也。諸不足者。陰陽諸脈。並俱不足。而眩悸喘喝。失精亡血等證。相因而至也。

急者緩之必以甘。不足者補之必以溫。而充虛塞空。則黃耆尤有專長也。

黃耆建中湯方　於小建中湯內。加黃耆一兩半。餘依上法。

氣短胸滿者。加生薑。腹滿者。去棗。加茯苓一兩半。及療肺虛損不足。補氣加半夏三兩。千金。及外臺。引集驗。用黃耆二兩。氣短胸滿四字。作嘔者二字。茯苓作四兩。及療以下十四字無。方後云。此本仲景方。

〔程〕生薑泄逆氣。故短氣胸滿者。加生薑。甘令中滿。故去大棗。淡能滲泄。故加茯苓。茯苓能止欬逆。故療肺虛不足。補加半夏。未詳。

案小建中湯。黃耆建中湯。攷千金諸書。主療及分兩異同。藥劑增減頗多。茲見其一二。以示運用之法。

千金建中湯。治五勞七傷。小腹急痛。膀胱虛滿。手足逆冷。食飲苦吐酸。痰嘔泄下。少氣目眩。耳聾口焦。小便自利方。

於黃耆建中湯內。加乾薑當歸人參半夏橘皮附子。

又大建中湯。治五勞七傷。小腹急。臍下彭亨。兩脇脹滿。腰脊相引。鼻口乾燥。目暗䀮䀮。憒憒不樂。胸中氣急。逆不下食飲。莖中策策痛。小便黃赤。尿有餘瀝。夢與鬼神交通去精。驚恐虛乏之方。

於黃耆建中湯。加遠志當歸澤瀉人參龍骨。千金翼。無當歸。

又前胡建中湯。治大勞虛劣。寒熱嘔逆。下焦虛熱。小便赤痛。客熱上熏頭目。及骨肉疼痛口乾方。

於黃耆建中湯。加前胡當歸茯苓人參半夏

又芍藥湯。治產後苦腹少痛方。

即小建中湯。

又云。凡身重不得食。食無味。心下虛滿。時時欲下。喜臥者。皆針胃脘大倉。服建中湯。及服平胃圓。

又堅中湯。治虛勞內傷。寒熱嘔逆吐血方。

於小建中湯方內。加半夏三兩。千金翼。無甘草桂心。有生地黃。

外臺删繁建中湯。療肺虛損不足。補氣方。

於黃耆建中湯內。加半夏。案原文所載即是。蓋係于後人所附。程云。未詳。失考耳。

又古今錄驗黃耆湯。主虛勞裏急。引少腹絞痛極攣。卵腫縮疼痛。

即黃耆建中湯。方後云。嘔即除飴。

又芍藥湯。主療及方。並與本文小建中湯同。

又黃耆湯。療虛勞裏急。少腹痛。氣引胸脇痛。或心痛短氣。

於黃耆建中湯內。加乾薑當歸。

又建中黃耆湯。療虛勞短氣。少腹急痛。五藏不足。

於黃耆建中湯。去芍藥。

又深師黃耆建中湯。療虛勞腹滿。食少小便多。

於黃耆建中湯內。加人參半夏。去飴。

又必效黃耆建中湯。療虛勞下焦虛冷。不甚渴。小便數。

於黃耆建中湯內。加人參當歸。若失精。加龍骨白斂。

又深師黃耆湯。療大虛不足。少腹裏急。勞寒拘引臍。氣上衝胸。短氣言語謬誤。不能食。吸吸氣乏悶亂者。

於黃耆建中湯內。加半夏人參。去飴。若手足冷。加附子。

又大建中湯。療內虛絕裏急。少氣手足厥逆。少腹攣急。或腹滿弦急。不能食。起卽微汗出陰縮。或腹中寒痛。不堪勞苦。脣口舌乾。精自出。或手足乍寒乍熱。而煩苦酸疼。不能久立。多夢寤。補中益氣方。

於黃耆建中湯內。加人參當歸半夏附子。去飴。

又小品黃耆湯。療虛勞胸中客熱。冷癖痞滿。宿食不消吐噫。脇間水氣。或流飲腸鳴。不生肌肉。頭痛。上重下輕。目視䀮䀮。恍惚志損。常燥熱。臥不得安。少腹急。小便赤餘瀝。臨事不起。陰下濕。或小便白濁傷多方。

於黃耆建中湯內。加人參當歸。去飴。有寒。加厚朴。

蘇沈良方云。小建中湯。治腹痛如神。然腹痛按之便痛。重按却不甚痛。此止是氣痛。重按愈痛而堅者。當自有積也。氣痛不可下。下之愈甚。此虛寒證也。此藥偏治腹中虛寒。補血尤主腹痛。三因方治此證加味小建中湯。於本方內加遠志。王氏易簡方云。或吐或瀉。狀如霍亂。及冒涉濕寒。賊風入腹。拘急切痛。加附子三分。名附子建中湯。疝氣發作。當於附子建中湯。煎時加蜜一筯頭許。名蜜附子湯。易簡小建中湯。無飴。張氏醫說云。養生必用方論虛勞不得用涼藥。如柴胡鼈甲青蒿麥門冬之類。皆不用服。唯服黃耆建中湯。有十餘歲女子。因發熱咳嗽喘急。小便少。後來成腫疾。用利水藥得愈。然虛羸之甚。遂用黃耆建中湯。日一服。三十餘日遂愈。蓋人稟受不同。虛勞小便白濁。陰藏人。服橘皮煎黃耆建中湯。獲愈者甚衆。至於陽藏人。

不可用煖藥。雖建中湯不甚熱。然有肉桂。服之稍多。亦反爲害。要之用藥亦量其所稟。審其冷熱。而不可一概以建中湯。治虛勞也。出醫餘。

聖濟總錄。結陰門芍藥湯。治非時便血。

小建中湯。去大棗。

直指方。黃耆建中湯。治傷濕鼻塞身痛。

即本方。不用膠飴。

又加味建中湯。治諸虛自汗。

於本方。加炒浮小麥。

又黃耆建中湯。加川芎當歸。治血刺身痛。

危氏得效方。黃耆建中湯。治汗出污衣。甚如坯染。皆由大喜傷心。喜則氣散。血隨氣行。兼服妙香散金銀器麥子麥門冬煎湯下。病名紅汗。

王氏準繩云。小建中湯。治痢不分赤白久新。但腹中大痛者神效。其脈弦急。或濇浮大。按之空虛。或舉按皆無力者是也。

示兒仙方。建脾散。治脾痞脇痛。

即小建中湯加縮砂。

徐氏醫法指南。小建中湯。治失血虛者。

本方。阿膠代膠飴。

虛勞腰痛。少腹拘急。小便不利者。八味腎氣圓主之。方見婦人雜病中。

〔程〕腰者腎之外候。腎虛則腰痛。腎與膀胱爲表裏。不得三焦之陽氣以決瀆。則小便不利。而少腹拘急。州都之官。亦失其氣化之職。此水中真陽已虧。腎間動氣已損。與是方以益腎間之氣。氣強則便溺行。而小腹拘急亦愈矣。

案抱朴子云。今醫家通明腎氣之丸。內補五絡之散。骨填拘杞之煎。黃耆建中之湯。將服之者。皆致肥。腎氣丸黃耆建中湯。出於晉以前。可以知矣。

肘後云。乾地黃四兩。茯苓。薯蕷。桂。牡丹。山茱萸。各二兩。附子。澤瀉一兩。擣蜜丸如梧子。服七丸。日三加至十丸。此是張仲景八味腎氣丸方。療虛勞不足。大傷飲水。腰痛小腹急。小便不利。又云。長服即去附子。加五味子。治大風冷。千金。補腎門同。用乾地黃。八兩。山茱萸。薯蕷。各四兩。澤瀉。牡丹皮。茯苓。各三兩。桂心。附子。各二兩。註。仲景云常服去附子。加五味子。姚公云。加五味子。二兩。蓯蓉四兩。張文仲云。五味子。蓯蓉。各四兩

和劑局方。八味圓。治腎氣虛乏。下元冷憊。臍腹疼痛。夜多漩溺。脚膝緩弱。肢體倦怠。面色黧黑。不思飲食。又治脚氣上衝。少腹不仁。及虛勞不足。渴欲飲水。腰重疼痛。少腹拘急。小便不利。或男子消渴。小便反多。婦人轉胞。小便不通。即本方。用茯苓。牡丹皮。澤瀉。各三兩。熟乾地黃。八兩。山茱萸。山藥。各四兩。附子。肉桂。各二兩。方後云。久服壯元陽。益精髓。活血駐顏。強志輕身。

薛氏醫按云。八味丸。治命門火衰。不能生土。以致脾胃虛寒。而患流注鶴膝等症。不能消潰收斂。或飲食少思。或食而不化。或臍腹疼痛。夜多漩溺。經云。益火之源。以消陰翳。即此方也。又治腎水不足。虛火上炎。發熱

作渴。口舌生瘡。或牙齦潰爛。咽喉作痛。形體憔悴。寢汗等證。加五味子四兩。

吳氏方考云。今人入房盛。而陽事愈舉者。陰虛火動也。陽事先萎者。命門火衰也。是方於六味中。加桂附。以益命門之火。使作強之官得其職矣。

王氏小青囊云。又治下元冷憊。心火炎上。腎水不能攝養。多唾痰涎。又治腎虛齒痛。又治腎虛淋瀝。

王氏藥性纂要云。治一少年哮喘者。其性善怒。病發寒天。每用桂附八味地黃湯及黑錫丹而平。一次用之未効。加生鐵落於八味湯中。一劑而愈。

千金腎氣圓。治虛勞腎氣不足。腰痛陰寒。少便數。囊冷濕。尿有餘瀝。精自出。陰痿不起。忽忽悲喜

於本方。去牡丹皮。加玄參芍藥。千金翼。有牡丹皮。名十味腎氣丸。

千金又方。治腎氣不足。羸瘦日劇。吸吸少氣。體重耳聾。眼暗百病。

於本方。去附子山茱萸。加半夏。千金腎氣圓。凡五方。今錄其二。

嚴氏加味腎氣圓。治腎虛腰重脚腫。小便不利。

於本方中。加車前子川牛膝。薛氏云。治脾腎虛。腰重脚腫。小便不利。或肚腹腫脹。四肢浮腫。或喘急痰盛。已成蠱症。其効如神。

又十補圓。治腎藏虛弱。面色黧黑。足冷足腫。耳鳴耳聾。肢體羸瘦。足膝軟弱。小便不利。腰脊疼痛。但是腎虛之證。

於本方中。加鹿茸五味子。

醫壘元戎。都炁丸。補左右二腎。水火兼益。

於本方中。加五味子。

錢氏小兒方訣。地黃丸。治腎虛解顱。或行遲語遲等症。

於本方中去桂枝附子。薛氏云。治腎經虛熱作渴。小便淋祕。痰氣上壅。或肝經血虛燥熱。風客淫氣。而患瘰癧結核。或四股發搐。眼目瞤動。或肺經虛火。咳嗽吐血。頭目眩暈。或咽喉燥痛。口舌瘡裂。或心經血虛有火。自汗盜汗。便血諸血。或脾虛燥熱。下刑於腎。腰膝不利。或疥癬瘡毒等症。並用此爲主。而佐以各藏之藥。此藥爲天一生水之劑。若稟賦不足。肢體瘦弱。解顱失音。或畏明下竄。五遲五軟。腎疳肝疳。或早近女色。精氣虧耗。五藏齊損。凡諸虛不足之症。皆用此以滋化源。其功不能盡述○案此增味頗多。今省之。

虛勞諸不足。風氣百疾。薯蕷圓主之。

薯蕷圓方

薯蕷三十分　當歸　桂枝　麴千金作神麴局方三因等並同

乾地黃　豆黃卷各十分千金作大豆黃卷　甘草二十八分　芎藭

麥門冬　芍藥　白朮　杏仁各六分

人參七分　柴胡　桔梗　茯苓各五分

阿膠七分　乾薑三分　白蘞二分　防風六分

大棗百枚爲膏

右二十一味。末之。煉蜜和丸。如彈子大。空腹酒服一丸。一百丸爲劑。

〔魏〕蓋人之元氣在肺。元陽在腎。旣剝削則難於遽復矣。全賴後天之穀氣。資益其生。是榮衞非脾胃。不能通宣。而氣血非飲食。無由平復也。仲景故爲虛勞諸不足。而帶風氣百疾。立此方。以薯蕷爲主。耑理脾胃。上損下損。至此可以撑持。以人參白朮。茯苓。乾薑。豆黃卷。大棗。神麴。甘草助之。除濕益氣。而中土之令得行矣。以當歸。芎藭。芍藥。地黃。麥冬。阿膠養血滋陰。以柴胡。桂枝。防風。升邪散熱。以杏仁。桔梗。白蘞。下氣開鬱。惟恐虛而有熱之人。貧補之藥。上拒不受。故爲散其邪熱。開其逆鬱。而氣血平順。補益得納。勿以其迂緩而舍之。

案風氣。蓋是兩疾。唐書張文仲曰。風狀百二十四。氣狀八十。治不以時。則死及之。是也。此方千金。載風眩門。有黃芩云。治頭目眩冒。心中煩鬱。驚悸狂癲。外臺。引古今錄驗。大薯蕷丸。療男子五勞七傷。晨夜氣喘急。內冷身重。骨節煩疼。腰背強痛。引腹內。羸瘦不得飲食。婦人絕孕。疝瘕諸病。服此藥。令人肥白。補虛益氣。凡二十四味云。張仲景方。有大豆黃卷麴柴胡白蘞芎藭。無附子黃芩石膏黃耆前胡。爲二十一味。外臺。更有大黃五味子。澤瀉。乾漆。合廿四味。和劑局方。大山蕷圓。與本書同。

虛勞虛煩。不得眠。酸棗湯主之。

〔尤〕人寤則魂寓於目。寐則魂藏於肝。虛勞之人。肝氣不榮。則魂不得藏。魂不藏。故不得眠。酸棗仁。補肝斂氣。宜以爲君。而魂既不歸容。必有濁痰燥火。乘間。而襲其舍者。煩之所由作也。故以知母甘草。清熱滋燥。茯苓川芎。行氣除痰。皆所以求肝之治。而宅其魂也。

三因云。外熱曰燥。內熱曰煩。虛煩之證。內煩身不覺熱。頭目昏疼。口乾咽燥不渴。清清不寐。皆虛煩也。

葉氏統旨云。虛煩者。心中擾亂。鬱鬱而不寧也。良由津液去多。五內枯燥。或榮血不足。陽勝陰微。

張氏醫通云。虛煩者。肝虛者肝虛。而火氣乘之也。故特取棗仁以安肝。膽爲主略。加芎藭。調血以養肝。茯苓甘草。培土以榮木。知母。降火以除煩。此平調土木之劑也。

案虛煩。空煩也。無熱而煩之謂。千金惡阻半夏茯苓湯。主療空煩吐逆。婦人良方作虛煩。可證。

酸棗湯方

酸棗仁二升 甘草一兩 知母二兩 茯苓二兩

芎藭二兩（原註）深師有生薑二兩○深師名小酸棗湯療虛勞不得眠煩不寧者出于外臺煮法後云一方加桂二兩

右五味。以水八升。煮酸棗仁。得六升。內諸藥。煮取三升。分溫三服。

千金翼大酸棗湯　主虛勞煩悸。奔氣在胸中。不得眠方。於本方去知母。加人參生薑桂心。千金。去芎藭。用知母。更加石膏。名酸棗湯。主療同。

又酸棗湯　主傷寒及吐下後。心煩乏氣。不得眠方。於本方加麥門冬乾薑。

五勞虛極。羸瘦腹滿。不能飲食。食傷憂傷飲傷房室傷饑傷勞傷經絡榮衛氣傷。內有乾血。肌膚甲錯。兩目黯黑。緩中補虛。大黃䗪蟲圓主之。

〔程〕此條單指內有乾血而言。夫人或因七情。或因飲食。或因房勞。皆令正氣內傷。血脈凝積。致有乾血積於中。而尫羸見於外也。血積則不能以濡肌膚。故肌膚甲錯。不能以營於目。則兩目黯黑。與大黃䗪蟲丸。以下乾血。乾血去則邪除正王。是以謂之緩中補虛。非大黃䗪蟲丸。能緩中補虛也。

案金鑑云。緩中補虛四字。當在不能飲食之下。必是傳寫之訛。然內有乾血。故腹滿。若虛勞證。而無腹滿。則大黃䗪蟲丸不中與也。巢源云。五勞。志勞。思勞。憂勞。瘦勞。方言郭註。極。疲也。喻氏法律云。甲錯者。皮間枯澀。如鱗甲錯出也。樓氏綱目云。索澤。即仲景所謂皮膚甲錯。山海經。羬羊可以已腊。郭璞注。腊。體皴甲錯。謂皮皴如鱗甲也。

張氏醫通云。舉世皆以參耆歸地等爲補虛。仲景獨以大黃䗪蟲等補虛。苟非神聖。不能行是法也。夫五勞七傷。多緣勞動不節。氣血凝滯。鬱積生熱。致傷其陰。世俗所稱乾血勞是也。所以仲景乘其元氣未漓。先用大黃䗪蟲水蛭虻蟲蠐螬等。蠕動噉血之物。佐以乾漆生地桃杏仁。行去其血。略兼甘草芍藥。以緩中補虛。黃芩以開通熱瘀。酒服以行藥勢。待乾血行盡。然後純行緩中補虛收功。其授陳大夫百勞丸一方。亦以大黃䗪蟲水蛭虻蟲爲主。於中除去乾漆蠐螬桃杏仁。而加當歸乳香沒藥。以散血結。即用人參。以緩中補虛。兼助藥力。以攻乾血。梔子以開通熱鬱。服用勞水者。取其行而不滯也。仲景按證用藥。不慮其峻。授人方術。已略爲降等。猶恐誤施。故方下註云。治一切勞瘵積滯。疾不經藥壞者宜服。可見慎重之至也。此係于抄節喻氏法律之文。百勞丸。非仲景之方。出于醫學綱目。而吳氏方考亦云。百勞丸。齊大夫傳張仲景方也。未見所據。

大黃䗪蟲丸

大黃十分蒸　黃芩二兩　甘草三兩　桃仁一升
杏仁一升　芍藥四兩　乾地黃十兩　乾漆一兩
虻蟲一升　水蛭百枚　蠐螬一升　䗪蟲半升

右十二味。末之。煉蜜和丸小豆大。酒飲服五丸。日三服。

倪氏本草彙言云。仲景方。治五勞虛極羸瘦。腹滿不能飲食。內有乾血。肌膚甲錯者。用乾漆一兩。炒烟盡。䗪蟲十個。去足。焙燥。共爲細末。大黃一兩。酒煮半日。搗膏爲丸。如黍米大。每服十丸。白湯送下。案此蓋後人以意減味者。李氏綱目䗪蟲條所收。大黃䗪蟲丸。乃本書婦人產後病篇下瘀血湯也。雖是似誤。然二方並單捷。亦不可廢焉。

附方

千金翼炙甘草湯。〔原註〕一云復脈湯○案翼方。標以復脈湯。註仲景名炙甘草湯。治虛勞不足。汗出而悶。脈結悸。行動如常。不出百日。危急者十一日死。翼。悸上。有心字。十一。作二十一。

甘草四兩炙　桂枝　生薑各三兩　麥門冬半升
麻仁半升　人參　阿膠各二兩　大棗三十枚
生地黃一斤

右九味。以酒七升。水八升。先煮八味。取三升。去滓。內膠消盡。溫服一升。日三服。翼云。越公楊素。患失脈七日服五劑而復。

〔尤〕脈結是榮氣不行。悸則血虧而心無所養。榮滯血虧。而更出汗。豈不立槁乎。故雖行動如常。斷云不出百日。知其陰亡而陽絕也。人參桂枝甘草生薑。行身之陽。膠麥麻地。行身之陰。蓋欲使陽得復行陰中而脈自復也。後人只喜用膠地等。而畏薑桂。豈知陰凝燥氣。非陽不能化耶。

案本草。甘草。別錄云。通經脈。利血氣。大明云。通九竅。利百脈。寇宗奭云。生則微涼。炙則溫。蓋四逆湯之治逆冷。復脈湯之復失脈。功耑在乎甘草。傷寒類要傷寒心悸脈結代者。甘草二兩。水三升。煮一半。服七合日一服。此單甘草湯。其義可知耳。

肘後獺肝散。治冷勞。又主鬼疰一門相染。

獺肝一具。炙乾末之。水服方寸匕。日三服。炙。肘後。作陰。

案本草。獺肝。甘溫有毒。別錄。治鬼疰。而肘後。無治冷勞之文。云。尸疰鬼疰者。即是五尸之中尸疰。又挾諸鬼邪爲害也。其病變動。乃有三十六種。至九十九種。大略令人寒熱沈沈嘿嘿。不的知其所苦。而無處不惡。累年積月。漸沈頓滯。以至於死。後復注易傍人。乃至滅門。覺如此候者。宜急療之。千金。外臺。引崔氏。並同。

巢源鬼注候云。注之言住也。言其連滯停住也。人有先無他病。忽被鬼排擊。當時或心腹刺痛。或悶絕倒地。如中惡之類。其得差之後。餘氣不歇。停住積久。有時發動。連滯停住。乃至於死。死後注易傍人。故謂之鬼注。

劉熙釋名云。注。注也。相灌注也。疰。即注之从疒者。

肺痿肺癰欬嗽上氣病脈證治第七 脈經合下飲病欬嗽爲一篇

論三首　脈證四條　方十五首

問曰。熱在上焦者。因欬爲肺痿。肺痿之病。從何得之。師曰。或從汗出。或從嘔吐。或從消渴小便利數。或從便難。又被快藥下利。重亡津液。故得之。曰。寸口脈數。其人欬。口中反有濁唾涎沫者何。師曰。爲肺痿之病。若口中辟辟燥。欬卽胸中隱隱痛。脈反滑數。此爲肺癰。欬唾膿血。脈數虛者爲肺痿。

數實者爲肺癰。脈經曰上。有問字。分爲二條。快藥。作駃藥。欬唾膿血。脈經。千金。分爲另條。程本金鑑。接上肺癰爲是。

〔尤〕此設爲問答。以辨肺痿肺癰之異。熱在上焦二句。見五藏風寒積聚篇。蓋師有是語。而因之以爲問也。汗出。嘔吐。消渴。二便下多。皆足以亡津液。而生燥熱。肺虛且熱。則爲痿矣。口中反有濁唾涎沫者。肺中津液。爲熱所迫。而上行也。或云。肺既痿而不用。則飲食游溢之精氣。不能分布諸經。而但上溢口。亦通。案此徐註。口中辟辟燥者。魏氏以爲肺癰之痰涎膿血。俱蘊蓄結聚於肺藏之內。故口中反乾燥。而但辟辟作空響燥欬而已。然按下肺癰條亦云。其人欬。咽燥不渴。多唾濁沫。則肺痿肺癰二證多同。惟胸中痛。脈滑數唾膿血。則肺癰所獨也。比而論之。痿者萎也。案巢源。作肺萎。如草木之萎。而不榮。爲津爍而肺焦也。癰者。壅也。如土之壅而不通。爲熱聚而肺潰也。案急就篇顏註。癰之言壅也。氣壅否結。重腫而潰也。是。故其脈有虛實不同。而其數則一也。〔徐〕實者。即上滑字。義自見。

案肺痿非此別一病。即是後世所謂勞嗽耳。外臺蘇遊傳屍論云。其初得半臥半起。號爲殗殜。氣急欬者。名曰肺痿。許仁則論云。肺氣嗽者。不限老少。宿多上熱。後因飲食將息傷熱。則常嗽不斷。積年累歲。肺氣衰。便成氣嗽。此嗽不早療。遂成肺痿。若此將成。多不救矣。又云。肺氣嗽。經久將成肺痿。其狀不限四時冷熱。晝夜嗽常不斷。唾白如雪。細沫稠粘。喘息氣上。乍寒乍熱。發作有時。脣口喉舌乾焦。亦有時唾血者。漸覺瘦悴。小便赤。顏色青白毛聳。此亦成蒸。又云。肺氣嗽。經久有成肺癰者。其狀與前肺痿不多異。但唾悉成膿出。陳氏婦人良方。劫勞散證治云。勞嗽寒熱盜汗。唾中有紅線。名曰肺痿。註家俱爲別病。而詮釋之者何。快。與駃同。梁書姚僧垣曰。大黃快藥是也。魏云。辟辟唾聲。恐非。蓋辟辟。乾燥貌。張氏醫通云。言欬者。口中不乾燥也。若欬而口中辟辟燥。則是肺已結癰。火熱之毒。出見於口。此說近是。

程氏醫徑句測云。氣虛不能化血。故血乾不流。衹隨火勢沸上。火亢乘金。不生氣血而生痰。可知無血無液。而枯金被火。肺葉安得不焦。故欲退彼之火。須是補我之金。金得補而生液。則水從液滋。火從液化也。蓋肺處藏之最高。葉間布有細竅。此竅名泉眼。凡五藏之蒸溽。從肺筦吸入之。衹是氣從泉眼呼出之便成液。息息不窮。以灌溉周身者。皆從此出。此即人身之星宿海也。一受火炎。呼處成吸。有血即從此眼滲入。礙去竅道。便令人欬。欬則見血。愈欬愈滲。愈滲愈嗽。久則泉眼俱閉。吸時徒引火升喉間。或痒或嗆。呼時并無液出。六葉遂枯遂焦。此肺痿之由也。

問曰。病欬逆。脈之何以知此爲肺癰。當有膿血。吐之則死。其脈何類。師曰。寸口脈微而數。微則爲風。數則爲熱。微則汗出。數則惡寒。風則中於衞。呼氣不入。熱過於榮。吸而不出。風傷皮毛。熱傷血脈。風舍於肺。其人則欬。口乾喘滿。咽燥不渴。多唾濁沫。時時振寒。熱之所過。血爲之凝滯。畜結癰膿。吐如米粥。始萌可救。膿成則死。多唾濁沫之多字。趙本。作時。脈經。無血爲之凝滯之之字。

〔九〕此原肺癰之由。爲風熱畜結不解也。凡言風脈多浮或緩。此云微者。風入營而增熱。故脈不浮而反微。且與數俱見也。微則汗出者。氣傷於熱也。數則惡寒者。陰反在外也。呼氣不入者。氣得風而浮。利出而艱入也。吸而不出者。血得熱而壅。氣亦爲之不伸也。肺熱而壅。故口乾而喘滿。熱在血中。故咽燥而不渴。且肺被熱迫。而反從熱化。爲多唾濁沫。熱盛於裏。而外反無氣。爲時時振寒。由是熱畜不解。血凝不通。而癰膿成矣。吐如米粥。未必便是死證。至浸淫不已。肺葉腐敗。則不可治矣。故曰始萌可救。膿成則死。

案金鑑云。肺癰之上。當有肺痿二字。不然。本文論肺痿之義。則無著落。必是脫簡。蓋多唾濁沫。肺痿肺癰俱有之。而金鑑以爲獨肺痿有之。而肺癰所無。因爲脫文。誤甚。又云。脈微之三微字。當是三浮字。微字文氣不屬。必是傳寫之譌。雖未知原文果然否。此可以備一說也。

危氏得効方云。始萌易治。膿成難治。診其脈數而實已成。微而濇漸愈。面色白。嘔膿而止者自愈。有膿而嘔食。面色赤。吐膿如糯米粥者不治。男子以氣爲主。得之十救二三。婦女以血爲主。得之十全七八。歷試屢

李氏入門云。肺癰脈數而虛。口燥咽乾。胸脇隱痛。二便赤澀。咳唾膿血腥臭。置之水中則沉。

潘氏續焰云。試肺癰法。凡人覺胸中隱隱痛。欬嗽有臭痰。吐在水內。沉者是癰膿。浮者是痰。案今驗果如其言。又以雙箸斷之。其斷爲兩段者是膿。其粘著不斷者是痰。亦一試法也。

蘭臺軌範云。肺癰之疾。膿成亦有愈者。全在用藥變化。漢時治法。或未全耳。

上氣面浮腫肩息。其脈浮大不治。又加利尤甚。

〔魏〕面浮腫。陽衰于中。而氣散於上也。肩息者。至人之息。息以踵。今息以肩。氣元已剷其根。而浮游之氣。呼吸於胸膈之上也。診之脈浮大。必浮大而沉微。且欲絕也。俱爲上盛下絕。加以下利。陰又下洩。陽必上越。其死亡速也。此上氣之陽虛氣脫之重者。

案上氣。諸家不釋。攷周禮天官疾醫職云。嗽上氣。鄭玄註。上氣。逆喘也。此一節。卽是肺脹不治之證。

上氣喘而躁者。屬肺脹。欲作風水。發汗則愈。

〔沈〕此見肺癰當有肺脹之辨也。邪傷於衛後入於營。而爲肺癰。此風傷於衛。內挾痰涎。壅逆肺氣。上逆奔迫。

故喘而躁。是爲肺脹。然有肺氣壅逆。不得通調水道。水即泛濫皮膚。故曰欲作風水。治宜發汗驅風。從表而出。水即下滲。即下條小青龍之證也。

案肺脹一證。諸家未有云後世某證者。攷下文云。肺脹欬而上氣。又云。欬而上氣。此爲肺脹。由此觀之。即後世所謂呷嗽哮嗽之屬。巢源云。痰氣相擊。隨嗽動息呼呷有聲。謂之呷嗽。本事續方云。哮嗽如拽鋸。是也。

肺痿吐涎沫。而不欬者。其人不渴。必遺尿。小便數。所以然者。以上虛不能制下故也。此爲肺中冷。必眩。多涎唾。甘草乾薑湯以溫之。若服湯已渴者。屬消渴。若以下九字。脈經無。千金作若渴者屬消渴法六字。爲細註。

〔魏〕肺痿爲虛熱之證矣。然又有肺痿而屬之虛寒者。則不可不辨也。乃吐涎沫而不欬。其人既不渴。又遺尿。小便數者。以上虛不能制水故也。肺氣既虛。而無收攝之力。但趨脫泄之勢。膀胱之陽氣下脫。而肺金益清冷。乾燥以成痿也。肺葉如草木之花葉。有熱之痿。如日炙之則枯。有冷之痿。如霜殺之則乾矣。此肺冷之所以成痿也。〔尤〕頭眩多涎唾者。經云。上虛則眩。又云上焦有寒。其口多涎也。甘草乾薑甘辛合用。爲溫肺復氣之劑。服後病不去而加渴者。則屬消渴。蓋小便數而渴者。爲消。不渴者非下虛。即肺冷也。

甘草乾薑湯方

甘　草四兩炙　　乾　薑二兩炮

右㕮咀。以水三升。煮取一升五合。去滓。分溫再服。千金注云。集驗肘後。有大棗十二枚。

案此即用傷寒得之便厥者。以復其陽之甘草乾薑湯。取理中之半。而回其陽者。此證雖云肺中冷。其源未嘗不由胃陽虛乏。故主以此方。蓋與大病差後喜唾者。主以理中湯意略同。

欬而上氣。喉中水雞聲。射干麻黃湯主之。外臺。引小品。水上有如字。云。此本仲景傷寒論方。

〔鑑〕欬逆上氣。謂欬則氣上衝逆也。水鷄聲者。謂水與氣相觸之聲。在喉中連連不絕也。〔徐〕凡欬之上氣者。皆爲有邪也。其喉中水鷄聲。乃痰爲火所吸不能下。然火乃風所生。水從風戰而作聲耳。故以麻黃細辛。驅其外邪爲主。以射干開結熱氣。行水濕毒。尤善清肺氣者爲臣。而餘皆降逆消痰。宜散藥。唯五味一品。以收其既耗之氣。令正氣自斂。邪氣自去。恐肺氣久虛。不堪劫散也。

巢源云。肺病令人上氣。兼胸膈痰滿。氣行壅滯。喘息不調。致咽喉有聲。如水鷄之鳴也。案水鷄二種。本草蘇頌云。鼃。卽今水鷄是也。又司馬相如傳顏註。庸渠一名水鷄。卽本草所謂鸐也。此云水鷄。蓋指鼃而言。取其鳴聲連連不絕耳。

射干麻黃湯方

射干十三枚一法三兩　麻黃四兩　生薑四兩　細辛

紫菀　款冬花各三兩　五味子半升　大棗七枚

半夏大者洗八枚一法半升

右九味。以水一斗二升。先煑麻黃兩沸。去上沫。內諸藥。煑取三升。分溫三服。千金。用射干三兩。半夏半升。外臺。水上。有東流二字。

案此治肺脹之方。凡本篇諸條。肺痿肺癰之外。悉屬肺脹。讀者宜自知耳。

千金麻黃湯。治上氣脈浮。欬逆喉中水鷄聲。喘急不通。呼吸欲死。外臺。引深師。同。

於本方內。去生薑細辛紫菀款冬花五味半夏。

聖惠射干散。治小兒欬嗽。心胸痰壅。攻咽喉作呀呷聲。

於本方。去大棗細辛款冬五味。加桂心。臨用入蜜。

欬逆上氣。時時唾濁。但坐不得眠。皂莢圓主之。唾。趙本。作吐。

〔徐〕此比水鷄聲。乃欬而上氣中之逆甚者也。〔尤〕濁。濁痰也。時時吐濁者。肺中之痰。隨上氣而時出也。然痰雖出。而滿不減。則其本有固而不拔之勢。不迅而掃之不去也。皂莢味辛入肺。除痰之力最猛。飲以棗膏。安其正也。〔魏〕皂莢驅風理痺。正爲其有除瘀滌垢之能也。如今用皂莢澡浴。以除垢膩。即此理也。〔沈〕皂莢能開諸竅。而驅風痰最疾。服三丸者。是取峻藥緩散之意也。

皂莢丸方

皂　莢八兩刮去皮用酥炙〇外臺引深師作長大皂莢一挺去皮子炙不用酥炙

右一味。末之。蜜丸梧子大。以棗膏和湯。服三丸。日三夜一服。外臺。三丸。作一丸。云。千金。經心錄。延年同。此本仲景傷寒論方。一名棗膏丸。〇案酥。本草。除胸中客熱。

蘭臺軌範云。稠痰粘肺。不能清滌。非此不可。

外臺。必効療病喘息氣急。喉中如水鷄聲者。無問年月遠近方。

肥皂莢兩挺　好　酥一兩

右二味。於火上炙。去火高一尺許。以酥細細塗之。數翻覆令得所。酥盡止。以刀輕刮去黑皮。然後破之。去子皮筋脈。擣篩蜜和爲丸。每日食後服一丸。如熟豆。日一服訖。取一行微利。如不利。時細細量加以微利爲度。日止一服。

欬而脈浮者。厚朴麻黃湯主之。脈沈者。澤漆湯主之。脈沈上。尤補欬而二字。原本脈沈以下。別列于厚朴麻黃湯方後。今依徐程諸家註本移于此。

〔尤〕此不詳見證。而但以脈之浮沈爲辨。而異其治。按厚朴麻黃湯。與小青龍加石膏湯大同。則散邪蠲飲之力居多。而厚朴辛溫。亦能助表。小麥甘平。則同五味斂安正氣者也。澤漆湯。以澤漆爲主。而以白前黃芩半夏佐之。則下趨之力較猛。雖生薑桂枝之辛。亦祇爲下氣降逆之用而已。不能發表也。仲景之意。蓋以欬皆肺邪。而脈浮者氣多居表。故驅之使從外出爲易。脈沈者氣多居裏。故驅之使從下出爲易。亦因勢利導之法也。

〔鑑〕李彣曰。欬者水寒射肺也。脈浮者停水。而又挾風以鼓之也。麻黃。去風散肺逆。與半夏細辛乾薑五味子石膏同用。即前小青龍加石膏。爲解表行水之劑也。然土能制水。而地道壅塞。則水亦不行。故用厚朴。踈敦阜之土。使脾氣健運。而水自下泄矣。杏仁。下氣去逆。小麥。入心經。能通火氣。以火能生脾。助脾而去成決水之功也。又云。脈沈爲水。澤漆爲君者。因其功專於消痰行水也。水性陰寒。桂枝。行陽氣以導之。然所以停水者。以脾土衰不能制水。肺氣逆不能通調水道。故用人參紫參白前甘草。補脾順肺。同爲制水利水之方也。黃芩。苦以泄之。半夏生薑。辛以散之也。

厚朴麻黄湯方

厚朴五兩　麻黄四兩　杏仁半升　石膏如雞子大○千金作三兩

半夏半升　乾薑二兩　細辛二兩　小麥一升

五味子半升

右九味。以水一斗二升。先煑小麥熟。去滓。内諸藥。煑取三升。溫服一升。日三服。

千金厚朴麻黄湯。治欬而大逆上氣。胸滿喉中不利。如水鷄聲。其脈浮者。方與本篇同。案本篇唯云欬而脈浮。恐是脫遺。千金所載。却是舊文。

外臺深師。投杯湯。療久逆上氣。胸滿。喉中如水鷄鳴。於本方。去半夏乾薑細辛小麥五味子。方後云。欬嗽甚者。加五味子半夏。洗。各半升。乾薑三累。經用甚良。千金。名麻黄石膏湯。主療加味並同。

澤漆湯方

半夏半升　生薑五兩　白前五兩　紫參五兩一作紫菀○案千金作紫菀

甘草　黄芩　人參　桂枝各三兩

澤漆三斤以東流水五斗煑取一斗五升

右九味。㕮咀。内澤漆汁中。煑取五升。溫服五合。至夜盡。

案千金澤漆湯。治上氣其脈沈者。本篇亦似脫上氣二字。且攷本草。紫參不載治嗽之能。其作紫菀者。似是。

白前本草別錄云。甘微溫無毒。治胸脅逆氣。欬嗽上氣呼吸欲絕。

大逆上氣。咽喉不利。止逆下氣者。麥門冬湯主之。徐以下諸註大逆。改作火逆。唯程仍原文。案大作火。原見于樓氏綱目。

〔程〕大逆上氣。則爲喘爲欬。咽喉爲之不利。麥門冬半夏。以下氣。粳米大棗。以補脾。甘草人參。以補肺。脾肺相生。則氣得歸原。而大逆上氣自止。〔沈〕余竊擬爲肺痿之主方也。

巢源上氣鳴息候云。肺主於氣。邪乘於肺。則肺脹。脹則肺管不利。不利則氣道澀。故氣上喘逆。鳴息不通。

麥門冬湯方

麥門冬七升〇千金外臺作三升　半夏一升　人參二兩　甘草二兩

粳米三合　大棗十二枚。外臺半夏下有洗字甘草下有炙字

右六味。以水一斗二升。煮取六升。溫服一升。日三夜一服。

案外臺引千金。方同。云。此本仲景傷寒論方。

玉函經。傷寒差後病篇云。病後勞復發熱者。麥門冬湯主之。方同。

肘後方。麥門冬湯。治肺痿欬唾。涎沫不止。咽燥而渴。方同。

聖濟總錄。麥門冬湯。治肺胃氣壅。風客傳咽喉。妨悶。方同。

喩氏法律云。此胃中津液乾枯。虛火上炎之證。治本之良法也。於麥門人參甘草粳米大棗。大補中氣。大生

津液隊中。增入半夏之辛温一味。其利咽下氣。非半夏之功。實善用半夏之功。擅古今未有之奇矣。

張氏醫通云。此胃中津液乾枯。虚火上炎之證。凡肺病有胃氣則生。無胃氣則死。胃氣者。肺氣之母氣也。故於竹葉石膏湯中。偏除方名二味。而用麥冬數倍爲君。兼參草粳米。以滋肺母。使水穀之清微。皆得上注於肺。自然沃澤無虞。當知火逆上氣。皆是胃中痰氣不清。上溢肺隧。占據津液流行之道而然。是以倍用半夏。更加大棗。通津滌飲爲先。奥義全在乎此。若濁飲不除。津液不致。雖日用潤肺生津之劑。烏能建止逆下氣之勳哉。俗以半夏性燥不用。殊失仲景立方之旨。

外臺。麥門冬湯。治傷寒下後。除熱止渴。

於本方去半夏大棗粳米。加石膏五味子。

活人。麥門冬湯。治勞氣欲絕。

於本方。無半夏人參。加竹葉。

肺癰。喘不得臥。葶藶大棗瀉肺湯主之。

〔尤〕肺癰。喘不得臥。肺氣被迫。亦已甚矣。故須峻藥頓服。以逐其邪。葶藶苦寒。入肺洩氣閉。加大棗甘温。以和藥力。亦猶皂莢丸之飲以棗膏也。〔鑑〕趙良曰。此治肺癰喫緊之方也。肺中生癰。不瀉何待。恐日久癰膿已成。瀉之無益。日久肺氣已索。瀉之轉傷。乘其血結。而膿未成。當急以瀉之之法奪之。況喘不得臥。不亦甚乎。

葶藶大棗瀉肺湯方 千金。作瀉肺湯。

葶藶 熬令黃色搗丸如彈子大〇案本綱附方搗下有末蜜二字義始通　大棗 十二枚

右先以水三升。煮棗取二升。去棗。內葶藶。煮取一升。頓服。

千金云。葶藶三兩爲末。大棗二十枚。右二味。先以水三升。煮棗取二升。去棗。內藥一棗大。煎取七合。頓服令盡。三日服一劑。可至三四劑。外臺。引千金云。葶藶三兩。熬令色紫。右一味。擣令可丸。以水三升。煮擘大棗二十枚。得汁二升。內藥如彈丸一枚。煎取一升。頓服。古今錄驗。刪繁。仲景傷寒論。范汪同。

樓氏綱目云。孫兆視雷道矩病吐痰。頃間已及一升。喘欬不已。面色鬱黯。精神不快。兆與服仲景葶藶大棗湯。一服訖。已覺胸中快利。略無痰唾矣。

欬而胸滿。振寒脈數。咽乾不渴。時出濁唾腥臭。久久吐膿。如米粥者。爲肺癰。桔梗湯主之。千金。外臺。作粳米粥。引集驗同。

〔鑑〕欬而胸滿。振寒脈數。咽乾不渴。時出濁唾腥臭。久久吐膿。如米粥者。此爲肺癰證也。肺癰尚未成膿。實邪也。故以葶藶之劑瀉之。今已潰後。虛邪也。故以桔梗之苦。甘草之甘。解肺毒排癰膿也。此治已成肺癰。輕而不死者之法也。〔魏〕或其癰雖成。而膿未大成。肺葉完全。尚未腐敗。亦可回生也。

桔梗湯方〔原註〕亦治血痺。〇案千金。外臺。並無此四字。程尤金鑑。亦刪之。爲是。

桔　梗一兩〇千金作三兩注云集驗用二兩古今錄驗用一兩外臺引集驗用二兩　甘　草二兩〇外臺引集驗有炙字

右二味。以水三升。煮取一升。分溫再服。則吐膿血也。則。千金。作必。千金翼。作不字。外臺。作朝暮吐膿血則差云。張文仲。千金備急古今錄驗。范汪同。此本仲景傷寒論方千金云。一方有款冬花一兩半。〇和劑。名如聖湯。元戎。名甘桔二生湯。詳見傷寒輯義。

醫壘元戎。如聖丸。治風熱毒氣上攻。咽喉痛痺。腫塞妨悶。及肺癰喘嗽。唾膿血。胸滿振寒。咽乾不渴。時出濁沫氣臭腥。久久咯膿。狀如米粥。

龍　腦另研　牛　黃另研　桔　梗　甘　草生用各一錢

右為細末。煉蜜丸。每兩作二十丸。每用一丸噙化。

欬而上氣。此為肺脹。其人喘。目如脫狀。脈浮大者。越婢加半夏湯主之。外臺。引仲景傷寒論作肺脹者。病人喘。目如脫狀。脈浮大也。肺脹而欬者。此方主之。

〔尤〕外邪內飲。填塞肺中。為脹為喘為欬。而上氣。越婢湯散邪之力多。而蠲飲之力少。故以半夏輔其未逮。不用小青龍者。以脈浮且大。病屬陽熱。故利辛寒。不利辛熱也。目如脫狀者。目睛脹突。如欲脫落之狀。壅氣使然也。

巢源云。肺虛感微寒而成咳。咳而氣還聚於肺。肺則脹。是為咳逆也。邪氣與正氣相搏。正氣不得宣通。但逆上喉咽之間。邪伏則氣靜。邪動則氣奔上。煩悶欲絕。故謂之咳逆上氣也。

越婢加半夏湯

麻　黃六兩○外臺有去節二字　石　膏半斤　生　薑三兩

大　棗十五枚　甘　草二兩○外臺有炙字　半　夏半升○外臺有枚字

右六味。以水六升。先煮麻黃。去上沫。內諸藥。煮取三升。分溫三服。

肺脹欬而上氣。煩躁而喘。脈浮者。心下有水。小青龍加石膏湯主之。〔原註〕千金。證治同。外更加脇下痛。引缺盆。○案今千金。缺盆下。更有若有實者必躁。其人常倚伏十一字。外臺。引仲景傷寒論。與本文同。

〔允〕此亦外邪內飲相搏之證。而兼煩躁。則挾有熱邪。麻桂藥中。必用石膏。如大青龍之例也。又此條見證與上條頗同。而心下寒飲。則非温藥不能開而去之。故不用越婢加半夏。而用小青龍加石膏。温寒並進。水熱俱捐。於法尤爲密矣。

小青龍加石膏湯

麻　黄　芍　藥　桂　枝　細　辛　甘　草

乾　薑各三兩　五味子　半　夏各半升　石　膏二兩

右九味。以水一斗。先煑麻黄。去上沫。內諸藥。煑取三升。強人服一升。羸者減之。日三服。小兒服四合。外臺。引仲景傷寒論云。強人一升。痩人及老小。以意減之。日三夜一。千金。與本文同。

千金麻黄湯。治肺脹欬嗽上氣。咽燥脈浮。心下有水氣。

於本方內。去甘草乾薑。用生薑。

外臺古今錄驗。沃雪湯。療上氣不得息臥。喉中如水鷄聲。氣欲絕方。

於小青龍方內。去芍藥甘草。投桮則臥。一名投桮麻黄湯。

附方

外臺。炙甘草湯。治肺痿涎唾多。心中温温液液者。〔原註〕方見虛勞中〇案外臺。引仲景傷寒論。列于甘草乾薑湯之後。云。並出第八卷中。

〔沈〕温温液液。即泛泛惡心之意也。〔徐〕肺痿證。概屬津枯熱燥。此方乃桂枝湯。去芍藥。加參地阿膠麻仁麥冬也。不急於去熱。而以生津潤燥爲主。蓋虛回而津生。津生而熱自化也。至桂枝乃熱劑。而不嫌峻者。桂枝得甘草。正所以行其熱也。

千金甘草湯。（案此本出于肘後而千金主療。與外臺炙甘草湯同。但唾多下。有出血二字。千金翼。名溫液湯。）

甘　草（案肘後千金用二兩外臺同千金翼用三兩）

右一味。以水三升。煮減半。分溫三服。

〔徐〕肺痿之熱由於虛。則不可直攻。故以生甘草之甘寒。頻頻呷之。熱自漸化也。余妾曾病此。初時涎沫成碗。服過半月。痰少而愈。但最難喫。三四日內。猝無捷效耳。

外臺。引集驗。療肺痿時時寒熱。兩頰赤氣方。童子小便。每日晚取之。去初末少許。小便可有五合。取上好甘草。量病人中指節。男左女右。長短截之。炙令熟。破作四片。內小便中。置於閑淨處。露一宿。器上橫一小刀。明日平旦。去甘草。頓服之。每日一劑。其童子勿令喫五辛。

千金。生薑甘草湯。治肺痿咳唾。涎沫不止。咽燥而渴。（外臺。一云。不渴。）

生　薑（五兩）　人　參（三兩）　甘　草（四兩）　大　棗（十五枚）

右四味。以水七升。煮取三升。分溫三服。（外臺。引集驗云。仲景傷寒論。備急。范汪。千金。經心錄同。）

〔沈〕即炙甘草湯之變方也。甘草人參大棗。扶脾胃而生津液。以生薑辛潤宣行滯氣。俾胃中津液。溉灌於肺。則澤槁回枯。不致肺熱葉焦。爲治肺痿之良法也。〔徐〕亦非一二劑。可以期効。

千金。桂枝去芍藥加皂莢湯。治肺痿吐涎沫。

桂　枝　　生　薑各三兩　　甘　草二兩

大　棗十枚○千金十五枚　　皂　莢乙枚去皮子炙焦○千金作二兩外臺引千金作一挺去皮子炙

右五味。以水七升。微微火煮取三升。分溫三服。千金。無微微火三字。

〔沈〕用桂枝湯嫌芍藥酸收。故去之。加皂莢利涎通竅。不令涎沫壅遏肺氣。而致喘痿。桂枝和調營衛。俾營衛宣行。則肺氣振而涎沫止矣。〔徐〕此治肺痿中之有壅閉者。故加皂莢以行桂甘薑棗之勢。此方必略兼上氣不得眠者宜之。

外臺桔梗白散。治欬而胸滿。振寒脈數。咽乾不渴。時出濁唾腥臭。久久吐膿。如米粥者爲肺癰。外臺。米粥。引仲景傷寒論。作粳米粥。云。出第十八卷中。

桔　梗　　貝　母各三分　　巴　豆一分去皮熬研如脂

右三味。爲散。強人飲服半錢匕。羸者減之。病在膈上者。吐膿血。膈下者瀉出。若下多不止。飲冷水一杯則定。

〔徐〕此即前桔梗湯證也。然此以貝母巴豆易去甘草。則迅利極矣。蓋此等證。危在呼吸。以悠忽遺禍。不可勝數。故確見人強或證危。正當以此急救之。不得嫌其峻。坐以待斃也。〔沈〕以桔梗開提肺氣。貝母清熱而化痰涎。巴霜峻猛熱劑。急破其膿。驅膿下出。〔尤〕似亦以毒攻毒之意。然非病盛氣實。非峻藥不能爲功者。不可僥倖一試也。是在審其形之肥瘠。與病之緩急而善其用焉。

千金葦莖湯。治欬有微熱。煩滿。胸中甲錯。是爲肺癰。千金。作胸心甲錯。千金。無方名。外臺。引古。今錄驗。名葦莖湯。用葦莖一升。云。仲景傷寒論云。葦莖切二升。千金。范汪同。

葦　莖二升　薏苡仁半升　桃　仁五十枚　瓜　瓣半升

右四味。以水一斗。先煮葦莖。得五升。去滓。內諸藥。煮取二升。服一升。再服。當吐如膿。千金。作服一升。當有所見吐膿血。

〔魏〕肺癰欲成未成之際。圖治當早者也。葦小蘆大。一物也。葦莖與蘆根同性。清熱利水。解渴除煩。佐以薏苡仁。下氣寬中。桃仁。潤肺滑腸。瓜瓣。亦潤燥清熱之品。再服當吐如膿。可見爲癰雖結。而膿未成。所以可治也。較之葶藶大棗湯。皂莢丸。皆得預治之治。仲景所謂始萌可救者。〔尤〕此方具下熱散結通瘀之力。而重不傷峻。緩不傷懈。可以補桔梗湯。桔梗白散。二方之偏。亦良法也。

案樓氏綱目云。葦莖。即汀洲間蘆荻之粗種也。葦。即蘆。詳見於沈括補筆談。魏註爲是。聖惠方。作青葦。三因。用葦葉。恐非是。瓜瓣。聖惠方。作甜瓜子。太平御覽。引吳普本草。瓜瓣。瓜子也。張氏本經逢原云。甜瓜子。即甜瓜瓣。爲腸胃內癰要藥。千金。治肺癰。有葦莖湯。腸癰。有大黃牡丹湯。予嘗用之。然必黃熟味甜者。方不傷胃。是也。而本草馬志云。諸方惟用冬瓜子。不見用甘瓜子者。潘氏續焰。改用絲瓜瓣。並不可憑也。

外臺蘇遊。療骨蒸肺痿。煩躁不能食。蘆根飲子方。

蘆　根切訖秤　麥門冬　地骨白皮各十兩

生　薑十兩合皮切　橘　皮　茯　苓各五兩

右六味。切。以水二斗。煮取八升。絞去滓。分溫五服。服別相去八九里。晝三服。夜二服。覆取汗。忌酢物。未好差更作。若兼服。其人或胸中寒。或直惡寒。及虛脹并痛者。加吳茱萸八兩。○案此亦用蘆根。而治肺痿。可見癰痿雖虛實不同。然至熱鬱津枯。則一也。故附此以備攷。

肺癰。胸滿脹。一身面目浮腫。鼻塞清涕出。不聞香臭酸辛。欬逆上氣。喘鳴迫塞。葶藶大棗瀉肺湯主之。〔原註〕方見上。三日一劑。可至三四劑。此先服小青龍湯一劑乃進。小青龍方。見欬嗽門中。○千金。胸下有脇字。無酸辛二字。外臺。與本文同。唯胸下有脇字。千金外臺。此條接于前瀉肺湯條。案方見上三字衍。自三日一劑。至乃進二十字。千金之文。而外臺。引千金。無此二十字。方後云。仲景傷寒論。范汪同。脈經。亦載此條。明是仲景舊文。今列于附方之後者。必後人編次之誤也。程氏。金鑑。揭為原文。删註三十二字。為是。沈魏尤諸家。以為附方。蓋不考耳。

〔程〕癰在肺則胸脹滿。肺朝百脈。而主皮毛。肺病則一身面目浮腫也。肺開竅於鼻。肺氣壅滯。則畜門不開。但清涕滲出。而濁膿猶塞於鼻肺之間。故不聞香臭酸辛也。以其氣逆於上焦。則有喘鳴迫塞之證。與葶藶大棗湯以瀉肺。〔鑑〕是邪外塞皮毛。內壅肺氣。比之喘不得臥。殆尤甚焉。亦以葶藶大棗瀉肺湯者。因其膿未成故也。

奔豚氣病脈證治第八

論二首　方三首

師曰。病有奔豚。有吐膿。有驚怖。有火邪。此四部病。皆從驚發得之。師曰。奔豚病。從少腹起。上衝咽喉。發作欲死。復還止。皆從驚恐得之。

〔程〕篇目止有奔豚一證。而吐膿驚怖火邪。皆簡脫。必有缺文。經曰。太陽傷寒者。加溫針必驚也。若鍼處被寒。

核起而赤者。必作奔豚。發汗後。臍下悸者。欲作奔豚。故奔豚病從驚發而得。〔尤〕吐膿有欬與嘔之別。其從驚得之旨未詳。驚怖卽驚恐。蓋病從驚得。而驚氣卽爲病氣也。火邪。見後驚悸部。及傷寒太陽篇。云。太陽病。以火熏之。不得汗。其人必躁。到經不解。必圊血。名爲火邪。然未嘗云從驚發也。驚悸篇云。火邪者。桂枝去芍藥加蜀漆牡蠣龍骨救逆湯主之。此亦是因火邪。而發驚。非因驚而發火邪也。卽後奔豚證治三條。亦不必定從驚恐而得。蓋是證有雜病傷寒之異。從驚恐得者。雜病也。從發汗及燒針被寒者。傷寒也。其吐膿火邪二病。仲景必別有謂。姑闕之以俟知者。前云驚發。後兼言恐者。腎傷於恐。而奔豚爲腎病也。豚水畜也。腎水藏也。腎氣內動。上衝咽喉。如豕之突。故名奔豚。亦有從肝病得者。以腎肝同處下焦。而其氣竝善上逆也。〔鑑〕張從政曰。驚者爲自不知故也。恐者爲自知也。

巢源云。夫奔豚氣者。腎之積氣。起於驚恐憂思所生。若驚恐。則傷神。心藏神也。憂思則傷志。腎藏志也。神志傷動。氣積於腎。而氣下上遊走。如豚之奔。故曰奔豚。其氣乘心。若心中踊踊。如車所驚。如人所恐。五藏不定。食飲輒嘔。氣滿胸中。狂癡不定。妄言妄見。此驚恐賁豚之狀。若氣滿支心。心下悶亂。不欲聞人聲。休作有時。乍瘥乍極。吸吸短氣。手足厥逆。內煩結痛。温温欲嘔。此憂思奔豚之狀。診其脈。來觸祝。觸祝者（外臺。無兩觸字。）病賁豚也。

案靈邪氣藏府病形篇云。沈厥奔豚。足不收不得前後。蓋本篇所論卽是也。而難經。名腎積爲奔豚。然與此自別。故楊玄操註難經云。又有奔豚之氣。非此積病也。名同而病異。可以見耳。後世有奔豚疝氣之稱。（見于和劑指南。直指方等。）卽內經所謂衝疝。（出于骨空論。）疝病而爲奔豚氣者。張氏醫說云。以腎氣奔衝爲奔豚。謂豚能奔逸。而不能遠也。此解得之。沈註云。狀如江豚。此說本於丹溪心法。決不可從。

奔豚氣。上衝胸腹痛。往來寒熱。奔豚湯主之。

〔徐〕此乃奔豘之氣。與在表之外邪相當者也。故狀如奔豘。而氣上衝胸。雖未至咽喉。亦如驚發之奔豘矣。但兼腹痛。是客邪有在腹也。且往來寒熱。是客邪有在半表裏也。〔沈〕是以芎歸薑芍。疏養厥陰少陽氣血之正。而驅邪外出。以生葛李根。専解表裏風熱。而清奔豘逆上之邪。黃芩能清風化之熱。半夏以和脾胃。而化客痰。

〔尤〕桂苓爲奔豚主藥。而不用者。病由腎發也。

奔豚湯方 外臺。引集驗。主療藥味並同。

甘草　芎藭　當歸各二兩　半夏四兩

黃芩二兩　生葛五兩　芍藥二兩　生薑四兩

甘李根白皮一升

右九味。以水二斗。煮取五升。溫服一升。日三夜一服。

案本草別錄云。李根皮。大寒無毒。治消渴。止心煩逆奔豚氣。知是李根皮。乃本方之主藥。

外臺小品奔豘湯。療虛勞五藏氣乏損。遊氣歸上。上走時。若羣豘相逐憧憧。時氣來便自如。坐驚夢精。光竭不澤。陰痿上引少腹急痛。面乍熱赤色。喜怒無常。耳聾目視無精光。

於本方內。去芎藭黃芩。加桂心人參。

又廣濟。賁豚氣在心。吸吸短氣。不欲聞人語聲。心下煩亂不安。發作有時。四肢煩疼。手足逆冷。

於本方內。去芎藭當歸黃芩生葛芍藥生薑。加乾薑茯苓人參附子桂心。案本方奔豚湯證。而屬虛寒者。宜用此方。

又集驗。奔豘茯苓湯。療短氣五藏不足。寒氣厥逆。腹脹滿。氣賁走衝胸膈。發作氣欲絕。不識人。氣力羸瘦。少腹起騰踊。如豘子走上走下。馳往馳來。寒熱。拘引陰器。手足逆冷。或煩熱者。

於本方內。去黃芩芍藥。加茯苓人參。

又療賁豘氣。從下上者湯方。

於本方內。去甘草芎藭當歸。加人參桂心。

又小品賁豘湯。療手足逆冷。胸滿氣促。從臍左右起鬱冒者。

於本方內。去當歸芍藥半夏生薑。加桂心栝蔞人參。

又牡蠣賁豘湯。療賁豘氣。從少腹起憧胸。手足逆冷。

牡　蠣三兩熬　桂　心八兩　李根白皮一斤切　甘　草三兩炙

右四味。切。以水一斗。煮取李根皮。得七升。去滓。內餘藥。煮取三升。分服五合。日三夜再。

活人李根湯。治氣上衝。正在心端。

於本方內。去芎藭生葛。加茯苓桂枝。

發汗後。燒針令其汗。針處被寒。核起而赤者。必發賁豚。氣從少腹上至心。灸其核上各一壯。與桂枝加桂湯主之。太陽中篇無發汗後三字。心下。有者字。

〔鑑〕燒針。即溫針也。燒針取汗。亦汗法也。鍼處宜當避寒。若不知謹。外被寒襲。火鬱脈中。血不流行。所以有結核腫赤之患也。夫溫針取汗。其法亦爲迅烈矣。既針而營不奉行作解。必其人素寒陰盛也。故雖有溫針之火。但發核赤。又被寒侵。故不但不解。反召陰邪。而加針之時。心既驚虛。所以腎水陰邪。得上凌心陽。而發奔豚也。奔豚者。腎水陰邪之氣。從少腹上衝於心。若豚之奔也。先灸核上各一壯者。外祛其寒邪。繼與桂枝加桂湯者。內伐其腎邪也。〔魏〕灸後與桂枝加桂湯主之。意取升陽散邪。固衞補中。所以爲汗後感寒。陽衰陰乘之奔豚立法也。與前條心動氣馳。氣結熱聚之奔豚。源流大別也。

桂枝加桂湯方

桂　枝五兩　芍　藥三兩　甘　草二兩炙

生　薑三兩　大　棗十二枚

右五味。以水七升。微火煮取三升。去滓。溫服一升。

柯氏方論云。更加桂者。益火之陽。而陰自平也。桂枝更加桂。治陰邪上攻。只在一味中加分兩。不於本方外求他味。不即不離之妙如此。茯苓桂枝甘草大棗湯證已在裏。而奔豚未發。此證尚在表。而奔豚已發。故有不同。

發汗後臍下悸者。欲作賁豚。茯苓甘草大棗湯主之。太陽中篇。後下有其人二字。

〔鑑〕周揚俊曰。汗本心之液。發汗而臍下病悸者。心氣虛而腎氣動也。〔程〕汗後臍下悸者。陽氣虛而腎邪上逆也。臍下爲腎氣發源之地。茯苓泄水以伐腎邪。桂枝。行陽以散逆氣。甘草大棗甘溫助脾土以制腎水。煎用甘瀾水者。揚之無力。全無水性。取其不助腎邪也。〔鑑〕欲作奔豚者。有似奔豚之狀。而將作未作也。

茯苓桂枝甘草大棗湯方

茯　苓半斤　甘　草二兩炙　大　棗十二枚　桂　枝四兩

右四味。以甘爛水一斗。先煮茯苓。減二升。內諸藥。煮取三升。去滓。溫服一升。日三服。　甘爛水法。取水二斗。置大盆內。以杓揚之。水上有珠子五六千顆相逐。取用之。甘爛水法。原文爲細註。今據傷寒論大書。爛徐沈金鑑。作瀾。蓋本于玉函。甘爛之義。詳見于傷寒論輯義。

〔徐〕仲景論證。每合數條。以盡其變。言奔豚由於驚。又言其從少腹衝至咽喉。又言其兼腹痛。而往來寒熱。又言其兼核起。而無他病。又言汗後臍下悸。欲作奔豚。而未成者。其淺深瞭然。用和解。用伐腎。用桂不用桂。酌治微妙。奔豚一證。病因證治。無復剩義。苟不會仲景立方之意。則峻藥畏用。平劑寡效。豈古方不宜於今哉。

肘後。治卒厥逆上氣。氣支兩脇。心下痛滿。淹淹欲絕。此謂奔豚病。從卒驚怖憂迫得之。氣從下上。上衝心胸。臍間築築發動。有時不療。殺人方。

甘　草二兩炙　人　參二兩　吳茱萸一升

生　薑一斤　半　夏一升　桂　心三兩

右六味。切。以水一斗。煮取三升。分三服。○千金。名奔氣湯。治大氣上奔胸膈中諸病發時。迫滿短氣。不得臥。劇者便悁欲死。腹中冷濕氣。腸鳴相逐成結氣。用桂五兩。甘草三兩。外臺。廣濟。療奔豚氣在胸心迫滿支脇方。用半夏四兩。吳茱萸一兩。

聖惠方。治奔豚氣上下衝走。悶亂面青。宜服此方。

甘李根皮三兩　生薑二兩炒乾　吳茱萸一兩

右擣細羅爲散。每服一錢。水一中盞。煎至六分。去滓熱服。案以上二方。蓋奔豚之要藥。品味亦單捷。驗之頗効。故附之備攷。

又方

檳榔三枚擣羅爲末　生薑汁半合

右以童子小便一大盞。微過。入前藥二味。攪令勻。分爲三服。如人行五六里。進一服。須臾下利爲效。案此外臺。廣濟療脚氣衝心悶欲死方。今移以治奔豚氣。正見運用之妙。故亦附之。

胸痺心痛短氣病脈證治第九

論一首　證一首　方十首

師曰。夫脈當取太過不及。陽微陰弦。卽胸痺而痛。所以然者。責其極虛也。今陽虛知在上焦。所以胸痺心痛者。以其陰弦故也。過不間。脈經。有與字。

〔鑑〕脈太過則病。不及亦病。故脈當取太過不及而候病也。陽微。寸口脈微也。陽得陰脈。爲陽不及。上焦陽虛也。陰弦。尺中脈弦也。陰得陰脈。爲陰太過。下焦陰實也。凡陰實之邪。皆得以上乘陽虛之胸。所以病胸痺心痛。胸痺之病。輕者。卽今之胸滿。重者。卽今之胸痛也。李彣曰。內經云。胃脈平者。不可見。太過不及。則病見矣。寸脈爲陽。以候上焦。正應胸中部分。若陽脈不及而微。則爲陽虛。主病上焦。故受病胸痺。尺脈太過而弦。則爲陰盛。知在下焦。故上逆而爲痛也。〔尢〕陽主開。陰主閉。陽虛而陰干之。卽胸痺而痛。痺者閉也。

案靈本藏篇云。肺大則多飲。善病胸痺喉痺逆氣。巢源云。胸痺之候。胸中愊愊如滿。噎塞不利。習習如痒。喉裏澀唾燥。甚者心裏強否急痛。肌肉苦痺。絞急如刺。不得俛仰。胸前皮皆痛。手不能犯。胸滿短氣。欬唾引痛。煩悶白汗出。或徹背膂。其脈浮而微者是也。不治數日殺人。三因作胸痞。

平人無寒熱。短氣不足以息者。實也。平。趙本。作凡。

〔尤〕平人。素無疾之人也。無寒熱。無新邪也。而仍短氣不足以息。當是裏氣暴實。或痰或食或飲。礙其升降之氣而然。蓋短氣有從素虛宿疾而來者。有從新邪暴遏而得者。二端並否。其爲裏實無疑。此審因察病之法也。

〔鑑〕平人無病之人也。無寒熱。無表邪也。平人無故而有短氣不足以息之證。不可責其虛也。此必邪在胸中。痺而不通。阻礙呼吸。當責其實也。李彣曰。上節云責其極虛。此又云實。何也。經云。邪之所湊。其氣必虛。留而不去。其病爲實是也。

明理論云。短氣者。呼吸雖數而不能相續。似喘不搖肩。似呻吟而無痛者是也。

胸痺之病。喘息欬唾。胸背痛短氣。寸口脈沈而遲。關上小緊數。栝樓薤白白酒湯主之。

〔程〕內經曰。肺痺者。煩滿喘而嘔。心痺者。脈不通。煩則心下鼓。暴上氣而喘。胸中者。心肺之分。故作喘息欬唾也。諸陽受氣於胸。而轉行於背。氣痺不行。則胸背爲痛。而氣爲短也。寸脈沈遲。關脈小緊。皆寒客上焦之脈。數字誤。

案沈云。遲字下。當有一若字。蓋此論當以寸口脈沈而遲。爲虛寒之證。關上小緊數。栝蔞薤白白酒湯。爲寒實之證。另作一節解。否則豈有遲數二脈同見之理哉。此說似有理。然不如程之爲誤文之義長矣。

張氏醫通云。寸口脈沈遲者。陽氣衰微也。關上小緊者。胃以上有陰寒結聚。所以胸中喘息欬唾。胸背痛而短氣。栝樓性潤。專以滌垢膩之痰。薤白臭穢。用以通穢濁之氣。同氣相求也。白酒熟穀之液。色白上通於胸中。使佐藥力。上行極而下耳。案張不註及數脈。其意蓋與程同。

栝樓薤白白酒湯方

栝樓實一枚搗　薤白半斤　白酒七升

右三味。同煮取二升。分溫再服。

案薤白。本草辛苦溫。別錄云。溫中散結氣。杜甫薤詩云。衰年關膈冷。味暖併無憂。可見其以辛溫。而散胸膈中之結氣也。白酒。註家無解。似指爲酒之白者。然靈經筋篇。以白酒和桂云云。且飲美酒。由此觀之。白酒非常酒。千金方。用白酨漿一斗。外臺亦引仲景傷寒論載本條云。栝樓薤白白酒湯主之。而方中則用白酨酒。程敬通云。酨音再。酢漿也。知白酒。卽是酢漿。今用米醋極驗。

千金栝樓湯。主療與本文同。

栝樓實一枚　半夏半升　薤白一斤

枳實二兩　生薑四兩

右五味。㕮咀。以白酨漿一斗。煮取四升。服一升。日二。仲景肘後不用生薑枳實半夏。外臺。引千金同。

胸痹不得臥。心痛徹背者。栝樓薤白半夏湯主之。外臺。引仲景傷寒論。半夏下。有白截漿三字。

〔尤〕胸痹不得臥。是肺氣上而不下也。心痛徹背。是心氣塞而不和也。其痹爲尤甚矣。所以然者。有痰飲以爲之援也。故於胸痹藥中。加半夏。以逐痰飲。

張氏醫通云。心痛徹背者。胸中痰垢積滿。循脈而溢於背。背者胸之府。故於前藥。但加半夏。以袪痰積之痹逆也。

栝樓薤白半夏湯方

栝樓實一枚搗　薤白三兩　半夏半升　白酒一斗〇外臺作白截漿云古今錄驗范汪同

右四味。同煮。取四升。溫服一升。日三服。

聖惠方。治胸痹不得臥。心痛徹背方。

菰蔞一枚　桂心三分　半夏一兩湯洗七遍去滑

右件藥。擣篩爲散。每服三錢。以漿水一中盞。入薤白七莖。生薑半分。煎至六分。去滓。稍熱頻服。

胸痹心中痞氣。氣結在胸。胸滿脇下逆搶心。枳實薤白桂枝湯主之。人參湯亦主之。趙本。作心中痞留氣結在胸。徐沈同。外臺。作心中痞堅留氣結於胸。逆下。有氣字。

〔魏〕胸痹自是陽微陰盛矣。心中痞氣。氣結在胸。正胸痹之病狀也。再連脇下之氣。俱逆而搶心。則痰飲水氣。俱乘陰寒之邪。動而上逆。胸胃之陽氣。全難支拒矣。故用枳實薤白桂枝湯。行陽開鬱。溫中降氣。猶必先後煑治。以融和其氣味。俾緩緩蕩除其結聚之邪也。再或虛寒已甚。無敢恣爲開破者。故人參湯亦主之。以溫補其陽。使正氣旺。而邪氣自消。又治胸痺從本治之一法也。

張氏醫通云。二湯。一以治胸中實痰外溢。用薤白桂枝以解散之。一以治胸中虛痰內結。卽用人參理中以淸理之。一病二治。因人素稟而施。兩不移易之法也。

案千金治中湯。胸痺方。別標爲一條。外臺亦引仲景傷寒論。療胸痺理中湯。卽並人參湯方後註云。張仲景曰。胸痺心中痞堅。留氣結於胸。胸滿。脇下逆氣搶心。理中湯亦主之。而引范汪。出枳實薤白桂枝湯方。名枳實湯。方後云。此本仲景傷寒論方。

枳實薤白桂枝湯方

枳　實四枚　厚　朴四兩　薤　白半斤

桂　枝一兩　栝樓實一枚搗

右五味。以水五升。先煮枳實厚朴。取二升。去滓。內諸藥。煮數沸。分溫三服。千金。用厚朴三兩。薤白一斤。

人參湯方

人　參　甘　草　乾　薑　白　朮各三兩

右四味。以水八升。煮取三升。溫服一升。日三服。

〔程〕此卽理中湯也。中氣強則痞氣能散。胸滿能消。脇氣能下。人參白朮所以益脾。甘草乾薑所以溫胃。脾胃得其和。則上焦之氣開發。而胸痺亦愈。

胸痺。胸中氣塞。短氣。茯苓杏仁甘草湯主之。橘枳薑湯亦主之。千金、外臺。無橘枳薑湯主之七字。

〔鑑〕胸痺。胸中急痛。胸痺之重者也。胸中氣塞。胸痺之輕者也。〔程〕膻中爲氣之海。痺在胸中。則氣塞短氣也。神農經曰。茯苓主胸脇逆氣。杏仁主下氣。甘草主寒熱邪氣。爲治胸痺之輕劑。

茯苓杏仁甘草湯方千金。名茯苓湯。外臺。引千金。方後云。仲景傷寒論同。

茯苓三兩　杏仁五十枚　甘草一兩

右三味。以水一斗。煮取五升。溫服一升。日三服。不差更服。

外臺古今錄驗。療氣忽發滿胸急方。於本方中去甘草。加橘皮。

橘皮枳實生薑湯方千金。無方名。外臺。作橘皮枳實湯。

橘皮一斤〇外臺作半斤　枳實三兩〇外臺作四枚　生薑半斤

右三味。以水五斤。煮取二斤。分溫再服。〔原註〕肘後。千金云。治胸痺。胸中愊愊如滿。噎塞。習習如痒。喉中澁燥唾沫〇外臺。引仲景傷寒論。主療與肘後千金同。方後云。肘後小品。文仲。深師。范汪。古今錄驗。經心錄。千金同。

〔程〕氣塞氣短。非辛溫之藥。不足以行之。橘皮枳實生薑辛溫。同爲下氣藥也。內經曰。病有緩急。方有大小。此胸痺之緩者。故用君一臣二之小方也。

胸痺緩急者。薏苡人附子散主之。外臺。引古今錄驗痺下。有偏字。

〔程〕寒邪客於上焦則痛急。痛急則神歸之。神歸之則氣聚。氣聚則寒邪散。寒邪散則痛緩。此胸痺之所以有緩急者。亦心痛去來之義也。薏苡仁以除痺下氣。大附子以溫中散寒。〔鑑〕李彣曰。緩急者。或緩而痛暫止。或急而痛復作也。薏苡仁入肺利氣。附子溫中行陽。爲散服。則其效更速矣。

案緩急之緩。或謂絞字之訛。此說似是而却非。外臺載胸痺心下堅痞緩急方四首。聖惠亦同。故知程李之解是也。

薏苡人附子散方

薏苡仁十五兩　大附子十枚炮

右二味。杵爲散。服方寸匕。日三服。

案外臺。引古今錄驗。載薏苡仁散二方。初一方。用薏苡仁五百枚。甘草三兩。後一方。與本方同。唯用薏苡人一千五百枚。云此方出僧深。范汪同。仲景方。用薏苡人十五兩。

聖惠方。薏苡人散。治胸痺心下堅痞緩急。

薏苡人二兩　附子二兩炮　甘草一兩炙

右擣篩爲散。每服三錢。以水一中盞。入生薑半分。煎至六分。去滓稍熱頻服之。

心中痞。諸逆心懸痛。桂枝生薑枳實湯主之。附後痛下。有心下牽急懊痛六字。

〔程〕心中痞。即胸痹也。諸逆。如脇下逆搶心之類。邪氣獨留於上。則心懸痛。枳實以泄痞。桂枝以下逆。生薑以散氣。〔尤〕諸逆。該痰飲客氣而言。心懸痛。謂如懸物動搖而痛。逆氣使然也。〔鑑〕心懸而空痛。如空中懸物動搖而痛也。用桂枝生薑枳實湯。通陽氣破逆氣。痛止痞開矣。

潘氏續焰云。懸者懸闊之義。不在胃而懸留於腹脇間也。

桂枝生薑枳實湯方

外臺。載仲景傷寒論。心下懸痛。諸逆大虛者桂心生薑枳實湯。方同。

桂枝　生薑各三兩　枳實五枚〇徐沈尤枚作兩外臺有炙字

右三味。以水六升。煮取三升。分溫三服。

千金桂心三物湯。治心下痞諸逆懸痛。

桂心二兩　膠飴半斤　生薑二兩

右藥切。以水四升。煮二味。取三升。去滓。內飴。分三服。

心痛徹背。背痛徹心。烏頭赤石脂圓主之。

〔鑑〕心痛徹背。尚有休止之時。故以栝樓薤白白酒加半夏湯平劑治之。此條心痛徹背。背痛徹心。是連連痛而不休。則爲陰寒邪甚。浸浸乎陽光欲熄。非薤白白酒之所能治也。故以烏頭赤石脂圓主之。方中烏附椒薑一派。大辛大熱。別無他顧。峻逐陰邪而已。李彣曰。心痛在內而徹背。則內而達於外矣。背痛在外而徹心。則外而入於內矣。故既有附子之溫。而復用烏頭之迅。佐乾薑行陽。大散其寒。佐蜀椒下氣。大開其鬱。恐過於大散大開。故復佐赤石脂入心。以固澁而收陽氣也。

赤石脂丸方外臺。引仲景傷寒論云。千金。必効。文仲。范汪。經心錄等同。

蜀　椒一兩一法二分○外臺作二分　烏　頭一分炮　附　子半兩炮一法一分○外臺作一分

乾　薑一兩一法一分○外臺作二分　赤石脂一兩一法二分○外臺作二分

右五味。末之。蜜丸如梧子大。先食服一丸。日三服。不知。稍加服。千金。名烏頭圓。用烏頭六銖。附子蜀椒各半兩。註云。范汪不用附子。崔氏。用桂半兩爲六味。

外臺云此方丹陽有隱士出山云得華佗法。若久心痛。每旦服三丸。稍加至十丸。盡一劑。遂終身不發。

九痛丸。治九種心痛。外臺。引千金。名附子丸。○徐本。標附方二字。沈同。程云。非仲景方。並是。

附　子三兩○千金用二兩　生狼牙一兩炙香○千金用生狼毒四兩外臺同　人　參

乾　薑　巴　豆一兩去皮心熬研如脂　吳茱萸各一兩○千金用乾薑二兩

右六味。末之。煉蜜丸如梧子大。酒下。強人初服三丸。日三服。弱者二丸。○兼治卒中惡。腹脹痛。口不能言。又治連年積冷。流注心胸痛。并冷衝上氣。落馬墜車血疾等。皆主之。忌口如常法。衝。趙本。作䡴非。

〔程〕九痛者。一蟲心痛。二注心痛。三風心痛。四悸心痛。五食心痛。六飲心痛。七冷心痛。八熱心痛。九去來心痛。案以上。見千金本方主療。雖分九種。不外積聚痰飲結血蟲注寒冷而成。附子巴豆。散寒冷而破堅積。狼牙茱萸。殺蟲注而除痰飲。乾薑人參。理中氣而和胃脘。相將治九種之心痛。巴豆除邪殺鬼。故治中惡腹脹痛。口不能言。連年積冷。流注心胸痛。冷氣上衝。皆宜於辛熱。辛熱能行血破血。落馬墜車。血凝血積者。故并宜之。

腹滿寒疝宿食病脈證治第十

論一首　脈證十六條　方十三首

趺陽脈微弦。法當腹滿。不滿者必便難。兩胠疼痛。此虛寒從下上也。當以溫藥服之。脈經必下。有下部閉塞大五字。千金同。千金。作此虛寒氣從下向上。趙。脫當字。

〔尤〕趺陽胃脈也。微弦陰象也。以陰加陽。脾胃受之。則為腹滿。設不滿則陰邪必旁攻胠脇。而下閉穀道。為便難為兩胠疼痛。然其寒不從外入。而從下上。則病自內生。所謂腎虛則寒動於中也。故不當散而當溫。〔程〕若寒實則用後條溫藥下之也。

病者腹滿。按之不痛為虛。痛者為實。可下之。舌黃未下者。下之黃自去。玉函病者。作傷寒。去下。有宜大承氣湯五字。

〔沈〕此以手按。辨腹滿虛實也。按之不痛。內無痰食燥屎壅滯。即知虛寒而滿。當以溫藥。若按之痛。乃以外手而就內結食痰燥屎。則知內實。是可下之。而又以舌黃驗定虛實。若舌有黃胎。即是濕熱內蒸。為未經下過。必須下之。則黃自去。而脹滿自除。舌無黃胎。是近虛寒。又非下法矣。〔魏〕無形之虛氣作痞塞。則按之無物。何痛之有。倘挾有形之實物為患。如宿食在胃。疝氣在少腹等是也。按之有物。阻礙於藏府之側。為有不痛者乎。是於按之痛否。以決其虛實之法也。

張氏傷寒集註云。中胃按之而痛。世醫便謂有食。夫胃為水穀之海。又為倉廩之官。胃果有食。按必不痛。試將飽食之人按之痛否。惟邪氣內結。正氣不能從膈出入。按之則痛。又胃無穀神。藏氣虛而外浮。按之亦痛。

若不審邪正虛實。概謂有食傷人必多。又按者輕虛平按。若不得法。加以手力。未有不痛者。

腹滿時減。復如故。此爲寒。當與溫藥。脈經。減下。更有減字。

〔徐〕腹滿有增減。則非藏真粘著之病。所以得陽即減。得陰加滿。故曰此爲寒。當溫藥。〔程〕腹滿不減。故用承氣下之。此腹滿時減。則寒氣或聚或散。當與溫藥以散其寒。

案金鑑云。此篇無治虛寒腹滿之方。當與溫藥之下。當有宜厚朴生薑甘草半夏人參湯主之十四字。必是脫簡。閱傷寒論太陰篇自知。此說覺未允焉。

病者痿黃。躁而不渴。胸中寒實。而利不止者死。徐沈尤金鑑。躁作燥。今從之。

〔徐〕痿者。黃之黯淡者也。〔尤〕痿黃。脾虛而色敗也。氣不至故燥。中無陽故不渴。氣竭陽衰。中上已敗。而復寒結於上。藏脫於下。何恃而可以通之止之乎。故死。

案程魏以躁爲陰躁。不可從。本條不言腹滿。而徐註以爲虛寒腹滿。未詳然否。脈經以此條。列於嘔吐下利篇似是。

寸口脈弦者。即脇下拘急而痛。其人嗇嗇惡寒也。

〔尤〕寸口脈弦。亦陰邪加陽之象。故脇下拘急而痛。而寒從外得。與趺陽脈弦之兩胠疼痛有別。故彼兼便難。而此有惡寒也。

夫中寒家善欠。其人清涕出。發熱色和者善嚏。

〔程〕云寒則面慘而不和。今發熱色和。則寒鬱於肺經。而爲熱也。〔鑑〕中寒家。謂素有中寒病之人也。〔尤〕陽欲上而陰引之則欠。陰欲入而陽拒之則嚏。中寒者。陽氣被抑。故喜欠清涕出。發熱色和。則邪不能留。故善嚏。

〔魏〕此諸證俱爲外感寒邪者言也。外感寒邪。於脹滿病何與。以脹滿病。其中亦有內外合邪者。故必明辨乎外中寒之證。所以爲內中寒之應也。

案千金。此次一條云。凡覘病者。未脈望之。口燥清涕出。喜嚏欠。此人中寒。乃接下條。連此條而爲一條。知此條爲下條欲嚏不能者發耳。

中寒。其人下利。以裏虛也。欲嚏不能。此人肚中寒。〔原註〕一云。痛。○千金。作腹中痛。

〔尤〕中寒而下利者。裏氣素虛。無爲捍蔽。邪得直侵中藏也。欲嚏不能者。正爲邪逼。旣不能却。又不甘受。於是陽欲動而復止。邪欲去而仍留也。〔沈〕陽和則嚏。而欲嚏不能。乃陰寒凝滯於裏。所以肚中痛也。

夫瘦人繞臍痛。必有風冷。穀氣不行。而反下之。其氣必衝。不衝者。心下則痞。

〔程〕瘦人。虛弱人也。若繞臍作痛。必有風冷。有穀氣著而不行。瘦人未可劇下。而反下之。則風冷之氣必上衝。如不上衝。必乘虛而結於心下爲痞也。〔尤〕此有似裏實。而實爲虛冷。是宜溫藥以助脾之行者也。乃反下之。穀出而風冷不與俱出。正乃益虛。邪乃無制。勢必上衝。若不衝者。心下則痞。

病腹滿。發熱十日。脈浮而數。飲食如故。厚朴七物湯主之。脈經。千金。以此條爲厚朴三物湯主療。而本方主療云。治腹滿氣脹。恐是互誤。

〔徐〕此有表復有裏。但裏挾燥邪。故小承氣爲主。而合桂甘薑棗。以和其表。蓋腹之滿。初雖因微寒。乃胃素強。

故表寒不入。而飲食如故。但腹滿發熱。且脈浮數。相持十日。此表裏兩病。故兩解之耳。此即大柴胡之法也。但脈浮數。邪尚在太陽。故用桂枝去芍藥。合小承氣耳。

厚朴七物湯方 外臺。引千金。名厚朴七味湯。主腹滿氣脹方。

厚朴半斤　甘草　大黃各三兩　大棗十枚

枳實五枚　桂枝二兩　生薑五兩

右七味。以水一斗。煮取四升。溫服八合。日三服。○嘔者。加半夏五合。○下利。去大黃。○寒多者。加生薑。至半斤。外臺不用生薑。用乾薑。云。此本仲景傷寒論方。

張氏醫通云。較之桂枝加大黃湯。多枳朴而少芍藥。以枳朴專泄壅滯之氣。故用之。芍藥專收耗散之陰。此腹但滿而不痛。與陰血無預。故去之。

三因。七物厚朴湯。治腹滿發熱。以陽并陰。則陽實而陰虛。陽盛生外熱。陰虛生內熱。脈必浮數。浮則爲虛。數則爲熱。陰虛不能宣導。飲食如故。致脹滿者。爲熱脹。即本方。

腹中寒氣。雷鳴切痛。胸脇逆滿。嘔吐。附子粳米湯主之。千金。作腹中寒氣。脹滿腸鳴切痛。外臺。引范汪作腹中寒氣脹雷鳴。

〔程〕靈樞經曰。邪在脾胃。陽氣不足。陰氣有餘。則寒中腸鳴腹痛。蓋脾胃喜溫而惡寒。寒氣客於中。奔迫於腸胃之間。故作雷鳴切痛。胸脇逆滿。嘔吐也。附子粳米湯。散寒止逆。

張氏醫通云。腹中寒氣。奔迫上攻胸脇。以及於胃。而增嘔逆。頃之胃氣空虛。邪無所砥。輒入陽位則殆矣。是以除患之機。所重全在胃氣。乘其邪初犯胃。尚自能食。而用附子粳米之法。溫飽其胃。胃氣溫飽。則土厚而邪難上越。胸脇逆滿之濁陰。得溫無敢留戀。必還從下竅而出矣。

附子粳米湯方

附子一枚炮　半夏半升　甘草一兩

大棗十枚　粳米半升

右五味。以水八升。煮米熟湯成。去滓。溫服一升。日三服。外臺。作以水八升煮米取熟。去米內藥。煮取三升。去滓。適寒溫。飲之。與仲景傷寒論同。集驗。加乾薑二兩。案本條煮法。必有脫文。

〔程〕療寒以熱藥。腹中寒氣。非附子辛熱。不足以溫之。雷鳴切痛。非甘草大棗粳米之甘。不足以和之。逆滿嘔吐。非半夏之辛。不足以散之。五物相需而爲佐使。

外臺。仲景論。霍亂四逆。吐少嘔多者。附子粳米湯主之。

方與本條同。千金同。

又删繁。附子湯。療肺虛勞損。腹中寒鳴切痛。胸脇逆滿氣喘。

於本方內。加宿薑白朮。粳米。作倉米。

又小品。解急蜀椒湯。主寒疝氣。心痛如刺。繞臍腹中盡痛。白汗出欲絕。又療心腹痛。困急欲死。解結逐寒。上下痛良。

於本方內。加蜀椒乾薑。

三因脹滿門。附子粳米湯。治憂怒相乘。神志不守。思慮兼并擾亂。臟氣不主傳導。使諸陽不舒。反順爲逆。中寒氣脹。腸鳴切痛。胸脇逆滿。嘔吐不食。

卽於本方。加乾薑。

百一選方。附子粳米湯。補虛生胃氣。逐冷痰和五藏。快胸膈止瀉利。

於本方內。加人參黃芪白朮川薑木香。去大棗。用陳倉米。活人事證方。名附子倉廩湯。

證治要訣。翻胃門。若胃寒甚。服藥而翻者。宜附子粳米湯。加丁香拾粒。砂仁半錢。大便祕者。更加枳殼半錢。

又呃逆門。若胃中寒甚。呃逆不已。或復嘔吐。輕劑不能取効。宜附子粳米湯。加炒川椒丁香。每服各三十五粒。

痛而閉者。厚朴三物湯主之。痛而閉。脈經作腹滿痛。

〔魏〕閉者。卽胃脹便難之證也。〔尤〕痛而閉。六府之氣不行矣。厚朴三物湯。與小承氣同。但承氣意在蕩實。故君大黃。三物意在行氣。故君厚朴。

厚朴三物湯方

厚　朴八兩　大　黃四兩　枳　實五枚

右三味。以水一斗二升。先煮二味。取五升。內大黃。煮取三升。溫服一升。以利爲度。三升下。千金有去滓二字。

千金云。腹中轉動者勿服。不動者更服。

按之心下滿痛者。此爲實也。當下之。宜大柴胡湯。脈經。無宜大柴胡湯五字。按前七物湯三物湯爲一條。傷寒論可下篇。作病腹中滿痛者。宜下有大承氣三字。

〔尤〕按之而滿痛者。爲有形之實。邪實則可下。而心下滿痛。則結處尚高。與腹中滿痛不同。故不宜大承氣。而宜大柴胡。〔魏〕此爲邪實而且挾熱者言也。仲景已敍之傷寒論中太陽篇矣。云。傷寒十餘日。熱結在裏者。與大柴胡湯主之。宜下之。而不用大承氣。乃出大柴胡者。正與傷寒論篇中所言相符也。

張氏醫通云。邪從胸脇而入於陽位。合用大柴胡兩解之。與臍腹硬痛。承氣證不同。○案數說如是。而金鑑謂滿痛之下。當有有潮熱之三字。若無此三字。則不當與大柴胡湯。此尤有理。然今據脈經。而味經旨。此亦厚朴三物湯之證。宜大柴胡湯五字。恐是衍文。其方亦錯出。

大柴胡湯方

柴　胡半斤　黃　芩二兩　芍　藥三兩　半　夏半升
枳　實四枚炙　大　黃二兩　大　棗十二枚　生　薑五兩

右八味。以水一斗二升。煮取六升。去滓。再煎。溫服一升。日三服。

腹滿不減。減不足言。當須下之。宜大承氣湯。不足言。千金。作不驚人。

〔鑑〕腹滿時減時滿。虛滿也。腹滿常常而滿。實滿也。腹滿不減。雖減不過稍減。不足言減也。虛滿當溫。實滿當下。故宜大承氣湯下之。〔尤〕減不足言。謂雖減。而不足云減。所以形其滿之至也。故宜大下。已上三方。雖緩急不同。而攻泄則一。所謂中滿者。瀉之於內也。

大承氣湯方 見前痓病中。

心胸中大寒痛。嘔不能飲食。腹中寒上衝皮起。出見有頭足。上下痛而不可觸近。大建中湯主之 千金。作心脇中大寒大痛。嘔不能飲食。飲食下咽。自知偏從一面下流。有聲決決然。若腹中寒氣上衝。皮起出見。有頭足上下。而痛。其頭不可觸近。程本金鑑。無痛而之而。

〔鑑〕心胸中大寒痛。謂腹中上連心胸大痛也。而名大寒痛者。以有厥逆脈伏等。大寒證之意也。嘔逆不能飲食者。是寒甚拒格於中也。上衝皮起。出見頭足者。是寒甚聚堅於外也。上下痛不可觸近。是內而藏府。外而經絡。痛之甚。亦由寒之甚也。主之以大建中湯。蜀椒乾薑。大散寒邪。人參膠飴。大建中虛。服後溫覆。令有微汗。則寒去而痛止。此治心胸中寒之法也。〔程〕寒氣搏於腸胃之外。冲突出見於皮膚膜原之分。如有頭足。其痛則近於外。故不可以手觸近也。

大建中湯方

蜀椒二合去汗　乾薑四兩　人參二兩

右三味。以水四升。煮取二升。去滓。內膠飴一升。微火煎取一升半。分溫再服。如一炊頃。如飲粥二升。後更服。當一日食糜溫覆之。一炊頃。千金。作炊三升米。

張氏千金衍義云。虛寒積聚之治。此方最力。其方中人參輔椒薑溫散之法。人皆得之。至於膠飴爲助滿之首列而反用。以治痛嘔不能食。是專用助滿之味。引領椒薑人參爲泄滿之通使也。

千金。大建中湯。治虛勞。寒澼飲在脇下。決決有聲。飲已如從一邊下。決決然也。有頭並衝皮起。引兩乳內痛。

裏急善蔞。失精氣短。目䀮䀮惚惚多忘。

蜀椒二合 半夏一升 生薑一斤

甘草二兩 人參三兩 飴糖八兩

右六味㕮咀。以水一斗。煮取三升。去滓內糖。溫服七合。裏急拘引。如芎藭桂心各三兩。手足厥。腰背冷。加附子一枚。勞者如黃芪一兩。

脇下偏痛發熱。其脈緊弦。此寒也。以溫藥下之。宜大黃附子湯脈經。無發熱二字。

〔尤〕脇下偏痛。而脈緊弦。陰寒成聚。偏著一處。雖有發熱。亦是陽氣被鬱所致。是以非溫不能已其寒。非下不能去其結。故曰宜以溫藥下之。程氏曰。大黃苦寒。走而不守。得附子細辛之大熱。則寒性散而走泄之性存是也。〔魏〕此發熱。或有形之物。積於腸胃。而皮膚熱作。故在可下之例。未必爲假熱症。〔徐〕附子細辛與大黃。今用並行。而不倍。此即傷寒論大黃附子瀉心湯之法也。

千金衍義云。少陰病始得之。反發熱脈沈。用麻黃附子細辛湯。以治太陽少陰之兩感。此治脇下偏痛發熱脈緊。變表法爲下法。立大黃附子湯。以治寒從下上之瘕積。賴附子把守真陽。不隨汗下亡脫。設無發熱外證。豈不可變大黃附子甘草之治乎。況治食已則吐之大黃甘草湯。具有成法。始知權變之方。不在規矩之外也。

張氏醫通云。色癉者。身黃額上微黃。小便利。大便黑。此因房事過傷。血畜小腹。而發黃。故小腹連腰下痛。大黃附子湯。去細辛。加肉桂。

案篇首第一條云。不滿者。必便難兩胠疼痛。此虛寒從下上也。當以溫藥服之。大黃附子湯。蓋其方也。金鑑。改偏痛作滿痛。不可從。

大黃附子湯方

大　黃三兩　附　子三枚炮　細　辛二兩

右三味。以水五升。煮取二升。分溫三服。若強人煮取二升半。分溫三服。服後如人行四五里。進一服。外臺。引小品云。仲景同。

寒氣厥逆。赤圓主之。此條。脈經無。

〔鑑〕此條之文之方。必有簡脫。難以為後世法。不釋。〔程〕溫經散寒。無非辛熱之劑。四逆湯輩。可選用之。不必拘泥。

赤丸方 千金。載痼冷積熱門。主療同。

茯　苓四兩　半　夏四兩洗一方用桂○案千金用桂枝不用半夏

烏　頭二兩炮　細　辛一兩千金作人參○案今攷千金用細辛不用人參更有附子二兩射罔一兩凡六味

右四味。末之。內眞朱為色。煉蜜丸。如麻子大。先食。酒飲下三丸。日再夜一服。不知。稍增之。以知為度。四味。原本作六味今依趙本改之。

〔徐〕眞朱。即硃砂也。

案千金傷寒神丹圓。治傷寒敕濇。惡寒發熱。體疼者。即本方。用人參。不用細辛。更有附子。並朱砂。凡六味。徐釋本條云。此即傷寒論。直中之類也。蓋據于千金與。

腹痛脈弦而緊。弦則衛氣不行。即惡寒。緊不欲食。邪正相搏。即爲寒疝。寒疝遶臍痛。若發則白汗出。手足厥逆。其脈沉緊者。大烏頭煎主之。腹痛。脈經千金作寸口。至即爲寒疝。爲別條。外臺不載腹痛以下二十八字。即爲寒疝下。脈經有趺陽脈浮而遲。浮則爲風虛。遲則爲寒疝十六字。明是寒疝遶臍以下。爲別作矣。原本。若發。作苦發。白汗。作白津。今依程本及千金外臺。改定。其脈沈緊。趙本脈經千金外臺。程徐諸本。作其脈沈弦。

〔尤〕弦緊脈皆陰也。而弦之陰從內生。緊之陰從外得。弦則衛氣不行。而惡寒者。陰出而痺其外之陽也。緊則不欲食者。陰入而痺其胃之陽也。衛陽與胃陽並衰。而外寒與內寒交盛。由是陰反無畏而上衝。陽反不治而下伏。所謂邪正相搏。即爲寒疝者也。〔鑑〕疝病犯寒即發。故謂之寒疝也。〔魏〕平素陽虛陰盛。積寒在裏。以召外寒。夾雜于表裏。而爲患者也。表裏之寒邪既盛。而正陽與之相搏。寒邪從下起。結聚于至陰之分。而寒疝成矣。寒疝既成。伏于少腹。遶臍痛。發止有時。發則白津出。此汗本下部虛寒。陰邪逼迫外越故也。及陰寒積久而發。四肢厥冷。脈得沈緊。何非寒厥之氣爲害也耶。

案素長刺節論云。病在少腹。腹痛不得大小便。病名曰疝。得之寒。王氏註大奇論云。疝者。寒氣結聚之所爲也。急就篇。顏師古註云。疝。腹中氣疾。上下引也。樓氏綱目云。疝名雖七。寒疝即疝之總名也巢源云。疝者。痛也。此由陰氣積於內。寒氣結搏而不散。府藏虛弱。風冷邪氣相擊。則腹痛裏急。故云寒疝腹痛也。

案陰陽別論。白汗王氏釋爲流汗。淮南修務訓云。奉一爵酒。不知於色。挈一石之尊。則白汗交流。此云白汗出者。蓋不堪痛苦之甚。而汗出也。程云。冷汗也。徐沈尤魏仍原文。作白津。而解之。趙本作自汗。並非。

烏頭煎方 千金註云。仲景名二物烏頭煎。三因。名大烏頭湯。

烏　頭 大者五枚。熬去皮。不㕮咀。○千金。作十五枚。外臺引仲景傷寒論。亦作十五枚。千金。熬下。有黑字。三因云。大烏頭。五個。洗淨。細沙炒令黑。不㕮咀。

右以水三升。煮取一升。去滓。內蜜二升。煎令水氣盡。取二升。強人服七合。弱人服五合。不差明日更服。不可一日再服。二升。千金外臺。作二斤。

〔程〕烏頭。大熱大毒。破積聚寒熱。治臍間痛不可俛仰。故用之以治繞臍寒疝痛苦。治下焦之藥味。不宜多。多則氣不專。此沉寒痼冷。故以一味單行。則其力大而厚。甘能解藥毒。故內蜜以制烏頭之大熱大毒。

王冰至真要注云。夫大寒內結。稸聚疝瘕。以熱攻除。寒格熱反縱。反縱之則痛發尤甚。攻之則熱不得前。方以蜜煎烏頭。佐之以熱蜜。多其藥服。已便消。是則張公從此。而以熱因寒用也。

寒疝腹中痛。及脇痛裏急者。當歸生薑羊肉湯主之。外臺。仲景傷寒論。作腹中痛。引脇痛及腹裏急。

〔尤〕此治寒多而血虛者之法。血虛則脈不榮。寒多則脈絀急。故腹脇痛而裏急也。當歸生薑。溫血散寒。羊肉。補虛益血也。〔鑑〕李彣云。疝屬肝病。肝藏血。其經布脇肋。腹脇并痛者。血氣寒而凝泣也。當歸通經活血。生薑溫中散寒。裏急者內虛也。用羊肉補之。內經云。形不足者。溫之以氣。精不足者。補之以味。是也。

當歸生薑羊肉湯方 千金。婦人門名當歸湯。註云。胡洽名小羊肉湯。

當　歸三兩　生　薑五兩　羊　肉一斤○外臺云去脂

右三味。以水八升。煮取三升。溫服七合。日三服。若寒多者。加生薑成一斤。痛多而嘔者。加橘皮二兩。白朮一兩。加生薑者。亦加水五升。煮取三升一合服之。千金。用芍藥二兩。註云。子母祕錄有甘草。

王氏古方選註云。寒疝爲沉寒在下。由陰虛得之。陰虛則不得用辛烈熱燥之藥。重劫其陰。故仲景另立一法。以當歸羊肉。辛甘重濁。溫煖下元。而不傷陰。佐以生薑五兩。加至一觔。隨血肉有情之品。引入下焦。溫散沍寒。若痛多而嘔。加陳皮白朮。奠安中氣。以禦寒逆。本方三味。非但治疝氣逆衝。移治產後下焦虛寒。亦稱神劑。

張氏千金衍義云。凡少腹疞痛。用桂心等藥不應者。用之輒效。

寇氏本草衍義云。張仲景治寒疝。用生薑羊肉湯服之。無不應驗。有一婦人。產當寒月。寒氣入產門。腹臍以下脹滿。手不敢犯。此寒疝也。師將治之以抵當湯。謂有瘀血。非其治也。可服張仲景羊肉湯。二服遂愈。

外臺。小品。寒疝氣。腹中虛痛。及諸脇痛裏急。當歸生薑等四味主之。

聖濟總錄。四味當歸湯。治卒疝腹痛裏急。即本方。

於本方內。加芍藥。

寒疝腹中痛。逆冷手足不仁。若身疼痛。灸刺諸藥不能治。抵當烏頭桂枝湯主之。千金。程本無抵當二字。

〔徐〕起于寒疝腹痛。而至逆冷手足不仁。則陽氣大痺。加以身疼痛。榮衛俱不和。更灸刺諸藥不能治。是或攻其內。或攻其外。邪氣牽制不服。故以烏頭攻寒爲主。而合桂枝全湯。以和榮衛。所謂七分治裏。三分治表也。如醉狀。則榮衛得溫而氣勝。故曰知。得吐則陰邪不爲陽所客。故上出。而爲中病。〔程〕寒淫於內。則腹中痛。寒勝於外。則手足逆冷。甚則至於不仁。而身疼痛。此內外有寒也。〔鑑〕抵當二字。衍文也。

烏頭桂枝湯方

烏　頭（案千金云秋乾烏頭實中者五枚除去角外臺作實中大者十枚知本文脫枚數）

右一味。以蜜二斤。煎減半。去滓。以桂枝湯五合解之。令得一升後。初服二合。不知。即服三合。又不知。復加至五合。其知者。如醉狀。得吐者。為中病。（二斤。千金。作一斤。外臺。引仲景傷寒論作二斤。云。一方。一斤。用桂心四兩云。右三味先以蜜。微火煎烏頭。減半去烏頭。別一處以水二升半。煮桂。取一升。去滓以桂汁和前蜜。合煎之。得一升許。初服二合。不知更服。至三合云云。范汪同。而又出五味桂枝湯方云。仲景傷寒論。千金同。其既用單味桂心而合煎。又出五味桂枝湯恐誤。沈云。解之。恐是煎之。非也。金鑑。刪後字。）

〔程〕烏頭煎。熱藥也。能散腹中寒痛。桂枝湯。表藥也。能解外證身腹。二方相合。則能達藏府。而利榮衛和血氣。而播陰陽。其藥勢翕翕。行於肌肉之間。恍如醉狀。如此則外之凝寒已行。得吐則內之冷結將去。故為中病。〔徐〕解之。恐是合煎。〔鑑〕以桂枝湯五合解之者。溶化也。令得一升。謂以烏頭所煎之蜜五合。加桂枝湯五合。溶化令得一升也。不知。不效也。其知者。已效也。如醉狀。外寒方散。得吐者。內寒已伸。故為中病也。

案如醉狀也。得吐也。乃烏頭之瞑眩使然。程註是。

桂枝湯方（程尤金鑑並不載。）

桂　枝（三兩去皮）　芍　藥（三兩）　甘　草（二兩炙）

生　薑（三兩）　大　棗（十二枚）

右五味。㕮以水七升。微火煮。取三升。去滓。

三因大烏頭桂枝湯。治風寒疝腹中痛。逆冷手足不仁。身體疼痛。灸刺諸藥不能療。及賊風入腹。攻刺五藏。拘急不得轉側。發作叫呼陰縮。悉主之。

即本方。一法用附子一箇。不使烏頭。爲蜜附湯。易簡云。疝氣發作。當於附子建中湯煎時加蜜一筯頭許。名蜜附子湯。

其脈數而緊乃弦。狀如弓弦。按之不移。脈數弦者。當下其寒。脈緊大而遲者。必心下堅。脈大而緊者。陽中有陰。可下之。其脈數。脈經。作其脈浮。案可下篇。緊大。作雙弦。可下之下。有宜大承氣湯五字。不載其脈數以下二十三字。知是別爲一條。

〔尤〕脈數爲陽。緊弦爲陰。陰陽參見。是寒熱交至也。然就寒疝言。則數反從弦。故其數爲陰。疑於陽之數。非陽氣生熱之數矣。如就風瘧言。則弦反從數。故其弦爲風從熱發之弦。而非陰氣生寒之弦者。與此適相發明也。故曰。脈數弦者。當下其寒。緊而遲。大而緊亦然。大雖陽脈。不得爲熱。正以形其陰之實也。故曰陽中有陰可下之。

案辨脈法云。脈浮而緊者。名曰弦也。弦者狀如弓弦。按之不移也。是與脈經合。則此條數作浮爲是。金鑑自其脈數至脈弦數者十九字爲衍文。以當下其寒之四字。移必心下堅之下。未知是否。

附方

外臺。烏頭湯。治寒疝腹中絞痛。賊風入攻五藏。拘急不得轉側。發作有時。使人陰縮。手足厥逆。方見上○案此本出于千金賊風門。轉側下。有叫呼二字。外臺。引千金卽烏頭桂枝湯也 徐沈魏尤。以爲大烏頭煎何不檢之于外臺。誤甚。

外臺。柴胡桂枝湯方。治心腹卒中痛者。外臺。引仲景傷寒論。無卒字。

胡　柴四兩　黃　芩　人　參　芍　藥

桂　枝　生　薑各一兩半　甘　草一兩　半　夏二合半

大　棗六枚

右九味。以水六升。煮取三升。溫服一升。日三服。

〔魏〕有表邪而挾內寒者。烏頭桂枝湯證也。有表邪而挾內熱者。柴胡桂枝湯證也。以柴胡桂枝生薑。升陽透表。人參半夏甘草大棗。補中開鬱。黃芩芍藥。治寒中有熱雜合。此表裏兩解。寒熱兼除之法也。〔沈〕予以此方。每於四時加減。治胃脘心腹疼痛。功效如神。

仁齋直指云。柴胡桂枝湯。治腎氣冷熱不調證。案腎氣。卽疝也。

外臺。走馬湯。治中惡心痛腹脹。大便不通。

巴　豆二枚去皮心熬　杏　仁二枚

右二味。以綿纏搥令碎。熱湯二合。捻取白汁飲之。當下。老小量之。通治飛尸鬼擊病。

〔沈〕中惡之證。俗謂絞腸烏痧。卽臭穢惡毒之氣。直從口鼻。入於心胸。腸胃藏府壅塞。正氣不行。故心痛腹脹。大便不通。是爲實證。非似六淫侵入而有表裏虛實清濁之分。故用巴豆極熱大毒。峻猛之劑。急攻其邪。

佐杏仁以利肺與大腸之氣。使邪從後陰。一掃盡除。則病得愈。若緩須臾。正氣不通。營衞陰陽。機息則死。是取通則不痛之義也。

肘後。飛尸走馬湯。通治諸飛尸鬼擊。即本方。

外臺。文仲療卒得諸疝。少腹及陰中相引絞痛。白汗出欲死。此名寒疝。亦名陰疝。張仲景飛尸走馬湯。方同。案此爲治寒疝。附于本篇之末者。而主療與外臺異者何。

問曰。人病有宿食。何以別之。師曰。寸口脈浮而大。按之反濇。尺中亦微而濇。故有宿食。大承氣湯主之。

〔尤〕寸口脈浮大者。穀氣多也。穀多不能益脾。而反傷脾。按之脈反濇者。脾傷而滯。血氣爲之不利也。尺中亦微而濇者。中氣阻滯。而水穀之精氣。不能逮下也。是因宿食爲病。則宜大承氣。下其宿食。

案金鑑云。按尺中亦微而濇之微字。當按傷寒論作大字。是。今考傷寒論可下篇。亦作微字。而金鑑又云。微字當是大字。若是微字。斷無當下之理。彼註如此。今引以爲證。誤也。

巢源。宿食不消候云。宿穀未消。新穀又入。脾氣既弱。故不能磨之。則經宿而不消也。令人腹脹氣急。噫氣醋臭。時復增寒壯熱。是也。

程知云。滑爲有食結滯。經宿則脈濇矣。尺以候內。沈以候裏。故宿食之脈。按之反濇。尺中亦大而濇也。

脈數而滑者。實也。此有宿食。下之愈。宜大承氣湯。

〔鑑〕腹滿而痛。脈數而滑者實也。此有宿食。故當下之。李彣曰。滑者水穀之氣勝也。若滑而兼數。則實熱已入胃府矣。故云有宿食可下之。〔魏〕滑與濇相反。何以俱爲實宜下。滑者濇之淺。而實邪欲成未成者。濇者滑之深。而實邪已成者。故不論爲滑爲濇。兼大而見。則有物積聚。宜施攻治無二理也。

陽明篇云。脈滑而數者。有宿食也。當下之。宜大承氣湯。

下利不欲食者。有宿食也。當下之。宜大承氣湯。

〔尤〕穀多則傷脾。而水穀不分。穀停則傷胃。而惡聞食臭。故下利不欲食者。知其有宿食。當下也。夫脾胃者。所以化水穀。而行津氣。不可或止者也。穀止則化絕。氣止則機息。化絕機息。人事不其頓乎。故必大承氣。速去其停穀。穀去則氣行。氣行則化續。而生以全矣。若徒事消尅。將宿食未去。而生氣已消。豈徒無益而已哉。〔沈〕驟傷宿食停滯。胃中壅遏。升降之機不轉。腸中水穀不分。而下奔則利。宿食在胃。故不欲食。必當攻去宿食。

程應旄云。傷食惡食。故不欲食。與不能食者自别。下利有此。更無别樣虛證。知非三陰之下利。而爲宿食之下利也。故當下之。

大承氣湯方（見前痙病中。）

宿食在上脘。當吐之。宜瓜蒂散。

〔鑑〕胃有三脘。宿食在上脘者。膈間痛而吐。可吐。不可下也。在中脘者。心中痛而吐。或痛不吐。可吐可下也。在下脘者。臍上痛而不吐。不可吐。可下也。今食在上脘。故當以瓜蒂散吐之也。

千金云。凡病宿食在上脘。當吐之。脈數而滑者實也。有宿食不消。下之愈。胃中有澼食冷物。即痛不能食。有熱物即欲食。大腹有宿食。寒慄發熱如瘧。宿食在小腹者。當暮發熱。明旦復止。

瓜蒂散方

瓜　蒂一分熬黃　赤小豆一分煑○案煑字據傷寒論當刪

右二味。杵爲散。以香豉七合。煑取汁。和散一錢匕。溫服之。不吐者。少加之。以快吐爲度而止。亡血及虛者。不可與之。亡血以下九字。原本作細註。今據傷寒論大書。傷寒論。作杵爲散。取一錢匕。以香豉一合。用熱湯七合。煑作稀糜。去滓取汁。和散溫頓服之。此當改補。

東垣試効方云。若有宿食而煩者。仲景以梔子大黃湯主之。氣口三盛。則食傷太陰。塡塞悶亂。極則心胃大疼。兀兀欲吐。得吐則已。俗呼食迷風是也。經云。上部有脈。下部無脈。其人當吐。不吐者死。宜瓜蒂散之類吐之。經云。高者因而越之。此之謂也。

案宿食在上脘。心腹疞痛。頓悶欲絕。倉猝之際。藥不及辦。以極鹹鹽湯一盞頓服。立吐。此千金。療乾霍亂之法也。

脈緊如轉索無常者。有宿食也。脈經。索下。有左右二字。

〔尤〕脈緊如轉索無常者。緊中兼有滑象。不似風寒外感之緊。爲緊而帶弦也。故寒氣所束者。緊而不移。食氣所發者。乍緊乍滑。如以指轉索之狀。故曰無常。〔魏〕轉索宿食中阻。氣道艱于順行。曲屈傍行之象。

案據脈經。有左右二字。魏註極是。徐沈以轉索無常爲緊脈之象。此襲辨脈法之謬。不可證也。

脈緊。頭痛風寒。腹中有宿食不化也。〔原註〕一云。寸口脈緊。○脈經。作寸口脈緊頭上有卽字。腹上有或字。

〔鑑〕脈緊頭痛。是外傷風寒病也。脈緊腹痛。是內傷宿食病也。李彣曰。按此脈與證似傷寒。而非傷寒者。以身不疼腰脊不強故也。然脈緊亦有辨。浮而緊者爲傷寒。沈而緊者爲傷食。

案頭痛。雖有宿食不化。鬱滯之氣上爲頭痛者。此則屬外傷於風寒。與腹中有宿食。自是兩截。脈經。腹上有或字。義尤明顯。

金匱玉函要略輯義卷三

東都　丹波元簡廉夫著

五臟風寒積聚病脈證幷治第十一

論二首　脈證十七條

肺中風者。口燥而喘。身運而重。冒而腫脹。

〔尤〕肺中風者。津結而氣壅。津結則不上潮而口燥。氣壅則不下行而喘也。身運而重者。肺居上焦。治節一身。肺受風邪。大氣則傷。故身欲動。而彌覺其重也。冒者。清肅失降。濁氣反上。爲蒙冒也。腫脹者。輸化無權。水聚而氣停也。〔徐〕運者。如在車船之上。不能自主也。重者。肌中氣滯不活動。故重也。

肺中寒。吐濁涕。

〔鑑〕肺中寒邪。胸中之陽氣不治。則津液聚而不行。故吐濁涎如涕也。李彣曰。五液入肺爲涕。肺合皮毛。開竅於鼻。寒邪從皮毛而入於肺。則肺竅不利。而鼻塞。涕唾濁涎。壅遏不通。吐出於口也。

肺死臟。浮之虛。按之弱。如葱葉。下無根者死。

〔程〕內經曰。真臟脈見者死。此五藏之死脈也。肺藏死。浮而虛。肝藏死。浮而弱。心藏死。浮而實。脾藏死。浮而大。腎藏死。浮而堅。五藏俱兼浮者。以真氣渙散。不收無根之謂也。內經曰。真肺脈至。如以羽毛中人膚。非浮之虛乎。葱葉。中空草也。若按之弱。如葱葉之中空。下又無根。則浮毛虛弱。無胃氣。此真藏已見。故死。

肝中風者。頭目瞤。兩脇痛。行常傴。令人嗜甘。千金。甘下。有如阻婦狀四字。

〔程〕肝主風。風勝則動。故頭目瞤動也。肝脈布脇肋。故兩脇痛也。風中於肝。則筋脈急引。故行常傴。傴者不得伸也。淮南子曰。木氣多傴。傴之義。正背曲肩垂之狀。以筋脈急引於前故也。此肝正苦於急。急食甘以緩之。是以令人嗜甘也。

肝中寒者。兩臂不舉。舌本燥。喜大息。胸中痛。不得轉側。食則吐而汗出也。

〔原註〕脈經。千金云。時盜汗欬。食已吐汁。○千金。舌本。作舌大。

〔魏〕肝中寒者。兩臂不舉。筋骨得寒邪。必拘縮不伸也。舌本燥。寒鬱而內熱生也。喜大息。胸中痛者。肝爲寒鬱。則條達之令失。而胸膈格阻。氣不流暢也。不得轉側者。兩脇痛滿急。輾轉不安也。食則吐而汗出。肝木侮土。厥陰之寒侵胃。胃不受食。食已則吐。如傷寒論中。厥陰病所云也。汗出者。胃之津液。爲肝邪所乘。侵逼外越也。此俱肝藏外感之證也。

案金鑑云。兩臂不舉舌本燥二句。而汗出三字。文義不屬。必是錯簡。不釋。未知果然否。姑仍魏注。

肝死藏。浮之弱。按之如索不來。或曲如蛇行者死。

〔程〕肝藏死。浮之弱。失肝之職。而兼肺之刑。按之不如弓弦。而如索。如索則肝之本脈已失。不來則肝之眞氣已絕。或有蛇行之狀。蛇行者。曲折逶迤。此脈欲作弦而不能。故曲如蛇行。其死宜矣。〔尤〕按內經云。眞肝脈至。中外急如循刀刃。責責然。如按琴瑟絃。與此稍異。而其勁直則一也。

肝著。其人常欲蹈其胸上。先未苦時。但欲飲熱。旋覆花湯主之。〔原註〕臣億等校諸本。旋覆花傷皆同。○案詳十二字。程作方見婦人雜病六字。非也。同恐闕字訛。千金。無旋覆花湯主之六字。徐沈改蹈作掐非。

〔尤〕肝藏氣血鬱滯。著而不行。故名肝著。然肝雖著。而氣反注於肺。所謂橫之病也。故其人常欲蹈其胸上。胸者肺之位。蹈之欲使氣內鼓而出肝邪。以肺猶橐籥。抑之則氣反出也。先未苦時。但欲飲熱者。欲著之氣。得熱則行。迨既著則亦無益矣。〔鑑〕旋覆花湯主之六字。與肝著之病不合。當是衍文。

案旋覆花湯。徐程諸家。爲婦人雜病中方。然千金不載。金鑑爲衍文。今從之。

心中風者。翕翕發熱。不能起。心中飢。食即嘔吐。（千金。飢下。有則飲二字。即上。有飲食二字。）

〔程〕心主熱。中於風則風熱相搏。而翕翕發熱。不能起。心中雖饑。以風擁逆於上。即食亦嘔吐也。〔徐〕翕翕言驟起而均齊。即論語所謂始作翕如也。

心中寒者。其人苦病心如噉蒜狀。劇者心痛徹背。背痛徹心。譬如蠱注。其脈浮者。自吐乃愈。（蒜下。千金。有韲字。蠱。徐作蠱云。注恐是蛀字。非。沈魏尤。亦作蠱注。）

〔程〕內經曰。心惡寒。寒邪干心。心火被斂而不得越。則如噉蒜狀而辛辣憒憒然而無奈。故甚則心痛徹背背痛徹心。如蠱注之狀也。若其脈浮者。邪在上焦。得吐則寒邪越於上。其病乃愈。

巢源云。蠱注。氣力羸憊。骨節沉重。發則心腹煩懊而痛。令人所食之物。亦變化爲蠱。急者十數日。緩者延引歲月。漸侵食府藏盡而死。死則病流注。染著傍人。故爲蠱注也。案諸家不知蠱注爲病名。便解爲蠱蛀不息。爲蠱之往來交注。抑亦妄矣。

心傷者。其人勞倦。即頭面赤而下重。心中痛而自煩發熱。當臍跳。其脈弦。

此爲心藏傷所致也。跳下。千金。有手字。

〔尤〕其人若勞倦。則頭面赤而下重。蓋血虛者其陽易浮。上盛者下必無氣也。心中痛而自煩發熱者。心虛失養而熱動於中也。當臍跳者。心虛於上而腎動於下也。心之平脈。累累如貫珠。如循琅玕。又胃多微曲曰心平。今脈弦。是變溫潤圓利之常。而爲長直勁強之形。故曰。此爲心藏傷所致也。

心死藏。浮之實如丸豆。按之益躁疾者死。丸。趙徐沈尤。並作麻。千金。豆下。有擊手二字。

〔程〕內經曰。真心脈至堅而搏。如循薏苡子累累然。即浮之實如丸豆。按之益躁疾之脈。

案丸。謂彈丸。豆。謂菽也。

邪哭使魂魄不安者。血氣少也。血氣少者屬於心。心氣虛者。其人則畏。合目欲眠。夢遠行而精神離散。魂魄妄行。陰氣衰者爲癲。陽氣衰者爲狂。案徐云。哭恐是入字。沈同。金鑑云。癲狂互誤。皆不可從。

〔尤〕邪哭者。悲傷哭泣。如邪所憑。此其標有稠痰濁火之殊。而其本則皆心虛而血氣少也。於是寤寐恐怖。精神不守。魂魄不居。爲顛爲狂。勢有必至者矣。〔程〕內經言重陽者狂。重陰者癲。此陰氣衰者爲癲。陽氣衰者爲狂。似與彼異。然經亦有上實下虛爲厥癲疾。陽重脫者易狂。則知陰陽俱虛。皆可爲癲爲狂也。

脾中風者。翕翕發熱。形如醉人。腹中煩重。皮目瞤瞤。而短氣。目。千金。作肉。是。

〔程〕風爲陽邪。故中風必翕翕發熱。脾主肌肉四肢。風行於肌肉四肢之間。則身懈惰四肢不收。故形如醉人。腹爲陰。陰中之至陰脾也。故腹中煩重。內經曰。肌肉蠕動。命曰微風。以風入於中。搖動於外。故皮目爲之瞤動。

腹中煩重。隔其息道。不能達於腎肝。故短氣也。〔尤〕李氏曰。風屬陽邪。而氣疎泄。形如醉人。言其面赤。而四肢軟也。皮目。上下眼胞也。

脾死藏。浮之大堅。按之如覆盃。潔潔。狀如搖者死。〔原註〕臣億等。詳五藏各有中風中寒。今脾只載中風。腎中風中寒。俱不載者。以古文簡亂極多。去古既遠。無文可以補綴也。〇潔潔。千金。作絜絜。千金。標脾中寒三字。不載病狀。知其缺遺已久也。

〔鑑〕李彣曰。脈弱以滑。是有胃氣。浮之大堅。則胃氣絕。真藏脈見矣。覆杯則內空。潔潔者。空而無有之象也。狀如搖者。脈躁疾不寧。氣將散也。故死。

趺陽脈浮而濇。浮則胃氣強。濇則小便數。浮濇相搏。大便則堅。其脾爲約。麻子仁圓主之。千金。約下。有脾約者大便堅小便利而不渴也十三字。

〔鑑〕趺陽。胃脈也。若脈濇而不浮。脾陰虛也。則胃氣亦不強。不堪下矣。今脈浮而濇。胃陽實也。則爲胃氣強。脾陰亦虛也。脾陰虛。不能爲胃上輸精氣。水獨下行。故小便數也。胃氣強。約束其脾。不化津液。故大便難也。以麻仁丸主之。養液潤燥。清熱通幽。不敢恣行承氣者。蓋因脈濇終是虛邪也。

麻子仁丸方 明理論。名脾約丸。

麻子仁二升　芍藥半斤　枳實一斤　大黃一斤

厚朴一斤　杏仁一升 陽明篇用枳實半斤厚朴一尺

右六味。末之。煉蜜和丸梧子大。飲服十丸。日三。以知爲度。

〔程〕內經曰。脾爲孤藏。中央土。以灌四旁。爲胃而行津液。胃熱則津液枯。而小便又偏滲。大腸失傳送之職矣。

內經曰。燥者濡之。潤以麻子芍藥杏仁。結者攻之。下以大黃枳實厚朴。共成潤下之劑。

外臺。古今錄驗麻子人丸。療大便難。小便利。而反不渴者。脾約方。

即本方。云此本仲景傷寒論方。

肘後。療脾胃不和。常患大便堅強難。

於本方中去杏仁。

產育寶慶集。麻仁圓。治產後大便祕澁者。

於本方中去芍藥厚朴杏仁。加人參。

腎著之病。其人身體重。腰中冷。如坐水中。形如水狀。反不渴。小便自利。飲食如故。病屬下焦。身勞汗出。衣〔原註〕一作表。裏冷濕。久久得之。腰以下冷痛。腰重如帶五千錢。甘薑苓朮湯主之。如水狀。千金。作如水洗狀。身字。千金。外臺。作從作二字。久久得之。外臺。作久久之故得也。腰重。原本。及外臺。作腹重。今依趙本改正。千金。腎藏脈論作腰。腰痛門。作腹。徐程諸註。並作腹。

〔尤〕腎受冷濕。著而不去。則為腎著。身重腰中冷。如坐水中。腰下冷痛。腹重如帶五千錢。皆冷濕著腎。而陽氣不化之徵也。不渴。上無熱也。小便自利。寒在下也。飲食如故。胃無病也。故曰病屬下焦。身勞汗出。衣裏冷濕。久久得之。蓋所謂清濕襲虛。病起於下者也。然其病不在腎之中藏。而在腎之外府。故其治法。不在溫腎以散寒。而在煖土以勝水。甘薑苓朮。辛溫甘淡。本非腎藥。名腎著者。原其病也。

甘草乾薑茯苓白朮湯千金。名腎著湯。外臺。引古今錄驗。名甘草湯。

甘　草二兩　白　朮二兩○千金外臺用四兩　乾　薑四兩○千金外臺用三兩　茯　苓四兩

右四味。以水五升。煮取三升。分溫三服。腰中卽溫。

千金腎著散外臺。引經心錄。並無主療。載上方後。

杜　仲　桂　心各三兩　甘　草　澤　瀉

牛　膝　乾　薑各一兩　白　朮　茯　苓各四兩

右八味。治下篩爲粗散。一服三方寸匕。酒一升。煮五六沸。去滓。頓服日再。

千金翼。溫腎湯。主腰脊膝脚。浮腫不隨。出脚氣。

茯　苓　乾　薑　澤　瀉各二兩　桂　心三兩

右四味。切以水六升。煮取二升。分爲三服。

又治腎間有水氣。腰脊疼痛。腹背拘急絞痛方。

本方去甘草加澤瀉。

三因。茯苓白朮湯。治冒暑毒。加以著濕。或汗未乾卽浴。皆成暑濕。

本方。加桂心各一兩。

又除濕湯。治冒雨著濕。鬱于經絡。血溢作衄。或脾不和。濕著經絡。血流入胃。胃滿吐血。

卽本方。頭疼。加川芎二錢。最止浴室中發衄。

腎死藏。浮之堅。按之亂如轉丸。益下入尺中者死。益。千金。作溢。

〔尤〕腎脈本石浮之堅。則不石而外鼓按之亂如轉丸。是變石之體。而爲躁動。真陽將搏躍而出矣。益下入尺。言按之至尺澤。而脈猶大動也尺下脈宜伏今反動。真氣不固。而將外越。反其封蟄之常。故死。〔程〕以上真藏。與內經互有異同。然得非常之脈。必爲非常之病。若未病者必病進。已病者必死。總之脈無胃氣現於三部中。脈象形容不一也。

問曰。三焦竭部。上焦竭善噫。何謂也。師曰。上焦受中焦氣未和。不能消穀。故能噫耳。下焦竭。卽遺溺失便。其氣不和。不能自禁制。不須治。久則愈。

〔鑑〕三焦竭部者。謂三焦因虛竭。而不各歸其部。不相爲用也〔尤〕上焦在胃上口。其治在膻中。而受氣於中焦。今胃未和。不能消穀。則上焦所受者。非精微之氣。而爲陳滯之氣矣。故爲噫。噫噯食氣也。下焦在膀胱上口。其治在臍下。故其氣乏竭。卽遺溺失便〔程〕內經曰。膀胱不約爲遺尿。下經曰。虛則遺尿。其氣不和。則溲便不約。故遺失而不能自禁制。不須治之。久則正氣復。而自愈。

案尤云。上焦氣未和。不能約束禁制。亦令遺溺失便。所謂上虛不能制下者也。云不須治者。謂不須治其下焦。俟上焦氣和。久相自愈。金鑑云不須治久則愈。在善噫可也。若遺溺失便。未有不治能愈者。恐是錯簡。二說幷有理。然不如程之穩妥。故姑仍之。

師曰。熱在上焦者。因欬爲肺痿。熱在中焦者。爲堅。熱在下焦者。則尿血。亦令淋祕不通。大腸有寒者。多鶩溏。有熱者。便腸垢。小腸有寒者。其人下重便血。有熱者必痔。

〔尤〕熱在上焦者肺受之。肺喜清肅。而惡煩熱。肺熱則欬。欬久則肺傷而痿也。熱在中焦者。脾胃受之。脾胃者。所以化水穀。而行陰陽者也。胃熱則實而鞕。脾熱則燥而閟。皆爲堅也。下焦有熱者。大小腸膀胱受之。小腸爲心之府。熱則尿血。膀胱爲腎之府。熱則癃閟不通也。鶩溏如鶩之後。水糞雜下。大腸有寒。故泌別不職。其有熱者。則腸中之垢。被迫而下也。下重。謂腹中重而下墜。小腸有寒者。能腐而不能化。故下重。陽不化則陰下溜。故便血。其有熱者。則下注廣腸。而爲痔。痔。熱疾也。〔徐〕直腸者。大腸之頭也。門爲肛。小腸有熱。則大腸傳導其熱而氣結于肛門。故痔。

案爲堅。沈及金鑑。爲腹脹堅滿。不可從也。腸垢。巢源云。腸垢者。腸間津汁垢膩也。由熱痢蘊積。腸間虛滑。所以因下痢而便腸垢也。下重者。後重也。傷寒論四逆散泄利下重。下利篇。熱利下重。白頭翁湯主之。劉熙釋名云。泄利下重而赤白曰𢅥。是也。

問曰。病有積。有聚。有槃氣。何謂也。師曰。積者。藏病也。終不移。聚者。府病也。發作有時。展轉痛移。爲可治。槃氣者。脇下痛。按之則愈。復發。爲槃氣。諸積大法。脈來細而附骨者。乃積也。寸口積在胸中。微出寸口。積在喉中。關上積在臍傍。上關上。積在心下。微下關。積在少腹。尺中。積在氣衝。脈出左。積在左。脈出右。積在右。脈兩出。積在中央。各以其部處之。槃。千金。作穀。則愈之下。更有愈字。寸口積之口下。有結字。關上下。有結字。尺中下同。魏槃作穀。二云槃之爲字。本如此。若夫穀。乃惡木也。後人改爲穀。遂並穀。亦改爲槃。又訛爲槃。皆誤筆也。案廣雅云。槃。即穀乃槃也。山海經。百槃生。荀子。五槃蓄。是也。○諸積大法以下。徐沈尤。別提爲一條。

〔徐〕積迹也病氣之屬陰者也。藏屬陰。兩陰相得故不移。不移者。有專痛之處。而無遷改也。聚則如市中之物。偶聚而已。病之屬陽者也。府屬陽。故相比陽。則非如陰之凝。故寒氣感則發。否則已。所謂有時也。既無定著。則痛無常處。故曰展轉痛移。其根不深。故比積爲可治。若槃氣。槃者。穀也。乃食氣也。案三因。立槃氣門載宿食論治。當並攷。食傷太陰。敦阜之氣。抑遏肝氣。故痛在脇下。痛不由藏府。故按之則氣行而愈。然病氣雖輕。按之不能絕其病原。故復發。中氣強。不治自愈。〔尤〕諸積。該氣血痰食而言。脈來細而附骨。謂細而沉之至。諸積皆陰故也。又積而不移之處。其氣血榮衞。不復上行而外達。則其脈爲之沉細而不起。故歷舉其脈出之所。以決其受積之處。而復益之曰。脈兩出。積在中央。以中央有積。其氣不能分布左右。故脈之見於兩手者。倶沉細而不起也。各以其部處之。謂各隨其積所在之處。而分治之耳。

五十五難曰。積者。陰氣也。聚者。陽氣也。故陰沉而伏。陽浮而動。氣之所積。名曰積。氣之所聚。名曰聚。故積者五藏所生。聚者六府所成也。積者。陰氣也。其始發有常處。其痛不離其部。上下有所終始。左右有所窮處。聚者。陽氣也。其始發無根本。上下無所留止。其痛無常處。謂之聚。故以是別知積聚。

邵氏明醫指掌參補云。痞塊多在皮裏膜外。並不係腸胃間。而醫者往往以峻劑下之。安能使此塊入腸胃。從大便而出哉。吾見病未必去。而元氣已耗。經年累月。遂至不治者多矣。歷代醫家。皆曰在左爲死血。在右爲食積。在中爲痰飲。蓋以左屬肝。肝藏血。右屬脾。脾化穀而痰飲。則結聚於中焦也。殊不知肝脾雖左右之分。而實無界限之隔。非謂肝偏於左。而無與於右。脾偏於右。而無與於左。在左爲死血。而在右獨無死血乎。

在中爲痰飲。而左右獨無痰飲乎。但在左在右在中。皆因虛之所在。而入之耳。不可以死血痰飲食積分之也。然當診之以察其病。弦滑爲痰。芤濇爲血。沉實爲食。三脈並見。則當兼治也。

痰飲欬嗽病脈證并治第十二

論一首　脈證二十一條　方十九首

此篇脈經接前肺痿肺癰欬嗽上氣爲一篇。痰飲。作淡飲。下並同。

問曰。夫飲有四。何謂也。師曰。有痰飲。有懸飲。有溢飲。有支飲

問曰。四飲何以爲異。師曰。其人素盛今瘦。水走腸間。瀝瀝有聲。謂之痰飲。飲後水流在脇下。欬唾引痛。謂之懸飲。飲水流行。歸於四肢。當汗出而不汗出。身體疼重。謂之溢飲。欬逆倚息。氣短不得臥。其形如腫。謂之支飲。瀝瀝。巢源。作漉漉。氣短。諸本。作短氣。

〔程〕聖濟總錄曰。三焦者。水穀之道路。氣之所終始也。三焦調適。氣脈平勻。則能宣通水液。行入於經。化而爲血。灌溉周身。若三焦氣塞。脈道壅閉。則水飲停滯。不得宣行。聚成痰飲。爲病多端。又因脾土不能宣達。致水飲流溢於中。布散於外。甚則五藏受病也。痰飲者何。以平人水穀之氣。入於胃。變化精微。以充肌肉。則形盛。今不能變化精微。但化而爲痰飲。此其人所以素盛今瘦。故水走腸間。漉漉作聲也。〔沈〕飲後水流在脇下者。乃飲積於胃。腠理不密。如汗漐漐。橫溢胃外。流於脇下。而爲懸飲。懸飲者。猶物懸掛其處之義也。脇乃陰陽之道路。懸飲阻抑往來之氣。欬則氣吸吊動於脇。欬唾則引痛矣。蓋脾肺之氣。不能轉運。飲水流行。泛於四肢皮膚肌

肉之間。即當汗出而散。設不汗出。凝逆經隧。身體疼重。而爲溢飲。經謂溢飲者。渴暴多飲。而溢入肌皮腸胃之外。是也。若溢出於胃。從下注上。貯於胸膈之間。壅遏肺氣。上逆而內則欬逆倚息。短氣不得臥。外應皮毛。肺氣壅而不行。則如腫。故爲支飲也。（鑑）痰飲懸飲溢飲支飲。言飲病之情狀也。四飲亦不外乎留飲伏飲之理。但因其流水之處。特分之爲四耳。由其狀而命之名。故有四也。李彣曰。夫飲有四。而此獨以痰飲名總之。水積陰或爲飲。飲凝陽或爲痰。則分而言之飲有四。合而言之總爲痰飲而已。

案痰本作淡。王羲之初月帖。淡悶干嘔。宋黃伯思法帖刊誤云。淡古淡液之淡。千古干濕之干。今人以淡作痰。以干作乾。非也。而肘後方。有治痰癊諸方。即痰飲也。攷唐惠琳一切經音義云。淡陰。謂胸上液也。醫方多作淡飲。又云。痰癊。上音談。下陰禁反。案痰癊字無定體。胸膈中氣病也。津液因氣凝結不散。如筋膠引挽不斷。名爲痰癊。蓋痰字。始見于神農本經巴豆條云。留飲痰澼。而飲字。則見于內經刺志論云。脈小血多者。飲中熱也。王註。溜飲也。又溢飲。見于脈要精微論。依以上數義而攷之。痰飲。即津液爲病之總稱。故本經以題篇目。而又以腸間瀝瀝有聲爲痰飲者。猶傷寒外邪之統名。而又以麻黃湯一證呼爲傷寒之類。本條痰飲。又與稀則曰飲。稠則曰痰之義亦自異。程云。痰飲。脈經千金翼。俱作淡飲。當以淡飲爲是。若痰飲則稠粘。不能走腸間瀝瀝作聲也。此說似是而却非。不知痰乃淡從疒者。況千金翼淡飲。五飲之一。與本條所謂頗異。云。大五飲圓。主五種飲。一曰留飲。停水在心下。二曰澼飲。水澼在兩脇下。三曰淡飲。水在胃中。四曰溢飲。水溢在膈上五藏間。五曰流飲。水在腸間。動搖有聲。千金同。所謂流飲。乃似本條之痰飲。巢源云。流飲者。由飲水多。水流走於腸胃之間。漉漉有聲。謂之流飲。亦本條之痰飲也。

巢源云。懸飲。謂飲水過多。留注脇下。令脇間懸痛。欬唾引脇痛。故云懸飲。又云。支飲。謂飲水過多。停積於胸膈之間。支乘於心。故云支飲。案支字。徐爲肺之支脈。程爲支散之義。魏云。分也。尤云。如水之有派木之有枝。並不通。今依巢源。支枝同。謂支撑于心膈之間。支滿支結義皆同。王註六元正紀支痛云。支。拄妨也。爲是。

水在心。心下堅築。短氣。惡水不欲飲。千金。作心下堅築築。

〔尤〕水。即飲也。堅築。悸動有力。築築然也。短氣者。心屬火而畏水。水氣上逼。則火氣不伸也。〔徐〕藏中非真能蓄有形之水。不過飲氣侵之。不可泥。

水在肺。吐涎沫。欲飲水。

〔程〕聯綿不斷者曰涎。輕浮而白者曰沫。涎者津液所化。沫者水飲所內。釀於肺經則吐。吐多則津液亦乾。故欲飲水。

水在脾。少氣身重。

〔徐〕脾主肌肉。且惡濕。得水氣則濡滯而重。脾精不運。則中氣不足。而倦怠少氣。

水在肝。脇下支滿。嚏而痛。

〔程〕肝脈布脇肋。故脇下支滿。水在肝。則條達之性爲水鬱。其氣上走頏顙。至畜門而出鼻孔。因作嚏也。嚏則痛引脇肌。故嚏而痛。

水在腎。心下悸。

〔程〕水在腎。則腎氣凌心。故築築然悸也。

夫心下有留飲。其人背寒冷如手大。手。原本。作水。今依諸本改訂。徐沈尤。作掌。

〔尤〕留飲即痰飲之留而不去者也。背寒冷如掌大者。飲留之處。陽氣所不入也。〔程〕諸陽受氣於胸中而轉行於背。心下有留飲。則陽氣抑遏而不行。故背寒冷如手大者。言其不盡寒也。

醫學六要。仲景曰。心下有留飲。其人背惡寒。冷如冰。茯苓丸。茯苓一兩。半夏二兩。枳殼五錢。風化硝二錢半。共末。薑汁糊丸桐子大。薑湯下三十丸。案此指迷茯苓丸也。而引仲景者何。又王隱君滾痰丸主療。有脊上一條如線之寒起證。亦與此同。

留飲者。脇下痛引缺盆。欬嗽則輒已。〔原註〕一作轉甚。〇案脈經。千金。作轉甚。程金鑑從之。

〔程〕缺盆者。五藏六府之道。故飲留於脇下而痛上引缺盆。引缺盆則欬嗽。欬嗽則痛引脇下而轉甚。此屬懸飲。轉甚一本作輒已。未有欬嗽而脇下痛。引缺盆輒愈也。

胸中有留飲。其人短氣而渴。四肢歷節痛。脈沉者有留飲。脈沉以下。程爲另條。

〔程〕胸中者。屬上焦也。今爲留飲隔礙。則氣爲之短。津液不能上潮。則口爲之渴也。飲者濕類也。流於關節。故四肢歷節痛也。經曰。脈得諸沈者。當責有水。故脈沈者爲水飲。〔尤〕四肢歷節痛。爲風寒濕在關節。若脈不浮而沉。而又短氣而渴。則知是留飲爲病。而非外入之邪矣。

膈上病痰。滿喘欬吐。發則寒熱。背痛腰疼。目泣自出。其人振振身瞤劇。必有伏飲。病痰。脈經。千金。作之病。脈經註云。目泣自出。一作目眩。

〔尤〕伏飲亦即痰飲之伏而不覺者。發則始見也。身熱背疼腰疼。有似外感。而兼見喘滿欬唾。則是活人所謂痰之爲病。能令人憎寒發熱。狀類傷寒者也。目泣自出。振振身瞤動者。飲發而上逼液道。外攻經隧也。

案金鑑云。即今之或值秋寒。或感春風。發則必喘滿欬吐。痰盛寒熱。背痛腰疼。咳劇則目泣自出。咳甚則振振身動。世俗所謂吼喘病也。今驗吼喘。未見振振身瞤者。故欠瞤字不解。蓋以其有所不妥者乎。況吼喘。乃前篇肺脹中之一證。與此自異。

夫病人飲水多。必暴喘滿。凡食少飲多。水停心下。甚者則悸。微者短氣。脈雙弦者寒也。皆大下後喜虛。脈偏弦者飲也。千金。外臺。虛下。有耳字。脈雙弦以下。程爲別條。金鑑同。是。沈徐。無喜字。程魏金鑑。作大下後裏虛。

〔程〕飲水多則水氣泛溢於胸膈。必暴喘滿也。凡人食少飲多。則胃土不能游溢精氣。甚者必停於心下而爲悸。微者則填於胸膈。而爲短氣也。〔鑑〕凡病人食少飲多者。爲消渴病。小便不利者。爲留飲。留飲者。即今之停水飲病也。〔尤〕水溢入肺者。則爲喘滿。水停心下者。甚則水氣凌心而悸。微則氣被飲抑而短也。雙弦者。兩手皆弦。寒氣周體也。偏弦者。一手獨弦。飲氣偏注也。

案徐云。有一手兩條脈。亦曰雙弦。此乃元氣不壯之人。往往多見此脈。亦屬虛。適愚概溫補中氣。兼化痰。應手而愈。此本于吳氏脈語云。雙弦者。脈來如引二線也。然與經文雙弦義邈別。

肺飲不弦。但苦喘短氣。苦。脈經千金。作喜。

〔尤〕肺飲。飲之在肺中者。五藏獨有肺飲。以其虛而能受也。肺主氣而司呼吸。苦喘短氣。肺病已著。脈雖不弦。可以知其有飲矣。

支飲亦喘而不能臥。加短氣。其脈平也。臥。千金外臺。作眠。

〔尤〕支飲上附於肺。即同肺飲。故亦喘而短氣。其脈亦平。而不必弦也。按後十四條云。欬家其脈弦。爲有水。夫欬爲肺病。而水即是飲。而其脈弦。此云肺飲不弦。支飲脈平。未詳何謂。

案脈平。諸註紛紜。多屬附會。尤爲未詳。可謂卓見矣。

病痰飲者。當以溫藥和之。

〔沈〕此言痰飲屬陰。當用溫藥也。脾失健運。水濕釀成痰飲。其性屬濕。而爲陰邪。故當溫藥和之。即助陽而勝脾濕。俾陽運化。濕自除矣。〔魏〕言和之。則不專事溫補。即有行消之品。亦槩其義例于溫藥之中。方謂之和之。而不可謂之補之益之也。蓋痰飲之邪。因虛而成。而痰亦實物。必少有開導。總不出溫藥和之四字。其法盡矣。

外臺引范汪。病痰者。當以溫藥和之。半夏湯。即千金小半夏湯。附于後。

心下有痰飲。胸脇支滿目眩。苓桂朮甘湯主之。脈經。作甘草湯。

〔徐〕心下有痰飲。心下非即胃也。乃胃之上。心之下。上焦所主。唯其氣挾寒濕陰邪。冲胸及脇。而爲支滿。支者。撐定不去。如痞狀也。陰邪抑遏上升之陽。而目見玄色。故眩。苓桂朮甘湯。正所謂溫藥也。桂甘之溫化氣。朮之溫健脾。苓之平而走下。以消飲氣。茯苓獨多。任以君也。

靈經脈篇云。包絡是動。則胸脇支滿。心中憺憺大動。

茯苓桂枝白朮甘草湯方 千金。名甘草湯。

茯苓四兩　桂枝　白朮各三兩　甘草二兩

右四味。以水六升。煮取三升。分溫三服。小便則利。

聖濟總錄。茯苓湯。治三焦有水氣。胸脇支滿目眩。即本方。

夫短氣有微飲。當從小便去之。苓桂朮甘湯主之。方見上。 腎氣丸亦主之。方見婦人雜病中。

〔徐〕短氣有微飲。即上文微者短氣也。然支飲留飲。水在心。皆短氣。總是水停心下。故曰當從小便去之。〔尤〕氣爲飲抑則短。欲引其氣。必蠲其飲。飲水類也。治水必自小便去之。苓桂朮甘益土氣以行水。腎氣丸。養陽氣以化陰。雖所主不同。而利小便則一也。

案喻氏法律云。苓桂朮甘湯。主飲在陽。呼氣之短。腎氣丸。主飲在陰。吸氣之短。蓋呼者出心肺。吸者入腎肝。此説甚鑿矣。蓋苓桂朮甘。治胃陽不足。不能行水。而微飲停于心下以短氣。腎氣丸。治腎虛而不能收攝水。水泛于心下以短氣。必察其人之形體脈狀。而爲施治。一證二方。各有所主。其別蓋在于斯耶。

嚴氏濟生方云。有病喜吐痰唾。服八味圓。而作效者。亦有意焉。王叔和云。腎寒多唾。蓋腎爲水之官。腎能攝水。腎氣溫和。則水液運下。腎氣虛寒。則邪水上溢。其間用山茱萸山藥輩。取其補。附子肉桂。取其溫。茯苓澤瀉。取其利。理亦當矣。

病者脈伏。其人欲自利。利反快。雖利。心下續堅滿。此爲留飲欲去故也。甘遂半夏湯主之。脈經千金外臺。反上。有者字。

〔魏〕病者脈伏。爲水邪壓溷。氣血不能通。故脈反伏而不見也。其人欲自利。利反快。水流濕而就下。以下爲暫洩其勢。故暫安適也。然旋利而心下續堅滿。此水邪有根蔕。以維繫之。不可以順其下利之勢。而爲剷滅也。故曰。此爲留飲欲去故也。蓋陰寒之氣。立其基。水飲之邪。成其穴。非開破導利之。不可也。

案金鑑云。此爲留飲欲去故也句。當在利反快之下。必傳寫之譌。蓋此一句釋上文。必非傳寫之訛。

甘遂半夏湯方外臺。引千金云。此本仲景傷寒論方。

甘遂大者三枚　半夏十二枚以水一升煮取半升去滓　芍藥五枚〇千金作二枚外臺作一兩

甘草如指大一枚炙一本作无〇千金作一枚如指大水一升煮取半升案一本作无四字未詳

右四味。以水二升。煮取半升。去滓。以蜜半升。和藥汁。煎取八合。頓服。千金。作右四味以蜜半升內二藥汁。合得一升半。煎取八合頓服之。案千金近是。

〔程〕留者行之。用甘遂以決水飲。結者散之。用半夏以散痰飲。甘遂之性直達。恐其過於行水。緩以甘草白蜜之甘。收以芍藥之酸。雖甘草甘遂相反。而實有以相使。此酸收甘緩。約之之法也。靈樞經曰。約方猶約囊。其斯之謂與。〔尤〕甘草與甘遂相反。而同用之者。蓋欲其一戰。而留飲盡去。因相激而相成也。芍藥白蜜。不特安中。抑緩藥毒耳。

脈浮而細滑。傷飲。

〔鑑〕凡飲病得脈浮而細滑者。爲痰飲初病。水邪未深之診也。李彣曰。飲脈當沈。今脈浮者。水在肺也。〔徐〕不曰有飲。而曰傷飲。見爲外飲所驟傷。而非停積之水也。

脈弦數。有寒飲。冬夏難治。

〔尤〕脈弦數而有寒飲。則病與脈相左。魏氏所謂飲自寒。而挾自熱是也。夫相左者。必相持。冬則時寒助飲。欲以熱攻。則脈數必甚。夏則時熱助脈。欲以寒治。則寒飲爲礙。故曰難治。

案此條難解。金鑑改數作遲。肆矣。

脈沉而弦者。懸飲內痛。〇病懸飲者。十棗湯主之。

〔鑑〕趙良曰。脈沉病在裏也。凡弦者。爲痛爲飲爲癖。懸飲結積在內作痛。故脈見沉弦。〔尤〕脈沉而弦。飲氣內聚也。飲內聚而氣擊之則痛。〔徐〕主十棗湯者。甘遂性苦寒。能瀉經隧水濕。而性更迅速直達。大戟性苦辛寒。能瀉臟腑之水濕。而爲控涎之主。芫花性苦溫。能破水飲窠囊。故曰破癖須用芫花。合大棗用者。大戟得棗。即不損脾也。蓋懸飲原爲驟得之證。故攻之不嫌峻而驟。若稍緩而爲水氣喘息浮腫。三因方以十棗湯藥爲末。棗肉和丸以治之。可謂善於變通者矣。

十棗湯方 外臺。引千金云。此本仲景傷寒論方。

芫花熬　甘遂　大戟各等分

右三味。擣篩。以水一升五合。先煮肥大棗十枚。取八合。去滓。內藥末。強人服一錢七。羸人服半錢。平旦溫服之。不下者。明日更加半錢。得快下後。糜粥自養。擣篩。太陽下篇。作各別爲散。快下。原本。作快之。今改。

千金云。十棗湯。治病懸飲者。若下後不可與也。凡上氣汗出而欬者。此爲飲也。又云。錢七者。以大錢上全抄之。若云半錢七者。則是一錢抄取一邊爾。並用五銖錢也。

外臺。深師朱雀湯。療久病癖飲。停痰不消。在胸膈上液液。時頭眩痛苦攣。眼睛身體手足。十指甲盡黃。亦療脇下支滿。飲輒引脇下痛。

即本方用甘遂芫花各一分。大戟三分。大棗十二枚。

聖濟總錄。三聖散。治久病飲癖停痰。及脇支滿。輒引脇下痛。即本方。

又芫花湯。治水腫。及支滿澼飲。

於本方。加大黃甘草五味各一兩。右麄擣篩。每服三錢七。水二盞。棗二枚。擘破。同煎至九分。下芒消半錢。

更煎一沸。去滓温服。以利爲度。

宣明論云。此湯兼下水腫腹脹。并酒食積腸垢積滯。痃癖堅積畜熱。暴痛瘧氣久不已。或表之正氣與邪熱。并甚於裏。熱極似陰。反寒戰。表氣入裏。陽厥極深。脈微而絕。并風熱燥甚。結於下焦。大小便不通。實熱腰痛。及小兒熱結。乳癖積熱。作發風潮搐。斑疹熱毒。不能了絕者。

宣明論。三花神祐丸。治壯實人風痰鬱熱。支體麻痺。走注疼痛。濕熱腫滿。氣血壅滯。不得宣通。及積痰翻胃。服三丸後。轉加痛悶。此痰涎壅塞。頓攻不開。再加二丸。快利則止。

本方。去大棗。加大黃黑丑輕粉。水丸。

丹溪心法。小胃丹。治胸膈腸胃熱痰濕痰。

本方。加黃柏大黃。粥丸。

嘉定縣志云。唐杲字德明。善醫。太倉武指揮妻。起立如常。臥則氣絕欲死。杲言是爲懸飲。飲在喉間。坐之則墜。故無害。臥則壅塞諸竅。不得出入而欲死也。投以十棗湯而平。

病溢飲者。當發其汗。大青龍湯主之。小青龍湯亦主之。脈經千金。無大青龍湯。主之六字。及亦字。千金云。范汪用大青龍湯。

〔程〕內經云溢飲者。渴暴多飲。而易入肌膚腸胃之外也。以其病屬表。故可大小青龍湯以發汗。〔鑑〕溢飲者。飲後水流行。歸於四肢。當汗出而不汗出。壅塞經表。身體疼重。即今之風水水腫病也。〔徐〕溢飲者。水已流行。歸四肢。以不汗而致身體疼重。蓋表爲寒氣所侵而疼。肌體著濕而重。全乎是表。但水寒相雜。猶之風寒兩傷。內有水氣。故以大青龍小青龍主之。然大青龍合桂麻而去芍。加石膏。則水氣不甚。而挾熱者宜之。倘欬多而寒伏。則必小青龍爲當。蓋麻黃去杏仁。桂枝去生薑。而加五味乾薑半夏細辛。雖表散而實欲其寒飲之下出也。

大青龍湯方外臺云。范汪溢飲者。當發其汗。大青龍湯主之。

麻黃六兩去節　桂枝二兩去皮　甘草二兩炙　杏仁四十箇去皮尖

生薑三兩　大棗十二枚　石膏如雞子大碎

右七味。以水九升。先煮麻黃。減二升。去上沫。內諸藥。煮取三升。去滓。溫服一升。取微似汗。汗多者溫粉粉之。詳見于傷寒輯義。下同。

小青龍湯方

麻黃三兩去節　芍藥三兩　五味子半升　乾薑三兩

甘草三兩炙　細辛三兩　桂枝三兩去皮　半夏半升湯洗

右八味。以水一斗。先煮麻黃。減二升。去上沫。內諸藥。煮取三升。去滓。溫服一升。

外臺云。千金溢飲者。當發其汗。宜青龍湯。

直指。桂朮湯治氣分。

本方去芍藥五味子半夏。加白朮枳殼。出水飲門。

膈間支飲。其人喘滿。心下痞堅。面色黧黑。其脈緊。得之數十日。醫吐下之不愈。木防己湯主之。虛者即愈。實者三日復發。復與不愈者。宜木防己湯去石膏加茯苓芒消湯主之。千金。膈間下。有有字。復發下。有發則二字。去石膏上。衍湯字。

〔尤〕支飲上為喘滿。而下為痞堅。則不特礙其肺。抑且滯其胃矣。面色黧黑者。胃中成聚。榮衛不行也。脈浮緊者為外寒。沉緊者為裏實。裏實可下。而飲氣之實。非常法可下。痰飲可吐。而飲之在心下者。非吐可去。宜得之數十日。醫吐下之而不愈也。木防己桂枝。一苦一辛。並能行水氣而散結氣。而痞堅之處。必有伏陽。吐下之餘。定無完氣。書不盡言。而意可會也。故又以石膏治熱。人參益虛。於法可謂密矣。其虛者外雖痞堅。而中無結聚。即水去氣行而愈。其實者。中實有物。氣暫行而復聚。故三日復發也。魏氏曰。後方去石膏。加芒消者。以其既散復聚。則有堅定之物。留作包囊。故以堅投堅而不破者。即以輭投堅而即破也。加茯苓者。引飲下行之用耳。

〔鑑〕得之數十日。醫或吐之不愈者。是水邪不單結在上。故越之而不愈也。或下之不愈者。是水邪不單結在下。雖竭之亦不愈也。心下痞堅。飲結在中可知。故以木防己湯。開三焦水結。通上中下之氣。方中用人參。以吐下後傷正也。故水邪虛結者。服之即愈。若水邪實結者。雖愈亦復發也。即復與前方。亦不能愈。當以前方減石膏之寒凝。加芒消峻開堅結。加茯苓直輸水道。未有不愈者也。

木防己湯方

木防己三兩　石　膏十二枚雞子大○千金作雞子大十二枚外臺作雞子大三枚案外臺似是

桂　枝二兩　人　參四兩

右四味。以水六升。煮取二升。分溫再服。

木防己加茯苓芒消湯方

木防己　桂　枝各二兩　芒　消三合

人　參　茯　苓各四兩

右五味。以水六升。煮取二升。去滓。內芒消。再微煎。分溫再服。微利則愈。

案千金外臺。用木防己二兩。爲是。千金云。一方不加茯苓。外臺云。此本仲景傷寒論方。深師同。

〔程〕防己利大小便。石膏主心下逆氣。桂枝宣通水道。人參補氣溫中。正氣王則水飲不待散而自散矣。加芒消之鹹寒。可以輭痞堅。茯苓之甘淡。可以滲痰飲。石膏辛寒近於解肌。不必雜於內方。故去之。

案防己。古稱木防己。分漢木而爲二種者。蘇敬陳藏器以後之說。太平御覽載吳氏本草曰。木防己。一名解離。一名解燕。神農辛。黄帝岐伯桐君苦無毒。李氏大寒。如葛莖蔓延如芄。白根外黄似桔梗。内黑文如車輻解。可以證矣。又案防己。散飲洩水。石膏清肺熱。止喘滿。桂枝人參通陽補氣。若夫水邪結實者。非石膏之所能治。代以芒消。峻開堅結。加茯苓利水道也。

心下有支飲。其人苦冒眩。澤瀉湯主之。

〔程〕內經曰。清陽出上竅。支飲留於心膈。則上焦之氣。濁而不清。清陽不能走於頭目。故其人苦眩冒也。〔尤〕冒者。昏冒而神不清。如有物冒蔽之也。眩者。目眩轉而乍見玄黑也。

澤瀉湯方（外臺。引深師云。是本仲景傷寒論方。）

澤瀉五兩　白朮二兩

右二味。以水二升。煮取一升。分溫再服。

〔程〕白朮之甘苦。以補脾則痰不生。澤瀉之甘鹹。以入腎則飲不蓄。小劑以治支飲之輕者。（外臺。煮取一升下。有又以水一升。煮取五合。此二什十三字。）

支飲胸滿者。厚朴大黃湯主之。

〔尤〕胸滿。疑作腹滿。支飲多胸滿。此何以獨用下法。厚朴大黃與小承氣同。設非腹中痛而閉者。未可以此輕試也。〔鑑〕胸字當是腹字。若是胸字。無用承氣湯之理。是傳寫之譌。支飲胸滿。邪在肺也。宜用木防己湯葶藶大棗湯。飲滿腹滿。邪在胃也。故用厚朴大黃湯。即小承氣湯也。

千金云。厚朴大黃湯。夫酒客欬者。必致吐血。此坐久飲過度所致也。其脈虛者必冒。胸中本有支飲。支飲胸滿主之之方。

厚朴大黃湯方（外臺。引千金云。此本仲景傷寒論方。）

厚朴一尺　大黃六兩　枳實四枚〇千金作四兩外臺厚朴枳實下俱有炙字

右三味。以水五升。煮取二升。分溫再服。

張氏醫通云。此即小承氣。以大黃多。遂名厚朴大黃湯。若厚朴多。則名厚朴三物湯。此支飲胸滿者。必緣其人素多濕熱。濁飲上逆所致。故用蕩滌中焦藥治之。

支飲不得息。葶藶大棗瀉肺湯主之。〔原註〕方見肺癰中〇外臺。引千金云。此本仲景傷寒論方。

〔徐〕肺因支飲滿而氣閉也。一呼一吸曰息。是氣既閉。而肺氣之布。不能如常度也。葶藶苦寒。體輕象陽。故能洩陽分肺中之閉。唯其洩閉。故善逐水。今氣水相擾。肺爲邪實。以葶藶洩之。故曰瀉肺。大棗取其甘能補胃。且以制葶藶之苦。使不傷胃也。〔鑑〕喘咳不能臥。短氣不得息。皆水在肺之急證也。故以葶藶大棗湯。直瀉肺水也。

張氏醫通云。支飲留結。氣塞胸中。故不得息。以其氣壅則液聚。液聚則熱結。所以與肺癰同治也。

嘔家本渴。渴者爲欲解。今反不渴。心下有支飲故也。小半夏湯主之。〔原註〕千金云。小半夏加茯苓湯。〇案千金。用小半夏湯。外臺。引千金云。加茯苓者是也。此註當刪去。

〔沈〕此支飲上溢而嘔之方也。凡外邪上逆作嘔。必傷津液。應當作渴。故謂嘔家本渴。渴則病從嘔去。謂之欲解。若心下有支飲。停蓄胸膈制燥。故嘔而不渴。則當治飲。〔尤〕半夏味辛性燥。辛可散結。燥能蠲飲。生薑制半夏之悍。且以散逆止嘔也。

小半夏湯方

半　夏一升　生　薑半斤

右二味。以水七升。煮取一升半。分溫再服。

外臺。虛煩門。小品杯水湯。方後云。方有半夏。必須著生薑。不爾戟人咽。千金云。生薑嘔家之聖藥。

千金云。有人常積氣結而死。其心上暖。以此湯少許汁。入口遂活。出傷寒發黃門。

千金。小半夏湯。病心腹虛冷。遊痰氣上。胸脇滿不下食。嘔逆者方。

即於本方中。加橘皮。一方。有桂心甘草。

楊氏家藏方。水玉湯。治眉稜骨痛不可忍者。此痰厥也。即本方。

嚴氏濟生方。玉液湯。治七情傷感。氣鬱生涎。隨氣上逆。頭目眩暈。心嘈忪悸。眉稜骨痛。

即本方。入沉香水一呷溫服。

直指。半夏丸。治吐血下血。崩中帶下。喘急痰嘔。中滿虛腫。亦消宿瘀。百病通用。

圓白半夏刮淨搥扁以生薑汁調和飛白麪作軟餅包搻半夏慢火炙令色黃去麪取半夏爲末

右末。米糊丸菉豆大。日乾。每三四十圓。溫熟水下。

腹滿口舌乾燥。此腸間有水氣。己椒藶黃圓主之。

〔程〕痰飲留於中。則腹滿。水穀入於胃。但爲痰飲。而不爲津液。故口舌乾燥也。上證曰。水走腸間。瀝瀝有聲。故謂之痰飲。此腸間有水氣。亦與痰飲不殊。故用此湯。以分消水飲。〔尤〕水既聚於下。則無復潤於上。是以腸間有水氣。而口舌反乾燥也。後雖有水飲之入。秖足以益下趨之勢。口燥不除。而腹滿益甚矣。

防己椒目葶藶大黃圓方千金。名椒目圓。

防己　椒目　葶藶熬○千金用二兩餘同　大黃各一兩

右四味。末之。蜜丸如梧子大。先食飲服一丸。日三服。稍增。口中有津液。渴者。加芒消半兩。

〔程〕此水氣在小腸也。防己椒目。導飲於前。清者得從小便而出。大黃葶藶。推飲於後。濁者得從大便而下也。此前後分消。則腹滿減而水飲行。脾氣轉而津液生矣。若渴則甚於口舌乾燥。加芒消佐諸藥。以下腹滿而救脾土。

卒嘔吐。心下痞。膈間有水眩悸者。半夏加茯苓湯主之。卒。千金。作諸。據千金外臺。半夏上脫小字。

〔尤〕飲氣逆於胃則嘔吐。滯於氣則心下痞。凌於心則悸。蔽於陽則眩。半夏生薑止嘔降逆。加茯苓去其水也。

〔鑑〕趙良曰。經云。以辛散之。半夏生薑。皆味辛。本草半夏可治膈上痰。心下堅嘔逆眩者。亦上焦陽氣虛不能升發。所以半夏生薑並治之。悸則心受水凌。非半夏可獨治。必加茯苓去水下腎逆以安神。神安則悸愈也。

小半夏加茯苓湯方

半夏一升　生薑半斤

茯苓三兩一法四兩○外臺引千金用四兩方後云仲景傷寒論茯苓三兩餘並同案今本千金用三兩

右三味。以水七升。煮取一升五合。分溫再服。千金注云。胡洽。不用茯苓。用桂心四兩。三因方。名大半夏湯。

千金。茯苓湯。主胸膈痰滿。

於本方中。加桂心。方後云。冷極者。加附子。氣滿。加檳榔。

聖濟總錄。半夏加茯苓湯。治三焦不順。心下痞滿。膈間有水。目眩悸動。即本方。

和劑局方。茯苓半夏湯。治停痰留飲。胸膈滿悶。欬嗽嘔吐。氣短惡心。以致飲食不下。即本方。

易簡方。消暑圓。治傷暑發熱頭痛。

半　夏一斤醋五升煮乾　茯　苓半斤　甘　草半斤

右爲細末。以生薑汁作薄糊。爲圓如梧桐子大。每服伍拾粒。水下。

又二陳湯。治痰飲爲患。或嘔吐惡心。或頭眩心悸。或中脘不快。或發爲寒熱。或因食生冷。脾胃不和。

於本方。加甘草陳皮烏梅。

直指云。暑家氣虛脈虛。或飲水過多。或冷藥無度。傷動其中。嘔吐不食。自利不渴。此則外熱裏寒。無惑乎傷暑伏熱之說。非理中湯不可也。又有冷藥過度。胃寒停水。潮熱而嘔。或身熱微煩。此則陽浮外而不內。非小半夏加茯苓湯不可也。

直指。大半夏湯。治痰飲。即本方。

假令瘦人。臍下有悸。吐涎沫而癲眩。此水也。五苓散主之。癲。徐沈尤魏並作顛。金鑑云。癲當是巔字。巔者。頭也。文義相屬。此傳寫訛。案作顛爲是。此乃顛倒眩暈之謂。

〔尤〕瘦人不應有水。而臍下悸。則水動於下矣。吐涎沫。則水逆於中矣。甚而顛眩。則水且犯於上矣。形體雖瘦。而病實爲水。乃病機之變也。顛眩。即頭眩。苓朮猪澤。甘淡滲泄。使腸間之水。從小便出。用桂者。下焦水氣。非陽不化也。曰多服煖水汗出者。蓋欲使表裏分消其水。非挾有表邪。而欲兩解之謂。〔鑑〕此條臍下有悸。是水停臍下爲病也。若欲作奔豚。則爲陽虛。當以茯苓桂枝甘草大棗湯主之。

五苓散方

澤瀉一兩一分　猪苓三分去皮　茯苓三分

白朮三分　桂枝二分去皮

右五味。爲末。白飲服方寸匕。日三服。多飲煖水。汗出愈。白飲。外臺。作水。醫壘元戎。作白米飲。○詳見于傷寒論輯義。

朱氏集驗方。治偏墜吊疝方。

即本方。煎蘿蔔子煎湯調下。吉州彭履仲方。

直指方。便毒門。五苓散。疎利小便。以泄敗精。用葱二莖。煎湯調下。

得効方。小兒門。五苓散。治陰核氣結。腫大釣痛。多因啼怒不止。傷動陰氣。結聚不散得之。或胎婦啼泣過傷。令兒生下。小腸氣閉。加以風冷。血水相聚。水氣上乘於肺。故先喘。而後疝痛。外腎不硬。臍下痛楚不可忍。惟利二便則安。以木通葱白茴香食鹽。煎湯調下。得小便利爲效。

經驗良方云。衡陽屈朝奉。治小兒上吐下瀉。用五苓爲末。生薑自然汁爲丸。麻子大。量兒大小。米飲送下。

附方

外臺茯苓飲。治心胸中有停痰宿水。自吐出水後。心胸間虛。氣滿不能食消痰氣令能食。外臺。痰飲食不消。及嘔逆不下食門。引延年云。仲景傷寒論同。

茯苓　人參　白朮各三兩

枳實二兩　橘皮二兩半　生薑四兩

右六味。水六升。煮取一升八合。分溫三服。如人行八九里進之。味下外臺有切以二字。合下。有去滓二字。

〔沈〕脾虛不與胃行津液。水蓄爲飲。貯於胸膈之間。滿而上溢。故自吐出水。後邪去正虛。虛氣上逆。滿而不能食也。所以參朮大健脾氣。使新飲不聚。薑橘枳實以驅胃家未盡之飲。曰消痰氣。令能食耳。

外臺延年茯苓飲。主風痰氣吐嘔水者。即本方。出風痰門。

又茯苓湯。主風痰氣發。即嘔吐欠呿。煩悶不安。或吐痰水者。

即本方。去枳實。

欬家。其脈弦。爲有水。十棗湯主之。方見上。○主之下。千金。有不能臥出者。陰不受邪故也十一字。

〔魏〕欬家專爲痰飲在內。逆氣上衝之欬嗽言也。故其脈必弦。無外感家之浮。無虛勞家之數。但見弦者。知有水飲在中爲患也。〔尤〕脈弦爲水。欬而脈弦。知爲水飲漬入肺也。十棗湯逐水氣自大小便去。水去則肺寧而欬愈。按許仁則論飲氣欬者。由所飲之物。停澄在胸。水氣上衝。肺得此氣。便成欬嗽。經久不已。漸成水病。其狀不限四時晝夜。遇諸動嗽物即劇。乃至雙眼突出。氣如欲斷。汗出大小便不利。吐痰飲涎沫無限。上氣喘急肩息。每旦眼腫。不得平眠。此即欬家有水之證也。著有乾棗三味丸亦佳。大棗六十枚。葶藶一升。杏仁一升。合搗作丸。桑白皮飲下七八丸。日再。稍稍加之。以大便通利爲度。

案外臺。更有加巴豆牽牛五味丸。當參考。

夫有支飲家。欬煩胸中痛者。不卒死。至一百日。或一歲。宜十棗湯。方見上〇趙本。無或字。

〔徐〕夫有支飲家。乃追原之詞也。謂支飲本不痛。蔓延至胸痺而痛。氣上逆爲欬。火上壅爲煩。已有死道矣。不卒死。甚至一百日。或經年之久。其虛可知。幸元氣未竭也。原其病支飲爲本。病本不拔。終無愈期。逡巡不愈。正醫家以虛故畏縮。故因宜十棗湯。以見攻病不嫌峻。不得悠悠以待斃也。〔魏〕不卒死。仲景之意。宜早治以十棗湯。至一百日或一歲。則難治矣。宜十棗湯者。宜于百日一歲之前也。若謂日久飲深。宜十棗湯。恐非聖人履霜堅冰之意。總之涵泳白文自明。

案千金。本條之後。有一條云。欬而引脇下痛者。亦十棗湯主之。不知是本經之舊文否。

久欬數歲。其脈弱者可治。實大數者死。其脈虛者必苦冒。其人本有支飲在胸中故也。治屬飲家。

〔沈〕久欬數載。是非虛勞欬嗽。乃脾肺素本不足。肺氣滯而不利。津化爲飲。上溢胸中肺葉空竅之處。即支飲伏飲之類。內之伏飲相招。風寒襲入內外合邪而發。世謂痰火。屢屢舉發者是矣。然久欬必是邪正兩衰。其脈故弱。脈證相應。故爲可治。實大數者。邪熱熾盛。陰氣大虧。甚者必造於亡。故主死也。脈虛者。乃上焦膻中。宗氣不布。痰飲濁陰。上溢胸中。氣逆上衝。所以苦冒。冒者。瞑眩黑花昏暈之類。因其人本有支飲。存蓄胸中。則當治其支飲。而欬自寧。故治屬飲家。

欬逆倚息不得臥。小青龍湯主之。

〔尤〕倚息。倚几而息。能俯而不能仰也。〔沈〕此表裏合邪之治也。肺主聲。變動爲欬。胸中素積支飲。招邪內入。壅逆肺氣。則欬逆倚息不得臥。是形容喘逆。不能撐持。體軀難舒。呼吸之狀也。故用小青龍之麻桂甘草。開發腠理以驅外邪。從表而出。半夏細辛。溫散內伏之風寒。而逐痰飲下行。乾薑溫肺行陽。而散裏寒。五味芍藥。以收肺氣之逆。使表風內飲。一齊而解。此乃寒風挾飲欬嗽之主方也。

青龍湯下已。多唾口燥。寸脈沉尺脈微。手足厥逆。氣從小腹上衝胸咽。手足痺。其面翕熱如醉狀。因復下流陰股。小便難。時復冒者。與茯苓桂枝五味甘草湯。治其氣衝。程本。作若面熱如醉。程云。下已。當作汗已。金鑑從之。誤。

〔沈〕此下皆服小青龍湯。外邪解而裏飲未除。擾動內陽之變也。表邪雖退。內飲未消。拒格胸間。心火不得下達。反刑肺金。則多唾口燥。猶如肺痿之類也。但飲爲陰邪。而內僻則陽氣衰微。故寸脈沉。下焦陽微。故尺脈微。而手足厥逆。因服青龍散劑。擾亂下焦。虛陽即隨衝任之脈。厥而上行。故氣從小腹上衝胸咽。至於手足痺而不用。真陽以挾胃熱上衝。其面翕熱如醉狀。衝氣復反下流陰股。不歸腎間而行決瀆。故小便難。衝氣往返。擾動胸中留飲。則時復冒。故易桂苓。以逐衝氣歸源。五味收斂肺氣之逆。甘草安和脾胃。不使虛陽上浮。此乃救逆之變方也。〔徐〕不堪發散動其氣衝。以致肺燥。如痿而多唾。唾者其痰薄如唾也。又口燥。燥者覺口乾。非渴也。下流陰股。謂浮于面之陽。旋復在兩股之陰。作熱氣也。

桂苓五味甘草湯方

茯　苓四兩　桂　枝四兩去皮○千金用二兩外臺用一兩

甘　草炙三兩○千金二兩　五味子半升

右四味。以水八升。煮取三升。去滓。分溫三服。外臺云。以千金校之。亦脫此方。今於仲景方錄附之。案今千金。載此方。可疑。

衝氣卽低。而反更欬胸滿者。用桂苓五味甘草湯。去桂加乾薑細辛。以治其欬滿。

〔尤〕服前湯已。衝氣卽低。而反更欬胸滿者。下焦衝逆之氣既伏。而肺中伏匿之寒飲續出也。故去桂枝之辛而導氣。加乾薑細辛之辛而入肺者。合茯苓五味甘草。消飲驅寒。以洩滿止欬也。

案成無巳云。桂枝泄奔豚。故桂枝加桂湯用五兩。以主奔豚氣從小腹上至心者。今衝氣卽低乃桂之功著矣。故去之。沈氏金鑑並云。枝走表。故去之。非。

苓甘五味薑辛湯方

茯　苓四兩　甘　草　乾　薑

細　辛各三兩　五味子半升

右五味。以水八升。煮取三升。去滓。溫服半升。日三服。服字。依俞本補。

欬滿卽止。而更復渴。衝氣復發者。以細辛乾薑爲熱藥也。服之當遂渴。而渴反止者。爲支飲也。支飲者法當冒。冒者必嘔。嘔者復內半夏。以去其水。

〔沈〕此支飲內蓄而復發也。欬滿即止。肺之風寒已去。而更發渴。衝氣復發者。飲滯外邪。留於胸膈未除也。即以細辛乾薑熱藥推之。若無痰飲內蓄。而服細辛乾薑熱藥。助其燥熱。應當遂渴。而渴反止者。是內飲上溢喉間。浸潤燥熱。故不作渴。但阻胸中陽氣。反逆上行而冒。然冒家陽氣上逆。飲亦隨之而上。故冒者必嘔。嘔者於前去桂茯苓五味甘草湯。復內半夏。消去其水。嘔即止矣。〔尤〕所以治渴而衝氣動者。惜未之及也。約而言之。衝氣爲麻黃所發者。治之如桂苓五味甘草。從其氣而導之矣。其爲薑辛所發者。則宜甘淡鹹寒。益其陰以引之。亦自然之道也。若更用桂枝。必捍格不下。即下亦必復衝。所以然者。傷其陰故也。

桂苓五味甘草去桂加乾薑細辛半夏湯方

茯苓四兩　甘草　細辛

乾薑各二兩〇千金同外臺作三兩　五味子　半夏各半升

右六味。以水八升。煮取三升。去滓。溫服半升。日三服。服字。依俞本補。

案金鑑。去甘草。名苓桂五味甘草去甘草去桂加乾薑細辛半夏湯。未詳所據。

水去嘔止。其人形腫者。加杏仁主之。其證應內麻黃。以其人遂痹。故不內之。若逆而內之者。必厥。所以然者。以其人血虛。麻黃發其陽故也。

〔徐〕形腫。謂身腫也。肺氣已虛。不能遍布。則滯而腫。故以杏仁利之。氣不滯則腫自消也。其證應內麻黃者。水腫篇云。無水虛腫者。謂之氣水。發其汗則已。發汗宜麻黃也。以其人遂痹。即前手足痹也。逆而內之。謂誤用麻黃。則陰陽俱虛而厥。然厥之意尚未明。故曰所以必厥者。以其人因血虛不能附氣。故氣行濇而痺。更以麻黃湯藥。發洩其陽氣。則亡血復汗。溫氣去而寒氣多。焉得不厥。正如新產亡血復汗。血虛而厥也。

苓甘五味加薑辛半夏杏仁湯方

茯　苓四兩　甘　草三兩　五味子半升　乾　薑三兩

細　辛三兩　半　夏半升　杏　仁半升去皮尖

右七味。以水一斗。煮取三升。去滓。溫服半升。日三服。服字。依俞本補。

若面熱如醉。此爲胃熱上衝熏其面。加大黃以利之。外臺醉下。有狀字。

〔徐〕面屬陽明。胃氣盛則面熱如醉。是胃氣之熱上熏之也。既不因酒而如醉。其熱勢不可當。故加大黃以利之。雖有薑辛之熱。各自爲功而無妨矣。〔尤〕與衝氣上逆。其面翕熱如醉者不同。衝氣上行者。病屬下焦。陰中之陽。故以酸溫止之。此屬中焦。陽明之陽。故以苦寒下之。

苓甘五味加薑辛半杏大黃湯方

茯　苓四兩　甘　草三兩　五　味半升

乾　薑三兩　細　辛三兩　半　夏半升

杏　仁半升　大　黃三兩

右八味。以水一斗。煮取三升。去滓。溫服半升。日三服。服字。依俞本補。

千金方衍義云。趙以德曰。前四變隨證加減施治。猶未離本來繩墨。至第五變。其證頗似戴陽。而能獨斷陽明胃熱。乃加大黃以利之。按陽明病。面合赤色。不可攻之。爲其腎虛陽氣不藏。故以攻爲戒。而此平昔陰虧血虛。反用大黃利之者。以其證變疊見。雖有面熱如醉。而脈見寸沉尺微。洵非表邪怫鬱。而爲胃中熱蘊無疑。竟行滌飲攻熱。不以陰虛爲慮。而致扼腕也。

案以上敍證五變。應變加減。其意殆與傷寒論證象陽旦之一則同。示人以通變之法也。

先渴後嘔。爲水停心下。此屬飲家。小半夏茯苓湯主之。方見上。○千金外臺。以此條載上文卒嘔吐心下痞云云之前。似是。後嘔。作却嘔。

〔尤〕先渴後嘔者。本無嘔病。因渴飲水。水多不下。而反上逆也。故曰。此屬飲家。小半夏。止嘔降逆。加茯苓去其停水。蓋始雖渴而終爲飲。但當治飲。而不必治其渴也。〔魏〕水停心下。阻隔正氣。不化生津液上於胸咽。故渴也。渴必飲水。水得水而愈恣其衝逆。所以先渴而後必嘔也。此屬飲家。當治其飲。不可以爲渴家治其渴也。

案脈經所載三條。恐本經舊文。係于脫漏。今備錄于左。脈經云。欬而時發熱。脈卒弦千金。作在九菽。者。非虛也。此爲胸中寒實所致也。當吐之。

又云。欬家其脈弦。欲行吐藥。當相人強弱。而無熱乃可吐之。其脈沉者。不可發汗。

又云。病人一臂不隨。時復轉移在一臂。其脈沉細。非風也。必有飲在上膲。其脈虛者。爲微勞。榮衞氣不周故也。久久自差。

消渴小便利淋病脈證并治第十三

脈證九條　方六首

厥陰之爲病。消渴。氣上衝心。心中疼熱。飢而不欲食。食卽吐蚘。下之不肯

止

〔鑑〕按此條是傷寒論厥陰經正病，與雜病消渴之義不同，必是錯簡。

喻氏法律云，消渴之證，內經有其論無其治，金匱有論有治矣，而集書者，採傷寒論厥陰經消渴之文凑入，後人不能決擇，斯亦不適於用也。蓋傷寒熱邪至厥陰而盡，熱勢入深，故渴而消水，及熱解則不渴，且不消矣，豈雜證積漸爲患之比乎。

寸口脈浮而遲，浮即爲虛，遲即爲勞，虛則衛氣不足，勞則榮氣竭。諸本，接下條爲一條。今依金鑑分出。

〔鑑〕按此條當在虛勞篇中，錯簡在此。寸口通指左右三部而言也。浮而有力爲風，浮而無力爲虛，按之兼遲，即爲虛勞之診，故主衛外營內虛竭也。

趺陽脈浮而數，浮即爲氣，數即消穀而大堅，一作緊。氣盛則溲數，溲數即堅，堅數相搏，即爲消渴。脈經堅字，幷作緊。金鑑云，而大堅句，不成文，大字之下，當有便字，必是傳寫之譌。魏云，大堅，即大便堅也，一作緊，非。

〔程〕趺陽，胃脈也。內經曰，三陽結謂之消，胃與大腸謂之三陽，以其熱結於中，則脈浮而數，內經又曰，中熱則胃中消穀，是數即消穀也，氣盛，熱氣盛也，穀消熱盛，則水偏滲於膀胱，故小便數而大便鞕，胃無津液，則成消渴矣，此中消脈也。

外臺古今錄驗論云，消渴病有三，一渴而飲水多，小便數有脂，似麩片甘者，皆是消渴病也，二喫食多，不甚渴，小便少似有油而數者，此是消中病也，三渴飲水不能多，但腿腫脚先瘦小，陰痿弱數小便者，此是腎消病也。又東垣試効方云。高消者。舌上赤裂。大渴引飲。逆調論云。心移熱於肺。傳爲鬲消者。是也。以白虎加人參湯治之。中消者。善食而瘦。自汗。大便硬。小便數。叔和云。口乾飲水。多食飢虛。癉成消中者。是也。以調胃承氣三黃丸治之。下消者。煩渴引飲。耳輪焦乾。小便如膏。叔和云。焦煩水易虧。此腎消也。以八味丸治之。總錄所謂末傳能食者。必發腦疽背瘡。不能食者。必傳中滿鼓脹。皆謂不治之證。○案據此論。本節之症。卽是消中之謂。

男子消渴。小便反多。以飲一斗。小便一斗。腎氣圓主之。方見婦人雜病中。

〔程〕小便多則消渴。內經曰。飲一溲二者不治。出氣厥論。今飲一溲一。故與腎氣丸治之。腎中之氣。猶水中之火。地中之陽。蒸其精微之氣。達於上焦。則雲升而雨降。上焦得以如霧露之溉。肺金滋潤。得以水精四布。五經并行。斯無消渴之患。今其人也。攝養失宜。腎水衰竭。龍雷之火。不安於下。但炎於上。而刑肺金。肺熱葉焦。則消渴引飲。其飲入於胃。下無火化。直入膀胱。則飲一斗。溺亦一斗也。此屬下消。〔尤〕蓋水液屬陰。非氣不至。氣雖屬陽。中實含水。水之與氣。未嘗相離也。腎氣丸中。有桂附。所以斡旋腎中頹墮之氣。而使上行心肺之分。故名曰腎氣。不然。則滋陰潤燥之品。同於飲水無濟。但益下趨之勢而已。馴至陽氣全消。有降無升。飲一溲二而死不治。夫豈知飲入於胃。非得腎中眞陽。焉能游溢精氣。而上輸脾肺耶。〔沈〕男子二字。是指房勞傷腎。火旺水虧。而成消渴者。

外臺。近効祠部李郎中論云。消渴者。原其發動。此則腎虛所致。每發卽小便至甜。按洪範。稼穡作甘。以物理推之。淋餳醋酒作脯法。須臾卽皆能甜也。足明人食之後。滋味皆甜。流在膀胱。若腰腎氣盛。則上蒸精氣。氣則下入骨髓。其次以為脂膏。其次為血肉也。其餘別為小便。故小便色黃。血之餘也。臊氣者。五藏之氣。鹹潤者。則下味也。腰腎既虛冷。則不能蒸於上。穀氣則盡下為小便者也。故甘味不變。其色清冷。則肌膚枯槁也。又肺為五藏之華蓋。若下有暖氣蒸即肺潤。若下冷極。即陽氣不能昇。故肺乾則熱。譬如釜中有水。以火暖之。其釜若以板蓋之。則暖氣上騰。故板能潤也。若無火力。水氣則不上。此板終不可得潤也。火力者。則為腰腎強盛也。常須暖將息。其水氣即為食氣。食氣若得暖氣。即潤上而易消下。亦免乾渴也。是故張仲景云。宜服此八味腎氣丸。又張仲景云。足太陽者。是膀胱之經也。膀胱者。是腎之腑也。而小便數此為氣盛。氣盛則消穀。大便硬。衰則為消渴也。男子消渴。飲一斗。小便亦得一斗。宜八味腎氣丸主之。神方。消渴人宜常服之。

即本方。但用山茱萸五兩。桂附各三兩。

吳氏方考云。是陰無陽而不升。陽無陰而不降。水下火上。不相既濟耳。故用肉桂附子之辛熱。壯其少火。用六味地黃丸。益其真陰。真陰益則陽可降。少火壯則陰自升。故竈底加薪。枯籠蒸溽。槁禾得雨。生意惟新。明者知之。昧者鮮不以為迂也。

陳氏外科精要云。一士大夫病渴。治療累歲不安。一名醫使服八味圓。不半載而疾痊。因疏其病源云。今醫多用醒脾生津止渴之藥誤矣。其疾本起於腎水枯竭。不能止潤。是以心火上炎。不能既濟。煎熬而生渴。今服此藥。降心火生其腎水。則渴自止矣。

即本方。以真北五味子。代附子。聖濟直指同。朱氏集驗云。治消渴。八味圓。去附子。加五味子。用鹵空。及茄空。煎湯下。

嚴氏濟生方。加減腎氣圓。治勞傷腎經。腎水不足。心火自用。口舌焦乾。多渴而引飲。精神恍惚。面赤心煩。腰痛脚弱。肢體羸瘦。不能起止。

本方。去附子。加五味子鹿角沉香。弱甚者加附子。

方勻泊宅編云。提點鑄錢朝奉郎黃沔久病渴。極疲悴。予每見必勸服八味圓。初不甚信。後累醫不痊。謾服數兩遂安。或問渴而以八味圓治之何也。對曰。漢武帝渴。張仲景爲處此方。蓋渴多是腎之真水不足致然。若其勢未至於消。但進此劑殊佳。且藥性溫平無害也。案漢武仲景相去數百年。蓋不過一時作此杜撰之言。取信于俗士耳。

脈浮。小便不利。微熱消渴者。宜利小便發汗。五苓散主之。方見上。

〔徐〕脈浮微熱。是表未清也。消渴小便不利。是裏有熱也。故以桂枝主表。白朮苓澤主裏。而多以熱水助其外出下達之勢。此治消渴之淺而近也。按此與上條。同是消渴。上條小便多。知陰虛熱結。此條小便不利。而微熱。即爲客邪內入。故治法迥異。然客邪內入。非真消渴也。合論以示辨耳。

渴欲飲水。水入則吐者。名曰水逆。五苓散主之。方見上。

〔尤〕熱渴飲水。熱已消而水不行。則逆而成嘔。乃消渴之變證。曰水逆者。明非消渴。而爲水逆也。故亦宜五苓散。去其停水。〔沈〕此亦非真消渴也。

渴欲飲水不止者。文蛤散主之。

〔鑑〕渴欲飲水。水入則吐。小便不利者。五苓散證也。渴欲飲水。水入則消。口乾舌燥者。白虎加人參湯證也。渴欲飲水。而不吐水。非水邪盛也。不口乾舌燥。非熱邪盛也。惟引飲不止。故以文蛤一味。不寒不温。不清不利。專意於生津止渴也。

案金鑑云。五倍子。亦名文蛤。按法製之名百藥煎。大能生津止渴。故當用之。屢試屢驗也。此說本于三因方。百藥煎。於生津止渴固効矣。然其藥出于後世。本條所用。即所謂花蛤也。○以上三條。詳見傷寒論輯義。

文蛤散方

文蛤伍兩○俞本作四兩

右一味。杵爲散。以沸湯五合。和服方寸匕。

淋之爲病。小便如粟狀。小腹弦急。痛引臍中。

〔徐〕淋之爲病。全在下焦。故前十一篇內言下焦有熱。亦主淋閉不通。此言小便如粟狀。粟者色白。而滴瀝甚。則如米屑也。然氣血不同。故後人有五淋之名。小腹氣不和。失其渾厚之元。則弦急矣。熱邪上乘。則痛引臍中矣。〔尤〕按巢氏云。淋之爲病。由腎虛而膀胱熱也。腎氣通於陰。陰。水液下流之道也。膀胱爲津液之腑。腎虛則小便數。膀胱熱則水下澁。數而且澁。淋瀝不宣。故謂之淋。其狀小便出少起多。小腹弦急。痛引於臍。又有石淋勞淋血淋氣淋膏淋之異。詳見本論。其言頗爲明晰。可補仲景之未備。

案如粟狀。依巢源出少起多之語。唯言滴瀝短少。如米屑耳。云色白。殆鑿矣。況程以下諸註。皆以爲石淋。然以理推之。小便下砂石。不宜言如粟狀。故今從徐註。

三因方云。淋。古謂之癃。名稱不同也。癃者。罷也。淋者。滴也。今名雖俗。於義爲得。

趺陽脈數。胃中有熱。卽消穀引食。大便必堅。小便卽數。程本。以此條。列于前趺陽脈浮而數云云。卽爲消渴之後。是。魏本細書此條於上格云云。義與前同。故未另註。

〔尤〕胃中有熱。消穀引飲。卽後世所謂消穀善飢爲中消者是也。胃熱則液乾。故大便堅。便堅則水液獨走前陰。故小便數。亦卽前條消渴胃堅之證。而列於淋病之下。疑錯簡也。

淋家不可發汗。發汗則必便血。

〔程〕膀胱蓄熱則爲淋。發汗以迫其血。血不循經。結於下焦。又爲便血。詳見傷寒論輯義。

小便不利者。有水氣。其人苦渴。栝樓瞿麥圓主之。苦。趙本作者。

〔尤〕此下焦陽弱氣冷。而水氣不行之證。故以附子益陽氣。茯苓瞿麥行水氣。觀方後云。腹中溫爲知。可以推矣。其人若渴。則是水寒偏結於下。而燥火獨聚於上。故更以薯蕷栝樓根。除熱生津液也。夫上浮之焰。非滋不熄。下積之陰。非煖不消。而寒潤辛溫並行。不倍此方爲良法矣。欲求變通者。須於此三復焉。〔鑑〕其人必脈沈無熱。始合法也。〔沈〕蓋本經腫論。腰已下腫者。當利其小便。而不見其方。觀此方後云。小便利。腹中溫爲知。似乎在水腫腹冷小便不利之方。想編書者誤入。俟高明細詳用之。

栝樓瞿麥丸方

栝樓根二兩　茯苓　薯蕷各三兩

附子一枚炮　瞿麥一兩

右五味。末之。煉蜜丸梧子大。飲服三丸。日三服。不知。增至七八丸。以小便利腹中溫爲知。

〔程〕薯蕷栝樓。潤劑也。用以止渴生津。茯苓瞿麥。利劑也。用以滲泄水氣。膀胱者州都之官。津液藏焉。氣化則能出焉。佐附子之純陽。則水氣宣行。而小便自利。亦腎氣丸之變制也。

案渴而小便不利。故非消渴。小便雖不利。而未至溺如粟狀。且無小腹急痛。故非淋也。即此治水病渴而小便不利之方。沈氏之說似是。

小便不利。蒲灰散主之。滑石白魚散。茯苓戎鹽湯。並主之。

〔鑑〕無表裏他證。小便不利者。小便癃閉病也。〔尤〕仲景不詳見證。而並出三方。以聽人之隨證審用。殆所謂引而不發者歟。

蒲灰散方

蒲　灰七分　滑　石三分

右二味。杵爲散。飲服方寸匕。日三服。

〔徐〕蒲灰。即蒲席燒灰也。能去濕熱利小便。滑石。能通九竅。去濕熱。故主之。

案蒲灰。證類本草。甄權云。破惡血。敗蒲席灰也。魏氏家藏方。用蒻灰。樓氏綱目云。蒲灰。恐即蒲黃粉。樓說難從。然千金有一方。附左備攷。

千金。小便不利。莖中疼痛。小腹急痛。

蒲　黃　滑　石各等分

右二味。治下篩。酒服方寸匕。日三。醫壘元戎。治產後小便不通。金鑰匙散是。

滑石白魚散方

滑　石二分　亂　髮二分燒　白　魚二分

右三味。杵爲散。飲服半錢匕。日三服。半錢匕。作方寸匕。俞本。

〔尤〕別錄云。白魚。開胃下氣。去水氣。血餘。療轉胞小便不通。合滑石爲滋陰益氣。以利其小便者也。

案亂髮。本經。主五淋。白魚。恐非魚中之白魚。爾雅。蟫白魚。本經云。衣魚。一名白魚。主婦人疝瘕。小便不利。又南齊書。明帝寢疾甚久。敕臺省府署文簿。求白魚以爲治。是也。沈云。白魚鰲。諸註並仍之。不可從。

茯苓戎鹽湯方

茯　苓半斤　白　朮二兩　戎　鹽彈丸大一枚

右三味。先將茯苓白朮煎成。入戎鹽再煎。分溫三服。先將以下十七字。原本闕。今據宋本。及徐沈尤本補之。程本金鑑。作以水五升。煮取三升。分溫三服。盧本。五升。作六升。

〔尤〕綱目。戎鹽。卽青鹽。鹹寒入腎。以潤下之性。而就滲利之職。爲驅除陰分水濕之法也。

渴欲飲水。口乾舌燥者。白虎加人參湯主之。方見中暍中。

〔尤〕此肺胃熱盛傷津。故以白虎清熱。人參生津止渴。蓋卽所謂上消膈消之證。疑亦錯簡於此也。

喻氏法律云。按此治火熱傷其肺胃。清熱救渴之良劑也。故消渴病之在上焦者。必取用之。東垣以治膈消。潔古以治能食而渴者。

脈浮發熱。渴欲飲水。小便不利者。猪苓湯主之。

〔沈〕此亦非真消渴也。傷寒太陽陽明。熱邪未清。故脈浮發熱。渴欲飲水。胃熱下流。則小便不利。故以猪苓湯。導熱滋乾。而驅胃邪下出也。文蛤散。猪苓散。五苓散。凡四條。編書者誤入。〔尤〕按渴欲飲水。本文共有五條。而脈浮發熱。小便不利者。一用五苓。爲其水與熱結故也。一用猪苓。爲其水與熱結。而陰氣復傷也。其水入則吐者。亦用五苓。爲其熱消而水停也。渴不止者。則用文蛤。爲其水消而熱在也。其口乾燥者。則用白虎加人參。爲其熱甚而津傷也。此爲同源而異流者。治法亦因之各異如此。學者所當細審也。

水氣病脈證幷治第十四

論七首　脈證五條　方九首

師曰。病有風水。有皮水。有正水。有石水。有黃汗。風水。其脈自浮。外證骨節疼痛惡風。皮水。其脈亦浮。外證胕腫。按之沒指。不惡風。其腹如鼓。不渴。當發其汗。正水。其脈沉遲。外證自喘。石水。其脈自沉。外證腹滿不喘。黃汗。其脈沉遲。身發熱。胸滿。四肢頭面腫。久不愈。必致癰膿。胕。千金。作浮。如鼓不渴。巢源。作如故而不滿又不渴。身下。脈經。千金。有體字。

〔程〕風水與皮水相類屬表。正水與石水相類屬裏。但風水惡風。皮水不惡風。正水自喘。石水不喘。爲異耳。自唐以來。復有五水十水之說。皆由腎不主五液。脾不能行水。致津液充郭。上下溢於皮膚。則水病生矣。〔鑑〕風水得之內有水氣。外感風邪。風則從上腫。故面浮腫。骨節疼痛惡風。風在經表也。皮水得之內有水氣。皮受濕邪。濕則從下腫。故胕腫。其腹如鼓。按之沒指。水在皮裏也。非風邪。故不惡風。因水濕。故不渴也。其邪俱在外。故均脈浮。皆當從汗從散而解也。正水。水之在上病也。石水。水之在下病也。故在上則胸滿自喘。在下則腹滿不喘也。其邪俱在內。故均脈沉遲。皆當從下從溫解也。〔尤〕正水。腎藏之水自盛也。石水。水之聚而不行者也。正水。乘陽之虛而侵及上焦。故脈沉遲而喘。石水。因陰之盛而結於少腹。故脈沉。腹滿而不喘也。〔魏〕黃汗者。其脈亦沉遲。與正水石水。水邪在內無異也。然所感之濕。客于皮毛者。獨盛于他證。故身發熱。熱必上炎。故胸滿頭面腫。濕熱肆行。故四肢亦腫。久久不愈。瘀癃蘊釀。致成瘡癰。潰爛成膿。必至之勢也。熱逼于內。汗出于外。濕瘀乎熱。汗出必黃。此又就汗出之色。以明濕熱之理。名之曰黃汗。

案胕。程讀爲跗。本于喻氏。蓋誤矣。徐云。胕者。浮也。近是。素水熱穴論云。上下溢於皮膚。故爲胕腫。胕腫者。聚水而生病也。知是胕腫。卽水病之稱耳。

巢源石水候云。腎主水。腎虛則水氣妄行。不依經絡。停聚結在臍間。小腹腫大。鞕如石。故云石水。其候引脇下脹痛。而不喘是也。脈沉者。名曰石水。尺脈微大。亦爲石水。腫起臍下。至少腹垂垂然。上至胃脘則死。不治。

張氏醫通云。風水者。腎本屬水。因風而水積也。經云。并浮爲風水。傳爲胕腫。又曰。腎風者。面胕龐然。壅害於言。不能正偃。正偃則欬。名曰風水。其本在腎。其末在肺。皆積水也。上下溢於皮膚。故爲胕腫。今止言外證骨節疼痛。惡風。不言胕腫。脫文也。皮水者。皮膚胕腫是也。蓋肺主氣。以行營衛。外合皮毛。皮毛病甚。則肺氣膹鬱。當發其汗。散皮毛之邪。外氣通而鬱解矣。正水者。腎經之水自病也。經曰。腎者胃之關也。關門不利。故聚水成病。上下溢於皮膚。胕腫腹大。上爲喘呼不得臥。標本俱病也。石水者。乃水積小腹胞內。堅滿如石。經曰。

陰陽結邪。陰多陽少。名石水。又曰。腎肝并沉爲石水。水積胞內。下從足少陰。故不發喘。

脈浮而洪。浮則爲風。洪則爲氣。風氣相搏。風強則爲隱疹。身體爲痒。痒爲泄風。久爲痂癩。氣強則爲水。難以俛仰。風氣相擊。身體洪腫。汗出乃愈。惡風則虛。此爲風水。不惡風者。小便通利。上焦有寒。其口多涎。此爲黃汗。

〔鑑〕此爲黃汗四字。當是衍文。六脈俱浮而洪。浮則爲風。洪則爲氣。風氣相搏之病。若風強於氣。相搏爲病。則偏於營。故爲隱疹。身體爲痒。痒者肌虛。爲風邪外薄故也。名曰泄風。即今之風燥瘡是也。故日久不愈則成痂癩。痂癩。疥癬癘癩之類是也。若氣強於風。相搏爲病。則偏於衛。故爲水氣。難以俯仰。即今之支飲喘滿不得臥也。若風氣兩相強擊爲病。則爲風水。故通身浮腫也。以上諸證。皆屬肌表。故當發汗。汗出乃愈也。風水無汗當以越婢湯發汗。若汗出惡風。則爲表陽虛。故加附子也。若不惡風。小便通利。非表陽有寒。乃上焦有寒也。上焦有寒。惟兼病水者。不能約束津液。故其口多涎也。

何氏醫碥云。惡風則虛一句。不惡風者。小便通利。上焦有寒。其口多涎。此爲黃汗五句。當是錯簡刪之。案此說未知是否。金鑑改洪腫作浮腫。巢源。有身面卒洪腫候。謂腫之盛大。金鑑誤耳。

寸口脈沉滑者。中有水氣。面目腫大有熱。名曰風水。視人之目裹上。擁如蚕新臥起狀。其頸脈動。時時欬。按其手足上。陷而不起者。風水。脈經。千金。外臺。并無蚕字。據靈論疾診尺及水脹篇。無蚕字爲是。蓋因下文目下有臥蚕之語。而錯誤也。裹。靈樞。作窠。潘氏續焰云。窠者。窩也。聚精成窩。搏結之義。

〔尤〕風水。其脈自浮。此云沉滑者。乃水脈非風脈也。至面目腫大有熱。則水得風而外浮。其脈亦必變而爲浮矣。仲景不言者。以風水該之也。目窠上微腫。如蠶新臥起狀者。內經所謂水爲陰。而目下亦陰。聚水者必微腫。先見於目下是也。頸脈動者。頸間人迎脈動甚。風水上湊故也。時時欬者。水漬入肺也。按其手足上。陷而不起。與內經以手按其腹。隨手而起。如裹水之狀者不同。然腹中氣大。而肢間氣細。氣大則按之隨手而起。氣細則按之窅而不起。而其浮腫則一也。

案水脹篇。以手按其腹。隨手而起。如裹水之狀者。水也。其身盡腫皮厚。按其腹。窅而不起者。膚脹也。膚脹者。寒氣客於皮膚之間所致。寒氣在於皮膚之間。按而散之。則不能猝聚。故窅而不起也。當知隨手而起。爲有水無氣。窅而不起。爲有氣有水也。巢源。燥水。謂水氣溢於皮膚。因令腫滿。以指畫肉上。則隱隱成文字者。名曰燥水。以指畫肉上。隨畫隨散。不成文字者。名曰濕水。蓋濕水。卽靈樞所謂水也。燥水。卽所謂膚脹也。上條云。皮水其脈亦浮。外證胕腫。按之沒指。而此條云陷而不起者風水。則知皮水風水。卽巢源所謂燥水。而亦膚脹之屬也。尤註似疎。故詳及之。

太陽病。脈浮而緊。法當骨節疼痛。反不疼。身體反重而酸。其人不渴。汗出卽愈。此爲風水。惡寒者。此爲極虛。發汗得之。渴而不惡寒者。此爲皮水。身腫而冷。狀如周痺。胸中窒不能食。反聚痛。暮躁不得眠。此爲黃汗。痛在骨節。欬而喘。不渴者。此爲脾脹。其狀如腫。發汗卽愈。然諸病此者。渴而下利。小便數者。皆不可發汗。酸。徐沈尤作痠。脾脹諸註作肺脹爲解。似是。唯程魏仍舊文。本條凡五節。依徐註而分之。

〔九〕太陽有寒。則脈緊骨疼。有濕。則脈濡身重。有風。則脈浮體痠。此明辨也。今得傷寒脈。而骨節不疼。身體反重而痠。卽非傷寒。乃風水外勝也。風水在表而非裏。故不渴。風固當汗。水在表者。亦宜汗。故曰汗出卽愈。然必氣盛而實者。汗之乃愈。不然。則其表益虛。風水雖解。而惡寒轉增矣。故曰惡寒者。此爲極虛。發汗得之。若其渴而不惡寒者。則非病風。而獨病水。不在皮外。而在皮中。視風水爲較深矣。其證身腫而冷。狀如周痺。周痺爲寒濕痺其陽。皮水爲水氣淫於膚也。胸中窒不能食者。寒襲於外。而氣窒於中也。反聚痛。暮躁不得眠者。熱爲寒鬱。而寒甚於暮也。寒濕外淫。必流關節。故曰此爲黃汗。痛在骨節也。其欬而喘。不渴者。水寒傷肺。氣攻於表。有如腫病。而實同皮水。故曰發汗則愈。然此諸病。若其人渴而下利。小便數者。則不可以水氣當汗。而概發之也。仲景丁寧之意。豈非慮人之津氣先亡耶。或問前二條云。風水外證骨節疼。此云骨節反不疼。身體反重而痠。前條云。皮水不渴。此云渴。何也。曰。風與水合而成病。其流注關節者。則爲骨節疼痛。其侵淫肌體者。則骨節不疼。而身體痠重。由所傷之處不同故也。前所云皮水不渴者。非言皮水本不渴也。謂腹如鼓。而不渴者。病方外盛而未入裏。猶可發其汗也。此所謂渴而不惡寒者。所以別於風水之不渴而惡風也。程氏曰。水氣外留於皮。內薄於肺。故令人渴。是也。

靈周痺篇云。風寒濕氣。客于外分肉之間。迫切而爲沫。沫得寒則聚。聚則排分肉。而分裂也。分裂則痛。痛則神歸之。神歸之則熱。熱則痛解。痛解則厥。厥則他痺發。此內不在藏。而外未發于皮。獨居分肉之間。真氣不能周。故命曰周痺。案此卽歷節痛風之謂。今云狀如周痺者。豈謂其爲走痛耶。抑與靈樞周痺異義。而謂唯其爲頑痺耶。諸註無明解者何。又案金鑑以下條越婢加朮湯主之六字。移本條發汗卽愈之下云。已上四證。皆初病皮毛。狀類傷寒。故均以越婢加朮湯主之。發汗卽愈也。此說不可從。詳于下條。

裏水者。一身面目黃腫。其脈沉。小便不利。故令病水。假如小便自利。此亡津液。故令渴也。越婢加朮湯主之。〔原註〕方見中風○案黃。脈經作洪。是。脈經註。一云。皮水。其脈沉。頭面浮腫。小便不利。故令病水。假令小便自利。亡津液。故令渴也。

〔程〕裏有水則脈沉。小便不利。溢於表則一身面目黃腫。故與越婢加朮湯。以散其水。若小便自利。此亡津液而渴。非裏水之證。不用越婢湯也。越婢加朮湯。當在故令病水之下。

案此條諸家。並以自一身面目黃腫。至故令渴也。悉屬越婢湯證。殊不知此與腸癖大黃牡丹湯條。同爲倒裝法。程註義獨長矣。第据脈經。黃腫。乃洪腫之訛。又据外臺。引古今錄驗。皮水越婢加朮湯主之。及脈經註文。裏水亦皮水之訛。義尤明顯。金鑑則不攷之於古書。輒以越婢加朮湯主之七字。移于前條。抑亦肆矣。或疑脈沉用麻黃之義。攷本草。麻黃爲肺家之專藥。李氏詳辨之。皮水。水氣壅遏于皮膚之間。用麻黃而發之。則氣行水利。而脈道開。沉乃爲浮。此等之義。身試親驗。然後知經文之不我欺也。

趺陽脈當伏。今反緊。本自有寒疝瘕。腹中痛。醫反下之。下之胸滿短氣。

趺陽脈當伏。今反數。本自有熱。消穀。小便數。今反不利。此欲作水。

〔鑑〕趙良曰。趺陽當伏者。非趺陽胃氣之本脈也。爲水畜於下。其氣伏。故脈亦伏。脈法曰。伏者爲水。〔魏〕趺陽有水邪則當伏。以胃陽爲水濕陰寒所固閉。故陽明之脈不出也。今反緊。不惟水盛於裏。而且寒盛於中矣。蓋其人不止有水氣之邪。而更兼平日有積寒疝瘕。腹中常常作痛。水邪中又兼寒邪也。醫者不識其爲陰寒。乃以爲水邪可下。雖水下沉。而寒邪上逆。故胸滿短氣矣。此病趺陽脈當伏。今反數。爲本自有熱。然本自有熱。則當消穀。小便數大便堅。如傷寒胃實之證也。今小便反不利。則知爲欲作水與濕熱之邪無疑。

寸口脈浮而遲。浮脈則熱。遲脈則潛。熱潛相搏。名曰沉。趺陽脈浮而數。浮脈即熱。數脈即止。熱止相搏。名曰伏。沉伏相搏。名曰水。沉則絡脈虛。伏則小便難。虛難相搏。水走皮膚。即爲水矣。

〔鑑〕案此條文義不屬。不釋。

寸口脈弦而緊。弦則衛氣不行。即惡寒。水不沾流。走於腸間。脈經。衛氣不行下。更有衛氣不行四字。

〔程〕寸口以候表。弦緊爲寒。寒則表氣不行。不能以衛肌膚。故惡寒。氣既不行。則水飲亦不宣。但走入腸間而爲水。

案金鑑云。此條必有脫簡。不釋。攷脈經寒疝篇云。寸口脈弦而緊。弦則衛氣不行。衛氣不行則惡寒。緊則不欲食。弦緊相搏。則爲寒疝。知此條亦宜有緊則云云語。金鑑爲是。

少陰脈緊而沉。緊則爲痛。沉則爲水。小便即難。

〔沈〕少陰腎脈。緊則寒邪凝滯正氣於內。曰緊則爲痛。沉則衛氣鬱而不宣。三焦壅閉。水即泛濫。曰沉則爲水。決瀆無權。小便即難。〔鑑〕四句文義不屬。并有脫簡。不釋。

脈得諸沉。當責有水。身體腫重。水病脈出者死。脈經。脈得上。有師曰二字。

〔尤〕水爲陰。陰盛故令脈沉。又水行皮膚。榮衛被遏。亦令脈沉。若水病而脈出。則真氣反出邪水之上。根本脫離。而病氣獨勝。故死。出與浮迴異。浮者盛於上而弱於下。出則上有而下絕無也。〔魏〕附錄傷寒論一條以證之。少陰篇云。少陰病。下利脈微者。與白通湯。利不止。厥逆無脈。乾嘔煩者。白通加猪膽汁湯主之。服湯脈暴出者死。微續者生。

夫水病人。目下有臥蠶。面目鮮澤。脈伏。其人消渴。

〔鑑〕趙良曰。內經色澤者。病溢飲。溢飲者。渴而多飲。溢于腸胃之外。又曰。水陰也。目下亦陰也。腹者。至陰之所居也。故水在腹。便目下腫也。靈樞曰。水始起也。目下微腫如蠶。如新臥起之狀。其人初由水穀不化津液。以成消渴。必多飲。多飲則水積。水積則氣道不宣。故脈伏矣。〔沉〕胃中津液水飲。外溢皮膚肌肉。不溉喉舌。故作消渴。誠非真消渴也。

千金云。凡水病之初。先兩目下腫起。如老蠶色。俠頸脈動。股裏冷。脛中滿。按之沒指。腹內轉側有聲。此其候也。

病水腹大。小便不利。其脈沉絕者。有水。可下之。案此條。原本接上條。今據程本金鑑。另分爲一條。

〔鑑〕腹者。至陰。脾也。故病水必腹大也。水畜於內。故小便不利也。其脈沉絕。即伏脈也。脈伏腹大。小便不利。裏水已成。故可下之。十棗神祐之類。酌而用之可也。〔尤〕其脈沉絕。水氣瘀壅而不行。脈道被遏而不出。其勢亦太甚矣。故必下其水。以通其脈。〔徐〕水病可下。惟此一條。沉絕二字妙。

何氏醫碥云。內水腹大。小便不利。脈沉甚。可下之。十棗湯。濬川散。神祐丸。禹攻散。舟車丸之類。蓋亦可從小便利。亦可從大便泄也。

問曰。病下利後。渴飲水。小便不利。腹滿因腫者。何也。答曰。此法當病水。若小便自利。及汗出者。自當愈。因。脈經。程本。金鑑。作陰。自當愈。千金註云。一作滿月當愈。案因腫。據答語云當病水。作陰腫。爲是。

〔鑑〕病下利。則虛其土傷其津也。土虛則水易妄行。津傷則必欲飲水。若小便自利、及汗出者。則水精輸布。何水病之有。惟小便不利。則水無所從出。故必病水。病水者。脾必虛不能制水。故腹滿也。腎必虛不能主水。故陰腫也。於此推之。凡病後傷津。渴欲飲水。小便不利者。皆當防病水也。

心水者。其身重而少氣。不得臥。煩而躁。其人陰腫。身重。千金註云。一作身腫。陰下。脈經有大字。

〔魏〕又爲明水氣附于五藏。而另成一五水之證。蓋水邪亦積聚之類也。切近于其處。則伏留于是藏。即可以藏而名證。〔程〕內經曰。心主身之血脈。上經曰。水在心。心下堅築短氣。是以身重少氣也。內經曰。諸水病者。不得臥。夫心屬火。水在心。則蒸鬱燔爍。是以不得臥而煩躁也。心水不應陰腫。以腎脈出肺絡心。主五液。而司閉藏。水之不行。皆本之於腎。是以其陰亦腫也。

案金鑑云。其人陰腫四字。當在腎水條內。錯簡在此。此說有理。然程註義亦通。姑從之。

肝水者。其腹大。不能自轉側。脇下腹痛。時時津液微生。小便續通。

〔魏〕肝經有水。必存兩脇。故腹大而脇下痛。少陽陰陽往來之道路。有邪窒礙。故不能自轉側。肝有水邪。必上衝胸咽。故時時津液微生。口中有淡水之症也。及上升而下降。小便不利者。又續通。此水邪隨肝木往來升降之氣。上下爲患也。〔尤〕時時津液微生。小便續通者。肝喜衝逆而主疏泄。水液隨之而上下也。

肺水者。其身腫。小便難。時時鴨溏。身下。千金有體字。

〔鑑〕趙良曰。肺主皮毛。行榮衞。與大腸合。今有水病。則水充滿皮膚。肺本通調水道。下輸膀胱。爲尿溺。今既不通。水不得自小便出。反從其合。與糟粕混。成鴨溏也。〔尤〕鴨溏。如鴨之後。水糞雜下也。

脾水者。其腹大。四肢苦重。津液不生。但苦少氣。小便難。

〔尤〕脾主腹。而氣行四肢。脾受水氣。則腹大四肢重。津氣生於穀。穀氣運於脾。脾濕不運。則津液不生。而少氣小便難者。濕不行也。

腎水者。其腹大。臍腫。腰痛不得溺。陰下濕如牛鼻上汗。其足逆冷。面反瘦。

反。脈經。作皮。註云。一云。大便反堅。

〔程〕腎者胃之關也。關門不利。故令聚水而生病。是有腹大臍腫之證也。腰者腎之外候。故令腰痛。膀胱者。腎之府。故令不得溺也。以其不得溺。則水氣不得泄。浸漬於睾囊。而爲陰汗。流注於下焦。而爲足冷。夫腎爲水藏。又被水邪。則上焦之氣血。隨水性而下趨。故其人面反瘦。非若風水裏水之面目洪腫也。〔魏〕是五水。又以分附于五藏而得名矣。但臟雖各附。而其實異其地者不異其邪。治之者。亦異其處者。不當易其法也。

師曰。諸有水者。腰以下腫。當利小便。腰以上腫。當發汗。乃愈。

〔鑑〕諸有水者。謂諸水病也。治諸水之病。當知表裏上下分消之法。腰以上腫者。水在外。當發其汗乃愈。越婢青龍等湯證也。腰以下腫者。水在下。當利小便乃愈。五苓猪苓等湯證也。趙良曰。身半以上。天之分陽也。身半以下。地之分陰也。而身之腠理行天分之陽。小便通地分之陰。故水停於天者。開腠理。水從汗散。水停於地者。決其出關。而水自出矣。即內經開鬼門潔淨府法也。

陳氏證治大還云。凡大人小兒。通身浮腫喘急。小便不利。自下而上者。名陰水。自上而下者。名陽水。俗名河白。用河白草。濃煎湯洗浴。此草三尖底平葉底及梗有芒刺。陽水用無刺者。陰水用有刺者。一二浴後。而小便便利。浮腫自消。神効神効。

師曰。寸口脈沉而遲。沉則爲水。遲則爲寒。寒水相搏。趺陽脈伏。水穀不化。脾氣衰則鶩溏。胃氣衰則身腫。少陽脈卑。少陰脈細。男子則小便不利。婦人則經水不通。經爲血。血不利則爲水。名曰血分。沈際飛校本脈經。卑作革。脈經註。一云。水分。

〔程〕沉爲水。遲爲寒。水寒相搏。則土敗矣。是以胃之趺陽脈則伏。脾之水穀則不磨。脾衰則寒內著而爲鶩溏。胃衰則水外溢而爲身腫也。少陽者三焦也。內經曰。三焦者。決瀆之官。水道出焉。今少陽脈卑。則不能決瀆矣。在男子。則小便不利。少陰者腎也。中藏經曰。腎者女子以包血。以其與衝脈并行。今少陰脈細。則寒氣客於胞門矣。在婦人則經水不通。經雖爲血。其體則水。況水病而血不行。其血亦化爲水。故名曰血分。

案沈云。卑者。卽沉而弱。徐云。卑則低而弱。平脈決。榮氣弱。名曰卑。王宇泰云。榮主血爲陰。如按之沉而無力。故謂之卑也。但少陽未詳何部。徐云。左關膽脈也。沈云。右尺。金鑑云。左尺。然左右配位之說。仲景所未曾言。必别有所指。史記倉公傳。時少陽初代。亦同。血分。諸家無明解。蓋分。散也。血爲水分散。流布肢體也。又有水分。附于左。

脈經云。問曰。病有血分。何謂也。師曰。經水前斷後病水。名曰血分。此病難治。問曰。病有水分何也。師曰。先病水後經水斷。名曰水分。此病易治。

本事續方云。治婦人經脈不通。即化黃水。水流四肢。則遍身皆腫。名曰血分。其候與水腫相類一等。庸醫不問源流。便作水疾治之。非唯無效。又恐喪命。此乃醫殺之也。宜用此方。

人參　當歸　瞿麥穗　大黃

桂枝　茯苓各半兩　苦葶藶炒二分

右爲細末。煉蜜圓如梧桐子大。每服十五圓。空心米飲下。漸加至二十圓。止於三十圓。每無不效者。案此方爲經水不通。而發血分者設焉。若胃氣衰者。宜另議方而可也。

問曰。病者苦水。面目身體四肢皆腫。小便不利。脈之不言水。反言胸中痛。氣上衝咽。狀如炙肉。當微欬喘。審如師言。其脈何類。師曰。寸口脈沉而緊。沉爲水。緊爲寒。沉緊相搏。結在關元。始時當微。年盛不覺。陽衰之後。榮衞相干。陽損陰盛。結寒微動。腎氣上衝。喉咽塞噎。脇下急痛。醫以爲留飲。而大下之。氣擊不去。其病不除。後重吐之。胃家虛煩。咽燥欲飲水。小便不利。水穀不化。面目手足浮腫。又與葶藶圓下水。當時如小差。食飲過度。腫復如前。胸脇苦痛。象若奔豚。其水揚溢。則浮咳喘逆。當先攻擊衝氣令止。乃治欬。欬止其喘自差。先治新病。病當在後。徐本。氣擊。作氣繫。無浮咳之浮字。當微。作尙微。沈尤並同。魏本氣擊。作氣急。

〔沈〕此水病積寒爲根。兼示誤治之變也。病者面目身體。四肢皆腫。小便不利。乃水腫本有之證。但病者竟不言此。反言胸中痛。氣上衝胸。狀如炙肉。當微欬喘。然水病不當有此而見之。故問其脈何類。〔程〕寸口脈沉而緊。沉爲水。緊爲寒。水寒之氣。結於關元。當其少壯之時。陽氣正旺。雖有結寒。亦爲不覺。及至陽衰之後。營衛亦虛。其陽則損。其陰則盛。關元結寒。乘其陽虛而動。腎中陽氣。不能以勝陰寒。寒氣上衝。咽喉閉塞。脇下亦相引而急痛也。醫者不求其本因寒水結在關元。見其標證面目身體。四肢皆腫。小便不利。以爲水飲。而大下之。其衝氣不爲下止。後重吐之。非惟衝氣不止。而大吐大下。復又損其胃。而亡其津液。是以咽燥引飲也。吐下後。其陽愈虛。則不能施行便溺。其寒愈勝。則不能消化水穀。是以小便不利。而水穀不化。面目手足。猶然浮腫。復與葶藶丸下水。而浮腫小差。食飲過度。則脾胃復傷。腫復如前。其實水寒結於關元而未散。寒上衝。則胸脇苦痛。象若奔豚。水揚溢。則爲浮腫喘欬也。〔魏〕營衛。卽陰陽之氣也。陰氣之旺。于陽氣之衰。必相干凌。陽日益損。陰日益盛。〔沈〕葶藶丸。但下水腫之標。不能除水之本。故但小差。而不盡徹。稍有食飲過度。腫復如前。〔徐〕當攻擊冲氣令止。如痰飲門苓桂味甘湯是也。欬止。喘雖不治。而自愈矣。此乃病根甚深。不能驟除。故須先去異病。則原病可治。故曰先治新病。病當在後。要知衝氣欬喘等。皆新病也。病當在後。病字指水氣言。然關元結寒。則又爲水病之本矣。

案金鑑云。此條文義不屬。不釋。然今合數家之說而讀之。則義略通。且世病水之人。多類此條證者。安可措而不講耶。浮咳二字。程註似未允。俟攷。末二句。卽首篇先治其卒病。後乃治其痼病之意。脈經註云。氣擊不去。言邪氣不去。而元氣反爲藥所擊也。

風水脈浮。身重汗出惡風者。防己黃耆湯主之。腹痛者。加芍藥。

(尤)此條義。詳痓濕暍篇。雖有風水風濕之異。然而水與濕非二也。

案此條校之于痓濕暍篇。唯濕作水爲異耳。蓋此後人誤入者。附方所載。外臺證治。的是本經之舊文。脈經。與外臺同。可以證矣。

防己黃耆湯方 方見濕病中。

風水惡風。一身悉腫。脈浮不渴。續自汗出。無大熱。越婢湯主之。

(沈)此風多水少之證也。風多傷表。外應肌肉。內連及胃。故惡風一身悉腫。胃氣熱蒸。其機外向。不渴而續自汗出。無大熱者。則知表有微熱而爲實也。故以麻黃通陽氣而散表。石膏入胃能治氣強壅逆。風化之熱。甘草薑棗。以和營衞。若惡風者。陽弱而爲衞虛。故加附子。錄驗加朮。並驅濕矣。(尤)脈浮不渴句。或作脈浮而渴。渴者熱之內熾。汗爲熱逼。與表虛出汗不同。故得以石膏清熱。麻黃散腫。而無事兼固其表耶。

案大青龍湯。治傷寒煩躁。麻黃杏仁甘草石膏湯。治汗後汗出而喘。無大熱。俱麻黃石膏並用之劑。而不言有渴。今驗之。不論渴與不渴。皆可用。然此斷云不渴者。義可疑也。以理推之。作而渴爲是。下文黃汗之條。汗出而渴。脈經註云。一作不渴。而渴不渴。經有誤錯。是其明徵也。

越婢湯方 外臺風水門。引古今錄驗云。此本仲景傷寒論方。二裏水越婢加朮湯主之。案越婢名義。詳傷寒論輯義。

麻黃六兩　石膏半斤　生薑三兩

甘草二兩　大棗十五枚

右五味。以水六升。先煮麻黃。去上沫。內諸藥。煮取三升。分溫三服。惡風者。加附子一枚。炮風水加朮四兩。古今錄驗。

外臺風水門黃法後云。欬肺脹。加半夏五合。洗。一服五合。又皮水門云。古今錄驗。皮水。越婢湯加朮主之。黃法後云。范汪同。本出仲景傷寒論。案據外臺。風水加朮四兩。當作皮水。

〔魏〕惡風甚者。加附子一枚。而壯陽。正所以除濕。且用其流走之烈性。以治周身之腫。凡正陽所行之地。豈水濕之邪可留之區乎。此亦不專治水。而水治之法也。加朮治風水者。必風邪輕。而水氣重。但治其表。不足以行水。加朮以助水之堤防。水由地中行而奏績矣。案據外臺。原方只五味。蓋加味法。編書者採錄于古今錄驗。故註此四字。

陳氏證治大還云。越婢湯。治脈浮在表。及腰以上腫。宜此發汗。兼治勇而勞甚。腎汗出。汗出遇風。內不得入藏府。外不得越皮膚。客於玄府。行於皮裏。傳爲胕腫。本之於腎。名曰風水。其症惡風一身悉腫。脈浮不渴。續自汗出。風水症。少氣時熱。從肩背上至頭汗出。苦渴小便黃。目下腫。腹中鳴。身重難行。正臥則欬。煩而不能食。

巢源。婦人脚氣候云。若風盛者。宜作越婢湯加朮四兩。千金越婢湯。治風痺脚弱方。

於本方中。加白朮四兩。大附子一枚。註云。胡洽方只五味。若惡風者。加附子一枚。多淡水者。加白朮四兩。

聖惠方。麻黃散。治風水。徧身腫滿。骨節疼痛。惡風脚弱。皮膚不仁。

於越婢加朮附湯內。去甘草。加漢防己桑根白皮。

聖濟總錄。麻黃湯。治水氣遍身腫。

於本方中。加茯苓。

皮水爲病。四肢腫。水氣在皮膚中。四肢聶聶動者。防己茯苓湯主之。外臺。引深師。聶聶。作集集。案聶聶。木葉動貌。十五難。厭厭聶聶。如循楡莢。

〔沈〕此邪在皮膚而腫也。風入於衞。陽氣虛滯。則四肢腫。皮毛氣虛。受風而腫。所謂水氣在皮膚中。邪正相搏。風虛內鼓。故四肢聶聶瞤動。是因表虛也。蓋肺與三焦之氣。同入膀胱。而行決瀆。今水不行。則當使小便利。而病得除。故防己茯苓。除濕而利水。以黃耆補衞而實表。表實而邪不能客。甘草安土而制水邪。桂枝以和營衞。又行陽化氣而實四末。俾風從外出。水從內洩矣。

巢源。水分候云。水分者。言腎氣虛弱。不能制水。令水氣分散。流布四支。故云水分。但四支皮膚虛腫。聶聶而動者。名水分也。案此條證。據巢源。卽水分也。

防己茯苓湯方 外臺。引深師。名木防己湯云。本出仲景傷寒論。

防己三兩　黃耆三兩　桂枝三兩

茯苓六兩　甘草二兩〇外臺有炙字

右五味。以水六升。煮取二升。分溫三服。聖惠。治皮水一方。有桑根白皮。

外臺。范汪。水防己湯。療腫患下水氣。四肢腫聶聶動。

於本方中。加生薑芍藥各二兩。白朮三兩。

裏水。越婢加朮湯主之。甘草麻黃湯亦主之。外臺。引范汪。裏水作皮水。又云。皮水。一身面目悉腫。甘草麻黃湯主之。

二方各爲一條。
案外臺爲是。

〔鑑〕裏字當是皮字。豈有裏水而用麻黃之理。閱者自知是傳寫之譌。皮水。表虛有汗者。防己茯苓湯。固所宜也。若表實無汗有熱者。則當用越婢加朮湯。無熱者。則當用甘草麻黃湯。發其汗。使水外從皮去也。

越婢加朮湯方〔原註〕見上。於內加白朮四兩。又見中風中。

甘草麻黃湯方外臺。引范汪云。本出仲景傷寒論。

甘　草二兩　麻　黃四兩

右二味。以水五升。先煮麻黃。去上沫。內甘草。煮取三升。溫服一升。重覆汗出。不汗再服。愼風寒。

千金云。有人患氣急積久不瘥。遂成水腫。如此者衆。諸皮中浮水。攻面目身體。從腰以上腫。皆以此湯發汗。悉愈方。即本方。

濟生云。有人患氣促。積久不瘥。遂成水腫。服之有效。但此藥發表。老人虛人。不可輕用。更宜詳審。

水之爲病。其脈沉小。屬少陰。浮者爲風。無水虛脹者爲氣水。發其汗即已。脈沉者。宜麻黃附子湯。浮者宜杏子湯。氣水下。魏添一病字。

〔鑑〕爲氣水之氣字。當是風字。若是氣字。則無發汗之理。且通篇並無氣水之病。水之爲病。其脈沉小。屬少陰水也。今脈不沉小而浮。浮者爲風。非少陰水也。若無水虛脹者。爲風水也。風水發其汗即已。風水脈沉者。宜麻黃附子湯汗之。脈浮者宜杏子湯汗之。

案魏氣水之下。添一病字。氣下爲句云。無水虛脹者。所病不在水。乃氣虛散漫。更不宜發汗。尤亦爲氣作句。以水字接下句云。無水而虛脹者。則爲氣病。不可發汗。水病發其汗則已。今攷文義。殊不相協。又聖惠論。有氣水腫。與本條所言自異。故姑仍金鑑。

麻黃附子湯方 少陰篇。作麻黃附子甘草湯。

麻　黃三兩　甘　草二兩　附　子一枚炮

右三味。以水七升。先煮麻黃。去上沫。內諸藥。煮取二升半。溫服八分。日三服。八分。傷寒論。作八合。

〔沈〕水病始得之源。未有不從腎虛而受風寒。鬱住衛氣。胃關不利。水邪泛溢。以致通身腫滿。故當補陽之中。兼用輕浮通陽。開鬱利竅之劑。則真陽宣而邪自去。正謂不治水。而水自愈。今人不知通陽開竅。惟用腎氣丸。陰重陽輕之劑。壅補其內。陽氣愈益不宣。轉補轉壅。邪無出路。水腫日增。因藥誤事。不知凡幾矣。

外臺。古今錄驗。麻黃湯。療風水身體面目盡浮腫。腰背牽引髀股。不能食。

於本分中。加桂心生薑。

杏子湯方〔原註〕未見。恐是麻黃杏仁甘草石膏湯。

〔沈〕脈浮者。邪居氣分而屬肺。詳杏子湯。必以杏子爲君。而杏乃喘瀉肺氣。使肺氣通調。邪去而腫自退。方雖遺失。意想可知也。〔魏〕余謂浮者爲風。仲景自言其證矣。杏子湯之方。內水濕而外風寒。其挾熱者。可以用麻杏甘石也。如不挾熱者。莫妙于前言甘草麻黃湯。加杏子。今謂之三拗湯矣。

案金鑑載杏子湯。即麻黄甘草杏仁三味。蓋依魏註也。

厥而皮水者。蒲灰散主之。〔原註〕方見消渴中。

〔尤〕厥而皮水者。水邪外盛。隔其身中之陽。不行於四肢也。此厥之成於水者。去其水則厥自愈。不必以附子桂枝之屬。助其內伏之陽也。蒲灰散義見前。

問曰。黄汗之爲病。身體腫。一作重。發熱汗出而渴。狀如風水。汗沾衣。色正黄如蘗汁。脈自沉。何從得之。師曰。以汗出入水中浴。水從汗孔入得之。宜耆芍桂酒湯主之。身體腫。脈經。千金。作身體洪腫而渴。脈經註云。一作不渴。沉下。外臺有也字。脈經作黄耆芍藥桂枝苦酒湯。趙本蘗作蘖。非。

〔尤〕黄汗之病。與風水相似。但風水脈浮。而黄汗脈沉。風水惡風。而黄汗不惡風爲異。其汗沾衣。色正黄如蘗汁。則黄汗之所獨也。風水爲風氣外合水氣。黄汗爲水氣內遏熱氣。熱被水遏。水與熱得。交蒸互鬱。汗液則黄。按前第二條云。小便通利。上焦有寒。其口多涎。此爲黄汗。第四條云。身腫而冷。狀如周痺。此云。黄汗之病。身體腫。發熱汗出而渴。後又云。劇者不能食。身疼重。小便不利。何前後之不侔也。豈新久微甚之辨歟。夫病邪初受。其未鬱爲熱者。則身冷。小便利口多涎。其鬱久而熱甚者。則身熱而渴。小便不利。亦自然之道也。〔鑑〕黄耆桂枝解肌邪以固衛氣。芍藥苦酒。止汗液以攝營氣。營衛調和。其病已矣。李升璽曰。按汗出浴水。亦是偶舉一端言之耳。大約黄汗。由脾胃濕久生熱。積熱成黄。濕熱交蒸而汗出矣。

潘氏醫燈續焰云。黄汗一證。仲景金匱要略。收入水氣病中。其主治與治疸。亦自懸絕。後人以其汗黄。遂列爲五疸之一。實非疸也。

黃耆芍藥桂枝苦酒湯方外臺。引仲景傷寒論云。備急。張文仲。千金。古今錄驗。深師。范汪。經心錄同。

黃耆五兩　芍藥三兩　桂枝三兩

右三味。以苦酒一升。水七升。相和煮取三升。溫服一升。當心煩。服至六七日乃解。若心煩不止者。以苦酒阻故也。〔原註〕一方。用美酒醯。代苦酒。○外臺云。阻一作一方。用美清醯。代酒。

〔尤〕苦酒阻者。欲行而未得遽行。久積藥力乃自行耳。故曰服至六七日乃解。〔魏〕古人稱醋爲苦酒。非另有所謂苦酒也。美酒醯。即人家所製社醋。即鎮江紅醋是也。又醋之劣者。即白酒。醋各處皆是總以社醋入藥。

何氏醫編云。水寒遏鬱汗液于肌內。爲熱所蒸而成黃汗。然汗出浴水。亦舉隅之論耳。當推廣之。愚按。黃耆芍藥桂枝苦酒湯。無清熱去濕之品。徒取固斂得無壅乎。此方恐是錯簡。終不可用。

倪氏本草彙言。四仙散。治汗出染衣。黃如柏汁。此名黃汗。其證發熱汗出而渴。身體浮腫。此因出汗時。受風冷水寒之氣。入于汗孔得之。宜此方。用羅勒二錢。桂枝三錢。黃耆白芍藥各五錢。水酒各一碗煎服。出羅勒條。

黃汗之病。兩脛自冷。假令發熱。此屬歷節。食已汗出。又身常暮臥盜汗出者。此勞氣也。若汗出已反發熱者。久久其身必甲錯。發熱不止者。必生惡瘡。若身重。汗出已輒輕者。久久必身瞤。瞤卽胸中痛。又從腰以上必汗出。下無汗。腰髖弛痛。如有物在皮中狀。劇者不能食。身疼重煩躁。小便不利。此爲黃汗。桂枝加黃耆湯主之。勞氣。原本。作榮氣。今依諸本改之。外臺。引仲景傷寒論。物作蟲。

〔程〕濕就下而流關節。故黃汗病。兩脛冷。若兩脛熱。則屬歷節之病。其食已汗出。爲胃氣外泄。暮而盜汗。爲榮氣內虛。又屬虛勞之證。二者俱汗出。皆非黃汗也。欲作黃汗之證。汗出已。而熱不爲汗衰。反發熱。而熱不止。薄於外。則銷鑠皮膚。故令身體枯槁。薄於裏。則潰脈爛筋。故令生惡瘡也。夫濕勝則身重。汗出雖濕去身輕。而正氣未必不損。如此久久。必耗散諸陽。故身瞤而胸痛。是以上焦陽虛。則腰以上汗出。下焦濕勝。而爲腰髖弛痛。如有物在皮中狀也。劇則內傷於脾。而不能食。外傷肌肉。而身體疼重。若煩躁小便不利。則水氣無從出。蘊蓄肌中。必爲黃汗。

案此條義難通。今姑仍程註。金鑑云。此承黃汗。詳申其證也。但文義未屬。必是錯簡。不釋此說似是。

桂枝加黃耆湯方

桂　枝　芍　藥各三兩　甘　草二兩　生　薑三兩

大　棗十二枚　黃　耆二兩○千金黃疸門五兩

右六味。以水八升。煮取三升。溫服一升。須臾飲熱稀粥一升餘。以助藥力。溫覆取微汗。若不汗更服。

〔尤〕桂枝黃耆亦行陽散邪之法。而尤賴飲熱稀粥取汗。以發交鬱之邪。

師曰。寸口脈遲而濇。遲則爲寒。濇爲血不足。趺陽脈微而遲。微則爲氣。遲則爲寒。寒氣不足。則手足逆冷。手足逆冷。則榮衛不利。榮衛不利。則腹滿脇鳴相逐。氣轉膀胱。榮衛俱勞。陽氣不通。卽身冷。陰氣不通。卽骨疼。陽前通則惡寒。陰前通則痺不仁。陰陽相得。其氣乃行。大氣一轉。其氣乃散。實則失氣。虛則遺溺。名曰氣分。實則。徐沈作寒則。註。寒恐是實字。脇鳴。程魏。作腸鳴。是。

〔尤〕微則爲氣者。爲氣不足也。寒氣不足。該寸口趺陽爲言。寒而氣血復不足也。寒氣不足。則手足無氣而逆冷。榮衛無源而不利。由是藏府之中。眞氣不充。而客寒獨勝。則腹滿脇鳴相逐。氣轉膀胱。卽後所謂失氣遺溺之端也。榮衛俱勞者。榮衛俱乏竭也。陽氣溫於表。故不通則身冷。陰氣榮於裏。故不通卽骨疼。不通者。虛極而不能行。與有餘而壅者不同。陽前通則惡寒。陰前通則痺不仁者。陽先行而陰不與俱行。則陰失陽而惡寒。陰先行而陽不與俱行。則陽獨滯而痺不仁也。蓋陰與陽常相須也。不可失。失則氣機不續。而邪乃著。不失則上下交通。而邪不容。故曰陰陽相得。其氣乃行。大氣一轉。其氣乃散。失氣遺溺。皆相失之徵。曰氣分者。謂寒氣乘陽之虛。而病於氣也。〔沈〕營衛相和。膻中宗氣一轉。大氣乃行。痺著之邪。相隨而去。謂大氣一轉。其氣乃散。而實者失氣。邪從大便喧吹而泄。虛者遺溺。邪從小便而去。此陽虛氣滯化水。而精血爲痺。故曰氣分。案此與尤註異。然義亦通。故兩存之。〔程〕此章以明水在氣分之大義。以氣行則水寒之氣亦行。非下章結於心下。爲盤爲杯也。〔鑑〕名曰氣分之下。當有下條桂枝去芍藥加麻黃附子細辛湯主之十五字。

氣分。心下堅。大如盤。邊如旋杯。水飲所作。桂枝去芍藥加麻辛附子湯主之。脈經。或枳朮湯主之。

〔鑑〕氣分心下堅大如盤。邊如旋杯。水飲所作之十六字。當是衍文。觀心下堅之本條。自知桂枝去芍藥加麻黃附子細辛湯主之十五字。當在上條氣分之下。義始相屬。正是氣分之治法。必是錯簡在此。

桂枝去芍藥加麻黃細辛附子湯方三因。名桂附湯。

桂　枝三兩　生　薑三兩　甘　草二兩　大　棗十二枚

麻　黄　細　辛各二兩　附　子一枚炮

右七味。以水七升。煮麻黄。去上沫。內諸藥。煮取二升。分溫三服。當汗出。如蟲行皮中。卽愈。

〔鑑〕用桂枝去芍藥加麻黄附子細辛湯者。溫養榮衞陰陽。發散寒邪之氣也。〔尤〕當汗出。如蟲行皮中者。蓋欲使既結之陽。復行周身而愈也。

心下堅。大如盤。邊如旋盤。水飲所作。枳朮湯主之。肘後。卒心痛門。作心下堅痛。大如椀。邊如旋杯。名爲氣分。水飲所結。杯。卽盤字。外臺。心痛門。引文仲亦同。下盤字。徐沈作盃。案證類本草。作枳實朮湯。近是。

〔鑑〕心下堅大如盤。邊如旋盤。此裏水所作也。趙良曰。心下胃上脘也。胃氣弱。則所飮之水。入而不消。痞結而堅。必強其胃。乃可消痞。白朮健脾強胃。枳實善消心下痞。逐停水。散滯氣。

徐云。若盤字。乃卽盃字。傳誤。勿泥。蓋堅大如盤。上之取義在大。邊如旋盃。下之取義在圓。不應又取大字義耳。合言之。總是堅大而圓也。案此註未允。潘氏續焰云。旋。圓也。上盤字。當據肘後作椀。蓋椀高於盤。盤大於椀。謂其堅大如椀。其邊如圓盤。文意始通。若仍舊文。或從徐下盤字爲盃。則其義竟難解焉。

枳朮湯方外臺。引張文仲云。此張仲景傷寒論方。備急。肘後同。

枳　實七枚　白　朮二兩

右二味。以水五升。煮取三升。分溫三服。腹中耎。卽當散也。外臺。五升。作一斗。

〔鑑〕李彣曰。枳實消脹。苦以泄之也。白朮去濕。苦以燥之也。後張元素治痞。用枳朮丸。亦從此湯化出。但此乃水飲所作。則用湯以蕩滌之。彼屬食積所傷。則用丸以消磨之。一湯一丸。各有深意。非漫無主張也。

嚴氏濟生枳朮湯。治飲癖氣分。心下堅硬如杯。水飲不下。

即本方。加肉桂。附子。細辛。桔梗。檳榔。甘草。生薑。

李氏辨惑論易水張先生枳朮丸。治痞消食強胃。

枳　實麩炒黃色去穰一兩　白　朮二兩

右同爲極細末。荷葉裹燒飯爲丸。如桐子大。每服五十丸。多用白湯下無時。

附方

外臺防己黃耆湯。治風水脈浮爲在表。其人或頭汗出。表無他病。病者但下重。從腰以上爲和。腰以下當腫及陰。難以屈伸。方見風濕中。○脈經。其人下有能食二字。無或字。但下。有言字。外臺引深師。作木防己湯云　此本仲景傷寒論方。

〔沈〕此乃濕從下受。濕多風少。故用黃芪實表。使水不得上溢。以防己驅除風濕。朮草健脾。薑棗以俾營衛和。而濕自除矣。

金匱玉函要略輯義卷四

東都　丹波元簡廉夫著

黃疸病脈證幷治第十五

論二首　脈證十四條　方七首

寸口脈浮而緩。浮則爲風。緩則爲痺。痺非中風。四肢苦煩。脾色必黃。瘀熱以行。苦。徐本。脈經。作若。

〔程〕脈得浮緩者。必發黃。故傷寒脈浮而緩者。繫在太陰。太陰者。必發身黃。今浮爲風。緩爲痺。非外證之中風。乃風熱蓄於脾土。脾主四肢。故四肢苦煩。瘀熱行於外。則發黃也。〔沈〕風濕鬱結。邪正爲痺。痺者。閉也。因風拒閉。營衛爲痺。非內經風寒濕三氣之痺。

案痺。非中風。文義不屬。恐有脫誤。

趺陽脈緊而數。數則爲熱。熱則消穀。緊則爲寒。食卽爲滿。尺脈浮。爲傷腎。趺陽脈緊。爲傷脾。風寒相搏。食穀卽眩。穀氣不消。胃中苦濁。濁氣下流。小便不通。陰被其寒。熱流膀胱。身體盡黃。名曰穀疸。額上黑。微汗出。手足中熱。薄暮卽發。膀胱急。小便自利。名曰女勞疸。腹如水狀不治。心中懊憹而熱。不能食。時欲吐。名曰酒疸。脈經。女勞疸酒疸。各爲別條。徐沈魏尤並同。疸。沈尤。作癉。

〔程〕趺陽胃脉也。數爲熱。緊爲寒。此胃中陰陽不分。清濁相干。寒熱混雜。雖消穀不能傳導。故食卽滿也。尺脉以候腎。浮爲風。則傷腎。趺陽以候胃。緊則寒不傷胃而傷於脾。風寒相搏。邪不消穀。得穀氣則熏蒸頭目。故作眩也。穀不消。則胃中之濁氣下流。而小便又不通利。正以腎爲胃關。脾寒被于少陰。則不能行宣泄之令。胃熱流於膀胱。則熱瘀蓄而不行。一身盡黃。因作穀疸也。〔尤〕腎勞而熱。黑色上出。猶脾病而黃外見也。額於部爲庭。靈樞云。庭者。顏也。又云。腎病者。顴與顏黑。微汗出者。腎熱上行。而氣通於心也。手足心熱。薄暮卽發者。病在裏在陰也。膀胱急者。腎熱所逼也。小便自利。病不在府也。此得之房勞過度。熱從腎出。故名曰女勞癉。若腹如水狀。則不特陰傷。陽亦傷矣。故曰不治。懊憹。鬱悶不寧之意。熱內蓄。則不能食。熱上衝。則時欲吐。酒氣熏心。而味歸脾胃也。此得之飲酒過多所致。故名酒癉。

巢源云。黃疸之病。此由酒食過度。府藏未和。水穀相幷。積於脾胃。復爲風濕所搏。瘀結不散。熱氣鬱蒸。故食已如飢。令身體面目及爪甲小便盡黃。而欲安臥。黃疸也。穀疸之狀。食畢頭眩。心忪怫鬱不安。而發黃。由失飢大食。胃氣衝熏所致也。女勞疸之狀。身目皆黃。發熱惡寒。少腹滿急。小便難。由大勞大熱而交接。交接竟入水所致也。案本經云。小便自利。可疑。

陽明病脉遲者。食難用飽。飽則發煩頭眩。小便必難。此欲作穀疸。雖下之。腹滿如故。所以然者。脉遲故也。（陽明篇。發。作微。）

〔鑑〕穀疸屬胃熱。脉當數。今脉遲。脾藏寒也。寒不化穀。所以雖飢欲食。食難用飽。飽則煩悶。胃中填塞。健運失常也。清者阻於上升。故頭眩。濁者阻於下降。故小便難也。此皆欲作穀疸之徵。其證原從太陰寒濕鬱黯而生。

若誤以爲陽明熱濕發黃下之。雖腹滿暫減。頃復如故。所以然者。脈遲寒故也。此發明欲作穀疸屬脾陰寒化。而不可下者也。

張氏傷寒心印云。按金匱穀疸有二證。此則虛寒而冷顯者也。傷寒纘論云。脈遲胃虛。下之無益。則發汗利小便之法。用之無益。惟當用和法。如甘草乾薑湯。先温其中。然後少與調胃。微和胃氣是也。

夫病酒黃疸。必小便不利。其候心中熱。足下熱。是其證也。

〔程〕夫小便利則濕熱行。不利則熱留於胃。胃脈貫膈。下足跗。上熏胃脘。則心中熱。下注足跗。則足下熱也。

酒黃疸者。或無熱。靖言了。腹滿欲吐。鼻燥。其脈浮者先吐之。沉弦者先下之。趙本。了。作小。程本。金鑑同。脈經。千金。徐沈魏。並作靖言了了。徐沈云。靖。恐是清字。外臺同千金。作靜。尤同。程本。金鑑。作譫。案了。作小。靖。作譫。並係于後人改定。故今仍脈經等。作靖言了了。吐。趙本作嘔。非。

〔尤〕酒黃癉者。心中必熱。或亦有不熱。靜言了了者。則其熱不聚於心中。而或從下積爲腹滿。或從上衝爲欲吐鼻燥也。腹滿者。可下之。欲吐者。可因其勢而越之。既腹滿且欲吐。則可下。亦可吐。然必審其脈浮者邪近上。宜先吐。脈沉弦者。則邪近下。宜先下也。〔沈〕詳先字。要知吐下之後。再以清解餘熱。不待言矣。案靖。本作竫。靜同。見後漢崔駰傳註。

千金云。夫人病酒疸者。或無熱。靖言了了。腹滿欲吐嘔者。宜吐之方苦參散七味者是。

苦參散。治人無漸忽然振寒發黃。皮膚黃麴塵出。小便赤少。大便時秘。氣力無異。食飲不妨。已服諸湯散。餘熱不除。久黃者。宜吐下方。

苦參　黃連　瓜蒂　黃蘗
大黃　黃芩各一兩○千金闕今據翼方補之　葶藶二兩

右六味。治下篩。飲服方寸匕。當大吐。吐者日一服。不吐日再。亦得下。服五日知。可消息。不覺退更服之。

酒疸。心中熱欲吐者。吐之愈。趙。吐。作嘔。非。

〔程〕前證熱深。則懊憹欲吐。今熱微則心中熱。亦欲吐。病屬上焦。故一吐之可愈。

酒疸。下之久久爲黑疸。目青面黑。心中如噉蒜虀狀。大便正黑。皮膚爪之不仁。其脈浮弱。雖黑微黃。故知之。巢源。外臺。無雖黑微黃四字。程。爪。作抓。

〔尤〕酒疸雖有可下之例。然必審其腹滿脈沉弦者。而後下之。不然。濕熱乘虛陷入血中。則變爲黑疸。目青面黑。皮膚不仁。皆血變而瘀之徵也。然雖曰黑疸。而其原則仍是酒家。故心中熱氣熏灼。如噉蒜狀。一如懊憹之無奈也。且其脈當浮弱。其色雖黑當微黃。必不如女勞疸之色純黑。而脈必沉也。〔鑑〕趙良曰。便如黑漆。其目青與脈浮弱。皆血病也。〔魏〕黃變爲黑。如物之初被火灼則黃。久被火熏則黑也。

巢源云。黑疸之狀。苦小腹滿。身體盡黃。額上反黑。足下熱。大便黑是也。夫黃疸。酒疸。女勞疸。久久多變爲黑疸。千金。茵蔯大黃等七味方云。夫黃發已久。變作桃皮色。心下有堅。嘔逆。不下飲食。小便極赤色少。四肢逆冷。脈深沉極微細遲者。不宜服此方。得下必變啘也。案桃皮色。蓋謂帶黑不明潤。故附記備攷。案汪氏醫學原理云。雖黑微黃者。難治。未知何據。

師曰。病黃疸。發熱煩喘。胸滿口燥者。以病發時。火刼其汗。兩熱所得。然黃家所得。從濕得之。一身盡發熱。面黃肚熱。熱在裏。當下之。兩熱所得之所字。程金鑑作相。面黃。趙本。脈經。作而黃。徐程沈魏尤並同。案面當作而。

〔魏〕此病發時。乃風寒外感之病發也。〔尤〕煩滿燥渴。病發於熱。而復以火刼之。以熱遇熱。相得不解。則發黃疸。然非內兼濕邪。則熱與熱相攻。而反相散矣。何癉病之有哉。故曰黃家所得。從濕得之。明其病之不獨因於熱也。而治此病者。必先審其在表在裏。而施或汗或下之法。若一身盡熱。而腹熱尤甚。則其熱爲在裏。裏不可從表散。故曰當下。〔鑑〕但捫其肚熱。其熱在裏。當下之。〔沈〕卽梔子大黃湯之意也。

脈沉。渴欲飲水。小便不利者。皆發黃。

〔鑑〕脈沉。主裏也。渴欲飲水。熱瘀也。小便不利。濕鬱也。熱瘀濕鬱於裏。故發黃也。首條謂脈浮緩緊數。皆令發黃。是得之於外因也。此條脈沉。亦令發黃。是得之於內因也。故治黃有汗下二法也。李彣曰。脈沉而渴。渴欲飲水。小便不利。則濕熱內蓄。無從分消。故發黃也。

腹滿。舌痿黃。躁不得睡。屬黃家。〔原注〕舌痿。疑作身痿。○案舌痿。諸注並云。作身痿。但尤仍原文釋之非。魏云。痿當作萎。舌胎色正黃。無間色。亦非。躁。趙徐沈作燥。非。

〔徐〕腹滿。裏證也。乃有腹滿。而如身痿黃躁不得睡。瘀熱外行。此發黃之漸也。故曰屬黃家。見當圖治于將成。不得俟既成而後藥之也。

案痿黃。卽萎黃。謂身黃不明潤。沈云。濕熱鬱蒸。則腹滿身痿。津血枯燥。土色外越。故黃燥不得眠。此以痿爲痿弱之義。且黃燥連讀。謬亦太甚。

黃疸之病。當以十八日爲期。治之十日以上瘥。反劇爲難治。（趙本劇。作極。）

〔鑑〕高世栻曰。十八日。乃脾土寄旺於四季之期。十日。土之成數也。黃疸之病。在於脾土。故當以十八日爲期。然治之宜先。故治之十日以上。卽當瘥。至十日以上不瘥。而疸病反劇者。是謂難治。謂土氣虛敗。不可治也。

疸而渴者。其疸難治。疸而不渴者。其疸可治。發於陰部。其人必嘔。陽部。其人振寒而發熱也。（陽部上。脈經。千金。程本。金鑑。有發於二字。是發熱之發。巢源千金作微。）

〔沈〕此言表病易治。裏病難治也。胃中濕熱。蒸越皮膚。則一身盡黃。雖發於外。當以表裏陰陽辨證。則知可治與難治。若疸而渴者。邪雖外越。胃中濕熱。半居於內。耗竭津液。則渴。津枯血燥。陽火亢極。表裏皆邪。故曰難治。不渴者。熱邪一發。盡越於表。裏無餘蘊。一解表而卽散。故曰可治。然邪在胸膈胃腑之裏。爲發陰部。內逆上衝。其人必嘔。其邪盡發皮殼之表。爲陽部。乃太陽所主。故振寒而發熱也。

案疸本作癉。癉熱也。故有消癉癉瘧等之稱。而熱鬱發黃。謂之黃疸。疸乃非黃病之謂。字書。註疸字云。黃病也。誤。然如本條單言疸者。蓋省黃字也。亦不必拘耳。

穀疸之爲病。寒熱不食。食卽頭眩。心胸不安。久久發黃。爲穀疸。茵蔯蒿湯主之。（黃下。肘後。有失飢大食胃氣衝熏所致十字。）

〔程〕濕熱與宿穀相搏。留於胃中。因作穀疸。〔尤〕穀疸爲陽明濕熱瘀鬱之證。陽明既鬱。榮衛之源。壅而不利。則作寒熱。健運之機。窒而不用。則爲不食。食入則適以助濕熱。而增逆滿。爲頭眩心胸不安而已。〔徐〕頭眩。爲穀疸第一的據也。觀方下註云。一宿腹減。此亦必小便不快。而腹微脹可知。

茵蔯蒿湯方

茵蔯蒿六兩　大黃二兩　梔子十四枚○陽明篇有擘字

右三味。以水一斗。先煮茵蔯減六升。內二味。煮取三升。去滓分溫三服。小便當利。尿如皂角汁狀。色正赤。一宿腹減。黃從小便去也。

〔程〕茵梔以導之。則濕熱行矣。大黃以下之。則宿穀去矣。苦以泄之之劑也。

徐氏傷寒類方云。先煑茵蔯。則大黃從小便出。此祕法也。

千金茵蔯湯。傷寒七八日。內實瘀熱結。身黃如橘。小便不利。腹微脹滿。宜下之方。即本方○與陽明篇文少異。故附載之。

外臺范汪療穀疸茵蔯湯。即本方。

又小品三物茵蔯蒿湯。療黃疸身目皆黃。皮膚麴塵出。

茵蔯蒿一把　梔子二十四枚　石膏一斤　○千金加大黃二兩

右三味。以水八升。煮取二升半。去滓。以猛火燒石膏令正赤。投湯中。沸定取清汁。適寒溫服一升。自覆令汗出。

又廣濟茵蔯丸。療黃疸遍身面悉黃。小便如濃梔子汁。

於本方。去梔子。加黃芩枳實。蜜丸。

又必效茵蔯湯。及丸。療一切黃。蔣九處得其父遠使得黃。服此極效。

於本方加黃芩。

千金茵蔯湯。主黃疸酒疸酒癖。身體面目盡黃方。按外臺云。太醫校尉史脫處。

於本方。加黃芩黃連人參甘草。

又治發黃。身面目悉黃如金色。小便如濃煮蘗汁。

於本方。加黃芩柴胡升麻龍膽。

又治發黃方。

於本方。加黃蘗黃連。丸方。更加黃芩。

黃家日晡所發熱。而反惡寒。此爲女勞得之。膀胱急少腹滿。身盡黃。額上黑。足下熱。因作黑疸。其腹脹如水狀。大便必黑。時溏。此女勞之病非水也。腹滿者難治。消石礬石散主之。之病。千金。作疸一字。

〔鑑〕此詳申女勞疸之爲病。黃疸日晡所發熱。乃陽明熱症。當不惡寒也。而反惡寒者。非陽明熱症。此或爲女勞得之也。女勞得之疸證。雖膀胱急少腹滿。而小便自利。身雖盡黃。而額上則黑。雖發熱惟足下甚。此少陰熱。因作黑疸也。故腹脹如水狀。而大便必黑時溏。知非水脹病。乃爲女勞得之疸脹病也。時溏黑色者。亦藏病及血之徵也。血病者顏必變。豈有色黑而血不病者乎。女勞疸腹滿者。爲難治。以其脾胃兩敗也。以消石入血消堅。礬石入氣勝濕。然此方治標固宜。非圖本之治。世久書譌。姑辨其理也。〔尤〕黃家日晡所。本當發熱。乃不發熱。而反惡寒者。此爲女勞。腎熱所致。與酒疸穀疸不同。酒疸穀疸。熱在胃。女勞疸熱在腎。胃淺而腎深。熱深則外反惡寒也。膀胱急。額上黑。足下熱。大便黑。皆腎熱之徵。雖少腹滿脹。有如水狀。而實爲腎熱。而氣內蓄。非脾濕而水不行也。

消石礬石散方 外臺。引仲景傷寒論云。肘後。小品。崔氏。文仲。千金。范汪深師並同。

消　石　礬　石 燒等分○消石下外臺尤本有熬黃二字

右二味。爲散。以大麥粥汁。和服方寸匕。日三服。病隨大小便去。小便正黃。大便正黑。是候也。候上。徐沈尤。有其字。○外臺云。大麥則須是無皮麥者。

〔程〕內經曰。中滿者泄之於內。潤下作鹹。消石之苦鹹。礬石之酸鹹。皆所以泄中滿。而潤下。使其小便黃而大便黑也。然硝石。主胃脹閉。滌蓄結。礬石主熱在骨髓。而經言勞者溫之。是方得無太峻歟。然所服者。方寸匕耳。和以大麥粥汁。正所以寬胃而益脾也。案消石。即火消。詩珍辨之。詳矣。下大黃消石湯同。

喻氏法律云。硝石礬石散。從來不解用硝石之義。方書俱改爲滑石礬石散。且并改大黃硝石湯。爲大黃滑石湯。醫學之陋。一至此乎。夫男子血化爲精。精動則一身之血俱動。以女勞而傾其精。血必繼之。故因女勞而尿血者。其血尙行。猶易治也。因女勞而成疸者。血瘀不行。爲難治矣。甚者血瘀之久。大腹盡滿。而成血蠱。尤爲極重。而難治矣。味仲景之文。及製方之意。女勞疸非亟去其膀胱少腹之瘀血。萬無生路。在傷寒熱瘀膀胱之證。其人下血乃愈。血不下者。用抵當湯下之。亦因其血之暫結。可峻攻也。此女勞疸。畜積之血。必匪朝夕。峻攻無益。但取石藥之悍。得以疾趨。而下達病所。硝石。鹹寒走血。可消逐其熱瘀之血。故以爲君。礬石。本草謂其能除錮熱在骨髓。用以清腎及膀胱藏府之熱。並建消瘀除濁之功。此方之極妙者也。以陳無擇之賢。模稜兩可。其說謂無發熱惡寒。脈滑者用此湯。若發熱惡寒。其脈浮緊。則以滑石石膏治之。青天白日。夢語喃喃。況其他乎。世豈有血畜下焦。反見浮滑且緊之脈者乎。妄矣妄矣。何氏醫碥云。傷寒陽明證。發熱者。必不惡寒。乃濕與熱瘀痺于內。表陽不宣。故惡寒也。此乃辨證之法。額最高。火氣之所熏。故黑。先則額黑。後則周身皆黑。故作黑疸。消石。鹹寒除熱。礬石。除痼熱在骨髓。大麥粥調服。恐傷胃也。然此方難用。

肘後方云。女勞疸。身目皆黃。發熱惡寒。小腹滿急。小便難。由大勞大熱交接後入水所致。治之方。即本方。

又治交接勞復。陰卵腫。或縮入腹。腹中絞痛。或便絕。即本方。

千金云。濕疸之為病。始得之一身盡疼。發熱面色黑黃。七八日後壯熱。熱在裏。有血當下。去之如㹠肝狀。其小腹滿者。急下之。亦治一身盡黃。目黃腹滿。小便不利方。

於本方。消石。代滑石。王氏準繩。載滑石散。治女勞疸。即此方。註云。按此即前硝石方。硝與滑字形相近。未知孰是。兩存之。

又黃疸之為病。日晡所發熱惡寒。小腹急。身體黃額黑。大便溏黑。足下熱。此為女勞。腹滿者難治。治之方。

滑　石　石　膏各等分

服法與本方同。外臺。引千金翼云。小品。千金。備急。文仲並同。

千金翼。瀉腎散。主男女諸虛不足。腎氣之方

即本方。不用大麥粥。用粳米粥。

酒黃疸。心中懊憹。或熱痛。梔子大黃湯主之。

〔徐〕前酒疸正條。尚有不能食欲吐。後各變證。如小便不利。足下熱。腹滿不一。此獨舉心中懊憹。為酒疸第一的據也。〔魏〕為實熱之邪立法也。梔子大黃。大苦寒之品。以泄之。枳實以開破之。香豉以升散之。酒家積鬱成

熱。非此不當其施也。

喻氏法律云。此治酒熱內結。昏惑懊憹之劑。然傷寒證中有云陽明病。無汗。小便不利。心中懊憹者。身必發黃。是則諸凡熱甚於內者。皆足致此。非獨酒也。

梔子大黃湯方

外臺。引仲景傷寒論云。肘後。千金同。名梔子枳實豉大黃湯。千金翼。名梔子湯。

梔子十四枚　大黃一兩　枳實五枚　豉一升

右四味。以水六升。煮取二升。分溫三服。

肘後云。酒疸者。心懊痛。足脛滿。小便黃。飲酒發赤斑黃黑。由大醉當風。入水所致。治之方。即本方

千金。枳實大黃湯。治傷寒飲酒。食少飲多。痰結發黃。酒疸心中懊憹而不甚熱。或乾嘔方。即本方。

諸病黃家。但利其小便。假令脈浮。當以汗解之。宜桂枝加黃耆湯主之。方見水氣病中。○千金。載本方。用黃耆五兩。

〔沈〕此風多濕少。邪機向表。通治之方也。諸病黃家。乃胃中濕熱釀成。而濕性下流。當從下驅爲順。故但利小便而爲常法。假令脈浮。則濕少風多。而風性通揚。邪機在表。當以汗解。不可拘利小便爲常矣。故用桂枝湯。和營衛而解肌表之邪。風爲表虛。加黃芪而實腠理。歠熱稀粥爲助。使周身微微小汗。則肌表之邪去。而雖有裏濕。亦從下滲矣。

徐云。黃疸家。不獨穀疸酒疸女勞疸有分别。即正黃疸病邪。乘虛所著不同。予治一黃疸。百藥不效。而垂斃者。見其偏於上。令服鮮射干一味。觔許而愈。又見一偏於陰者。令服鮮益母草一味。數觔而愈。其凡黃疸初

起。非係穀疸酒疸女勞疸者。輒令將車前根葉子。合搗取自然汁。酒服數碗而愈。甚有臥床不起者。令將車前一味。自然汁數盃。置床頭。隨意飲之而愈。然則汗下之說。亦設言以啓悟。其可無變通耶。案此等治法。出于繩墨之外。所謂草頭藥者。亦有効驗。故附載之。

外臺。許仁則。療急黃。始得大類天行病。經三兩日。宜合麻黃等五味湯服之。發汗以洩黃勢方。

麻黃三兩　葛根五兩　石膏八兩

生薑六兩　茵蔯二兩

右以水八升。煮取二升七合。去滓。分溫三服。覆被微取汗以散之。案黃家脈浮熱盛者。桂枝加黃耆湯非所宜。此方有大青龍之意。當隨證撰用。故附于此。

諸黃。猪膏髮煎主之。

〔程〕扁鵲有療黃經。明堂有烙三十六黃法。皆後人所未見。唯聖濟總錄。載三十六黃方論。詳明治法始備。今猪膏髮煎。能治諸黃。當是黃之輕者。可從小便而去。至若陰黃急黃女勞之屬。豈猪膏髮煎所能治乎。醫者審之。〔尤〕此治黃疸不濕而燥者之法。按傷寒類要云。男子女人黃疸。飲食不消。胃脹。熱生黃衣在胃中。有燥屎使然。猪膏煎服則愈。蓋濕熱經久。變爲堅燥。譬如盦麴。熱久則濕去而乾也。本草猪脂利血脈。解風熱。亂髮消瘀。開關格。利水道。故曰病從小便出。

猪膏髮煎方 外臺。引仲景傷寒論云。肘後。備急。文仲。千金。古今錄驗。深師。范汪同。

猪膏半斤〇外臺。作八兩。　亂髮如鷄子大三枚〇肘後外臺作一枚

右二味。和膏中煎之。髮消藥成。分再服。病從小便出。味下。外臺有內髮二字。藥成。作盡研絞去膏細滓七字。方後云。大醫校尉史脫家婢再病。胃中乾糞下。便差。神驗。

案外臺。引肘後。療黃疸者。一身面目悉黃。如橘柚。暴得熱。外以冷迫之。熱因留胃中。生黃衣。熱熏上所致方。猪脂一斤。右一味。煎成者。溫令熱。盡服之。日三。燥屎當下。下則稍愈便止。證類本草。引傷寒類要。尤則採之于證類也。今本肘後無攷。外臺。又引近効。主療亦同。肘後。女勞疸者。身目皆黃。發熱惡寒。小腹滿急。小便難。由大勞大熱。交接後入水所致治之方。卽本方〇喻氏法律引肘後云。蓋女勞疸。血瘀膀胱。非直入血分之藥。必不能開。然虻蛭過峻。礬石過燥。明是治血燥矣。

徐云。予友駱天游黃疸腹大如鼓。百藥不效。用猪膏四兩。髮灰四兩。一劑而愈。仲景豈欺我哉。

黃疸病。茵蔯五苓散主之。〔原註〕一本云。茵蔯湯。及五苓散竝主之。

〔徐〕此表裏兩解之方。然五苓中有桂朮。乃爲稍涉虛者設也。〔尤〕此正治濕熱成癉者之法。茵蔯散結熱。五苓利水去濕也。〔鑑〕黃疸病之下。當有小便不利者之五字。茵蔯五苓散方有著落。必傳寫之遺。

茵蔯五苓散方外臺。引仲景傷寒論。文同。云小品。古今錄驗。張文仲。經心錄同。

茵蔯蒿末十分　五苓散五分〇方見痰飲中

右二味和。先食飲方寸七。日三服。外臺。作右二味和。先食白飲和方寸七。服之日三。

外臺。又五苓散。利小便。治黃疸方。卽本方。不用茵蔯。云千金。深師。范汪同。

三因方。五苓散。治伏暑鬱發黃。小便不利煩渴。用茵蔯煎湯調下。

嚴氏濟生方。加減五苓散。治飲食伏暑。鬱發黃煩渴小便不利。○於本方。去桂枝加茵蔯。

準繩。茵蔯五苓散。治傷寒溫濕。熱病感冒。後發爲黃疸。小便黑赤。煩渴發熱。不得安寧。此蓋汗下太早。服藥不對證。因感濕熱病。以致遍身發黃○右用生料五苓散一兩。加入茵蔯半兩。車前子一錢。木通柴胡各一錢半。酒後得證。加乾葛二錢。燈心五十莖。水一碗。煎八分。連進數服。小便清利爲愈。

黃疸腹滿。小便不利而赤。自汗出。此爲表和裏實。當下之。宜大黃消石湯。

宋本。消石。作滑石。下同。非。脈經。作大黃黃蘗梔子芒消湯。

〔鑑〕李彣曰。腹滿。小便不利而赤。裏病也。自汗出。表和也。裏病者。濕熱內甚。用梔子清上焦濕熱。大黃瀉中焦濕熱。黃蘗清下焦濕熱。消石則於苦寒瀉熱之中。而有燥烈發散之意。使藥力無所不至。而濕熱悉消散矣。

大黃消石湯方　千金。名大黃黃蘗湯。翼。名大黃湯。外臺。引仲景傷寒論。名大黃黃蘗皮梔子消石湯。小品。千金翼。深師。范汪並同。

大黃　黃蘗　消石各四兩　梔子十五枚

右四味。以水六升。煮取二升。去滓。內消。更煮取一升。頓服。

喻氏法律云。濕熱鬱蒸。而發黃。其當從下奪。亦須倣治傷寒之法。裏熱者始可用之。重則用大黃硝石湯。蕩滌其濕熱。如大承氣湯之例。稍輕則用梔子大黃湯。清解而兼下奪。如三黃湯之例。更輕則用茵蔯蒿湯。清解爲君。微加大黃爲使。如梔豉湯中加大黃。如博棊子大之例。是則汗法固不敢輕用。下法亦在所慎施。以瘅證多夾內傷，不得不回護之耳，外臺。必効大黄湯，療急黄疸內等黄方。

大　黄三兩　　芒　消二兩

右二味，以水二升，生漬大黄一宿，平旦絞汁一升半，內芒消，攪服，須臾當快利差。

聖惠治黄病腹脹滿，小便澁而赤少。

於本方中加冬葵子。

黄疸病，小便色不變，欲自利，腹滿而喘，不可除熱，熱除必噦，噦者，小半夏湯主之。方見痰飲中○外臺。引仲景傷寒論云。范汪同。

〔尤〕便淸自利，內無熱徵，則腹滿非裏實，喘非氣盛矣，雖有疸熱，亦不可以寒藥攻之，熱氣雖除，陽氣則傷，必發爲噦，噦，呃逆也，魏氏謂胃陽爲寒藥所墜，欲升而不能者是也，小半夏溫胃止噦，噦止然後溫理中藏，使氣盛而行健，則喘滿除，黄病去，非小半夏能治瘅也。

聖惠小半夏散，陰黄小便色不變，欲自利而不利，腹滿而喘者，必噦，噦者宜服此方。

半　夏一兩　　人　參二兩　　葛　根二兩

右件藥，擣麁羅爲散，每服四錢，以水一中盞，入生薑半分，煎至六分，去滓，不計時候溫服。

諸黃。腹痛而嘔者。宜柴胡湯。〔原註〕必小柴胡湯。方見嘔吐中。○原本。黃。作勞。今據諸本改定。魏作勞解之。非。

〔程〕經曰。嘔而腹滿。視其前後。知何部不利。利之則愈。今黃家腹痛而嘔。應內有實邪。當是大柴胡以下之。若小柴胡。則可止嘔。未可療腹痛也。明者詳之。〔鑑〕嘔而腹痛。胃實熱也。然必有潮熱便鞕。始宜大柴胡湯兩解之。若無潮熱。便軟。則當用小柴胡湯。去黃芩。加芍藥和之可也。案玉機。小柴胡湯。加梔子。

男子黃。小便自利。當與虛勞小建中湯。方見虛勞中。

〔鑑〕高世栻曰。女為陰。男為陽。陰主血。陽主氣。男子黃。陽氣虛也。黃者。土之色。陽氣虛。而土色外呈。中無濕熱。故小便自利。此為虛也。〔尤〕小便利者。不能發黃。以熱從小便去也。今小便利。而黃不去。知非熱病。乃上虛而色外見。宜補中。而不可除熱者也。夫黃癉之病。濕熱所鬱也。故在表者汗而發之。在裏者攻而去之。此大法也。乃亦有不濕而燥者。則變清利為潤導。如猪膏髮煎之治也。不熱而寒。不實而虛者。則變攻為補。變寒為溫。如小建中之法也。其有兼證錯出者。則先治兼證。而後治本證。如小半夏及小柴胡之治也。仲景論黃疸一證。而於正變虛實之法。詳盡如此。其心可謂盡矣。

王氏陰證略例云。內感傷寒。勞役形體。飲食失節。中州變寒之病。生黃。非傷寒壞之而得。只用建中。理中。大建中。足矣。不必用茵蔯也。何氏醫碥曰。陰黃。小便清白。大便不實。喜靜能臥。脈遲弱無力。身冷自汗。當以虛寒治之。仲景所謂男子黃。小便自利。與小建中湯。王海藏謂中州寒生黃。用大小建中。不必茵蔯。皆氣虛之陰黃也。氣虛則脾不運。久瘀于裏。則脾敗而色外見。故黃。其黃色必淡。戴復菴謂失血後多令面黃。或偏身黃。血不榮也。如竹木春夏葉潤則綠。至秋則乾黃。宜養榮湯。十全大補湯。此血虛之陰血也。此為乾黃。小便利。四肢不沉重也。○案治陰黃醫學綱目。用理中加茯苓湯。喻氏治女勞疸屬虛者。用八味腎氣丸、聖惠治房黃。用鹿茸散（鹿茸。熟地。山茱。五味。黃耆。牡蠣。）之類。皆不用茵蔯。然如韓氏小茵蔯湯。（附子。甘草 茵蔯。）茵蔯四逆湯。茵蔯附子湯。茵蔯茱萸湯。羅氏茯苓梔子茵蔯湯之類。皆附子茵蔯並用。蓋本于千金翼。治黃疸小便赤黃方（前胡。茯令。椒目。附子。茵蔯。）之意。寒熱錯雜者。亦宜隨證而選用。不必執拘矣。

附方

瓜蒂湯。治諸黃。（方見暍病中。）

〔沈〕瓜蒂湯吐藥也。若邪衝於胸膈。或心煩懊憹。欲吐而無他病者。當用此湯。吐去黃水。因其高而越之也。

外臺。删繁。療天行毒熱。通貫藏府。沉鼓骨髓之間。或為黃疸黑疸赤疸白疸穀疸馬黃等疾。喘急須臾而絕方。

瓜　蒂（二七枚）

右一味。以水一升。煮取五合。作一服。○案此方。與暍病所載同。北史麥鐵杖傳。瓜蒂噴鼻。療黃不差。考千金外臺。用瓜蒂等一二三味者。凡八方。多係于吹兩鼻中出黃水。正是別法。故此不錄出。當考原書。

千金。麻黃醇酒湯。治黃疸。（外臺。引仲景傷寒論云。小品。古今錄驗。張文仲。經心錄同。千金云。治傷寒熱出表。發黃疸方 外臺煮法後。引古今方。文同。）

麻　黃（三兩○外臺作一大把去節肘後同）

右一味。以美清酒五升。煮取二升半。頓服盡。冬月用酒。春月用水煮之。

〔沈〕外感風寒濕熱在表。鬱蒸成黃。或脈自浮當以汗解者。用此一味。煮酒使其徹上徹下。行陽開腠。而驅營分之邪。則黃從表解矣。

驚悸吐衄下血胸滿瘀血病脈證治第十六

脈證十二條　方五首

寸口脈動而弱。動卽爲驚。弱則爲悸。

〔沈〕驚從外入。悸是內發。悸者心神恍惚。跳動不能自主之貌也。〔徐〕前奔豚章。旣言有驚怖。有火邪。皆從驚發得之。此又另揭驚悸言之。非詳其病所從得。乃謂病有驚狂不安者。有只心悸不寧者。驚乃邪襲於心在實邊。故其寸口脈動。動者有粒如豆也。悸乃神不能主在虛邊。故其寸口脈弱。弱脈來無力也。動而弱者。有邪襲之而心本原虛也。故驚悸並見。然而脈仍分屬。動則驚氣之發。弱則悸氣所形。故曰動卽爲驚。弱則爲悸。

師曰。尺脈浮。目睛暈黃。衄未止。暈黃去。目睛慧了。知衄今止。尺。趙程金鑑。作夫。巢源作尺中自浮。未上。有必字。脈經云。問曰。病衄連日不止。其脈何類。師曰。脈來輕輕在肌肉。尺中自溢。註。一云。尺脈浮。以下與本文同。

〔尤〕尺脈浮。知腎有游火。目睛暈黃。知肝有畜熱。衄病得此。則未欲止。蓋血爲陰類。爲腎肝之火熱所逼。而不守也。若暈黃去。目睛且慧了。知不獨肝熱除。腎熱亦除矣。故其衄今當止。

又曰。從春至夏衄者太陽。從秋至冬衄者陽明。

〔尤〕血從陰經並衝任而出者。則爲吐。從陽經並督脈而出者。則爲衄。故衄病皆在陽經。但春夏陽氣浮。則屬太陽。秋冬陽氣伏。則屬陽明爲異耳。所以然者。就陰陽言。則陽主外陰主內。就三陽言。則太陽爲開。陽明爲闔。少陽之脈。不入鼻頞。故不主衄也。

衄家不可汗。汗出必額上陷。脈緊急。直視不能眴。不得眠。

〔尤〕血與汗皆陰也。衄家復汗。則陰重傷矣。脈者血之府。額上陷者。額上兩旁之動脈。因血脫於上而陷下不起也。脈緊急者。寸口之脈。血不榮而失其柔。如木無液而枝迺勁也。直視不眴不眠者。陰氣亡。則陽獨勝也。經云。奪血者無汗。此之謂夫。詳傷寒論輯義太陽中篇。

病人面無血色。無寒熱。脈沉弦者衄。浮弱手按之絕者下血。煩欬者必吐血。巢源。寒熱上。無無字。趙徐沈尤。並無血色之血字。

〔程〕靈樞經曰。血脫者夭然不澤。上經曰。男子面色薄者。主渴及亡血。今病人面無血色。脫血之象也。上經曰。男子脈虛沉弦。無寒熱。時目瞑兼衄。今無寒熱而脈弦衄者。則與上證不殊。爲勞證也。若脈浮弱。手按之絕者。有陽無陰也。故知下血煩欬者。病屬上焦也。故知吐血。〔尤〕無寒熱。病非外感也。衄因外感者。其脈必浮大。陽氣重也。衄因內傷者。其脈當沉弦。陰氣厲也。雖與前尺脈浮不同。其爲陰之不靖則一也。若脈浮弱。按之絕者。血下過多。而陰脈不充也。煩欬者。血從上溢。而心肺焦燥也。此皆病成而後見之診也。

夫吐血。欬逆上氣。其脈數而有熱。不得臥者死。巢源。數下。有浮大二字。

〔尤〕脈數身熱。陽獨勝也。吐血欬逆上氣不得臥。陰之爍也。以既爍之陰。而從獨勝之陽。有不盡不已之勢。故死。

夫酒客。欬者必致吐血。此因極飲過度所致也。

〔徐〕此言吐血。不必由於氣不攝血。亦不必由於陰火熾盛。其有酒客而致欬。則肺傷已極。又爲欬所擊動。必致吐血。故曰極飲過度所致。則治之者。當以清酒熱爲主也。

三因方云。病者因飲食過度傷胃。或胃虛不能消化。致翻嘔吐逆。物與氣上衝蹙胃口。決裂所傷吐出。其色鮮紅。心腹絞痛。白汗自流。名曰傷胃吐血。理中湯能止之者。以其功最理中脘。分利陰陽。安定血脈。（證治要訣。加葛根川芎。）或只煑乾薑甘草湯。飲之亦妙。方見養生必用。

寸口脈弦而大。弦則爲減。大則爲芤。減則爲寒。芤則爲虛。寒虛相擊。此名曰革。婦人則半產漏下。男子則亡血

〔尤〕此條已見虛勞病中。仲景復舉之者。蓋謂亡血之證。有從虛寒得之者耳。

亡血。不可發其表。汗出卽寒慄而振。（太陽中篇。脈經。血下。有家字。）

〔鑑〕凡失血之後。血氣未復。爲亡血也。皆不可發汗。失血之初。固屬陽熱。亡血之後。熱隨血去。熱雖消。而氣逐血虛。陽亦微矣。若發其汗。則陽氣衰微。力不能支。故身寒噤慄而振振聳動也。發陰虛之汗。汗出則亡陰。卽發吐衂之汗也。故見不得眴不得眠。亡陰之病也。發陽虛之汗。汗出則亡陽。卽發亡血之汗也。故見寒慄而振。亡陽之病也。李彣曰。奪血者無汗。以汗與血俱爲心液。血亡液竭。無復餘液作汗也。今又發表。則陰虛且更亡陽。表間衛氣虛極。故寒慄而振。

病人胸滿。脣痿。舌青口燥。但欲漱水。不欲嚥。無寒熱。脈微大來遲。腹不滿。其人言我滿。爲有瘀血。此下。脈經有當汗出不出內結亦爲瘀血十一字。

〔鑑〕表實無汗。胸滿而喘者。風寒之胸滿也。裏實便濇。胸滿煩熱者。熱壅之胸滿也。面目浮腫。胸滿喘不得臥者。停飲之胸滿也。呼吸不快。胸滿大息而稍寬者。氣滯之胸滿也。今病人無寒熱他病。惟胸滿脣痿。舌青口燥。漱水不欲嚥。乃瘀血之胸滿也。脣舌。血華之處也。血病不榮。故痿瘁色變也。熱在血分。故口燥。漱水不欲嚥也。脈微大來遲。陰凝之診。則當腹滿。今腹不滿。詢之其人言我滿。在胸不在腹也。與上如是之證推之。爲有瘀血也。〔沈〕假令氣分熱盛。則腹脹滿。今腹不滿。而言我滿者。乃外雖不滿。內臟血壅氣滯而脹。故言我滿。知是瘀血也。

案程云。脣痿未詳所以。誤。

病者如熱狀。煩滿。口乾燥而渴。其脈反無熱。此爲陰伏。是瘀血也。當下之。

〔鑑〕此承上文。互詳證脈。以明其治也。如熱狀。即所謂心煩胸滿。口乾燥渴之熱證也。其人當得數大之陽脈。今反見沈伏之陰脈。是爲熱伏於陰。乃瘀血也。血瘀者當下之。宜桃核承氣抵當湯丸之類也。

陰伏之伏。趙本作狀。非。

火邪者。桂枝去芍藥加蜀漆牡蠣龍骨救逆湯主之。沈不載此條。

〔程〕此章當在第八篇中。簡脫在此。〔尤〕此但舉火邪二字而不詳其證。按傷寒論云。傷寒脈浮。醫以火迫刼之。亡陽必驚狂。起臥不安。又曰。太陽病。以火熏之。不得汗。其人必躁。到經不解。必圊血。名爲火邪。仲景此條。殆爲驚悸下血備其證歟。桂枝湯。去芍藥之酸。加蜀漆之辛。蓋欲使火氣與風邪。一時並散。而無少有留滯。所謂從外來者。驅而出之於外也。龍骨牡蠣。則收斂其浮越之神與氣爾。

案外臺賁㹠氣門。引小品云。師曰。病有奔㹠。有吐膿。有驚怖。有火邪。此四部病者。皆從驚發得之。火邪者。桂枝加龍骨牡蠣湯主之。據此則程註爲是。

桂枝救逆湯方

桂枝（三兩去皮）　甘草（二兩炙）　生薑（三兩）　牡蠣（五兩熬）

龍骨（四兩）　大棗（十二枚）　蜀漆（三兩洗去腥）

右爲末。以水一斗二升。先煮蜀漆。減二升。內諸藥。煮取三升。去滓。溫服一升。（爲末。宋板傷寒論。作七味。是。）

心下悸者。半夏麻黃丸主之。（脈經。無此條。）

〔鑑〕此方是治寒水心下悸者。與首條之脈弱悸病不合。必是錯簡。

半夏麻黃丸方（附後無方名。）

半夏（附後云湯洗去滑乾）　麻黃（等分）

右二味。末之。煉蜜和丸。小豆大。飲服三丸。日三服。

按服三丸甚少。本草綱目。作三十九。似是。然要之此方可疑。

吐血不止者。柏葉湯主之。

〔徐〕此重不止二字是謂寒涼止血藥皆不應矣，吐血本由陽虛。不能導血歸經然血亡而陰虧。故以柏葉之最養陰者爲君。艾葉走經爲臣。而以乾薑溫胃爲佐。馬通導大便下爲使。愚意無馬通。童便亦得。按本草載此方。乃是柏葉一把。乾薑三片。阿膠一挺。炙合煮。入馬通一升。未知孰是。候參。〔程〕中焦受氣。取汁變化而赤。是謂血。血者內溉藏府。外行肌膚。周流一身。如源泉之混混。得熱則迫血妄行。而作吐衄。即後瀉心湯之證是也。得寒則不與氣俱行。滲於胃中而作吐。故有隨滲隨出。而令不止。柏葉湯者。皆辛溫之劑。神農經曰。柏葉主吐血。乾薑止唾血。艾葉止吐血。馬通者。白馬屎也。凡屎必達洞腸乃出。故曰通。亦微溫。止吐血。四味皆辛溫行陽之品。使血歸經。遵行隧道。而血自止。

柏葉湯方（外臺。引仲景傷寒論。千金。無方名。）

柏葉　乾薑各三兩〇千金作二兩外臺作青柏葉三兩乾薑二兩切　艾三把〇千金作一把

右三味。以水五升。取馬通汁一升。合煮取一升。分溫再服。（案外臺。作右三味。以水五升。煮取一升。去滓。別絞取新出馬通汁。一升。相合煎。取一升。綿濾之。溫分再服。馬通。是馬屎汁也。一方有阿膠。無艾。外臺爲是。〇證類本草云。馬屎名馬通。止崩中吐下血金瘡。止血。）

千金。治吐血內崩。上氣面色如土方。（即本方。注云。仲景柏葉湯。不用阿膠。小品。不用柏葉。與肘後同。）

又治上焦熱膈傷。吐血衄血。或下血連日不止欲死。

於本方。去柏葉。用竹茹阿膠。

下血。先便後血。此遠血也。黃土湯主之。（遠。原本作近。誤。今據諸本校改。）

〔程〕先便後血。以當便之時。血亦隨便而下行。內經曰。結陰者。便血一升。再結二升。三結三升。以陰氣內結。不得外行。血無所稟。滲入腸間。故上經曰小腸有寒者。其人下重便血。夫腸有夾層。其中脂膜聯絡。當其和平。則行氣血。及其節養失宜。則血從夾層。滲入腸中。非從腸外而滲入腸中也。滲而即下。則色鮮。滲而留結。則色黯。內經曰。陰脈不和。則血留之。用黃土附子之氣厚者。血得溫即循經而行也。結陰之屬。宜於溫補者如此。〔鑑〕先便後血。此遠血也。謂血在胃也。即古之所謂結陰。今之所謂便血也。先血後便。此近血也。謂血在腸也。即古之所謂腸澼為痔下血。今之所謂藏毒腸風下血也。趙良曰。腸胃陽明經也。以下血言胃居大腸之上。若聚於胃。必先便後血。去肛門遠。故曰遠血。若聚大腸。去肛門近。故曰近血。〔尤〕黃土溫燥入脾。合白朮附子。以復健行之氣。阿膠地黃甘草。以益脫竭之血。而又慮辛溫之品。轉為血病之厲。故又以黃芩之苦寒。防其大過。所謂有制之師也。

黃土湯方〔原註〕亦主吐血衄血。○外臺引仲景傷寒論。○千金治卒吐血。及衄血方。

甘草　乾地黃千金用乾薑注云仲景用地黃　白朮
附子炮○千金無　阿膠外臺有炙字　黃芩各三兩
竈中黃土半斤○千金作伏龍肝半升外臺作釜竈下黃焦土半升綿裹

右七味。以水八升。煮取三升。分溫二服。外臺。作煮六味取二升。去滓。內膠令烊。

下血。先血後便。此近血也。赤小豆當歸散主之。方見狐惑中。

〔程〕此內經。所謂飲食不節。起居不時。則陰受之。陰受之則入五藏。為腸澼下血之屬。故用當歸。以和血脈。赤豆以清藏毒。與黃土湯不侔也。梅師方云。熱毒下血。或食熱物發動。以赤小豆為末。水調服。則知此方治藏毒下血。黃土湯。治結陰下血。有霄壤之分也。

徐氏醫法指南云。先血後便。近血也。大腸血也。感而卽發。俗謂之腸風。赤小豆當歸散主之。先便後血。遠血也。胃血也。積久而發。俗謂之臟毒。黃土湯主之。

案千金。諸下血。先見血後見便。此爲遠血。宜服黃土湯。先見便後見血。此爲近血。宜服赤小豆散。此遠近二字互誤。三焦虛實門。有遠血近血二方。主療與本經同。而千金翼論及外臺引崔氏。亦誤。張氏醫通。却以金匱爲傳寫之誤。尤非也。巢源云。大便下血。鮮而腹痛。冷氣在內。亦大便下。其色如小豆汁。出時疼。而不甚痛。前便後下血者。血來遠。前下血後便者。血來近。此亦可以證耳。

備預百要方。血痢方。

赤小豆（三升炒令熟）　當歸（三兩）

右二味。擣篩爲散。服方寸匕。日三。薄粥溫下。

千金伏龍肝湯。治下焦虛寒損。或先見血後便轉。此爲近血。或利不利方。

伏龍肝（五合末）　乾地黃（五兩）　阿膠

牛膝　甘草　乾薑

黃芩　地榆（各三兩）　髮灰（二合）

右九味。㕮咀。以水九升。煮取三升。去滓。下膠煮消。下髮灰。分爲三服。

張氏衍義云。可見治血。但取歸經。不必究其先後遠近耳。

又續斷止血湯。治下焦虛寒損。或先便轉後見血。此爲遠血。或利或不利。好因勞冷卽發。

續斷　當歸　桂心　蒲黃

阿膠各一兩　甘草二兩　乾薑　乾地黃各四兩

右八味㕮咀。以水九升。煮取三升半。去滓。下膠取烊。下蒲黃分三服。張氏衍義云。驗其血色。晦淡則當用金匱法。鮮紫當用千金法。方爲合轍。

醫林方阿膠丸。治便血先便而後血。謂之濕毒。

阿膠一錢　黃連三錢　白茯苓二錢　白芍藥四錢

右爲細末。水和爲丸。如桐子大。每服五十丸。加至一百丸。溫水送下。日進四五服。

又芍藥蘗皮丸。治先血而後便。爲之臟毒。

白芍藥　黃蘗　當歸已上各等分

右爲細末。滴水爲丸。如桐子大。每服五七十丸。煎甘草湯送下。案濕毒臟毒。卽遠血近血也。故附載以備攷。

心氣不足。吐血衄血瀉心湯主之。千金心藏門。不足。作不定。

〔尤〕心氣不足者。心中之陰氣不足也。陰不足則陽獨盛。血爲熱迫。而妄行不止矣。大黄黄連黄芩。瀉其心之熱。而血自寧。寇氏云。若心氣獨不足。則當不吐衄也。此乃邪熱因不足。而客之。故令吐衄。以苦泄其熱。以苦補其心。蓋一舉而兩得之。案出本草衍義。此說亦通。濟衆方用大黄生地汁。治衄血。其下熱涼血。亦瀉心湯類耳。案金鑑改不足二字。作有餘二字。非。

瀉心湯方〔原註〕亦治霍亂。○案程沈尤金鑑。删去四字。是。

大黄二兩　黄連　黄芩各一兩

右三味。以水三升。煮取一升。頓服之。

〔程〕心主血。心氣不足。而邪熱乘之。則迫血妄行。故有吐衄之患。夫炎上作苦。故内經曰。苦先入心。三黄之苦。以泄心之邪熱。

千金。巴郡太守奏三黄圓。治男子五勞七傷。消渴不生肌肉。婦人帶下。手足寒熱者方。

春三月黄芩四兩　大黄三兩　黄連四兩

夏三月黄芩六兩　大黄一兩　黄連七兩

秋三月黄芩六兩　大黄二兩　黄連三兩

冬三月黄芩三兩　大黄五兩　黄連二兩

右三味。隨時加減。和擣以蜜爲丸。如大豆。飲服五丸。日三。不知。稍加至七丸。取下而已。

又三黃散。治黃疸身體面目盡黃。（外臺。集驗。大黃散同。）

本方三味。各四兩。治下篩。先食服方寸匕。日三。

和劑局方。三黃圓。治丈夫婦人三焦積熱。上焦有熱。攻衝眼目。赤腫頭項腫痛。口舌生瘡。中焦有熱。心膈煩躁。不美飲食。下焦有熱。小便赤澀。大便秘結。五藏俱熱。即生瘠癤瘡痍。及治五般痔疾。糞門腫痛。或下鮮血小兒積熱。

本方三味。各十兩。右爲細末。煉蜜爲圓。如梧桐子大。每服三十圓。用熱水吞下。如藏府壅實。加服圓數。

本事方。三黃散。治衄血無時。

本方三味。細末。每服二錢。新汲水調下。蜜水亦得。

直指方。川芎三黃散。治實熱衄血。

於本方。加川芎。各等分爲末。每服二錢。食後井水調服。

拔萃方。犀角地黃湯。治熱甚血積胸中。

於本方。加犀角地黃。

神効名方。黃連散。治黃疸。大小便秘澁壅熱。

於本方。用黃連三兩。加甘草一兩。

右爲細末。每服二錢。食後。温水調下。一日三服。

嘔吐噦下利病脈證治第十七

論一首　脈證二十七條　方二十三首

夫嘔家有癰膿。不可治嘔。膿盡自愈。

〔鑑〕嘔家嘔吐。或穀。或水。或痰涎。或冷沫。今嘔而有膿。此內有癰。膿潰而嘔。非嘔病也。故曰。不可治。嘔膿盡自愈。趙良曰。此癰之在胃脘上口者也。若過半中。在肺之下者。膿則不從嘔出。而從大便出矣。詳傷寒論輯義厥陰篇。

先嘔却渴者。此爲欲解。先渴却嘔者。爲水停心下。此屬飲家。

嘔家本渴。今反不渴者。以心下有支飲故也。此屬支飲。此屬飲家四字。千金作小半夏湯主之。嘔家本渴以下。見飲病篇。此屬支飲。飲病篇。作小半夏湯主之。

〔尤〕嘔家必有停痰宿水。先嘔却渴者。痰水已去。而胃陽將復也。故曰此爲欲解。先渴却嘔者。因熱飲水過多。熱雖解而飲旋積也。此嘔因積飲所致。故曰此屬飲家。嘔家本渴。水從嘔去故也。今反不渴者。以宿有支飲在心下。愈動而愈出也。故曰此屬支飲。

外臺載嘔家本渴以下。而註云。張仲景雜方。此證當用小半夏加茯苓湯。方在支飲門中。

問曰。病人脈數。數爲熱。當消穀引食。而反吐者何也。師曰。以發其汗。令陽微。膈氣虛。脈乃數。數爲客熱。不能消穀。胃中虛冷故也。脈弦者虛也。胃氣無餘。朝食暮吐。變爲胃反。寒在於上。醫反下之。今脈反弦。故名曰虛。太陽中篇。陽微作陽氣微。故也之間有吐字。無問曰及何也師曰字。

〔尤〕脈數爲熱。乃不能消穀引飲。而反吐。以發汗過多。陽微膈虛所致。則其數爲客熱上浮之數。而非胃實氣熱之數矣。客熱如客之寄。不久卽散。故不能消穀也。脈弦爲寒。乃不曰寒而曰虛者。以寒在於上。而醫反下之所致。故其弦非陰寒外加之弦。而爲胃虛生寒之弦矣。胃虛且寒。陽氣無餘。則朝食暮吐。而變爲胃反也。讀此知數脈弦脈。均有虛候。曰熱曰寒。蓋淺之乎言脈者耳。〔鑑〕問曰病人脈數。至胃中虛冷故也等句。已詳傷寒論陽明篇內。錯簡在此。且與脈弦者虛也文義不屬。

巢源云。夫榮衞俱虛。血氣不足。停水積飲。在於胃管。則藏冷。藏冷而脾不磨。脾不磨則宿穀不化。其氣逆而成胃反也。則朝食暮吐。暮食朝吐。心下牢大如柸。往來寒熱。甚者食已則吐。其脈緊而弦。緊則爲寒。弦則爲虛。虛寒相搏。故食已則吐。名爲反胃也。聖惠論云。夫反胃者。爲食物嘔吐。胃不受食。言胃口翻也。則有因飲酒過傷所致。則有因憂悒怏稸怒腸結胃翻所致。則有宿滯痼癖。積聚冷痰。久不全除。致成茲疾。其中有纔食便吐。有食久乃翻。不可一概用方。切在仔細體認也。案反翻同。

寸口脈微而數。微則無氣。無氣則榮虛。榮虛則血不足。血不足則胸中冷。

〔鑑〕按此條文義不屬。必是錯簡。

趺陽脈浮而濇。浮則爲虛。虛則傷脾。脾傷則不磨。朝食暮吐。暮食朝吐。宿穀不化。名曰胃反。脈緊而濇。其病難治。虛則。脈經。千金。趙本尤本。並作濇則。千金。脈緊上。有趺陽二字。案金鑑云。虛則傷脾之虛字當是濇字。是傳寫之訛。未攷諸本也。

〔程〕經曰。趺陽脈浮而濇。知脾氣不足。胃氣虛也。夫浮爲虛。濇爲血不足。趺陽得之。必知脾氣不治。華佗曰。脾主消磨水穀。聞聲則動。動則磨胃。而主運化。今胃能納。而脾不能磨。則胃中之穀。必不能消。是以朝食而暮吐。暮食而朝吐。爲胃反之證也。〔尤〕胃爲陽。脾爲陰。浮則爲虚者。胃之陽虚也。濇則傷脾者。脾之陰傷也。穀入於胃。而運於脾。脾傷則不能磨。脾不磨。則穀不化。而朝食者暮當下。暮食者朝當下。若穀不化。則不得下。不得下。必反而上出也。〔魏〕緊者。寒盛也。濇者。津亡也。胃中因虚而寒。因寒而燥。因燥而津枯。正不足而邪有餘。反胃之病。難治可決矣。欲補陽而津枯。有妨于補陽。欲生津而陽衰。有礙于補陰。棘手難下者。要在乎失治于早而已。

病人欲吐者。不可下之。

〔尤〕病人欲吐者。邪在上而氣方逆。若遽下之。病氣必與藥氣相爭。而正乃蒙其禍矣。否則裏虚邪入。病氣轉深。或痞或利。未可知也。故曰不可下之。〔程〕欲字。作吐而未吐之義。使人温温欲吐也。

噦而腹滿。視其前後。知何部不利。利之即愈。（徐云。噦。恐嘔字。案厥陰篇。亦作噦。）

〔沈〕此明實噦之治也。噦者。俗謂呃也。〔鑑〕趙良曰。腹滿爲實。實則氣上逆。而作噦。故必視其前後。何部不利。而利之則滿去而噦止。〔魏〕胃氣上逆。冲而爲噦。治法當視其前後。審大小便調不調也。前部不利者。水邪之逆也。當利其小便而噦愈。後部不利者。熱邪實也。當利其大便而噦愈。

活人書云。前部不利。猪苓湯。後部不利。調胃承氣湯。

嘔而胸滿者。茱萸湯主之。

〔尤〕胸中。陽也。嘔而胸滿。陽不治而陰乘之也。故以吳茱萸散陰降逆。人參薑棗。補中益陽氣。

茱萸湯方

吳茱萸一升　人　參三兩　生　薑六兩　大　棗十二枚

右四味。以水五升。煮取三升。溫服七合。日三服。詳傷寒輯義陽明篇。

肘後方云。治人食畢噫醋。及醋心。卽本方。外臺。引延年。作食訖醋咽多噫。

三因方云。病者心膈脹滿。氣逆於胸間。食入卽嘔。嘔盡却快。名曰氣嘔。胃者足陽明。合榮於足。今隨氣上逆。結於胃口。故生嘔病也。茱萸人參湯。治氣嘔胸滿不納食。嘔吐涎沫。頭疼。卽本方。

乾嘔吐涎沫。頭痛者。茱萸湯主之。方見上。

〔徐〕乾嘔者。有聲無物也。物雖無而吐涎沫。仲景曰上焦有寒。其口多涎。上焦既有寒。寒爲陰邪。格陽在上。故頭痛。比胸滿而嘔。似有輕重表裏不同。然邪必乘虛。故亦用茱萸湯。兼補以驅濁陰。謂嘔有不同。寒則一也。詳傷寒論輯義厥陰篇。

嘔而腸鳴。心下痞者。半夏瀉心湯主之。

〔尤〕邪氣乘虛。陷入心中。中氣則痞。中氣既痞。升降失常。於是陽獨上逆而嘔。陰獨下走而腸鳴。是雖三焦俱病。而中氣爲上下之樞。故不必治其上下。而但治其中。黄連黄芩。苦以降陽。半夏乾薑。辛以升陰。陰升陽降。痞將自解。人參甘草。則補養中氣。以爲交陰陽通上下之用也。〔徐〕親見一乳母。吐嘔五日。百藥不能止。後服乾薑黃連二味。立止。卽此方之意也。

半夏瀉心湯方

半夏半升洗　黃芩　乾薑　人參各三兩
黃連一兩　大棗十二枚　甘草三兩炙

右七味。以水一斗。煮取六升。去滓再煮。取三升。溫服一升。日三服。詳傷寒論輯義太陽下篇。

外臺刪繁。半夏瀉心湯。療上焦虛寒。腸鳴下利。心下痞堅。

於本方。去大棗。加桂心三兩。出霍亂門。

乾嘔而利者。黃芩加半夏生薑湯主之。

〔徐〕傷寒論。芩甘棗芍四味。爲黃芩湯。治太陽少陽合病。蓋太少之邪合。而內入則協熱而利。故以黃芩爲主也。然邪既內入。或有復搏飲者嘔多。此其明證矣。故加半夏生薑。〔程〕乾嘔者。無物嘔出也。中焦不和。則氣逆於上而作嘔。迫於下而爲利。故用半夏生薑。入上焦以止嘔。甘草大棗入中焦以和脾。黃芩芍藥。入下焦以止利。如是則正氣安而邪氣去。三焦和。而嘔利止。

巢源云。乾嘔者。胃氣逆故也。但嘔而欲吐。吐而無所出。故謂之乾嘔也。

黃芩加半夏生薑湯方

黃芩三兩　甘草二兩炙　芍藥二兩
半夏半升　生薑三兩　大棗十二箇

右六味。以水一斗。煮取三升。去滓。溫服一升。日再。夜一服。

諸嘔吐穀不得下者。小半夏湯主之。方見痰飲中。

〔鑑〕趙良曰。嘔吐穀不得下者。有寒有熱。不可概論也。食入即吐。熱也。朝食暮吐。寒也。此則非寒非熱。由中焦停飲氣結而逆。故用小半夏湯。

外臺。傷寒嘔噦門。仲景傷寒論。嘔噦。心下悸痞鞕不能食。小半夏湯。又嘔噦。心下痞鞕者。以膈間有水。頭眩悸。小半夏加茯苓湯。

嘔吐而病在膈上。後思水者解。急與之。思水者猪苓散主之。外臺無而字解字。

〔程〕上章言先嘔却渴。此爲欲解。今嘔吐而病在膈上。後思水者解。亦與上證不殊。故急與之。以和胃。然思水之人。又有得水而貪飲。則胃中熱少。不能消水。更與人作病。故思水者。用猪苓以散水飲。〔尤〕嘔吐之餘。中氣未復。不能勝水。設過與之。則舊飲方去。新飲復生。故宜猪苓散。以崇土而逐水也。

蘭臺軌範云。傷飲惡飲。此乃常理。若胸中有水。則津液下流。反口乾思水。但不能多飲耳。

猪苓散方 外臺。引仲景傷寒論。

猪苓　茯苓　白术各等分。○千金云各三兩

右三味。杵爲散。飲服方寸匕。日三服。

千金。猪苓散。治嘔而膈上寒。即本方。

外臺。服法後云。欲飲水者。極與之。本虛與水。則噦。攻其熱亦噦。

嘔而脈弱。小便復利。身有微熱。見厥者難治。四逆湯主之。

〔魏〕嘔而脈弱者。胃氣虛也。小便復利。氣不足以統攝之。脫而下洩也。身有微熱見厥。內積陰寒。外越虛陽。陽衰陰盛。其嘔爲陽浮欲越之機也。見此知爲難治。非尋常火邪痰飲之嘔也。主之以四逆湯。益陽安胃。溫中止逆。亦大不同于尋常寒熱錯雜治嘔之方也。附子辛熱。乾薑辛溫。甘草甘平。強人倍用。以急回其陽。勿令飛越。則嘔可止也。詳傷寒論輯義厥陰篇。

四逆湯方 外臺。引仲景傷寒論。

附子 一枚生用　乾薑 一兩半　甘草 二兩炙

右三味。以水三升。煮取一升二合。去滓。分溫再服。強人可大附子一枚。乾薑三兩。

〔程〕神農經曰。療寒者。以熱藥。內經云。寒淫於內。治以甘熱。四逆湯者。辛甘大熱之劑也。故用附子以回陽散厥。乾薑以去寒止嘔。甘草以調和血脈。

三因方。四逆湯。治寒厥。或表熱裏寒。下利清穀。食入則吐。或乾嘔。或大汗大吐大下之後。四肢冰冷。五內拘急。舉體疼痛不渴。脈沉伏。即本方。

嘔而發熱者。小柴胡湯主之。亦見厥陰篇。

〔魏〕嘔而皮膚發熱者。傷寒病。少陽經證也。合以口苦咽乾目眩。而少陽病全。但見嘔而發熱。雖非傷寒正病。亦少陽經之屬也。主之以小柴胡。表解裏和而病愈。

小柴胡湯方

柴胡半斤　黃芩三兩　人參三兩　甘草三兩

半夏半升　生薑三兩　大棗十二枚

右七味。以水一斗二升。煮取六升。去滓再煎。取三升。溫服一升。日三服。

詳傷寒論輯義太陽中篇。

胃反嘔吐者。大半夏湯主之。〔原註〕千金云。治胃反不受食。食入卽吐。外臺云治嘔心下痞鞕者。○案今千金。入。作已。卽吐。作卽嘔吐。

〔鑑〕高世栻曰。朝食暮吐。宿穀不化。名曰胃反。胃反但吐不嘔。然吐不離乎嘔。故曰胃反嘔吐者用半夏助燥氣以消穀。人參補元氣。以安胃。白蜜入水揚之。使甘味散於水中。水得蜜而和緩。蜜得水而淡滲。庶胃反平而嘔吐愈。李升璽曰。嘔家不宜甘味。此用白蜜何也。不知此胃反自屬脾虛。經所謂甘味入脾。歸其所喜是也。況君以半夏味辛而止嘔。佐以人參溫氣而補中。胃反自立止矣。

大半夏湯方

半夏二升洗完用　人參三兩　白蜜一升○千金有白朮一升生薑三兩

右三味。以水一斗二升。和蜜揚之二百四十遍。煮藥取二升半。溫服一升。餘分再服。千金云。揚之二三百下。外臺云。本論。治反胃支飲。水用泉水。

三因痰嘔門。大半夏湯。治心氣不行。鬱生涎飲。聚結不散。心下痞鞕。腸中瀝瀝有聲。食入卽吐。卽本方。

食已卽吐者。大黃甘草湯主之。〔原註〕外臺方。又治吐水。○外臺引必効云。療胃反吐水。及吐食。

〔鑑〕吐者。有物無聲之謂也。朝食暮吐者寒也。食已而吐者火也。以寒性遲。火性急也。故以大黃甘草湯。緩中瀉火。火平自不吐也。王肯堂曰。病人欲吐者。不可下之。又用大黄甘草。治食已即吐何也。曰欲吐者。其病在上。因而越之可也。而逆之使下。則必抑塞憒亂而益甚。故禁之。若既已吐矣。吐而不已。有升無降。則當逆而折之。引令下行。無速於大黄。故取之也。〔尤〕東垣通幽湯。治幽門不通。上衝吸門者。亦是此意。但有緩急之分耳。

案食入即吐。名回食。出于龔氏回春。當攷。

肘後云。治人胃反不受食。食畢輒吐出。

大黄甘草湯方

大　黄四兩　甘　草一兩〇肘後作二兩千金外臺同

右二味。以水三升。煮取一升。分溫再服。千金。味下。有㕮咀二字。〇外臺云。如得可則隔兩日。更服一劑。神驗。千金不傳。此本仲景傷寒論方。

千金翼云。主脾氣實。其人口中淡甘。臥憒憒痛無常處。嘔吐反胃方。

大　黄六兩

右一味。以水六升。煮取一升。分再服。又主食即吐。幷大便不通者。加甘草二兩。煮取二升半。分爲三服。

胃反。吐而渴。欲飲水。茯苓澤瀉湯主之。

〔尤〕猪苓散。治吐後飲水者。所以崇土氣勝水氣也。茯苓澤瀉湯。治吐未已而渴欲飲水者。以吐未已。知邪未去。則宜桂枝甘薑。散邪氣。苓朮澤瀉。消水氣也。〔鑑〕李彣云。吐而渴者。津液亡而胃虛燥也。飲水則水停心下。

茯苓澤瀉降氣行飲。白朮補脾生津。此五苓散原方之義也。然胃反。因脾氣虛逆。故加生薑散逆。甘草和脾。又五苓散。治外有微熱。故用桂枝。此胃反無表熱。而亦用之者。桂枝非一於攻表藥也。乃徹上徹下。達表裏。爲通行津液。和陽治水之劑也。

茯苓澤瀉湯方〔原註〕外臺治消渴脈絕。胃反吐食者。有小麥一升。○案外臺。脈上。有陰字。此本出千金。並用小麥三升。外臺。引千金。出消渴門。

茯苓半斤　澤瀉四兩○外臺作茯苓　甘草一兩

桂枝二兩○千金外臺作三兩　白朮三兩　生薑四兩○千金外臺用三兩

右六味。以水一斗。煮取三升。內澤瀉。再煮取二升半。溫服八合。日三服。

〔程〕此方乃五苓散。去猪苓。加甘草生薑。以猪苓過於利水。故去之。甘草生薑。長於和胃止吐。故加之。茯苓白朮澤瀉桂枝。相須宣導。補脾而利水飲。〔魏〕服法。後煑澤瀉。取其陰性以利水。不宜煑之大過也。

蘭臺軌範云。此治蓄飲之吐。內澤瀉再煑。似先煑五味。後煑澤瀉。

外臺集驗。茯苓小澤瀉湯。療胃反吐而渴者。千金無方名。

於本方。去白朮生薑。加半夏。千金云。一方入生薑四兩。

吐後。渴欲得水。而貪飲者。文蛤湯主之。兼主微風脈緊頭痛。

〔程〕此證貪飲。與上證欲飲水。猪苓散之思水不同。夫貪飲者。飲水必多。多則淫溢上焦。必有溢飲之患。故用此湯。以散水飲。方中皆辛甘發散之藥。故亦主微風脈緊頭痛。〔尤〕用麻黃杏仁等發表之藥者。必兼有客邪。鬱熱於肺不解故也。觀方下云。汗出卽愈。可以知矣。

文蛤湯方

文蛤五兩 麻黄 甘草 生薑各三兩
石膏五兩 杏仁五十箇 大棗十二枚

右七味。以水六升。煮取二升。溫服一升。汗出卽愈。

〔程〕此大青龍湯。去桂枝。加文蛤。水停於裏。文蛤之鹹寒。可以利水而消飲。水溢於外。青龍之辛熱。可以勝濕而解表。此湯與茯苓瀉澤湯。猪苓散。皆預防水飲之劑。

張氏醫通云。是方卽大青龍湯。無桂枝。有文蛤。大青龍主發散風寒兩感。今是證初不言外邪。而用取汗。何哉。蓋因陽明經中有實熱。所以貪飲。故用麻黃杏仁。開發腠理。甘草薑棗。調和營衞。石膏解利鬱熱。文蛤直入少陰。散水止渴。爲太陽少陰二經散邪滌飲之聖藥。故又主微風脈緊頭痛之疾。

乾嘔吐逆。吐涎沫。半夏乾薑散主之。

〔魏〕乾嘔吐逆。吐涎沫者。亦胃中虛寒。津液變爲涎沫。隨逆氣上衝作嘔也。乾嘔無物。止有涎沫。虛邪非實邪可知矣。主之以半夏乾薑散方。猶之小半夏湯惟易生薑爲乾薑。以生薑性僭上而發越。不如乾薑之辛溫爲度。崇功理中也。用意亦甚微也。〔尤〕與前乾嘔吐涎沫頭痛不同。彼爲厥陰陰氣上逆。此是陽明寒涎逆氣不下而已。故以半夏止逆消涎。乾薑溫中和胃。漿水甘酸。調中引氣。止嘔吐也。

半夏乾薑散方千金無方名。

半夏 乾薑各等分

右二味。杵爲散。取方寸匕。漿水一升半。煎取七合。頓服之。千金。作右二味。㕮咀。以漿水一升半。煮取七合。頓服之。日三。

〔程〕脾寒則涎不攝。胃寒則氣上逆。故乾嘔吐涎沫也。半夏之辛以散逆。乾薑之熱以溫脾。煎以漿水者。藉其酸溫。以通關利膈也。此證與茱萸湯逈別。以不頭痛也。

病人胸中。似喘不喘。似嘔不嘔。似噦不噦。徹心中憒憒然。無奈者。生薑半夏湯主之。無奈。外臺作徹無聊賴四字。噦下無徹字。

〔沈〕似喘不喘。似嘔不嘔。似噦不噦。誠不是喘。不是嘔。不是噦也。徹者通也。僅是通心中憒憒然無奈。即泛泛惡心之義也。〔尤〕寒邪搏飲。結於胸中而不得出。則氣之呼吸往來出入升降者阻矣。似喘不喘。似嘔不嘔。似噦不噦。皆寒飲與氣相搏互擊之證也。且飲水邪也。心陽藏也。以水邪而逼處心藏。欲却不能。欲受不可。則徹心中憒憒然無奈也。生薑半夏湯。即小半夏湯。而生薑用汁。則降逆之力少而散結之力多。乃正治飲氣相搏。欲出不出者之良法也。

生薑半夏湯方外臺傷寒嘔噦門。引仲景傷寒論。作生薑汁半夏湯。云兼主天行。

半夏半升　生薑汁一升

右二味。以水三升。煮半夏取二升。內生薑汁。煮取一升。小冷。分四服。日三夜一服。止停後服。外臺。作以水三升。煎半夏取一升。內薑汁取一升半。綿漉小冷。分二服。一日一夜服令盡。嘔噦一服得止者。停後服。

〔鑑〕李彣曰。生薑半夏辛溫之氣。足以散水飲而舒陽氣。然待小冷服者。恐寒飲固結於中拒熱藥而不納。反致嘔逆。今熱藥冷飲。下嗌之後。冷體既消。熱性便發。情且不違。而致大益。此內經之旨也。此方與前半夏乾薑湯略同。但前溫中氣。故用乾薑。此散停飲。故用生薑。前因嘔吐上逆。頓服之。則藥力猛峻。足以止逆降氣。嘔吐立除。此心中無奈。寒飲內結。難以猝消。故分四服。使胸中邪氣。徐徐散也。

外臺必効。療脚氣方。

大半夏三兩淨削去皮　生薑汁三升

右二味。水五升。煮取二升。去滓。空腹一服盡。每日一劑。三劑必好。此方梁公家出方。始有本奇異神効。

又文仲。療脚氣入心。悶絕欲死者。

半夏三兩洗切　生薑汁一升半

右二味。內半夏。煮取一升八合。分四服。極効。

又深師。療傷寒病噦不止。半夏散。

半夏洗焙乾

右一味。末之。生薑湯和。服一錢匕。

乾嘔噦。若手足厥者。橘皮湯主之。肘後云。治卒嘔噦。又厥逆方。

〔程〕乾嘔噦。則氣逆於胸膈間。而不行於四末。故手足爲之厥。橘皮能降逆氣。生薑爲嘔家聖藥。小劑以和之也。然乾嘔非反胃。厥非無陽。故下咽氣行卽愈。〔尤〕未可便認陽虛。而遽投溫補也。

橘皮湯方外臺。引仲景傷寒論。名小橘皮湯。二云兼主天行。

橘　皮四兩　生　薑半斤〇外臺作去皮八兩

右二味。以水七升。煮取三升。溫服一升。下咽卽愈。外臺。二味下。有狹長切三字。

外臺。廣濟。橘皮湯。療嘔噦不止。

於本方中。加枇杷葉甘草。

又延年。人參飲。主吐。

於本方中。加人參。

又范汪半夏湯。病痰飲者。當以溫藥和之。療心腹虛冷。遊痰氣上。胸脇滿不下食。嘔逆胸中冷。

於本方中。加半夏。

噦逆者。橘皮竹茹湯主之。

〔魏〕噦逆者。胃氣虛寒固矣。亦有少挾虛熱作噦者。將何以爲治。仲景主之。橘皮竹茹湯。橘皮竹茹。行氣淸胃。而毫不犯攻伐寒涼之忌。佐以補中益氣。溫胃之品。而胃氣足胃陽生。浮熱不必留意也。右諸方于嘔吐噦家。淺深緩急之治。可謂至詳盡矣。

案噦。說文。气啎也。楊上善註陰陽應象大論云。氣折也。王氏準繩云。噦於月切。又乙劣切。乙劣之訛。遂爲吃逆。亦猶俗呼團爲突欒。角爲葛洛。其故明矣。而活人書等。以噦爲欬逆。如金鑑。仍襲其說。然樓氏綱目。王氏準繩。張氏類經。辨訂其非尤詳。今不繁引也。

橘皮竹茹湯方

橘　皮二斤　竹　茹二升　大　棗三十枚

生　薑半斤　甘　草五兩　人　參一兩

右六味，以水一斗，煮取三升，溫服一升，日三服。活人，有半夏。

〔鑑〕李彣曰：噦有屬胃寒者，有屬胃熱者，此噦逆因胃中虛熱，氣逆所致，故用人參甘草大棗補虛，橘皮生薑散逆，竹茹甘寒，疏逆氣而清胃熱，因以爲君。

外臺，深師大橘皮湯，療傷寒嘔噦，胸滿虛煩不安。

於本方，去竹茹大棗。

又廣濟，麥門冬湯，療煩熱嘔逆，不下食，食則吐出。

於本方，去橘皮，加麥門冬茅根。

活人大橘皮湯，動氣在下，不可發汗，發汗則無汗，心中大煩，骨節疼痛，目運惡寒，食則反吐，穀不得入，先服大橘皮湯，吐止後，服小建中湯。卽本方。

三因橘皮竹茹湯，治咳逆嘔噦，胃中虛冷，每一噦，至八九聲相連，收氣不回，至於驚人。卽本方。

夫六府氣絕於外者，手足寒，上氣脚縮，五藏氣絕於內者，利不禁，下甚者手足不仁。

〔程〕手足寒者，陽不行於四末也，上氣者，宗氣衰微也，平人宗氣積於胸中，出於喉嚨，以貫心脈，而行呼吸，宗氣衰則奔促上氣也。脚縮者。寒主收引。無陽以伸也。此六府氣絕於外者如此。下利不禁者。下焦不闔也。脾衰則四藏俱衰。故經曰。脾氣孤弱。五液注下。下焦不闔。清便下重。卽不禁之謂也。下甚而至於手足不仁者。四體絕也。此五藏氣絕於內者如此。〔徐〕下甚。手足因無陰以維陽。而藏氣不相統攝。則爲不仁。不仁者。伸縮皆不能也。

下利脈沉弦者下重。脈大者爲未止。脈微弱數者。爲欲自止。雖發熱不死。

〔魏〕此滯下之病。非飧泄之病也。沉爲陽陷入陰分。沉中見弦。爲少陽之氣。不能宣達。故氣隨陽降而下重也。脈沉弦而大者。陽氣陷入之深而且多。故爲未止。脈微弱者。陽氣陷入淺而少。更兼見數。陽氣勃勃。欲動于陰。斯易爲升達也。故爲欲自止。是以雖滯下而發熱。亦不死也。若夫脈沉弦而大。再身見發熱。陽邪入陰而熾盛。陰分受傷而煎耗。可以有死之道也。

汪氏傷寒辨註云。此辨熱利之脈也。脈沉弦者。沉主裏。弦主急。故爲裏急後重。如滯下之證也。脈大者邪熱甚也。經云。大則病進。故爲利未止也。脈微弱數者。此陽邪之熱已退。眞陰之氣將復。故爲利自止也。下利一候。大忌發熱。茲者脈微弱而帶數。所存邪氣有限。故雖發熱不至死耳。

下利。手足厥冷無脈者。灸之不溫。若脈不還。反微喘者死。少陰負趺陽者爲順也。少陰以下。厥陰篇。玉函成本。分爲兩條。

〔尤〕下利厥冷無脈。陰亡而陽亦絕矣。灸之所以引既絕之陽。乃厥不回脈不還。而反微喘。殘陽上奔。大氣下脫。故死。下利爲土負水勝之病。少陰負趺陽者。水負而土勝也。故曰順。詳傷寒論輯義。以下三條同。

下利有微熱而渴。脈弱者今自愈。今。宋板傷寒論。作令。下同。

〔尤〕微熱而渴者。胃陽復也。脈弱者。邪氣衰也。正復邪衰。故今自愈。

下利脈數。有微熱汗出。今自愈。設脈緊爲未解。趙本。下利上。有若字。非。

〔程〕寒則下利。脈數有微熱。則裏寒去。汗出則表氣和。表裏俱和。故今自愈。設復緊者。知寒邪尚在。是爲未解也。

下利脈數而渴者。今自愈。設不差。必清膿血。以有熱故也。

〔程〕脈數而渴。則寒邪去而利當止。經曰。若脈不解。而下不止。必挾熱而便膿血。此有熱陷於下焦。使血流腐而爲膿也。

下利脈反弦。發熱身汗者自愈。

〔程〕脈弦爲寒。發熱則陽氣復。汗出則寒邪去。故知自愈。〔尤〕弦脈陰陽兩屬。若與發熱身汗並見。則弦亦陽也。與脈數有微熱汗出正同。故愈。按上數條。皆是傷寒邪氣入裏之候。故或熱。或渴。或汗出。或脈數。陽氣既復。邪氣得達則愈。若雜病濕熱下利之證。則發熱口渴脈數。均非美證。內經云。下利身熱者死。仲景云。下利手足不逆冷。反發熱者不死。蓋內經所言者。雜病濕熱下利之證。仲景所言者。傷寒陰邪內入之證。二者不可不分也。

下利氣者。當利其小便。氣。脈經。作熱。

〔尤〕下利氣者。氣隨利失。即所謂氣利是也。小便得利。則氣行於陽。不行於陰而愈。故曰當利其小便。喻氏所謂急開支河者是也。

下利。寸脈反浮數。尺中自濇者。必清膿血。

〔徐〕下利果屬寒。脈應沉遲。反浮數。其陽勝可知。而尺中自濇。濇爲陽邪入陰。此亦熱多。故曰必圊膿血。詳傷寒論輯義厥陰篇。以下四條同。

下利清穀。不可攻其表。汗出必脹滿。

〔程〕寒不殺穀。寒勝則下利清穀也。若發其表汗出。則胃中之陽益虛。其寒益勝。故作脹滿。

下利脈沉而遲。其人面少赤。身有微熱。下利清穀者。必鬱冒汗出而解。病人必微厥。所以然者。其面戴陽。下虛故也。寒厥。趙本作熱非。

汪氏傷寒論辨註云。下利脈沉而遲。裏寒也。所下者清穀。裏寒甚也。面少赤身微熱。下焦虛寒。無根失守之火。浮於上越於表也。以少赤微熱之故。其人陽氣雖虛。猶能與陰寒相爭。必作鬱冒汗出而解。鬱冒者。頭目之際。鬱然昏冒。乃真陽之氣。能勝寒邪。裏陽回而表和順。故能解也。病人必微厥者。此指未汗出鬱冒之時而言。面戴陽。係下虛。此申言面少赤之故。下虛。卽下焦元氣虛。按仲景雖云汗出而解。然於未解之時。當用何藥。郭白雲云。不解。宜通脈四逆湯。

下利後脈絕。手足厥冷。晬時脈還。手足溫者生。脈不還者死。

〔尤〕下利後。脈絕手足厥冷者。陰先竭而陽後脫也。是必俟其晬時經氣一週。其脈當還。其手足當溫。設脈不還。其手足亦必不溫。則死之事也。

下利腹脹滿。身體疼痛者。先溫其裏。乃攻其表。溫裏宜四逆湯。攻表宜桂枝湯。

〔尤〕下利腹脹滿。裏有寒也。身體疼痛。表有邪也。然必先温其裏。而後攻其表。所以然者。裏氣不充。則外攻無力。陽氣外泄。則裏寒轉增。自然之勢也。而四逆用生附。則寓發散於溫補之中。桂枝有甘芍。則兼固裏於散邪之內。仲景用法之精如此。

四逆湯方（方見上。）

桂枝湯方

桂枝（三兩去皮）　芍藥（三兩）　甘草（三兩炙○趙本作二兩案據太陽篇當作二兩）

生薑（三兩○案據太陽篇脫切字）　大棗（十二枚○案據太陽篇脫擘字）

右五味。㕮咀。以水七升。微火煮。取三升。去滓。適寒溫服一升。服已須臾。啜稀粥一升。以助藥力。溫覆令一時許。遍身漐漐。微似有汗者益佳。不可令如水淋漓。若一服汗出病差。停後服。（淋漓。太陽篇。作流離。）

下利三部脈皆平。按之心下堅者。急下之。宜大承氣湯。（利下。脈經有後字。似是。）

〔沈〕三部脈皆平。下利而按之心下堅者。脈證不符。是非風寒所屬。當責食填胃中。未傷血氣。而不形於脈也。故用大承氣湯。峻攻有形之滯。則下利自止。經謂土鬱奪之。通因通用之法也。

下利脈遲而滑者。實也。利未欲止。急下之。宜大承氣湯。

〔沈〕此亦食滯之利也。食壅於胃。氣道不利。故脈來遲。然脈雖遲。而非虛寒之比。但遲爲氣壅。滑爲血實。血實氣壅。水穀爲病。故爲實也。內滯中氣不和。利未欲止。但恐成停擱之患。故宜大承氣湯。急奪其邪也。

下利。脈反滑者。當有所去。下乃愈。宜大承氣湯。

〔程〕經曰。滑爲有宿食。故當下去之。而利自愈。〔鑑〕趙良曰。下利。虛證也。脈滑。實脈也。以下利之虛證。而反見滑實之脈。故當有所去也。

下利已差。至其年月日時復發者。以病不盡故也。當下之。宜大承氣湯。

〔沈〕此舊積之邪復病也。下利差後。至期年月日時復發者。是前次下利之邪。隱僻腸間。今值藏府司令之期。觸動舊邪而復發。然隱僻之根未除。終不能愈。故當大承氣迅除之耳。

案程尤並云。脾主信。故按期復發。鑿甚。許氏本事方云。有人因憂愁中傷食。結積在腸胃。故發吐利。自冬後至暑月。稍傷則發暴下。數日不已。玉函云。下利至隔年月日。不期而發者。此爲有積。宜下之。止用温脾湯。厚朴。乾薑。甘草。桂心。附子。大黃。尤佳。如難取。可佐以乾薑圓。即備急圓。加人參。後服白朮散。即附子理中湯。去甘草乾薑。加木香生薑大棗。戴氏證治要訣云。瀉已愈。隔年及後期復瀉。古論云。病有期年而發者。有積故也。宜感應圓。並本條之義也。

大承氣湯 見痓病中。

下利讝語者。有燥屎也。小承氣湯主之。

〔鑑〕下利。裏虛證也。譫語。裏實證也。何以決其有燥屎也。若脈滑數。知有宿食也。其利穢粘。知有積熱也。然必脈證如此。始可知其有燥屎也。宜下之以小承氣湯。於此推之。而燥屎又不在大便鞕不鞕也。〔尤〕讝語者。胃實之徵。爲有燥屎也。與心下堅。脈滑者大同。然前用大承氣者。以因實而致利去之。惟恐不速也。此用小承氣者。以病成而適實攻之。恐傷及其正也。見厥陰篇。當參攷。

小承氣湯方

大　黃四兩　厚　朴三兩炙○趙本作二兩　枳　實大者三枚炙

右三味。以水四升。煮取一升二合。去滓分溫二服。得利則止

下利便膿血者。桃花湯主之。

〔尤〕此治濕寒內淫。藏氣不固。膿血不止者之法。赤石脂理血固脫。乾薑溫胃驅寒。粳米安中益氣。崔氏去粳米加黃連當歸。用治熱利。乃桃花湯之變法也。案崔氏方。名黃連丸。出外臺傷寒門。〔鑑〕初病下利。便膿血者。大承氣湯。或芍藥湯下之。熱盛者。白頭翁湯清之。若日久滑脫。則當以桃花湯。養腸固脫可也。

桃花湯方

赤石脂一斤一半剉一半篩末　乾　薑一兩　粳　米一升

右三味。以水七升。煮米令熟。去滓溫七合。內赤石脂末方寸匕。日三服。若一服愈。餘勿服。

張氏傷寒宗印云。石脂色如桃花。故名桃花湯。或曰。即桃花石。徐氏傷寒類方云。兼末服。取其留滯收澁。

外臺。崔氏療傷寒後。赤白滯下無數。阮氏桃華湯方。

赤石脂八兩冷多白滯者加四兩　粳　米一升　乾　薑四兩冷多白滯加四兩切

右三味。以水一斗。煮米熟湯成。去滓。服一升。不差復作。熱多則帶赤。冷多則帶白。傷寒論。千金。范汪同。張仲景傷寒論煮湯和赤石脂末一方寸匕服。

千金桃花圓。治下冷臍下攪痛。

乾　薑　　赤石脂各十兩

右二味。蜜丸如豌豆。服十丸。日三服。加至二十丸。

和劑局方。桃花圓。治腸胃虛弱。冷氣乘之。臍腹攪痛。下痢純白。或冷熱相搏。赤白相雜。腸滑不禁。日夜無度。方同上。只麪和爲丸爲異。

肘後方。赤石脂湯。療傷寒若下膿血者。

於本方中。去粳米。加附子。

外臺。文仲久下痢膿血方。

於本方中。加烏梅。

千金。大桃花湯。治冷白滯痢腹痛。

於本方。去粳米。加當歸。龍骨。牡蠣。附子。白朮。人參。甘草。芍藥。

熱利下重者。白頭翁湯主之。趙本。作重下。

〔程〕熱利下重。則熱客於腸胃。非寒不足以除熱。非苦不足以堅下焦。故加一熱字。別已上之寒利。〔魏〕滯下之病多熱。不同于瀉泄下利之證多寒也。故名之曰熱利。而以下重別之。

白頭翁湯方外臺。引千金翼云。此張仲景傷寒論方。

白頭翁三兩○趙本及傷寒論作二兩　黃連　黃蘗　秦皮各三兩

右四味。以水七升。煮取二升。去滓。溫服一升。不愈更服。

錢氏溯源集云。白頭翁。神農本經。言其能逐血止腹痛。陶弘景謂其能止毒痢。故以治厥陰熱痢。黃連苦寒。能清濕熱厚腸胃。黃蘗瀉下焦之火。秦皮亦屬苦寒。治下痢崩帶。取其收濇也。

外臺。古今錄驗。白頭翁湯。療寒急下。及滯下方。

本方。去黃蘗。加乾薑。甘草。當歸。石榴皮。

證類本草。阿膠條。引續傳信方。張仲景調氣方。治赤白痢。無問遠近。小腹疞痛不可忍。出入無常。下重疼悶。每發面青。手足俱變者。黃連一兩。去毛。好膠手許大碎。蠟如彈子大。三味以水一大升。先煎膠令散。次下蠟。又煎令散。即下黃連末。攪相和分為三服。惟須熱吃。冷即難吃。神效。案此方。亦見玉函經附遺。名調氣飲。用三味各三錢。知却是係于後人改定。並附備攷。

下利後更煩。按之心下濡者。為虛煩也。梔子豉湯主之。

〔程〕更煩。言本有煩。不為利除而轉甚也。〔尢〕熱邪不從下減。而復上動也。按之心下濡。則中無阻滯可知。故曰虛煩。〔鑑〕此利後。熱遺於胸中也。按之心下濡。雖熱而非實熱。故用此以清其虛煩。

梔子豉湯方

梔子十四枚　香豉四合綿裹○趙本綿作絹非

右二味。以水四升。先煮梔子。得二升半。內豉。煮取一升半。去滓。分二服。溫進一服。得吐則止。詳傷寒論輯義。厥陰篇。下同。

下利清穀。裏寒外熱。汗出而厥者。通脈四逆湯主之。

〔尤〕挾熱下利者。久則必傷脾陰。中寒清穀者。甚則并傷腎陽。裏寒外熱。汗出而厥。有陰內盛而陽外亡之象。通脈四逆湯。即四逆加乾薑一倍。所謂進而求陽。以收散亡之氣也。詳傷寒論輯義厥陰篇。

通脈四逆湯方

附　子大者一枚生用　乾　薑三兩強人可四兩　甘　草二兩炙

右三味。以水三升。煮取一升二合。去滓。分溫再服。

〔程〕厥甚者。脈必絕。附子辛熱。用以復脈回陽。下清穀者。胃必寒。乾薑辛溫。用以溫胃止利。甘草甘平。用以佐薑附之熱。而回厥逆。

下利肺痛。紫參湯主之。本草圖經。肺痛二字。作者一字。

〔程〕肺痛未詳。或云肺痛。當是腹痛。本草云。紫參治心腹積聚。寒熱邪氣。〔鑑〕按此文脫簡。不釋。

紫參湯方

紫　參半斤　甘　草三兩

右二味。以水五升。先煮紫參。取二升。內甘草。煮取一升半。分溫三服。〔原註〕疑非仲景方。

氣利。訶梨勒散主之。

〔尤〕氣利。氣與屎俱失也。訶梨勒。濇腸而利氣。粥飲。安中益腸胃。頓服者。補下治下制以急也。〔鑑〕氣利。所下之氣穢臭。所利之物稠粘。則爲氣滯不宣。或下之。或利之。皆可也。若所利之氣不臭。所下之物不粘。則謂氣陷腸滑。故用訶梨勒散。以固腸。或用補中益氣。以舉陷亦可。

訶梨勒散方

訶梨勒十枚 煨

右一味爲散。粥飲和頓服。〔原註〕疑非仲景方。

〔程〕寇宗奭曰。訶梨勒。能濇便而又寬腸。濇能治利。寬腸能治氣。故氣利宜之。調以粥飲者。藉穀氣以助腸胃也。論曰。仲景治氣利。用訶梨勒散。詳其主治。不知其義。及後讀杜壬方。言氣利。裏急後重。始知訶梨勒。用以調氣。蓋有形之傷。則便垢而後重。無形之傷。則氣墜而後重。便腸垢者。得諸實。氣下墜者。得諸虛。故用訶梨勒。温濇之劑也。唐貞觀中。太宗苦氣利。衆醫不效。金吾長張寶藏以牛乳。煎蓽撥。進服之立差。案此見劉禹錫隋唐嘉話。 蓽撥。温脾藥也。劉禹錫傳信方。治氣利。用礬石。礬石亦濇氣藥也。大都氣利。得之虛寒。氣下陷者。多其用温濇之藥可見矣。

案楊氏直指方。牛乳湯。治氣痢泄如蟹渤。蓽撥末二錢。牛乳半升。同煎減半。空腹服。今驗之。氣墜而後重。氣與屎俱失者。其所泄多如蟹渤。程註得直指。而義尤明顯。

外臺廣濟。療嘔逆不能多食方。

訶梨勒三兩去核煨

右一味。擣爲散。蜜和丸。空腹服二十丸。日二服。以知爲度。利多減服。無所忌。

附方

千金翼。小承氣湯。治大便不通。噦數譫語。方見上。○案千金翼。用枳實五枚。

案尤氏云。即前下利讝語有燥屎之法。雖不贅可也。誤。本文主下利。而此條示噦用小承氣之法。即上文噦而腹滿後部不利者。丹溪醫案。載超越陳氏二十餘載。因飽後奔走數里。遂患噦病。但食物則連噦百餘聲。半日不止。飲酒與湯則不作。至晚發熱。如此者二月。脈濇數。以血入氣中治之。用桃仁承氣湯。加紅花煎服。下污血數次。即減。再用木香和中丸。加丁香服之。十日而愈。此亦以攻下治噦之一格也。

外臺。黃芩湯。治乾嘔下利。外臺。引仲景傷寒論。云出第十六卷。

黃芩 人參 乾薑各三兩

桂枝二兩 大棗十二枚 半夏半升

右六味。以水七升。煮取三升。溫分三服。

〔尤〕此與前黃芩加半夏生薑湯治同。而無芍藥甘草生薑。有人參桂枝乾薑。則溫裏益氣之意居多。凡中寒氣少者。可於此取法焉。

瘡癰腸癰浸淫病脈證幷治第十八

論一首　脈證三條　方六首

諸浮數脈。應當發熱。而反洒淅惡寒。若有痛處。當發其癰。（辨脈法。無反字。處下。有飲食如常者五字。當發其癰。作畜積有膿也。）

〔尤〕浮數脈。皆陽也。陽當發熱。而反洒淅惡寒者。衛氣有所遏而不出也。夫衛主行榮氣者也。而榮過實者。反能阻遏其衛。若有痛處。則榮之實者已兆。故曰當發其癰。

師曰。諸癰腫欲知有膿無膿。以手掩腫上。熱者為有膿。不熱者為無膿。（膿無間。脈經。有與字。）

〔程〕靈樞經曰。榮衛稽留於經脈之中。則血泣而不行。不行則衛氣從之而不通。壅遏而不得行。故熱。大熱不止。熱勝則肉腐。腐則為膿。故知熱聚者則作膿。熱未聚者但腫。而未作膿也。皆以手掩知之。

巢源云。凡癰經久不復可消者。若按之都牢鞕者。未有膿也。按之半鞕半軟者。有膿也。又以手掩腫上不熱者為無膿。若熱甚者為有膿。

陳氏三因方引原文云。此亦大略說也。若脈不數不熱而疼者。蓋發于陰也。不疼尤是惡證。不可不知。

陳氏外科精要云。伍氏方論曰。凡瘡腫以手指從瘡旁按至四畔上。赤黑者。按之色不變。膿已結成。又按之隨手赤色。此亦有膿。按之白。良久方赤。遊毒已息。

陳氏外科正宗云。輕按熱甚便痛者。有膿且淺且稠。重按微熱方痛者。有膿且深且稀。按之陷而不起者。膿未成。按之軟而復起者。膿已成。按之都硬不痛者無膿。非是膿。即瘀血也。按之都軟不痛者有膿。非是膿。即濕水也。

腸癰之爲病。其身甲錯。腹皮急。按之濡。如腫狀。腹無積聚。身無熱。脈數。此爲腸內有癰膿。薏苡附子敗醬散主之。

〔尤〕甲錯。肌皮乾起。如鱗甲之交錯。由榮滯於中。故血燥於外也。腹皮急按之濡。氣雖外鼓。而病不在皮間也。積聚爲腫脹之根。脈數爲身熱之候。今腹如腫狀。而中無積聚。身不發熱。而脈反見數。非腸內有癰。榮鬱成熱而何。薏苡破毒腫利腸胃爲君。敗醬一名苦菜。治暴熱火瘡。排膿破血爲臣。附子則假其辛熱。以行鬱滯之氣爾。

巢源云。腸癰者。由寒溫不適。喜怒無度。使邪氣與榮衛相干。在於腸內。遇熱加之。血氣蘊積。結聚成癰。熱積不散。血肉腐壞。化而爲膿。其病之狀。小腹重而微強。抑之卽痛。小便數似淋。時時汗出。復惡寒。其身皮膚甲錯。腹皮急如腫狀。診其脈。洪數者已有膿也。其脈遲緊者。未有膿也。甚者腹脹大。轉側聞水聲。或繞臍生瘡。穿而膿出。或膿自臍中出。或大便去膿血。惟宜急治之。又云。大便膿血。似赤白下。而實非者。是腸癰也。

薏苡附子敗醬散方

薏苡仁十分　附子二分　敗醬五分

右三味。杵爲末。取方寸匕。以水二升。煎減半。頓服。小便當下。

〔魏〕薏仁下氣則能泄膿。附子微用。意在直走腸中屈曲之處可達。加以敗醬之鹹寒。以清積熱。服後以小便下爲度者。小便者氣化也。氣通則癰膿結者可開。滯者可行。而大便必泄汚穢膿血。腸癰可已矣。頓服者。取其快捷之力也。

千金腸癰湯

薏苡仁一升　牡丹皮　桃　仁各三兩　瓜瓣仁二升

右四味㕮咀。以水六升。煮取二升。分再服。

張氏衍義云。即金匱薏苡附子敗醬散之變方也。

聖惠方。治腸癰皮肉狀如蛇皮。及如錯。小腹堅。心腹急方。

即本方。用敗醬二兩。附子半兩。薏苡仁二兩半。

右擣麤羅爲散。每服三錢。以水中盞。入生薑半分。煎至六分。去滓溫服。案本方。僅用方寸匕。似甚少。聖惠爲是。

腸癰者。少腹腫痞。按之卽痛如淋。小便自調。時時發熱。自汗出。復惡寒。其脈遲緊者。膿未成。可下之。當有血。脈洪數者。膿已成。不可下也。大黃牡丹湯主之。腸。原本。作腫。今據趙程沈金鑑。及脈經改之。脈經無痞字。巢源。作小便數如淋。無小便自調四字。

〔程〕腫則形於外。痞則著於內。少腹既已痞腫。則腸癰已成。故按之卽痛也。如淋者。以小腹爲厥陰經脈所過。厥陰脈循陰器。故按少腹而痛引陰莖。有如淋狀。而小便則自調也。靈樞經曰。有所結氣歸之。內既有癰。則榮衛稽留於內。而不衛外。故令有發熱汗出惡寒也。脈遲緊者。則熱未聚。而肉未腐。故宜大黃牡丹湯下之。以消其腫瘍。若脈洪數。則膿已成。將成潰瘍。不可下也。大黃牡丹湯。在當有血句下。以古人爲文法所拘。故綴於條末。傷寒論中多有之。按上證癰在小腸。以小腸在上。癰近於腹。則位深。但腹皮急而按之有如腫形。故用前湯。導其毒從小便而出。此證癰在大腸。以大腸在下。癰隱少腹。其位淺則有痞腫之形。其跡易見。其按卽痛。故用大黃牡丹湯。排其膿血從大便而下也。〔尤〕云不可下者。謂雖下之而亦不能消之也。大黃牡丹湯腸癰已成未成。皆得主之。故曰有膿當下。無膿當下血。

大黃牡丹湯方　千金云。肘後名瓜子湯。○案今本肘後無攷。

大黃四兩　牡丹一兩○千金用三兩　桃仁五十箇

瓜子半斤○千金用一斤　芒硝三合

右五味。以水六升。煮取一升。去滓。內芒硝。再煎沸。頓服之。有膿當下。如無膿當下血。

〔程〕諸瘡瘍痛。皆屬心火。大黃芒硝。用以下實熱。血敗肉腐。則爲膿。牡丹桃仁。用以下膿血。瓜子。當是甜瓜子味甘寒。神農經不載主治。考之雷公曰。血泛經過。飲調瓜子。則瓜子亦腸中血分藥也。故別錄。主潰膿血。爲脾胃腸中內壅要藥。想亦本諸此方。○案瓜子。沈以爲冬瓜子。蓋依時珍治腸癰之說。然古本草無所攷。程註爲是。

張氏千金方衍義云。大黃下瘀血血閉。牡丹治瘀血留舍。芒硝治五藏積熱。滌去蓄結。推陳致新之功。較大黃尤銳。桃仁治疝瘕邪氣。下瘀血血閉之功。亦與大黃不異。甜瓜瓣。別錄。治腹內結聚。破潰膿血。專於開痰利氣。爲內癰脈遲緊膿未成之專藥。

張氏醫通云。腸癰下血。腹中㽲痛。其始發熱惡寒。欲驗其證。必小腹滿痛。小便淋澀。反側不便。卽爲腸癰之確候。無論已成未成。俱用大黃牡丹湯。加犀角急服之。

劉涓子鬼遺方云。治腸癰大黃湯。癰之爲病。診小腹腫痞堅。按之則痛。或在膀胱左右。其色或赤或白色堅大如掌熱。小便欲調。時白汗出。時復惡寒。其脈遲堅者。未成膿也。可下之。當有血。脈數膿成。不可服此方。

即本方。唯不用瓜子。用芥子。案千金。引劉涓子不用芥子。必後世傳寫之訛。而聖濟總錄。及外科正宗等。亦用芥子。得効方。則用瓜蔞子。並誤。

聖惠。牡丹散。治產後血運。腹滿欲狠狽。出婦人產後門。

即本方。不用瓜子。用冬瓜子。加生薑。產育寶慶集同。云若口噤。則拗開灌之。必效。欲產先煎下。以備緩急。

但不用生薑。

又牡丹散。治腸癰未成膿。腹中痛不可忍。出腸癰門。下同。

即本方。加木香芍藥敗醬。用甜瓜子。

又甜瓜子散。治腸癰腫痛。如悶氣欲絕。

於本方中。加薏苡敗醬當歸檳榔。

又赤茯苓散。治腸癰小腹牢強。按之痛。小便不利。時有汗出惡寒。脈遲未成膿。

於本方中加赤茯苓。

奇効良方。梅仁散。治腸癰。裏急隱痛。大便閉澁。

於本方。桃仁。代梅仁。加犀角。

問曰。寸口脈浮微而澁。法當亡血。若汗出。設不汗者云何。答曰。若身有瘡。

被刀斧所傷亡血故也。脈經。無浮字。斧。作器。趙本。法。作欸。

〔尤〕血與汗皆陰也。陰亡則血流不行。而氣亦無輔。故脈浮微而濇也。經云奪血者無汗。奪汗者無血。茲不汗出而身有瘡。則知其被刀斧所傷而亡其血與汗出不止者。迹雖異。而理則同也。

病金瘡。王不留行散主之。

〔沈〕此金刃所傷。皮肉筋骨。故爲金瘡。乃屬不內外因。〔尤〕金瘡金刃所傷。而成瘡者。經脈斬絕。榮衞沮弛。治之者必使經脈復行。營衞相貫而後已。王不留行散。則行氣血和陰陽之良劑也。

王不留行散方

王不留行十分八月八日採　蒴藋細葉十分七月七日採

桑東南根白皮十分三月三日採　甘草十八分〇趙本無八字

川椒三分除目及閉口去汗　黃芩二分　乾薑二分

芍藥二分　厚朴二分

右九味。桑根皮以上三味。燒灰存性。勿令灰過。各別杵篩。合治之爲散。服方寸匕。小瘡卽粉之。大瘡但服之。產後亦可服。如風寒。桑東根勿取之。前三物皆陰乾百日。

〔魏〕王不留行爲君。耑走血分。止血收痛。而且除風散痺。是收而兼行之藥。于血分最宜也。佐以蒴藋葉。與王不留行。性共甘平。入血分清火毒。祛惡氣。倍用甘草。以益胃解毒。芍藥黃芩。助淸血熱。川椒乾薑。助行血瘀。厚朴行中帶破。惟恐血乃凝滯之物。故不憚周詳也。桑根白皮。性寒。同王不留行蒴藋細葉。燒灰存性者。灰能入血分止血也。爲金瘡血流不止者設也。小瘡則合諸藥爲粉。以敷之。大瘡則服之。治內以安外也。產後亦可服者。行瘀血也。風寒之日。桑根勿取者。恐過于寒也。前三物皆陰乾百日。存其陰性。不可日曝及火炙也。此金瘡家之聖方。奏効如神者也。〔沈〕金瘡。當取生氣爲本。故用桑東南根。乃得生氣而生氣血。燒灰存性。取黑色而能止血。

案徐云。若風寒。此屬經絡邪。桑皮止利肺氣。不能逐外邪。故勿取。沈及金鑑義同。此解似不允當。王不留行。本經云。治金瘡。止血逐痛。蒴藋。本草不載治金瘡。而接骨木一名木蒴藋。唐本草云。治折傷續筋骨。蓋其功亦同。桑根白皮。本經云。治絕脈。別錄云。可以縫金瘡。知是三物爲金瘡之要藥。

排膿散方

枳實十六枚　芍藥六分　桔梗二分

右三味。杵爲散。取雞子黃一枚。以藥散與雞黃相等。揉和令相得。飲和服之。日一服。

〔尤〕枳實苦寒。除熱破滯爲君。得芍藥則通血。得桔梗則利氣。而尤賴雞子黃之甘潤。以爲排膿化毒之本也。

排膿湯方

甘草二兩　桔梗三兩　生薑一兩　大棗十枚

右四味。以水三升。煮取一升。溫服五合。日再服。

〔尤〕此亦行氣血和營衛之劑。

案以上二方。徐註爲瘡癰概治之方。沈云。此兩方。幷治軀殼之內腸胃之癰而設。魏云。排膿散。爲瘡癰將成未成治理之法也。排膿湯。甘草桔梗。即桔梗湯。蓋上部胸喉之間。有欲成瘡癰之機。即當急服也。數說未知孰是。程本金鑑。並不載此兩方。似有所見矣。

浸淫瘡。從口流向四支者可治。從四支流來入口者。不可治。

〔鑑〕浸淫瘡者。浸謂浸淫謂不已。謂此瘡浸淫。留連不已也。從口流向四肢者輕。以從內走外也。故曰可治。從四肢流走入口者重。以從外走內也。故曰不可治。〔魏〕不可治者。難治之義。非當委之不治也。

案玉機真藏論。身熱膚痛而爲浸淫。漢書五王傳。師古註。浸淫猶漸染也。巢源浸淫瘡候云。浸淫瘡。是心家有風熱。發於肌膚。初生甚小。先痒後痛。而成瘡。汁出。侵潰肌肉。浸淫漸闊。乃徧體。其瘡若從口出。流散四肢者輕。若從四肢生。然後入口者則重。以其漸漸增長。因名浸淫也。千金云。浸淫瘡者。淺搔之曼延長不止。搔癢者初如疥。搔之轉生汁相連著是也。又云。瘡表裏相當。名浸淫瘡。乃知此瘑疥濕瘡之屬。沈云。脫疽遊丹之類。金鑑云。猶今之癩瘋之類。皆非。外臺。載七方。可參攷。

浸淫瘡。黃連粉主之。〔原註〕方未見。

〔尤〕方未見。大意以此爲濕熱浸淫之病。故取黃連一味爲粉。粉之。苦以燥濕。寒以除熱也。〔魏〕按外科精義。以一味黃柏散調塗。本此。徐沈並爲黃連一味爲粉之方。

千金。黃連胡粉散。

黃　連二兩　胡　粉十分　水　銀一兩

右三味。黃連爲末相和。耎皮裹熟挼之。自能和合。縱不得成。一家亦得水銀。細散入粉中也。以傳乳瘡諸濕瘡黃爛肥瘡等。若乾著甲。煎爲膏。

案外臺删繁。療濕瘡多汁方同。黃連粉蓋此類也。

趺蹷手指臂腫轉筋陰狐疝蚘蟲病脈證治第十九

論一首　脈證一條　方五首

師曰。病趺蹷。其人但能前。不能却。刺腨入二寸。此太陽經傷也。徐沈金鑑。趺。作跌。篇目同。是。

〔沈〕此趺蹶。當辨經絡而治也。人身足陽明脈絡於腿外之前。太陽脈絡於腿外側之後。少陽脈絡於腿外側之中也。夫趺而致蹶者。足不能行也。然不能行。又當辨其前後治之。但能前者。陽明無傷也。不能卻者。乃不能後抵。太陽經脈受傷也。當刺腨入二寸。腨即小腿肚。本屬陽明。乃太陽經絡所過之處。與陽明經氣。會合於飛陽承筋間。故刺之使太陽陽明氣血和而無滯。則前後如常矣。

案揚子方言。趺。蹶也。說文。蹶。僵也。程云。趺。足背也。趺蹶。即痺厥之屬。恐非。金鑑云。證刺俱未詳。必有缺文不釋。此說近是。

病人常以手指臂腫動。此人身體瞤瞤者。藜蘆甘草湯主之。

〔尤〕濕痰凝滯關節則腫。風邪襲傷經絡則動。手指臂腫動。身體瞤瞤者。風痰在膈。攻走肢體。陳無擇所謂痰涎留在胸膈上下。變生諸病。手足項背。牽引釣痛。走易不定者是也。梨蘆吐上膈風痰。甘草亦能取吐。方雖未見。然大略是湧劑耳。李氏

案程云。證未詳。方亦缺。不釋。金鑑同。此固然。然尤引李氏。其義略通。故姑仍之。

藜蘆甘草湯方〔原註〕未見。

轉筋之爲病。其人臂脚直。脈上下行。微弦。轉筋入腹者。雞屎白散主之。此條脈經。載霍亂篇末。

〔沈〕此木土不和。風邪而轉筋也。風邪乘於脾胃。風濕相搏。以故表裏皆病。若風濕盛於經表。則臂脚直。脈上下行而微弦。經謂諸暴強直。皆屬於風。亦風淫末疾之義也。或中氣虛而木邪內逆。直攻於藏。則轉筋入腹。當以鷄屎白。下氣消積。去風安脾之治。非治臂脚直之方也。〔魏〕直上下行。全無和柔之象。亦同于痙病中直上下行之意也。

案金鑑云。臂同背。古通用。臂脚直。謂足背強直。不能屈伸。是轉筋之證也。誤。轉筋不必足背。故肘後。有療兩臂脚及胸脇轉筋之方。巢源云。冷入於足之三陰三陽。則脚轉筋。入於手之三陰三陽。則手筋轉。隨冷所入之筋。筋則轉。轉者由邪冷之氣。擊動其筋而移轉也。

雞屎白散方外臺。引肘後云。若轉筋入腹中轉者方。仲景。經心錄。備急。集驗。必効同。出于霍亂轉筋門。

雞屎白

右一味爲散。取方寸匕。以水六合。和溫服。肘後云。以水六合。煮三沸。頓服之。勿令病者知之。外臺同。

案雞屎白。別錄云。治轉筋利小便。故取而用之。素問用鷄屎醴。治鼓脹。通利大小便。驗之雖本草云微寒無毒。然瀉下之力頗峻。用者宜知之。況霍亂轉筋。多津液虛燥者。恐非所宜。

陰狐疝氣者。偏有小大。時時上下。蜘蛛散主之。

〔尤〕陰狐疝氣者。寒濕襲陰。而睾丸受病。或左或右。大小不同。或上或下。出沒無時。故名狐疝。蜘蛛有毒。服之能令人利。合桂枝辛溫。入陰而逐其寒濕之氣也。

靈經脈篇云。肝足厥陰所生病者。狐疝。葛氏傷寒直格云。狐疝言狐者。疝氣之變化。隱見往來。不可測如狐也。

陳氏三因云。寒疝之氣。注入㿗中。名曰狐疝。亦屬㿗病。

蜘蛛散方

蜘蛛十四枚熬焦　桂枝半兩

右二味。爲散。取八分一匕。飲和服。日再服。蜜圓亦可。

〔程〕別錄云。蜘蛛。治大人小兒㿗。㿗疝也。其性有毒。服之能使人利。得桂枝。引入厥陰肝經。而治狐疝。

雷斆炮炙論云。蜘蛛凡使勿用五色者。兼大身上有刺毛生者。幷薄小者。已上皆不堪用。須用屋西南有網。身小尻大。腹內有蒼黃膿者眞也。凡用去頭足了。研如膏。投藥中用之。今之方法。若仲景炒焦用。全無功矣。

王氏古方選註云。蜘蛛。性陰而厲。其功在殼。能泄下焦結氣。桂枝。芳香入肝。專散沉陰結疝。陰狐疝偏有大小。時時上下。如狐之出入無定。四時刺逆從論云。厥陰滑爲狐疝氣。推仲景之意。亦謂陰狐疝氣。是陰邪挾肝風。而上下無時也。治以蜘蛛。如批郤導窾。蜘蛛。本草言有毒。人咸畏之。長邑宰林公諱瑛。山海衛人。壯年調理。方用之多年。炙熟其味鮮美。恒得其功。本草言有毒者。南北所產不同耳。

問曰。病腹痛有蟲。其脈何以別之。師曰。腹中痛。其脈當沉。若弦。反洪大。故有蚘蟲。

〔尤〕腹痛脈多伏。陽氣內閉也。或弦者。邪氣入中也。若反洪大。則非正氣與外邪爲病。乃蚘動而氣厥也。然必兼有吐涎心痛等證。如下條所云。乃無疑耳。

蚘蟲之爲病。令人吐涎。心痛發作有時。毒藥不止者。甘草粉蜜湯主之。

〔程〕巢元方曰。蚘蟲長五寸。至一尺。發則心腹作痛。口喜唾涎及清水。貫傷心則死。靈樞經曰。蟲動則胃緩。胃緩則廉泉開。故涎下。是以令人吐涎也。心痛者。非蚘蟲貫心。乃蚘蟲上入胃脘。卽痛。下入胃中卽止。是以發作有時也。若毒藥不能止。用甘草粉蜜湯。從其性以治之。〔尤〕吐涎。吐出淸水也。心痛。痛如咬嚙。時時上下是也。發作有時者。蚘飽而靜則痛立止。蚘飢求食則痛復發也。毒藥。卽錫粉雷丸等。殺蟲之藥。毒藥者折之。以其惡也。甘草粉蜜湯誘之。以其所喜也。

甘草粉蜜湯方

甘　草二兩　粉一兩重〇趙及諸本無重字　蜜四兩

右三味。以水三升。先煮甘草。取二升。去滓。內粉蜜。攪令和。煎如薄粥。溫服一升。差卽止。

案粉。諸註以爲鉛粉。尤云。誘使蟲食甘味既盡。毒性旋發。而蟲患乃除。此醫藥之變詐也。此解甚巧。然古單稱粉者。米粉也。釋名云。粉。分也。研米使分散也。說文。粉。傅面者也。徐曰。古傅面。亦用米粉。傷寒論。猪膚湯。所用白粉。亦米粉耳。故萬氏保命歌括。載本方云。治蟲嚙心痛毒藥不止者。粉。乃用粳米粉。而千金諸書。藉以治藥毒。並不用鉛粉。蓋此方非殺蟲之劑。乃不過用甘平安胃之品。而使蚘安。應驗之於患者。始知其妙而已。甘味蚘所喜。東方朔神異經云。南方有甘蔗之林。其高百丈。圍三尺八寸。促節多汁。甜如蜜。咋嚙其汁。令人潤澤。可以節蚘蟲。人腹中蚘蟲。其狀如蚓。此消穀蟲也。多則傷人。少則穀不消。是甘蔗能減多益少。凡蔗亦然。此所以得甘味而平也。

千金方。解鴆毒及一切毒藥不止。煩懣方。

即本方。粉。用粱米粉。千金翼同。外臺。引翼。作白粱粉。聖濟總錄。用葛粉。楊氏家藏方。用菉豆粉。聖濟。名甘草飲。

蚘厥者。當吐蚘。令病者靜而復時煩。此爲藏寒。蚘上入膈。故煩。須臾復止。得食而嘔。又煩者。蚘聞食臭出。其人當自吐蚘。案柯氏來蘇集。作此非藏寒。蚘上入膈。非也。

〔尤〕蚘厥。蚘動而厥。心痛吐涎。手足冷也。蚘動而上逆。則當吐蚘。蚘暫安而復動。則病亦靜而復時煩也。然蚘之所以時安而時上者何也。蟲性喜溫。藏寒則蟲不安而上膈。蟲喜得食。藏虛則蚘復上而求食。故以人參薑附之屬。益虛溫胃爲主。而以烏梅椒連之屬。苦酸辛氣味。以折其上入之勢也。

蚘厥者。烏梅圓主之。

烏梅圓方

烏　梅三百箇　細　辛六兩　乾　薑十兩　黃　連一斤
當　歸四兩　附　子六兩炮　川　椒四兩去汗　桂　枝六兩
人　參　黃　柏各六兩

右十味。異搗篩。合治之。以苦酒漬烏梅一宿。去核。蒸之五升米下。飯熟擣成泥。和藥令相得。內臼中。與蜜杵二千下。圓如梧子大。先食飲服十圓。日三服。稍加至二十圓。禁生冷滑臭等物。

〔鑑〕李彣曰。烏梅味酸。黃連黃柏味苦。桂枝蜀椒乾薑細辛味辛。以蚘得酸則止。得苦則安。得甘則動於上。得辛則伏於下也。然胃氣虛寒。人參附子。以溫補之。吐亡津液。當歸以辛潤之。則蚘厥可愈矣。詳傷寒論輯義厥陰篇。

案此方。主胃虛而寒熱錯雜。以致蚘厥者。故藥亦用寒熱錯雜之品治之。而有胃虛以偏于寒而動蚘者。陶華因立安蚘理中湯主之。即理中湯。加烏梅花椒。出全生集。而有胃不虛以偏于熱而動蚘者。汪琥因製清中安蚘湯主之。黃連。黃柏。枳實。烏梅。川椒。出傷寒辨註。此各取本方之半。而治其所偏也。對證施之。皆有奇效。

金匱玉函要略輯義卷五

東都　丹波元簡廉夫著

婦人妊娠病脈證并治第二十

證三條　方九首

師曰。婦人得平脈。陰脈小弱。其人渴不能食。無寒熱。名妊娠。桂枝湯主之。〔原註〕方見利中。於法六十日。當有此證。設有醫治逆者。却一月加吐下者。則絕之。妊娠脈經作𤸇。此證。作娠。絕之下。有方在傷寒中五字。

〔尤〕平脈。脈無病也。即內經。身有病而無邪脈之意。陰脈小弱者。初時胎氣未盛而陰方受蝕。故陰脈比陽脈小弱。至三四月。經血久畜。陰脈始強。內經。所謂手少陰脈動者妊子。千金。所謂三月尺脈數。是也。其人渴。妊子者。內多熱也。一作嘔。亦通。今妊婦二三月。往往惡阻不能食是已。無寒熱者。無邪氣也。夫脈無故而身有病。而又非寒熱邪氣。則無可施治。惟宜桂枝湯和調陰陽而已。徐氏云。桂枝湯。外證得之。爲解肌和營衛。內證得之。爲化氣調陰陽也。六十日。當有此證者。謂妊娠兩月。正當惡阻之時。設不知而妄治。則病氣反增。正氣反損。而嘔瀉有加矣。絕之。謂禁絕其醫藥也。婁全善云。嘗治一二婦惡阻病吐。前醫愈治愈吐。因思仲景絕之之旨。以炒糯米湯代茶止藥。月餘漸安。〔程〕此證有缺文。〔鑑〕脈平無寒熱。用桂枝湯與妊娠渴不能食者不合。且文義斷續不純。其中必有脫簡。

案樓氏綱目云。絕之者。謂絕止醫治。候其自安也。予常治一二婦阻病吐。愈治愈逆。因思此仲景絕之旨。遂停藥月餘自安。真大哉聖賢之言也。樓所載如此。以炒糯米代茶湯。見于魏註。必有所據。桂枝湯可疑。程註金鑑似是。

婦人宿有癥病。經斷未及三月。而得漏下不止。胎動在臍上者。為癥痼害。妊娠六月動者。前三月經水利時胎也。下血者。後斷三月衃也。所以血不止者。其癥不去故也。當下其癥。桂枝茯苓圓主之。脈經。無宿有癥病四字。有妊娠二字。趙本害下。有一圈。衃。作不血二字。非。三因方。作婦人宿有癥病。妊娠經斷未及三月。即動。此癥也。經斷三月。而得漏下不止。胎動在臍上者。為癥痼害。當去其癥。案是以意改者不必有所本也。諸註害下為句。魏以害妊娠為一句。似是。

〔魏〕婦人宿有癥病。蓄血積聚之邪也。忽而經斷。未及三月。即上條六十日以下。見渴不能食證之候也。又忽爾經血至。且得漏下不止之證。以為胎墮乎。胎固在腹中。但動而不安。有欲墮之機矣。是癥之為病。而累及于胎者。如癥在臍下。邪居于下。可以隨血漏而癥散。止漏安胎。病去胎全矣。如癥在臍上。邪居于上。雖血漏不止。而癥自沉痼。名為癥痼。勢必令胎中之氣血。先隨血漏而墜。所以可決其害將及于妊娠也。此就宿血積聚。居于胎之上下。以卜血漏不止。有無干礙妊娠之義也。再或妊娠六月矣。胎忽動者。此亦宿血痼癥所致。又當明辨其孰為正胎。孰為癥邪而治之。前三月之間。經水順利。得其正道。無胎應行則行。有胎應止即止。此胎之正也。至三月以後。邪癥為患。忽而漏血不止。此血非關胎血。乃斷經之後。三月之血閉而未行。于邪癥之所在。必加添積聚。成為血衃。所以漏下不止。而自與胎不相涉也。惟久久不止。方害及于胎耳。血不止而痼癥不去。必累害于胎。當下其癥。癥自下而胎自存。所謂有物無殞者。亦此義也。胎與衃之辨。當于血未斷之前三月求之。前三月經水順利。則經斷必是胎。前三月有冒經下血者。則經斷必成衃。此說較前註之說。明暢易曉。附載于此。以質高明。〔鑑〕此示人妊娠有病當攻病之義也。此條文義不純。其中必有闕文。姑存其理可也。方氏曰。胎動胎漏皆下血。而胎動有腹痛。胎漏無腹痛。故胎動宜行氣。胎漏宜清熱。

樓氏綱目云。凡胎動多在當臍。今動在臍上。故知是癥也。

桂枝茯苓丸方

桂枝　茯苓　牡丹去心

桃仁去皮尖熬　芍藥各等分

右五味。末之。煉蜜和丸。如兔屎大。每日食前服一丸。不知。加至三丸。

〔程〕牡丹桃仁。以攻癥痼。桂枝以和衛。芍藥以和榮。茯苓以和中。五物相需。爲治妊娠有癥痼之小劑。〔徐〕此方去癥之力。不獨桃仁。癥者陰氣也。遇陽則消。故以桂枝扶陽。而桃仁愈有力矣。其餘皆養血之藥也。

案桂枝。取之于通血脈消瘀血。猶桃核承氣中所用。張氏醫通。改作桂心。非也。千金惡阻篇茯苓圓註肘後云。妊娠忌桂。故熬。龐安時云。桂炒過則不損胎也。此等之說。不必執拘。陳氏傷寒五法云。桂枝不傷胎。蓋桂枝輕而薄。但能解發邪氣。而不傷血。故不墮胎。○案炮炙論序曰。大豆許。取重十兩鯉目比之。如兔屎。十二兩鯉目。梧桐子。十四兩鯉目。如兔屎。小于梧桐子。

婦人良方奪命圓。專治婦人小產。下血至多。子死腹中。其人憎寒。手指脣口。爪甲青白。面色黄黑。或胎上搶心。則悶絕欲死。冷汗自出。喘滿不食。或食毒物。或誤服草藥。傷動胎氣。下血不止。胎尚未損。服之可安。已死服之可下。此方的係異人傳授。至妙。準繩云。此即仲景桂枝茯苓圓。

即本方。以蜜圓如彈子大。每服一圓。細嚼。淡醋湯送下。速進兩圓。至胎腐爛腹中。危甚者。立可取出。

濟陰綱目。催生湯。候產母腹痛腰痛。見胞漿下方服。

即本方。水煎熱服。

婦人懷娠六七月。脈弦發熱。其胎愈脹。腹痛惡寒者。少腹如扇。所以然者。子藏開故也。當以附子湯溫其藏。〔原註〕方未見。○愈脹。脈經。作踰腹。扇下。有之狀二字。

〔尤〕脈弦發熱。有似表邪。而乃身不痛。而腹反痛。背不惡寒。而腹反惡寒。甚至少腹陣陣作冷。若或扇之者然。所以然者。子藏開不能合。而風冷之氣乘也。夫藏開風入。其陰內勝。則其脈弦爲陰氣。而發熱。且爲格陽矣。胎脹者。內熱則消。寒則脹也。〔徐〕子藏者。子宮也。開者不斂也。宜以附子湯溫其藏。原方失註。想不過傷寒論中附子。合參苓朮芍之附子湯耳。

案金鑑云。方缺。文亦不純。必有殘缺。然尤註義通。今從之。張氏醫通云。妊娠脈弦爲虛寒。虛陽散外。故發熱。陰寒內逆。故胎脹。腹痛惡寒者。其內無陽。子藏不能司閉藏之令。故陰中覺寒氣。習習如扇也。用附子湯。以溫其藏。則胎自安。世人皆以附子爲墮胎百藥長。仲景獨用以爲安胎聖藥。非神而明之。莫敢輕試也。

師曰。婦人有漏下者。有半產後。因續下血都不絕者。有妊娠下血者。假令妊娠腹中痛。爲胞阻。膠艾湯主之。阻。脈經。作漏。半產。脈經。作中生。

〔鑑〕五六月墮胎者。謂之半產。婦人有漏下下血之疾。至五六月墮胎。而下血不絕者。此癥痼之害也。若無癥痼下血惟腹中痛者。爲胞阻。胞阻者。胞中氣血不和。而阻其化育也。故用芎歸膠艾湯。溫和其血。血和而胎育也。〔程〕漏下者。妊娠經來。脈經。以陽不足。謂之激經也。半產者。以四五月墮胎。墮胎必傷其血海。血因續下不絕也。若妊娠下血腹中痛。爲胞阻。則用膠艾湯以治。

巢源云。漏胞者。謂妊娠數月而經水時下。此由衝脈任脈虛。不能約制太陽少陰之經血故也。衝任之脈。爲經脈之海。皆起於胞內。手太陽。小腸脈也。手少陰。心脈也。是二經爲表裏。上爲乳汁。下爲月水。有娠之人。經水所以斷者。壅之以養胎。而蓄之爲乳汁。衝在氣虛。則胞內泄漏。不能制其經血。故月水時下。亦名胞阻。漏血盡則人斃也。

芎歸膠艾湯方〔原註〕一方加乾薑一兩。胡洽治婦人胞動。無乾薑。

芎藭　阿膠　甘草各二兩

艾葉　當歸各三兩　芍藥四兩

乾地黃案原本缺兩數。唯徐沈尤用六兩。千金乾地黃四兩。艾葉三兩。餘各二兩。外臺引集驗同

右七味。以水五升。淸酒三升。合煮取三升。去滓。內膠令消盡。溫服一升。日三服。不差更作。

〔程〕膠艾主平安胎。四物主乎養血。和以甘草。行以酒勢。血能循經養胎。則無漏下之患。〔魏〕用芎藭。行血中之凝。阿膠甘草當歸地黃芍藥五味。全補胞血之虛。艾葉。溫子藏之血。寒證見加乾薑。熱證見者。乾薑燒灰存

性。温經散寒。開凝通阻。而血反止矣。乾薑之加。乃註中所增。實不易之藥。余治婦人經血。屢試屢效者也。故竟僭而添入方中。高明鑒焉。

千金。膠艾湯。治妊娠二三月。上至七八月。其人頓仆失據。胎動不安。傷損腰腹痛欲死。若有所見。及胎奔上搶心短氣方。外臺。引集驗同。即本方。

又損傷門大膠艾湯。治男子傷絕。或從高墮下。傷五藏。微者唾血。及金瘡傷經方。即本方。加乾薑。煮法後云。此湯治婦人產後。崩傷下血過多。虛喘欲死。腹中激痛。下血不止者。神良。

又治妊娠二三月。上至八九月。胎動不安。腰痛已有所見方。

即本方。去芍藥地黃。不用清酒。

又治產後下赤白。腹中絞痛方。

即本方。無芎藭。

和劑局方。膠艾湯。治勞傷血氣。衝任虛損。月水過多。淋瀝漏下。連日不斷。臍腹疼痛。及妊娠將攝失宜。胎動不安。腹痛下墜。或勞傷胞絡。胞阻漏血。腰痛悶亂。或因損動胎上搶心。奔衝短氣。及因產乳衝任氣虛。不能約制。經血淋瀝不斷。延引日月。漸成羸瘦。即本方。

婦人良方。陳氏六物湯。治血痢不止。腹痛難忍。

即本方。去甘草。

又四物湯。治婦人經病或先或後。或多或少。疼痛不一。腰足腹中痛。或崩中漏下。或半產惡露多。或停留不出。妊娠腹痛。下血胎不安。產後塊不散。或亡血過多。或惡露下。服之如神。

即本方去阿膠艾葉甘草。

此藥不知起於何代。或云始自魏華佗。今產寶方。乃朱梁時節度巡官昝殷所撰。其中有四物散。國朝太平興國中。修入聖惠方者數方。自後醫者易散爲湯。自皇朝以來。名醫於此四物中。增損品味隨意。虛實寒熱。無不得其效者。然非止婦人之疾可用而已。施氏醫方祖劑云。仲景芎歸膠艾湯。乃四物湯之祖劑也。中間已具四物。後人裁而用之。

婦人懷娠。腹中疞痛。當歸芍藥散主之。（娠。趙本。作妊。徐沈尤同。）

〔尤〕按說文。疞音絞。腹中急也。乃血不足而水反侵之也。血不足而水侵。則胎失其所養。而反得其所害矣。腹中能無疞痛乎。芎歸芍藥。益血之虛。苓朮澤瀉。除水之氣。趙氏曰。此因脾土爲木邪所客。穀氣不舉。濕氣下流。搏於陰血而痛。故用芍藥多他藥數倍。以瀉肝木。亦通。

當歸芍藥散方

當　歸三兩　芍　藥一斤　茯　苓四兩

白　朮四兩　澤　瀉半斤　芎　藭半斤乙作三兩

右六味。杵爲散。取方寸匕。酒和。日三服。

〔程〕腹中無因而作痛。或邪熱所干。或胎氣壅盛。用茯苓之淡以滲之。澤瀉之鹹以泄之。白朮之甘以補之。和以酒服者。藉其勢以行藥力。日三服。則藥力相續。而腹痛自止。

案金鑑云。妊娠腹中急痛。用此方。未詳其義。必是脫簡。不釋。此說却可疑。

三因方。本方煎法後云。元和紀用經曰。本六氣經緯圓。能祛風補勞。養真陽退邪熱。緩中安和神志。潤澤容色。散邪寒溫瘴時疫。安期先生賜李少君久餌之藥。後仲景增減。爲婦人懷妊腹痛方。本方用芍藥四兩。澤瀉茯苓川芎各一兩。當歸白朮各二兩。亦可以蜜元服。案此說涉荒誕。不可信據。

和劑局方。當歸芍藥散。治妊娠腹中絞痛。心下急滿。及產後血暈。內虛氣乏。崩中久痢。常服通暢血脈。不生癰瘍。消痰養胃。明目益津。即本方。婦人良方同。

妊娠。嘔吐不止。乾薑人參半夏丸主之。

〔魏〕妊娠嘔吐不止者。下實上必虛。上虛胸胃必痰飲凝滯。而作嘔吐。且下實氣必逆而上衝。亦能動痰飲而爲嘔吐。方用乾薑。溫益脾胃。半夏開降逆氣。人參補中益氣。爲丸緩以收補益之功。用治虛寒之妊娠家。至善之法也。

張氏醫通云。此即所謂惡阻病也。先因脾胃虛弱。津液留停。畜爲痰飲。至妊二月之後。濁陰上衝。中焦不勝其逆。痰飲遂湧。中寒乃起。故用乾薑止寒。人參補虛。半夏生薑治痰散逆也。

乾薑人參半夏丸方

乾薑　人參各一兩　半夏二兩

右三味。末之。以生薑汁糊爲丸。如梧子大。飲服十丸。日三服。

〔程〕寒在胃脘。則令嘔吐不止。故用乾薑散寒。半夏生薑止嘔。人參和胃。半夏乾薑。能下胎。婁全善曰。余治妊阻病。累用半夏。未嘗動胎。亦有故無殞之義。臨病之工。何必拘泥。〔尤〕此益虛溫胃之法。爲妊娠中虛。而有寒飲者設也。夫陽明之脈。順而下行者也。有寒則逆。有熱亦逆。逆則飲必從之。而妊娠之體。精凝血聚。每多蘊而成熱者矣。按外臺方。青竹茹橘皮半夏各五兩。生薑茯苓各四兩。麥冬人參各三兩。爲治胃熱氣逆嘔吐之法。可補仲景之未備也。

聖惠半夏丸。治妊娠惡阻病。醋心胸中冷。腹痛不能飲食。輒吐青黃汁方。

即本方。三味等分。擣羅爲末。以地黃汁浸。蒸餅和丸。如梧桐子大。每服不計時候。以粥飲下十丸。

妊娠小便難。飲食如故。當歸貝母苦參丸主之。

〔尤〕小便難。而飲食如故。則病不由中焦出。而又無腹滿身重等證。則更非水氣不行。知其血虛熱鬱。而津液濇少也。本草。當歸。補女子諸不足。苦參入陰利竅。除伏熱。貝母能療鬱結。兼清水液之源也。

當歸貝母苦參丸方〔原註〕男子。加滑石半兩。○諸註本。删此七字。唯魏本有。

當歸 貝母 苦參各四兩

右三味。末之。煉蜜丸。如小豆大。飲服三丸。加至十丸。

張氏醫通云。此小便難者。膀胱熱鬱。氣結成燥。病在下焦。所以飲食如故。用當歸以和血潤燥。貝母以清肺開鬱。苦參以利竅逐水。並入膀胱。以除熱結也。

案貝母。本經甄權並云。治產難。而外臺子癇門。小品葛根湯方後云。貝母令人易產。若未臨月者。升麻代之。此說雖不可信。然足見其亦有利竅之功。本方所用。蓋取之于利竅耳。金鑑云。方證不合。必有脫簡。不釋。殆不考藥性也。

時氏產經。苦參圓主療與原文同。

當歸　貝母　苦參各三兩　滑石半兩

右爲末。蜜圓如小豆大。以米飲下二十圓。

妊娠有水氣。身重小便不利。洒淅惡寒。起卽頭眩。葵子茯苓散主之。

〔沈〕此胎壓衛氣不利致水也。〔鑑〕妊娠外有水氣。則浮腫。洒淅惡寒。水盛貯於肌膚。故身重。內有水氣。則小便不利。水盛阻遏陽氣上升。故起卽頭眩也。用葵子茯苓者。是專以通竅利水爲主也。

婦人良方云。產寶論曰。夫妊娠腫滿。由藏氣本弱。因產重虛。土不尅水。血散入四肢。遂致腹脹。手足面目皆浮腫。小便祕澁。陳無擇云。凡婦人宿有風寒冷濕。妊娠喜脚腫。俗爲皺脚。亦有通身腫滿。心腹急脹。名曰胎水。巢源名子滿體腫。

葵子茯苓散方

葵子一斤　茯苓三兩

右二味。杵爲散。飲服方寸匕。日三服。小便利則愈。

張氏醫通云。膀胱者。主藏津液。氣化出溺。外利經脈。上行至頭。爲諸陽之表。今膀胱氣不化。水溺不得出。外不利經脈。所以身重洒洒惡寒。起卽頭眩。但利小便則水去而經氣行。表病自愈。用葵子。直入膀胱。以利癃閉。佐茯苓以滲水道也。

千金。治妊娠小便不利方。即本方。外臺引千金翼。主療亦同。千金註。引本經文同。

婦人良方。葵子散。治妊娠小便不利。身重惡寒。起則眩暈及水腫者。王子亨云。妊娠小便不通。特避寒藥。又名茯苓湯。

葵　子五兩　　茯　苓三兩

右二味。爲末。每服二錢。米飲調下。小便利則愈。

時氏產經云。如不通。恐是轉胞。加髮灰少許調服。極妙。葵子。用黃葵子。

聖惠方。葵子散。治妊娠身體浮腫。小便不利。洒淅惡寒。

即本方。加漢防己。凡三味。各二兩。

婦人妊娠。宜常服當歸散主之。脈經。此下。有即易產無疾苦六字。

〔尤〕妊娠之後。最慮濕熱傷動胎氣。故於芎歸芍藥養血之中。用白朮除濕。黃芩除熱。丹溪稱黃芩白朮。爲安胎之聖藥。夫芩朮非能安胎者。去其濕熱。而胎自安耳。〔鑑〕妊娠無病。不須服藥。若其人瘦而有熱。恐耗血傷胎。宜常服此以安之。

當歸散方

當　歸　　黃　芩　　芍　藥

芎　藭各一斤　　白　朮半斤

右五味。杵爲散。酒飲服方寸匕。日再服。妊娠常服即易產。胎無苦疾。產後百病悉主之。汪氏醫學原理有人參。

方氏丹溪心法附餘云。此方養血清熱之劑也。瘦人血少有熱。胎動不安。素曾半產者。皆宜服之。以清其源而無患也。

王氏明醫雜著云。調理妊娠。在於清熱養血。條實黃芩爲安胎聖藥。清熱故也。暑月宜加之。養胎全在脾胃。譬猶懸鍾於梁。梁軟則鍾下墜。折則墮矣。故白朮補脾。爲安胎君藥。

外臺古今錄驗朮湯。療妊娠卒得心痛欲死。千金治妊娠腹中滿痛。叉心不得飲食。

即本方。去芎藭當歸。右三味切。以水六升。煑取二升半。分三服。半日令盡。微下水。令易生。

易簡方。治經三四月不行。或一月再至。

即本方。加山茱萸。

妊娠養胎。白朮散主之。

〔尤〕妊娠傷胎。有因濕熱者。亦有因濕寒者。隨人藏氣之陰陽。而各異也。當歸散。正治濕熱之劑。白朮散。白朮牡蠣燥濕。川芎温血。蜀椒去寒。則正治濕寒之劑也。仲景並列於此。其所以詔示後人者深矣。

白朮散方〔原註〕見外臺。○外臺引古今錄驗云。裴伏張仲景方。

白朮　芎藭　蜀椒三分去汗　牡蠣外臺白朮芎藭各四分牡蠣二分

右四味。杵爲散。酒服一錢匕。日三服。夜一服。但苦痛。加芍藥。心下毒痛。倍加芎藭。心煩吐痛。不能食飲。加細辛一兩。半夏大者二十枚。服之後。

更以醋漿水服之。若嘔。以醋漿水服之。復不解者。小麥汁服之。已後渴者。大麥粥服之。病雖愈服之勿置。苦痛。徐云。脫一腹字。沈本作苦腹痛。吐痛。外臺。作吐唾。爲是。

〔程〕白朮主安胎爲君。芎藭主養胎爲臣。蜀椒主溫胎爲佐。牡蠣主固胎爲使。按瘦而多火者。宜用當歸散。肥而有寒者。宜用白朮散。不可混施也。芍藥能緩中。故苦痛者加之。芎藭能溫中。故毒痛者倍之。痰飲在心膈。故令心煩吐痛。不能食飲。加細辛破痰下水。半夏消痰去水。更服漿水以調中。若嘔者。復用漿水服藥以止嘔。嘔不止。再易小麥汁以和胃。嘔止而胃無津液作渴者。食大麥粥。以生津液。病愈服之勿置者。以大麥粥。能調中補脾。故可常服。非指上藥可常服也。

徐云。予治迪可弟婦。未孕即痰嗽見血。既孕而不減。人瘦。予以此方治之。因其腹痛。加芍藥兩大劑。而痰少嗽止。人爽胎安。

和劑局方白朮散。調補衝任。扶養胎氣。治妊娠宿有風冷。胎痿不長。或失於將理。動傷胎氣。多致損墮懷孕。常服壯氣益血。保護胎藏。即本方。三因同。

婦人良方。白朮圓。主療同前局方白朮散。

即本方。加阿膠地黃當歸。右爲末。蜜爲圓。如梧子。米飲呑三四十圓。酒醋湯亦可。

婦人傷胎懷身。腹滿不得小便。從腰以下。重如有水氣狀。懷身七月。太陰當養不養。此心氣實。當刺瀉勞宮及關元。小便微利則愈。〔原註〕見玉函。〇玉函。傷胎。作傷寒。關元。作小腸之募。無微利之微字。

〔程〕七月手太陰肺經養胎。金爲火乘。則肺金受傷。而胎失所養。又不能通調水道。故有腹滿不得小便從腰已下有如水氣狀也。勞宮穴在手心厥陰心主穴也。瀉之則火不乘金矣。關元穴在臍下。爲小腸之募。瀉之則小便通利矣。此穴不可妄用。刺之能落胎。

案金鑑云。文義未詳。此穴刺之落胎。必是錯簡。不釋。此說固是。然依玉函傷胎。作傷寒。乃義稍通。徐子才逐月養胎方云。妊娠七月。手太陰脈養。不可針灸其經。

婦人產後病脈證治第二十一

論一首　證六條　方八首

問曰。新產婦人有三病。一者病痓。二者病鬱冒。三者大便難。何謂也。師曰。新產血虛。多汗出。喜中風。故令病痓。亡血復汗。寒多。故令鬱冒。亡津液胃燥。故大便難。案痓。沈尤金鑑。作痙爲是。詳痙病中。

〔尤〕痙。筋病也。血虛汗出。筋脈失養。風入而益其勁也。鬱冒。神病也。亡陰血虛。陽氣遂厥。而寒復鬱之。則頭眩而目瞀也。大便難者。液病也。胃藏津液。而滲灌諸陽。亡津液胃燥。則大腸失其潤。而便難也。三者不同。其爲亡血傷津則一。故皆爲產後所有之病。〔程〕產後血暈者。爲鬱冒。又名血厥。

產婦鬱冒。其脈微弱。嘔不能食。大便反堅。但頭汗出。所以然者。血虛而厥。厥而必冒。冒家欲解。必大汗出。以血虛下厥。孤陽上出。故頭汗出。所以產婦喜汗出者。亡陰血虛。陽氣獨盛。故當汗出。陰陽乃復。大便堅。嘔不能食。

小柴胡湯主之。〔原註〕方見嘔吐中。

〔尤〕鬱冒雖有客邪。而其本則爲裏虛。故其脈微弱也。嘔不能食。大便反堅。但頭汗出。津氣上行。而不下逮之象。所以然者亡陰血虛。孤陽上厥。而津氣從之也。厥者必冒。冒家欲解。必大汗出者。陰陽乍離。故厥而冒。及陰陽復通。汗乃大出而解也。產婦新虛。不宜多汗。而此反善汗出者。血去陰虛。陽受邪氣。而獨盛。汗出則邪去。陽弱而後與陰相和。所謂損陽而就陰是也。小柴胡主之者。以邪氣不可不散。而正虛不可不顧。惟此法爲能解散客邪。而和利陰陽耳。〔鑑〕大便堅。嘔不能食。用小柴胡湯。必其人舌有胎。身無汗。形氣不衰者。始可。故病得解自能食也。若有汗。當減柴胡。無熱當減黃芩。嘔則當倍薑半。虛則當倍人參。又在臨證之變通也。

案巢源云。運悶之狀。心煩氣欲絕是也。亦有去血過多。亦有下血極少。皆令運悶。若去血過多。血虛氣極如此而運悶者。但煩悶而已。若下血過少。而氣逆者。則血隨氣上掩於心。亦令運悶。則煩悶而心滿急。二者爲異。亦當候其產婦。血下多少。則知其產後應運與不運也。然煩悶不止。則斃人。巢氏所論如此。知產後血暈自有兩端。其去血過多而暈者。屬氣脫。其證眼閉口開。手撒手冷。六脈微細或浮是也。下血極少而暈者屬血逆。其證胸腹脹痛氣粗。兩手握拳。牙關緊閉是也。此二者證治霄壤。服藥一差。生死立判。宜審辨焉。而本條所論。別是一證。活人書妊娠傷寒門。載此條於三物黃芩湯之後。則知是專治婦人草蓐傷風。嘔而不能食者。若以小柴胡湯爲產後鬱冒之的方。則誤人殆多矣。

病解能食。七八日更發熱者。此爲胃實。大承氣湯主之。見痙病中。〇脈經。作此爲胃熱氣實。程金鑑脈經。並接前條爲一條。

〔沈〕此即大便堅。嘔不能食。用小柴胡湯。而病解能食也。病解者。謂鬱冒已解。能食者。乃餘邪隱伏胃中。風熱熾盛而消穀。但食入於胃。助起餘邪復盛。所以七八日而更發熱。故爲胃實。是當蕩滌胃邪爲主。故用大承氣峻攻胃中堅壘。俾無形邪相隨有形之滯。一掃盡出。則病如失。仲景本意。發明產後氣血雖虛。然有實證。即當治實。不可顧慮其虛。反致病劇也。

產後腹中㽲痛。當歸生薑羊肉湯主之。并治腹中寒疝。虛勞不足。方見寒疝中。

〔程〕產後血虛有寒。則腹中急痛。內經曰。味厚者爲陰。當歸羊肉味厚者也。用以補產後之陰。佐生薑以散腹中之寒。則㽲痛自止。夫辛能散寒。補能去弱。三味辛溫補劑也。故并主虛勞寒疝。〔魏〕妊娠之㽲痛。胞阻於血寒也。產後腹中㽲痛者。裏虛而血寒也。一阻一虛。而治法異矣。〔尤〕當歸生薑。溫血散寒。孫思邈云。羊肉止痛利產婦。

千金當歸湯。治婦人寒疝。虛勞不足。若產後腹中絞痛。

即本方加芍藥。註云。子母祕錄有甘草。

丹溪心要云。當產寒月。臍下脹滿。手不可犯。寒入產門故也。服仲景羊肉湯二服愈。

嚴氏濟生當歸羊肉湯。治產後發熱自汗。肢體痛。名曰蓐勞。

即本方。加人參黃芪。

產後腹痛。煩滿不得臥。枳實芍藥散主之。

〔鑑〕產後腹痛。不煩不滿。裏虛也。今腹痛煩滿。不得臥。裏實也。氣結血凝而痛。故用枳實破氣結。芍藥調腹痛。

枳實炒令黑者。蓋因產婦氣不實也。幷主癰膿。亦因血爲氣凝。久而腐化者也。佐以麥粥。恐傷產婦之胃也。

〔尤〕產後腹痛而至煩滿不得臥。知血鬱而成熱。且下病而礙上也。與虛寒㽲痛不同矣。枳實燒令黑。能入血行滯。同芍藥爲和血止痛之劑也。〔魏〕大麥粥。取其滑潤宜血。且有益胃氣也。

枳實芍藥散方

枳　實燒令黑勿大過　芍　藥等分

右二味。杵爲散。服方寸匕。日三服。幷主癰腫。以麥粥下之。

案朱震亨云芍藥產後禁用。程氏辨其誤。極是。今不繁引。又案此前排膿散中。去桔梗。不用鷄子黃。用麥粥。立方之意稍近。故幷治癰腫乎。

師曰。產婦腹痛。法當以枳實芍藥散。假令不愈者。此爲腹中有乾血著臍下。宜下瘀血湯主之。亦主經水不利。

〔鑑〕產婦腹痛。屬氣結血凝者。枳實芍藥散以調之。假令服後不愈。此爲熱灼血乾。著於臍下而痛。非枳實芍藥之所能治也。宜下瘀血主之。下瘀血湯。攻熱下瘀血也。並主經水不通。亦因熱灼血乾故也。

下瘀血湯方

大　黃三兩〇趙本作二兩　桃　仁二十枚　䗪　蟲二十枚熬去足

右三味。末之。煉蜜和爲四丸。以酒一升。煎一丸。取八合。頓服之。新血下如豚肝。

〔程〕䗪蟲。主下血閉。鹹能軟堅也。大黃。主下瘀血。苦能泄滯也。桃仁。亦下瘀血。滑以去著也。三味相合。以攻臍下乾血。〔魏〕此類于抵當湯丸之用。亦主經水不利。無非通幽開積之治也。和酒爲丸者。緩從下治也。〔徐〕旣曰新血。又曰如豚肝。驟結之血也。

案徐氏蘭臺軌範云。新字當作瘀字。此說頗有理。

產後七八日。無太陽證。少腹堅痛。此惡露不盡。不大便。煩躁發熱。切脈微實。再倍發熱。日晡時煩躁者不食。食則譫語。至夜卽愈。宜大承氣湯主之。熱在裏。結在膀胱也。見痓病中。○脈經。煩躁發熱四字。作四五日趺陽脈六字。食則譫語至夜卽愈八字。作譫語利之則愈六字。

〔程〕太陽傷寒。熱結膀胱。則蓄血。小腹堅痛。今產後非太陽證。而小腹亦堅痛者。此惡血未盡。熱在裏。結在膀胱也。宜下瘀血湯輩。若不大便。煩躁發熱。則熱不在膀胱。而熱在胃。切其脈亦微實也。日晡時。陽明向王時也。當向王時。是以再倍發熱煩躁。則胃中實矣。胃實則不能食。故食則譫語。轉增其實也。宜大承氣湯下之。此條前後簡錯。熱在裏八字。當在惡露不盡之下。未有大承氣湯。而下膀胱血結也。至夜卽愈四字。衍文。脈經無。金鑑同。但以至夜卽愈。不爲衍文。以再倍二字爲衍。〔鑑〕李彣曰。此一節具兩證在內。一是太陽畜血證。一是陽明裏實證。因古人文法錯綜。故難辨也。無太陽證。謂無表證也。少腹堅痛者。以肝藏血。少腹爲肝經部分。故血必結於此。則堅痛亦在此。此惡露不盡。是爲熱在裏。結在膀胱。此太陽畜血證也。宜下去瘀血。若不大便煩躁。脈實譫語者。陽明裏實也。再倍發熱者。熱在裏。蒸蒸發於外也。陽明旺於申酉戌。日晡是陽明向旺時。故煩躁不能食。病在陽而不在陰。故至夜則愈。此陽明府病也。宜大承氣湯以下胃實。

案尤云。蓋謂不獨血結於下。而亦熱聚於中也。若但治其血。而遺其胃。則血雖去而熱不除。即血亦未必能去。而大承氣湯中。大黃枳實。均爲血藥。仲景取之者。蓋將一舉而兩得之歟。此解不可從。李註似允當。

產後風。續之數十日不解。頭微痛。惡寒。時時有熱。心下悶。乾嘔汗出。雖久陽旦證續在耳。可與陽旦湯。〔原註〕即桂枝湯方。見下利中。〇脈經作婦人產得風。心下悶。作心下堅。徐沈作產後中風續續。

〔徐〕此段言產後中風。淹延不愈。而表裏雜見者。仍當去其風也。謂中風之輕者。數十日不解。似乎不可責表。然頭疼惡寒汗出。時有熱。皆表證也。心下悶乾嘔。太陽之邪欲內入。而內不受也。今陽旦證仍在。陽旦湯何不可與。而因循以致誤也。

案陽旦湯。徐沈尤金鑑。爲桂枝湯加黃芩。而魏則據傷寒。論證象陽旦條。爲桂枝加附子。並誤。唯程依原註爲是。

張氏醫通云。舉此與上文承氣湯。爲表裏之例。

產後中風。發熱。面正赤。喘而頭痛。竹葉湯主之。喘而。千金。作喘氣。頭痛。聖濟。作頭目昏痛。

〔尤〕此產後表有邪。而裏適虛之證。若攻其表。則氣浮易脫。若補其裏。則表多不服。竹葉湯用竹葉葛根桂枝防風桔梗。解外之風熱。人參附子。固裏之脫。甘草薑棗。以調陰陽之氣。而使其平。乃表裏兼濟之法。凡風熱外淫。而裏氣不固者。宜於此取則焉。〔沈〕產後最易變爲柔痓。故發熱頭痛。雖屬太陽表證。恐隱痓病之機。所以方後云。頸項強。加大附子一枚。

案金鑑云。產後中風之下。當有病痓者之三字。始與方合。若無此三字。則人參附子。施之於中風發熱可乎。

而又以竹葉命名者。何所謂也。且方內有頸項強用大附子之文。本篇有證無方。則可知必有脫簡。此註恐非。是方蓋防發痙之漸。若至直發痙。則難奏効也。

竹葉湯方

竹葉一把○千金作一握　葛根三兩　防風案千金用二兩　桔梗
桂枝　人參　甘草各一兩
大棗十五枚　生薑五兩　附子一枚炮○活人書不用

右十味。以水一斗。煮取二升半。分溫三服。溫覆使汗出。○頸項強用大附子一枚。破之如豆大。前藥揚去沫。嘔者。加半夏半升。洗。千金。分上。有去滓二字。無一枚以下十二字。前。趙本作煎。徐註豆大下云。該是入字。案據徐則豆下句。

〔程〕產後血虛。多汗出。喜中風。故令病痙。今證中未至背反張。而發熱面赤頭痛。亦風痙之漸。故用竹葉主風痙。防風治內痙。葛根治剛痓。桂枝治柔痙。生薑散風邪。桔梗除風痺。辛以散之之劑也。邪之所湊。其氣必虛。佐人參以固衞。附子以溫經。甘草以和諸藥。大棗以助十二經。同諸風劑。則發中有補。爲產後中風之大劑也。頸項強急。痙病也。加附子以散寒。嘔者。風擁氣逆也。加半夏以散逆。

張氏醫通云。此桂枝湯去芍藥。加竹葉葛防桔梗人參。因方後所加附子。向來混入方內。案醫通。載本方。去附子。蓋本于活人書。

又云。附子恐是方後所加。治頸項強者。以邪在太陽。禁固其筋脈。不得屈伸。故用附子。溫經散寒。揚去沫者。

不使辛熱上浮之氣。助其虛陽上逆也若邪在胸而嘔。加半夏治之。上言破之如豆。入前藥。舊本作如豆大。今如徐忠可駁正。

婦人乳中虛。煩亂嘔逆。安中益氣竹皮大圓主之。乳。脈經。作産。

〔程〕胃者。水穀氣血之海。産後則血氣虛。而胃氣逆。故煩亂嘔逆。〔尤〕婦人乳中虛。煩亂嘔逆者。乳子之時。氣虛火勝。內亂而上逆也。

案乳中。蓋在草蓐之謂。故脈經作産中。而沈云。乳者乳子之婦也。魏云。乳即血也。初産血虛。沈云。乳下。當有閉字。謂乳閉而不通也。金鑑云。此條文義證藥未詳。張璐云。乳中虛言乳哺而乳汁去多。並誤。

竹皮大丸方 活人云。治虛煩。載之于丈夫諸方中。

生竹茹二分　石膏二分　桂枝一分

甘草七分　白薇一分

右五味。末之。棗肉和丸彈子大。以飲服一丸。日三夜二服。有熱者。倍白薇。煩喘者。加柏實一分。活人書。柏實。作枳實。

〔程〕竹茹甘寒。以除嘔啘。石膏辛寒。以除煩逆。白薇鹹寒。以治狂惑邪氣。夫寒則泥膈。佐桂枝以宣導。寒則傷胃。佐甘草以和中。有熱倍白薇。白薇鹹寒。能除熱也。煩喘。加柏實。柏實辛平。能治喘也。用棗肉爲丸者。統和諸藥。以安中益氣也。

武氏濟陰綱目云。中虛不可用石膏。煩亂不可用桂枝。此方以甘草七分。配衆藥六分。又以棗肉爲丸。仍以一丸飲下。可想其立方之微。用藥之難。審虛實之不易也。仍飲服者。尤慮夫虛虛之禍耳。用是方者亦當深省。

產後下利虛極。白頭翁加甘草阿膠湯主之。（脈經。作熱痢重下新產虛極。千金。利虛間。有兼字。）

〔尤〕傷寒熱利下重者。白頭翁湯主之。寒以勝熱。苦以燥濕也。此亦熱利下重。而當產後虛極。則加阿膠救陰。甘草補中生湯。且以緩連蘗之苦也。

案金鑑云。此條文義證藥不合。不釋。蓋以其虛極而用苦寒之品也。

白頭翁加甘草阿膠湯方（千金。名白頭翁湯。）

白頭翁　甘草　阿膠（各二兩）

秦皮　黃連（案千金各二兩）　蘗皮（各三兩）

右六味。以水七升。煮取二升半。內膠令消盡。分溫三服。

張氏醫通云。傷寒厥陰證。熱利下重者。用白頭翁湯。苦寒治熱。以堅腸胃。此產後氣血兩虛。故加阿膠甘草。然下利血滯也。古人云。血行則利自止。此方豈獨治產後哉。

附方

千金三物黃芩湯。治婦人在草蓐。自發露得風。四肢苦煩熱。頭痛者。與小柴胡湯。頭不痛但煩者。此湯主之。（千金。煩者。作煩熱。）

黃芩（一兩）　苦參（二兩）　乾地黃（四兩）（千金。二兩上。有各字。）

右三味。以水六升。煮取二升。溫服一升。多吐下蟲。千金。六升下。有去滓二字。

〔徐〕在草蓐。是未離產所也。自發露得風。是揭蓋衣被。稍有不慎而暫感也。產後陰虛。四肢在亡血之後。陽氣獨盛。又得微風。則苦煩熱。然表多則上入而頭痛。當以上焦爲重。故主小柴胡和解。若從下受之。而濕熱結于下。則必生蟲。頭不痛。故以黃芩消熱爲君。苦參去風殺蟲爲臣。而以地黃補其元陰爲佐。曰多吐下蟲。謂蟲得苦參。必不安。其上出下出。故未可知也。

案別錄云。苦參除伏熱。本方所用。蓋不在殺蟲。當攷千金傷寒雜治門。

千金內補當歸建中湯。治婦人產後虛羸不足。腹中刺痛不止。吸吸少氣。或苦少腹中急摩痛引腰背。不能食飲。產後一月。日得服四五劑爲善。令人強壯。宜。千金。刺作疞。中急作拘急。無摩字。宜作方。

當歸四兩　桂枝三兩　芍藥六兩〇千金作五兩

生薑三兩〇千金作六兩　甘草五兩　大棗十二枚〇千金作十八枚

右六味。以水一斗。煮取三升。分溫三服。一日令盡。若大虛加飴糖六兩。湯成內之於火上。煖令飴消。若去血過多。崩傷內衄不止。加地黃六兩。阿膠二兩。合八味。湯成內阿膠。若無當歸。以芎藭代之。若無生薑。以乾薑代之。案內衄。千金作內竭。非也。千金翼。與本條同。巢源云。吐血有三種。一日內衄。出血如鼻衄。但不從鼻孔出。或去數升。乃至斛。是也。若無生薑以下。千金無。

〔沈〕產後體雖無病。血海必虛。若中氣充實。氣血雖虛。易能恢復。或後天不能生血。充於血海。則見虛羸不足。但血海虛。而經絡之虛。是不待言。因氣血不利。而瘀則腹中刺痛不止。衝任督帶內虛。則少腹中急摩痛。引腰背。脾胃氣虛。則吸吸少氣。不能食飲。故用桂枝湯。調和營衞。加當歸欲補血之功居多。若大虛加膠飴。峻補脾胃。而生氣血。若去血過多。崩傷內衄。乃血海真陰大虧。故加地黃阿膠以培之。方後云。無生薑。以乾薑代之。乃温補之中。兼引血藥入血分生血。其義更妙。

張氏醫通云。按此卽黃耆建中之變法。彼用黃耆。以助外衞之陽。此用當歸。以調內營之血。兩不移易之定法也。

千金芍藥湯。治產後苦腹少痛方。

卽小建中湯。用膠飴八兩。

婦人雜病脈證幷治第二十二

論一首　脈證合十四條　方十四首

婦人中風七八日。續來寒熱。發作有時。經水適斷。此爲熱入血室。其血必結。故使如瘧狀。發作有時。小柴胡湯主之。方見嘔吐中。○來。傷寒論。太陽下篇。作得。斷下。有者字。

〔程〕婦人傷寒中風。六經傳變治例。與男子同法。唯經水適來適斷。熱入血室。與夫胎前產後崩漏帶下。則治有殊也。婦人經行之際。當血弱氣盡之時。邪氣因入血室。與正氣相搏。則經爲之斷。血爲之結也。血結則邪正分爭。往來寒熱。休作有時。與小柴胡解表裏。而散血室之邪熱。〔尤〕仲景單用小柴胡湯。不雜血藥一味。意謂熱邪解而乍結之血自行耳。詳傷寒論輯義太陽中篇。以下二條同。

許氏本事方。小柴胡加地黄湯。治婦人室女傷寒發熱。或發寒熱。經水適來。或適斷。晝則明了。夜則譫語。如見鬼狀。亦治產後惡露方來。忽爾斷絕。

即於小柴胡湯。加生乾地黄。

辛亥中寓居毘陵。學官王仲禮其妹病傷寒發寒熱。遇夜則如有鬼物所憑。六七日忽昏塞。涎響如引鋸。牙關緊急。瞑目不知人。疾勢極危。召予視。予曰。得病之初。曾值月經來否。其家云。月經方來。病作而經遂止。得一二日。發寒熱。晝雖靜。夜則有鬼祟。從昨日來。涎生不省人事。予曰此熱入血室證也。仲景云。婦人中風。發熱惡寒。經水適來。晝則明了。暮則譫語。如見鬼狀。發作有時。此名熱入血室。醫者不曉。以剛劑與之。遂致胸膈不利。涎潮上脘。喘急息高。昏冒不知人。當先化其涎。後除其熱。予急以一呷散投之。兩時頃涎下得睡。省人事。次授以小柴胡加地黄湯。三服而熱除。不汗而自解矣。一呷散。大天南星一味。選臘辰日製。詳見于本書。

婦人傷寒。發熱。經水適來。晝日明了。暮則譫語。如見鬼狀者。此爲熱入血室。治之無犯胃氣。及上二焦。必自愈。脈經注。二焦字疑。

〔程〕傷寒發熱。又值經水適來之時。則寒邪乘虛而入。搏於血室。夫邪去陽入陰。則晝日明了。陰被其邪。故暮則譫語。如見鬼狀也。無者。禁止之辭。犯胃氣以禁下言也。上二焦以禁汗吐言也。今邪在血室中。則非汗吐下所宜矣。上章以往來寒熱如瘧。故用小柴胡。以解其邪。下章以胸脇下滿。如結胸狀。故刺期門。以瀉其實。此章則無上下二證。似待其經行血去。邪熱得以隨血出而解也。

婦人中風。發熱惡寒。經水適來。得七八日。熱除脈遲。身涼和。胸脇滿。如結胸狀。讝語者。此爲熱入血室也。當刺期門。隨其實而取之。太陽下篇。得下。有之字。

〔程〕發熱惡寒。則風邪在表。未入于裏。值經水適來。至七八日。則邪熱乘虛而內入。入則表證罷。故脈遲身涼和也。胸脇者。肝之部分。靈樞經曰。厥陰根於大敦。結於玉英。絡於膻中。其正經則布脇肋。以肝藏血。邪入血室。故令胸脇滿。如結胸狀也。肝藏魂。熱搏於陰。故令讝語也。期門者。肝之募。刺之以瀉其實。

許氏本事方云。一婦人患熱入血室證。醫者不識。用補血調氣藥。涵養數日。遂成血結胸。或勸用前藥。予曰。小柴胡用已遲。不可行也。無已則有一。爲刺期門穴斯可矣。予不能針。請善針者治之。如言而愈。或者問曰。熱入血室。何爲而成結胸也。予曰。邪氣傳入經絡。與正氣相搏。上下流行。或遇經水適來適斷。邪氣乘虛而入血室。血爲邪迫。上入肝經。肝受邪則讝語而見鬼。復入膻中。則血結於胸也。何以言之。婦人平居。水當養於木。血當養於肝也。方未受孕。則下行以爲月水。既妊娠。則中蓄之以養胎。及已產。則上壅之以爲乳。皆血也。今邪逐血。併歸肝經。聚於膻中。結於乳下。故手觸之則痛。非湯劑可及。故當刺期門也。活人書。海蛤散。治血結胸。海蛤。滑石。甘草。各一兩。芒消半兩。右爲末。每服二錢。雞子清調下。

陽明病。下血讝語者。此爲熱入血室。但頭汗出。當刺期門。隨其實而瀉之。濈然汗出者愈。詳傷寒論輯義陽明篇。者。太陽中篇。作則。

〔尤〕陽明之熱。從氣而之血。襲入胞宮。卽下血而讝語。蓋衝任之脈。並陽明之經。不必乘經水之來。而後熱得入之。故彼爲血去而熱入。此爲熱入而血下也。但頭汗出者。陽通而閉在陰也。此雖陽明之熱。而傳入血室。則仍屬肝家。故亦當刺期門。以瀉其實。刺已周身濈然汗出。則陰之閉者亦通。故愈。

婦人咽中。如有炙臠。半夏厚朴湯主之。臠。脈經作腐。

〔尤〕此凝痰結氣。阻塞咽嗌之間。千金所謂咽中帖帖。如有炙肉。吞不下。吐不出者是。〔鑑〕咽中如有炙臠。謂咽中有痰涎。如同炙肉。咯之不出。嚥之不下者。即今之梅核氣病也。此病得於七情。鬱氣凝涎而生。故用半夏厚朴生薑。辛以散結。苦以降逆。茯苓佐半夏。以利飲行涎。紫蘇芳香。以宣通鬱氣。俾氣舒涎去。病自愈矣。此證男子亦有。不獨婦人也。

巢源云。咽中如炙肉臠者。此是胸膈痰結與氣相搏。逆上咽喉之間。結聚狀如炙肉之臠也。

半夏厚朴湯方〔原註〕千金。作胸滿心下堅。咽中帖帖。如有炙肉。吐之不出。吞之不下。○案今本。肉下。有臠字。

半夏一升　厚朴三兩　茯苓四兩○趙作一兩

生薑五兩　乾蘇葉二兩○千金云一方無乾蘇葉生薑

右五味。以水七升。煮取四升。分溫四服。日三夜一服。

聖惠方半夏散。治咽喉中如有炙腐。

於本方中。加枳殼訶黎勒皮。

王氏易簡。四七湯。治喜怒悲恐驚之氣。結成痰涎。狀如破絮。或如梅核。在咽喉之間。咯不出。嚥不下。此七氣之所爲也。或中脘痞滿。氣不舒快。或痰涎壅盛。上氣喘急。或因痰飲中節。嘔吐惡心。並宜服之。即本方。

又云。婦人情性執著。不能寬解。多被七氣所傷。遂致氣塡胸臆。或如梅核。上塞咽喉。甚者滿悶欲絕。產婦尤多。此證服此劑。間以香附子藥。久服取效。婦人惡阻。尤宜服之。間以紅圓子尤效。一名厚朴半夏湯。一名大七氣湯。

瑞竹堂經驗方。四七湯。治婦人女子。小便不順。甚者。陰戶疼痛。

於本方。加香附子甘草。煎成加琥珀末調服。

仁齋直指桂枝四七湯。治風冷寒邪。搏心腹作痛。

於本方。合桂枝湯。加枳殼人參。

又四七湯。治驚憂氣遏上喘。即本方。

又加減七氣湯。治氣鬱嘔吐。

於本方。合千金七氣湯。桂枝。半夏。人參。甘草。大棗。生薑。去紫蘇。

又加味四七湯。治心氣鬱滯。豁痰散驚。

於本方。加茯神遠志甘草石菖大棗。

三因七氣湯。治喜怒憂思悲恐驚七氣。鬱發致五藏互相刑尅。陰陽反戾。揮霍變亂。吐利交作。寒熱眩暈。痞滿咽塞。

於本方。加桂枝芍藥陳皮人參大棗。

孫氏三吳醫案云。張溪亭乃眷。喉中梗梗有肉。如炙臠。吞之不下。吐之不出。鼻塞頭運。耳常啾啾不安。汗出如雨。心驚膽怯。不敢出門。稍見風即遍身疼。小腹時疼。小水淋瀝而疼。脈兩寸皆短。兩關滑大。右關尤搏指。

此梅核氣症也。以半夏四錢。厚朴一錢。紫蘇葉一錢五分。茯苓一錢三分。薑三分。水煎食後服。每用此湯。調理多効。

婦人藏躁。喜悲傷欲哭。象如神靈所作。數欠伸。甘麥大棗湯主之。

〔鑑〕藏。心藏也。心靜則神藏。若爲七情所傷。則心不得靜。而神躁擾不寧也。故喜悲傷欲哭。是神不能主情也。象如神靈所憑。是心不能神明也。即今之失志癲狂病也。數欠伸。喝欠也。喝欠煩悶。肝之病也。母能令子實。故證及也。

案沈尤以藏爲子宮。甚誤。

甘草小麥大棗湯方 三因。名小麥湯。袖珍。名甘草湯。

甘草三兩　小麥一升　大棗十枚

右三味。以水六升。煮取三升。溫分三服。亦補脾氣。案溫分徐沈尤作分溫。是。

〔程〕內經曰。悲則心系急。甘草大棗者。甘以緩諸急也。小麥者。穀之苦者也。靈樞經曰。心病者。宜食麥。是穀先入心矣。

案素問。以小麥爲心之穀。千金云。小麥養心氣。本方所主。正在于此。而金鑑云。方義未詳。必是譌錯。此說大誤。驗之於病者。始知立方之妙也

許氏本事方云。鄉里有一婦人。數欠。無故悲泣不止。或謂之有祟。祈禳請禱備至。終不應。予忽憶有一證云。婦人藏躁云云。急令治藥。盡劑而愈。古人識病製方。種種妙絕如此。試而後知。

陳氏婦人良方云。鄉先生程虎卿內人。妊娠四五箇月。遇晝則慘慼悲傷。淚下數欠。如有所憑。醫與巫兼治。皆無益。僕年十四。正在齋中習業。見說此證。而程省元皇皇無計。僕遂告之。管先生伯同說。記憶先人曾說此一證。名曰藏躁悲傷。非大棗湯不愈。虎卿借方看之。甚喜對證。笑而治藥。一投而愈矣。

婦人吐涎沫。醫反下之。心下即痞。當先治其吐涎沫。小青龍湯主之。涎沫止。乃治痞。瀉心湯主之。婦人下。千金。有霍亂嘔逆二字。瀉心湯上。千金有甘草二字。

〔尤〕吐涎沫。上焦有寒也。不與溫散而反下之。則寒內入而成痞。如傷寒下早例也。然雖痞而猶吐涎沫。則上寒未已。不可治痞。當先治其上寒。而後治其中痞。亦如傷寒例。表解乃可攻痞也。〔魏〕瀉心湯。在傷寒論中。爲方不一。亦當合傷寒論中痞證諸條。參觀之。而求其治法。

小青龍湯方見肺癰中。

瀉心湯方見驚悸中。○案驚悸所載。即三黃瀉心湯。此恐不然。據千金。當是甘草瀉心湯。

婦人之病。因虛積冷結氣。爲諸經水斷絕。至有歷年。血寒積結胞門。寒傷經絡。凝堅在上。嘔吐涎唾。久成肺癰。形體損分。在中盤結。繞臍寒疝。或兩脇疼痛。與藏相連。或結熱中。痛在關元。脈數無瘡。肌若魚鱗。時著男子。非止女身。在下未多。經候不勻。令陰掣痛。少腹惡寒。或引腰脊。下根氣街。氣衝急痛。膝脛疼煩。奄忽眩冒。狀如厥癲。或有憂慘。悲傷多嗔。此皆帶下。非有鬼神。久則羸瘦。脈虛多寒。三十六病。千變萬端。審脈陰陽。虛實緊弦。行其針藥。治危得安、其雖同病、脈各異源。子當辯記。勿謂不然。徐云。未多之未字。疑誤。程尤作來多。

程云。謂崩帶之屬。金鑑亦作來多。一云來字。當是未字。本條皆經水斷絕之病。若係來多。則與上文不合。是傳寫之誤。案撰金鑑者。何不考之正脈等本。可疑。沈魏並仍原文。令陰。趙本作冷陰。非。

〔鑑〕此條爲婦人諸病綱領。其病之所以異於男子者。以其有月經也。其月經致病之根源。則多因虛損積冷結氣也。三者一有所感。皆能使經水斷絕。至有歷年。寒積胞門。以致血凝氣結。而不行者。先哲云。女子以經調爲無病。若經不調。則變病百出矣。以下皆言三者阻經之變病。其變病之不同。各因其人之藏府經絡。寒熱虛實之異也。如寒外傷經絡。其人上焦素寒。則凝堅在上。故上焦胸肺受病也。形寒傷肺。則氣滯阻飲。故嘔吐涎唾也。若其人上焦素熱。寒同其化。久則成熱。熱傷其肺。故成肺癰。而形體損瘦也。若其人中焦素寒。則在中盤結。故繞臍疝痛也。或兩脇疼痛。是中焦之部。連及肝藏故也。或其人中焦素熱。則不病寒疝。而病結熱於中矣。中熱故不能爲寒疝。而繞臍之痛仍在關元也。其人脈數當生瘡。若無瘡則熱必灼陰。皮膚失潤。故肌粗若魚鱗也。然此嘔吐涎唾。寒疝疼痛。肌若魚鱗等病。亦時著男子。非止女子病也。在下未多、謂經候不勻。而血不多下也。邪侵胞中。乃下焦之部。故病陰中掣痛少腹惡寒也。或痛引腰脊。下根氣街急痛。腰膝疼煩。皆胞中衝任爲病。所以必然也。或痛極奄忽眩冒。狀如厥癲。亦痛甚之常狀也。若其人或有憂慘悲傷多嗔之遇。而見此眩冒厥癲之證。實非有鬼神也。凡此胞中衝任血病。皆能病帶。故諺曰十女九帶也。然帶下病久。津液必傷。形必羸瘦。診其脈虛。審其多寒。豈止病此三十六病。而千變萬端矣。雖千變萬端。然審脈陰陽虛實緊弦。與病參究。行其鍼藥。治危得安也。其有病雖同。而脈不同者。則當詳加審辨。故曰子當辨記。勿謂不然也。〔尤〕甚則奄忽眩冒。狀如厥癲。所謂陰病者。下行極而上也。或有憂慘悲嗔。狀如鬼神者。病在陰則多怒。及悲愁不樂也。而總之曰此皆帶下。帶下者。帶脈之下。古人列經脈爲病。凡三十六種。皆謂之帶下病。非今人所謂赤白帶下也。三十六病者。十二瘕。九痛。七害。五傷。三痼也。

案史記扁鵲傳云。過邯鄲。聞貴婦人。卽爲帶下醫。知古所稱帶下。乃腰帶以下。經血諸疾之謂也。金鑑云。此皆帶下一句。當在非有鬼神之下。文義相屬。是傳寫之譌。此說非也。本條隔句押韻。如依金鑑而改之。則失上下押韻之法。不可從也。巢源云。諸方說三十六疾者。十二瘕。九痛。七害。五傷。三痼不通是也。又云。張仲景所說三十六疾。皆由子臟冷熱勞損。而挾帶下。起於陰內。條目混漫。與諸方不同。據巢氏此言。則本條所謂三十六疾。今無所攷覈。

問曰。婦人年五十所。病下利數十日不止。暮卽發熱。少腹裏急。腹滿。手掌煩熱。唇口乾燥。何也。師曰。此病屬帶下。何以故。曾經半產。瘀血在少腹不去。何以知之。其證唇口乾燥。故知之。當以溫經湯主之。案沈尤所字下句。所。許同。卽日晡所之所。諸家或接下句。義不通。

〔程〕下利。當是下血。〔鑑〕所病下利之利字。當是血字。文義相屬。必是傳寫之譌。李彣曰。婦人年五十。則巳過七七之期。任脈虛。大衝脈衰。天癸竭。地道不通時也。所病下利。據本文帶下觀之。當是崩淋下血之病。蓋血屬陰。陰虛故發熱。暮亦屬陰也。任主胞胎。衝爲血海。二脈皆起於胞宮。而出於會陰。正當少腹部分。衝脈俠臍上行。故衝任脈虛。則少腹裏急。有乾血。亦令腹滿。內經云。任脈爲病。女子帶下瘕聚是也。手背爲陽。掌心爲陰。乃手三陰過脈之處。陰虛故掌中煩熱也。陽明脈俠口環脣。與衝脈會於氣街。皆屬於帶脈。難經云。血主濡之。以衝脈血阻不行。則陽明津液衰少不能濡潤。故脣口乾燥。斷以病屬帶下。以曾經半產。少腹瘀血不去。則津液不布。新血不生。此則脣口乾燥之所由生也。

溫經湯方

吳茱萸三兩　當歸　芎藭　芍藥各二兩
人參　桂枝　阿膠　牡丹皮去心
生薑　甘草各二兩　半夏半升　麥門冬一升去心

右十二味。以水一斗。煮取三升。分溫三服。亦主婦人少腹寒。久不受胎。兼取崩中去血。或月水來過多。及至期不來。取。徐沈尤。並作治。是。

〔程〕婦人有瘀血。當用前證下瘀血湯。今婦人年五十。當天癸竭之時。又非下藥所宜。故以溫藥治之。以血得溫即行也。經寒者溫以茱萸薑桂。血虛者益以芍藥歸芎。氣虛者補以人參甘草。血枯者潤以阿膠麥冬。半夏用以止帶下。牡丹用以逐堅癥。十二味爲養血溫經之劑。則瘀血自行。而新血自生矣。故亦主不孕崩中而調月水。

千金。治崩中下血。出血一斛。服之即斷。或月經來過多。及過期不來。服之亦佳方。即本方。外臺引千金。名溫經湯。斛。作斗。

和劑局方。溫經湯。治衝任虛損。月候不調。或來多不斷。或過期不來。或崩中去血。過多不止。又治曾經損娠。瘀血停留。少腹急痛。發熱下利。手掌煩熱。脣乾口燥。及治少腹有寒。久不受胎。即本方。醫學入門。名大溫經湯。

王氏易簡云。若經血不調。血臟冷痛者。當用小溫經湯。即本方。別本。以當歸附子二味。等分白水煎服。不載本方。案已名小溫經湯。恐非本方。

百一選方正經湯。

於本方去芎藭甘草。加熟地黃。

帶下。經水不利。少腹滿痛。經一月再見者。土瓜根散主之。案本草綱目。土瓜條。經下。補或字。義尤明。金鑑改再作不字。非。

〔尤〕婦人經脈流暢。應期而至。血滿則下。血盡復生。如月盈則虧。月晦復朏也。惟其不利則畜泄失常。似通非通。欲止不止。經一月而再見矣。少腹滿痛。不利之驗也。土瓜根。主內痺瘀血月閉。䗪蟲蠕動逐血。桂枝芍藥行榮氣而正經脈也。

土瓜根散方〔原註〕陰㿉腫。亦主之。

土瓜根　芍藥　桂枝　䗪蟲各三分

右四味。杵爲散。酒服方寸匕。日三服。

〔程〕土瓜根。破瘀血而兼治帶下。故以爲君。䗪蟲下血閉以爲臣。芍藥通順血脈以爲佐。桂枝通行瘀血以爲使。㿉疝亦凝血所成。故此方亦治㿉腫。

寸口脈弦而大。弦則爲減。大則爲芤。減則爲寒。芤則爲虛。寒虛相搏。此名曰革。婦人則半產漏下。旋覆花湯主之。

〔尤〕本文已見虛勞篇中。此去男子亡血失精句。而益之曰旋覆花湯主之。蓋專爲婦人立法也。詳本草。旋覆花。治結氣去五藏間寒熱。通血脈。葱。主寒熱除肝邪。絳帛。入肝理血。殊與虛寒之旨不合。然而肝以陰藏。而含少陽之氣。以生化爲事。以流行爲用。是以虛不可補。解其鬱聚。即所以補寒。不可温行其血氣。即所以温固。不可專補其血。以傷其氣。亦非必先散結聚。而後温補。如趙氏魏氏之說也。〔鑑〕此條詳在傷寒論辨脈法篇。錯簡在此。旋覆花湯主之一句。亦必是錯簡。半產漏下。則氣已下陷。焉有再用旋覆花下氣之理。

旋覆花湯方

旋覆花三兩　葱十四莖　新絳少許

右三味。以水三升。煮取一升。頓服之。

婦人陷經漏下。黑不解。膠薑湯主之。〔原註〕臣億等校諸本。無膠薑湯方。想是妊娠中膠艾湯。○樓氏綱目云。即芎歸膠艾湯。一云。加乾薑一兩。

〔鑑〕李彣曰。陷經漏下。謂經脈下陷。而血漏下不止。乃氣不攝血也。黑不解者。瘀血不去。則新血不生。榮氣腐敗也。然氣血喜温惡寒。用膠薑湯養氣血。則氣盛血充。推陳致新。而經自調矣。按此條文義。必有缺誤。膠薑湯。方亦缺。姑採此註。以見大意。〔尤〕陷經。下而不止之謂。黑則因寒而色瘀也。膠薑湯。方未見。然補虛温裏止漏。阿膠乾薑二物已足。林億云。恐是膠艾湯。按千金膠艾湯有乾薑。似可取用。

巢源。載五色漏下。其五曰。腎藏之色黑。漏下黑者。是腎藏之虛損。故漏下而挾黑色也。

婦人少腹滿。如敦狀。小便微難。而不渴。生後者。此爲水與血俱結在血室也。大黃甘遂湯主之。如敦狀。脈經作敦敦狀更四字。註。要略云。滿而熱。案徐沈。生。改經。誤。

〔尤〕敦音對。按周禮註。盤以盛血。敦以盛食。蓋古器也。少腹滿。如敦狀者。言少腹有形高起。如敦之狀。與內經脇下大如覆杯之文略同。小便難。病不獨在血矣。不渴。知非上焦氣熱不化。生後。卽產後。產後得此。乃是水血並結。而病屬下焦也。故以大黃下血。甘遂逐水。加阿膠者。所以去瘀濁。而兼安養也。

案周禮。天官玉府。若合諸侯。則共珠槃玉敦。鄭註。敦。槃類。古者以槃盛血。以敦盛食。尤註本于此。又廣雅。釋器。盞。盂也。爾雅釋丘。郭註。敦。盂也。知本條如敦狀。謂如槃盂之形也。脈經如敦敦狀。而千金云。陰交石門。主水脹水氣。行皮中。小腹皮敦敦然。小便黃。則脈經似是。然如字竟無著落。沈云。人敦而不能起。言其下重之情也。金鑑云。敦。大也。皆於文義。不相叶。今從尤註。

大黃甘遂湯方

大　黃四兩　甘　遂二兩　阿　膠二兩

右三味。以水三升。煮取一升。頓服之。其血當下。

婦人經水不利下。抵當湯主之。〔原註〕亦治男子膀胱滿急。有瘀血者。

〔尤〕經水不利下者。經脈閉塞而不下。比前條下而不利者。有別矣。故彼兼和利。而此專攻逐也。然必審其脈證並實。而後用之。不然。婦人經閉。多有血枯脈絕者矣。雖養衝任。猶恐不至。而可強責之哉。〔鑑〕婦人經水不利下。言經行不通利快暢下也。乃婦人恒有之病。不過活瘀導氣。調和衝任。足以愈之。今曰抵當湯主之。夫抵當重劑。文內無少腹結痛。大便黑。小便利。發狂善忘。寒熱等證。恐藥重病輕。必有殘缺錯簡。讀者審之。

抵當湯方

水　蛭三十箇熬　蝱　蟲三十枚熬去翅足　桃　仁二十箇去皮尖　大　黄三兩酒浸

右四味。爲末以水五升。煮取三升。去滓。温服一升。

千金桃仁煎。治帶下月經閉不通。

本方。去蛭。加朴硝五兩。

千金翼抵當湯。治婦人月水不利。腹中滿。時自減。并男子膀胱滿急方。

本方去蝱蟲。加虎杖二兩。一云虎掌。

又杏仁湯。治月水不調。或一月再來。或兩月三月不來。或月前。或月後。閉塞不通。

於本方。加杏仁三十枚。千金同。

李氏必讀代抵當湯。行瘀血。如血老而甚者。去歸地。加蓬朮。

生地黄　當歸尾　穿山甲各三錢　降　香一錢五分

肉　桂去皮一錢　桃　仁去皮尖炒二錢　大　黄去皮三錢　芒　硝八分

水二鍾。煎一鍾。血在上食後服。血在下食前服。

張氏醫通云。水蛭如無。以陵鯉甲。生漆塗炙代之。

又代抵當丸。治虚人畜血。宜此緩攻。

於前方。去降香。加蓬朮爲末。蜜丸。畜血而上部者。丸如芥子。黄昏去枕仰臥。以津嚥之。令停喉。以搜逐瘀積。在中部食遠。下部空心。俱丸如梧子。百勞水煎湯下之。汪氏醫方集解同。但去降香莪朮芒硝。用玄明粉。

婦人經水閉不利。藏堅癖不止。中有乾血。下白物。礬石丸主之。

〔沈〕藏。即子宮也。堅癖不止。止當作散字。堅癖不散。子宮有乾血也。白物者。世謂之白帶也。〔魏〕藏堅之藏。指子宮也。藏中之藏。指陰中也。〔尤〕藏堅癖不止者。子藏乾血。堅凝成癖。而不去也。乾血不去。則新血不榮。而經閉不利矣。由是蓄泄不時。胞宮生濕。濕復生熱。所積之血。轉爲濕熱所腐。而成白物。時時自下。是宜先去其藏之濕熱。礬石却水除熱。合杏仁破結潤乾血也。

礬石丸方

礬　石三分燒　杏　仁一分

右二味。末之。煉蜜和丸。棗核大。內藏中。劇者再內之。

〔程〕礬石酸濇。燒則質枯。枯濇之品。故神農經以能止白沃。亦濇以固脫之意也。杏仁者。非以止帶。以礬石質枯。佐杏仁一分以潤之。使其同蜜。易以爲丸。滑潤易以內陰中也。此方專治下白物而設。未能攻堅癖下乾血也。

婦人六十二種風。及腹中血氣刺痛。紅藍花酒主之。

〔尤〕婦人經盡產後。風邪最易襲入腹中。與血氣相搏。而作刺痛。刺痛。痛如刺也。六十二種未詳。紅藍花。苦辛温活血止痛。得酒尤良。不更用風藥者。血行而風自去耳。

紅藍花酒方〔原註〕疑非仲景方。

紅藍花一兩

右一味。以酒一大升。煎減半。頓服一半。未止再服。

外臺。近効。療血暈絕不識人煩悶方。

紅藍花三兩。新者佳。以無灰清酒半升。童子小便半大升。煑取一大盞。去滓。候稍冷服之。

婦人良方。紅藍花酒。療血暈絕不識人。煩悶言語錯亂。惡血不盡。腹中絞痛。胎死腹中。

紅藍花一兩。右爲末。分二服。每服酒二盞。童子小便二盞。煑取盞半。候冷分爲二服。留滓再併煎。一方無童便。本出肘後。○徐氏胎產方。治產後血暈。昏迷心氣絕。

婦人腹中諸疾痛。當歸芍藥散主之。

〔徐〕此言婦人之病。大概由血。故言諸疾痛。皆以朮苓澤歸芍芎主之。謂即有因寒者。亦不過稍爲加減。非真以此方概腹中諸痛也。〔鑑〕諸疾腹痛。謂婦人腹中諸種疾痛也。既曰諸疾痛。則寒熱虛實氣食等邪。皆令腹痛。豈能以此一方。概治諸疾痛耶。當歸芍藥散主之。必是錯簡。

當歸芍藥散方見前妊娠中。

婦人腹中痛。小建中湯主之。

〔徐〕此言婦人之病。既已由血。則虛者多。從何補起。唯有建中之法爲妙。謂後天以脾胃爲本。胃和而飲食如常。則自能生血而痛止也。小建中。即桂枝湯加飴糖也。言外見當扶脾之統血。不當令借四物之類耳。前產後附千金內補當歸建中湯。正此意也。

小建中湯方 見前虛勞中。

朱氏集驗方。加味建中湯。治女人虛敗腹痛。

於本方中。加當歸琥珀木香。

施圓端効方。大加減建中湯。治婦人胎前產後。一切產損。月事不調。臍腹㽲痛。往來寒熱。自汗口乾煩渴。

於黃芪建中湯。去膠飴。加當歸川芎白朮。

問曰。婦人病飲食如故。煩熱不能臥。而反倚息者何也。師曰此名轉胞。不得溺也。以胞系了戾。故致此病。但利小便則愈。宜腎氣圓主之。以胞以下。脈經。作此人故肌盛。頭舉身滿。今反羸瘦。頭舉中空。感胞系了戾。故致此病。但利小便則愈。宜服腎氣圓。以中有茯苓故也。方在虛勞中。

〔尤〕飲食如故。病不由中焦也。了戾與繚戾同。胞系繚戾而不順。則胞為之轉。胞轉則不得溺也。由是下氣上逆。而倚息上氣不能下通。而煩熱不得臥。治以腎氣者。下焦之氣腎主之。腎氣得理。庶繚者順。戾者平。而閉乃通耳。

巢源云。胞轉之病。由胞為熱所迫。或忍小便。俱令水氣還迫於胞。屈辟不得充張。外水應入不得入。內溲應出不得出。內外壅脹不通。故為胞轉。其狀小腹急痛。不得小便。甚者至死。張仲景云。婦人本肥盛。且舉自滿。全羸瘦。且舉空減。胞系了戾。亦致胞轉。朱氏格致論。引婦人本肥盛云云。而曰。其義未詳。 案了。繚並音聊。繚。纏也。繞也。千金有四肢痿躄繚戾等文。舒氏女科要訣云。了戾者。絞紐也。

腎氣丸方

乾地黃八兩　薯蕷四兩　山茱萸四兩　澤瀉三兩

茯苓三兩　牡丹皮三兩　桂枝　附子炮各一兩○千金翼用桂附各二兩

右八味。末之。煉蜜和丸。梧子大。酒下十五丸。加至二十五丸。日再服。詳于虛勞。及消渴中。當參攷。

〔鑑〕趙良曰。此方在虛勞中。治腰痛小便不利。小腹拘急。此亦用之何也。蓋因腎虛用之也。用此補腎則氣化。氣化則水行而愈矣。然轉胞之病。豈盡由下焦腎虛。氣不化出致耶。或中焦脾虛。不能散精歸於胞。及上焦肺虛。不能下輸布於胞。或胎重壓其胞。或忍溺入房。皆足成此病。必求其所因以治之也。李彣曰。方名腎氣丸者。氣屬陽。補腎中真陽之氣也。內具六味丸。壯腎水。以滋小便之源。附桂益命門火。以化膀胱之氣。則薰蒸津液。水道以通。而小便自利。此所以不用五苓散。而用腎氣丸也。

蛇床子散方。溫陰中坐藥。脈經。作婦人陰寒。溫陰中坐藥。蛇床子散主之。徐程魏尤金鑑並同。

蛇床子仁

右一味。末之。以白粉少許。和合相得。如棗大。綿裹內之。自然溫。合。趙作合。是。

〔徐〕坐。謂內入陰中。如生產謂坐草之坐也。〔程〕白粉。即米粉。藉之以和合也。〔尤〕陰寒。陰中寒也。寒則生濕。蛇床子溫以去寒。合白粉燥以除濕也。此病在陰中。而不關藏府。故但內藥陰中自愈。

案千金註云。坐藥。即下著坐導藥。

少陰脈滑而數者。陰中即生瘡。陰中蝕瘡爛者。狼牙湯洗之。

〔尤〕脈滑者濕也。脈數者熱也。濕熱相合。而係在少陰。故陰中即生瘡。甚則蝕爛不已。狼牙味酸苦。除邪熱氣疥瘡惡瘡。去白蟲。故取治是病。

案襲氏外科百効云。如因婦人子宮。有敗精帶濁。或月水未淨。與之交合。後又未洗。男子腎虛邪穢滯氣。遂令陰莖連睾丸腫瘡。小便如淋。名陰蝕瘡。然婦人亦有之。據此則陰蝕。乃黴瘡之屬已。

狼牙湯方 外臺引千金云。療人陰蝕瘡方。案千金云。治陰中癢入骨困方。與外臺所引異。

狼牙三兩〇千金作兩把

右一味。以水四升。煮取半升。以綿纏筯。如繭。浸湯瀝陰中。日四遍。

外臺古今錄驗。婦人陰蝕。苦中爛傷。狼牙湯。

狼牙三兩。㕮咀。以水四升。煑取半升。去滓。內苦酒。如鷄子中黃一杯。煎沸。適寒溫。以綿濡湯。以瀝瘡中。日四五度即愈。

胃氣下泄。陰吹而正喧。此穀氣之實也。膏髮煎導之。

〔尤〕陰吹。陰中出聲。如大便失氣之狀。連續不絕。故曰正喧。穀氣實者。大便結而不通。是以陽明下行之氣。不得從其故道。而乃別走旁竅也。猪膏髮煎。潤導大便。便通氣自歸矣。

案金鑑云。膏髮煎導之五字。當是衍文。此穀氣之實也之下。當有長服訶梨勒丸之六字。後陰下氣。謂之氣利。用訶梨勒散。前陰下氣。謂之陰吹。用訶梨勒丸。文義始屬。藥病相對。蓋訶梨勒丸。以訶梨勒固下氣之虛。以厚朴陳皮平穀氣之實。亦相允合。方錯簡在雜療篇內。此說未知是否。姑附之。

蕭氏女科經綸云。按婦人陰吹證。仲景以爲穀氣實。胃氣下泄所致。此之病機。有不可解。慧來註云。胃實腸虛。氣走胞門。亦是隨仲景之文而詮之也。夫人穀氣胃中。何嘗一日不實。而見陰吹之證者。未之嘗聞。千百年之書。其闕疑可也。予甲寅歲。游峽右。有友吳禹仲來詢云。此鎮有一富室女。陰戶中時簌簌有聲。如後陰之轉失氣狀。遍訪醫者。不曉此何病也。予曰。陰吹證也。仲景之書有之。禹仲因嘆予之讀書之博。案陰吹非罕見之病。簡前年療一諸侯夫人患此證。尋爲瘵。藥罔效而沒。

膏髮煎方（見黃疸中。）

小兒疳蟲蝕齒方（〔原註〕疑非仲景方。）

雄黃　葶藶

右二味。末之。取臘日猪脂。鎔以槐枝。綿裹頭四五枚。點藥烙之。（案本草綱目。二味等分。日作月。）

〔程〕小兒胃中有疳熱。則蟲生。而牙斷蝕爛。雄黃味辛。葶藶味苦辛。苦能殺蟲故也。按張仲景有口齒論一卷。（案見宋藝文志。）今未之見。豈被處簡脫於此耶。而婦人方後。不應有小兒方也。

案玉函經第八卷末。亦載治小兒藥三方。蓋另有幼科書。而亡佚者。此類豈其遺方耶。

金匱玉函要略輯義卷六

東都　丹波元簡廉夫著

雜療方第二十三（案以下三篇。魏尤並不載。）

論一首　證一條　方二十二首

退五藏虛熱。四時加減柴胡飲子方。

冬三月加柴胡八分　白朮八分　大腹檳郎四枚并皮子用
陳皮五分　生薑五分　桔梗七分
春三月加枳實　減白朮共六味　夏三月加生薑三分
枳實五分　甘草三分共八味　秋三月加陳皮三分共六味

右各㕮咀。分爲三貼。一貼以水三升。煮取二升。分溫三服。如人行四五里。進一服。如四體壅。添甘草少許。每貼分作三小貼。每小貼。以水一升。煮取七合溫服。再合滓爲一服。重煮。都成四服。（原註）疑非仲景方。

〔鑑〕此方證不屬。不釋。

案程不載此方。蓋爲宋人所附也。

長服訶梨勒丸方（原註）疑非仲景方。

訶梨勒趙有煨字　陳皮　厚朴各三兩

右三味。末之。煉蜜丸如梧子大。酒飲服二十丸。加至三十丸。

〔程〕三味破氣行氣之劑。不可長服。宜審之。

案本草云。訶梨勒破胸膈結氣。

三物備急丸方〔原註〕見千金。司空裴秀爲散用。亦可。先和成汁。乃傾口中。令從齒間得入。至良驗。〇千金云。張仲景三物備急圓。司空裴秀爲散用。治心腹諸卒暴百病方。先和上。有口已噤可四字。外臺古今諸家丸方門同。

大黃一兩　乾薑一兩　巴豆一兩去皮心熬外研如脂〇外外臺作別〇沈脂作泥

右藥各須精新。先擣大黃乾薑爲末。研巴豆內中。合治一千杵。用爲散。蜜和丸亦佳。密器中貯之。莫令歇。〇主心腹諸卒暴百病。若中惡客忤。心腹脹滿。卒痛如錐刺。氣急口噤。停尸卒死者。以暖水若酒。服大豆許三四丸。或不下。捧頭起。灌令下咽。須臾當差。如未差。更與三丸。當腹中鳴。卽吐下便差。若口噤。亦須折齒灌之。歠下。徐沈幷千金。有氣字。程本金鑑。歠。作啜。

〔鑑〕方名備急者。以備暴然諸腹滿腹急痛。及中惡客忤。噤閉卒死者也。若口噤亦須折齒灌之。是恐人不急救。則死之義。然不如後人管吹入鼻之法爲良。李彣云。人卒得病欲死者。皆感毒厲邪陰不正之氣而然。三物相須。能蕩邪安正。或吐或下。使穢氣上下分消。誠足備一時急需也。

案停尸無考。蓋是卽遁尸。巢源云。遁尸者。言其停遁在人肌肉血脈之間。瘥後復發。停遁不消。故謂之遁尸也。

千金月令抵聖備急丸。主乾霍亂。心腹百病。疰痛等方。

即本方。丸如菉豆大。每服空心服三丸。快利爲度。

外臺許仁則巴豆等三味丸。療乾霍。心腹脹滿攪刺疼痛。手足逆冷。甚者流汗如水。大小便不通。求吐不出。求痢不下。須臾不救。便有性命之慮。

巴　豆一百枚熬去心皮　乾　薑三兩崔氏以芒消五兩代與千金同　大　黃五兩

右藥。先擣乾薑大黃爲散。後別擣巴豆如膏。和前二味。同擣令調。細下蜜丸。以飲下。初服三丸。如梧子大。服訖數挼。用令轉動。速下利。良久不覺。則以熱飲投之。良。

又古今錄驗。三味備急散。本療卒死感忤。宮泰以療人卒上氣。呼吸氣不得下喘逆。差後已爲常用方。出食飲水上氣方。

即本方。合擣下篩。服半錢匕。得吐下則愈。

又古今錄驗。司空三物備急散。療卒死及感忤。口噤不開者。即本方。出卒死。

又崔氏備急散。療卒中惡。心痛脹滿。欲吐短氣方。

大　黃二兩　桂　心四分　巴　豆一分去皮熬研

右三味。擣篩爲散。取一錢匕。以湯七合和服。當吐下。即愈。甚妙。肘後千金。治遁尸尸注。心腹刺痛。不可忍方。
三味酢和如泥。傅病上。

千金翼解散雷氏千金丸。

即本方。去乾薑。加消石。鍊蜜和丸。如小豆許。飲服一丸。日二。以利爲度。

聖惠方備急丸。治霍亂心腹疰痛。冷氣築心。即本方。

又治因食熱飽。及飲冷水過多。上攻肺藏。喘急不已。

即本方。用巴豆一分。餘同。

又治乾霍亂心腹疞痛。氣短急。四體悶。不吐利。煩惋難忍。此名乾霍亂。斯須不救。即殺人。急治方。

即本方。加吳茱萸一兩。用乾薑三分。大黃一兩。巴豆三枚。右件藥擣羅爲末。入巴豆。令勻。鍊蜜和擣一二百圓。如梧桐子大。每服以粥飲下十五圓。須臾更以熱茶投之。當吐利。即差。

聖濟總錄。備急丸。治霍亂卒暴心腹痛。即本方。

十便良方。返魂丹。治腸內一切卒暴百病。同上

全生指迷論云。若寒熱如瘧。不以時度。腸滿膨脝。起則頭暈。大便不通。或時腹痛。胸膈痞悶。此由宿穀停留不化。結於腸間。氣道不舒。陰陽反亂。宜備急圓。同上。出幼幼新書。瘧疾寒熱交作門。

本事方。治痼冷在腸胃間。連年腹痛泄瀉。休作無時。服諸熱藥不効。宜先取去。然後調治。易差。不可畏虛以養病也。宜溫脾湯。即千金方。溫脾湯。去人參。加厚朴桂枝。不要晚食。分三服。溫服自夜至曉。令盡。不快。食前更以乾薑圓佐之。

卽本方。加人參各等分。

右煉蜜爲圓。如梧子大。服前湯時。用湯呑下一圓。米飮亦得。

御藥院方。備急圓。治積聚頭痛。

卽本方。圓如豌豆大。米飮下一圓。羸人服半圓菉豆大。以大便利爲度。

澹寮集驗方云。曾有婦人。熱而大便秘。脈實。子死腹中。已致昏不知人。醫用備急元。胎下人活。

李氏脾胃論。備急丹。（主療分量。同千金等。）婦人有孕不可服。如所傷飮食在胸膈間。兀兀欲吐。反覆悶亂。以物探吐去之。

李氏辨惑論云。易張先生。又名獨行丸。乃急劑也。又云。名備急大黃丸。

程氏醫學心悟云。獨行丸。治中食至甚。胸高滿悶。吐法不効。須用此藥攻之。若昏暈不醒。四肢僵硬。但心頭温者。抉齒灌之。（卽本方。三味各一錢。）研細。薑汁爲丸。如黄豆大。每服五七丸。用薑湯化下。若服後瀉不止者。用冷粥湯飮之卽止。

治傷寒令愈不復紫石寒食散方。（〔原註〕見千金翼。○案千金翼云。張仲景紫石寒食散方。又巢源寒食散發候云。仲景經有紫石英方。蓋指此方。）

紫石英　白石英　赤石脂　鍾乳（研鍊○趙研作碓）　栝樓根

防風　桔梗　文蛤　鬼臼（各十分）　太一餘糧（十分燒）

乾薑　附子（炮去皮）　桂枝（去皮各四分）

右十三味。杵爲散。酒服方寸匕。（千金翼。有人參一兩。爲十四味。服下。有三字。）

〔鑑〕方未詳。不釋。

救卒死方。（肘後。冠張仲景諸要方六字。千金治卒魘死。） 薤搗汁。灌鼻中。（千金。擣韭汁。灌鼻孔中。劇者灌兩耳。註。張仲景云。灌口中。）

〔鑑〕卒然昏死。皆尸蹶也。薤白類蒜而小。北人謂之小根菜。南人謂之釣喬。是也。其味極辛。搗汁灌鼻。亦通竅噴嚏之意也。

又方 雄雞冠。割取血。管吹內鼻中。（肘後。雄上。有丹字。） 猪脂。如雞子大。苦酒一升。煮沸灌喉中。 雞肝。及血。塗面上。以灰圍四旁。立起。（肘後。肝。作冠。恐非。） 大豆二七粒。以雞子白。并酒和。盡以吞之。

〔鑑〕雄鷄冠血。及肝。卵白。豬脂。大豆。酒醋等物。無非用陽物以勝陰祟也。管吹內鼻中。謂將鷄冠血。或合熱酒。含在不病人口內。以葦管或筆管。插入病人鼻孔中。使氣連藥吹之。其藥自能下咽。氣通噤自開也。

肘後云。凡卒死中惡。及尸蹶。皆天地及人身自然陰陽之氣。忽有乖離否隔。上下不通。偏竭所致。故雖涉死境。猶可治而生。緣氣未都竭也。當爾之時。兼有鬼神於其間。故亦可以符術而獲濟者。

巢源云。卒死者。由三虛。而遇賊風所爲也。三虛。謂乘年之衰一也。乘月之空二也。失時之和三也。人有此三虛。而爲賊風所傷。使陰陽偏竭於內。則陽氣阻隔於外。二氣擁閉。故暴絕如死也。若腑臟氣未絕者。良久乃蘇。然亦有挾鬼神之氣。而卒死者。皆有頃邪退乃活也。

救卒死而壯熱者方。 礬石半斤。以水一斗半。煮消。以漬脚。令沒踝。

〔程〕厥陽獨行。故卒死而壯熱。岐伯曰。血之與氣。并走於上。則爲大厥。厥則暴死。礬石收濇藥也。以之浸足。而收斂其厥逆之氣。

救卒死而目閉方。肘後同。外臺引備急。

騎牛臨面。搗薤汁灌耳中。吹皂莢末鼻中。立效。

〔程〕按葛洪肘後方。治卒魘不寤。以青牛蹄或馬蹄臨人頭上。即活。則騎牛臨面。係厭惡驅邪法也。目閉者。邪氣內著也。灌薤汁。以辟邪安魂。吹皂莢。以取嚏開竅。

救卒死而張口反折者方。肘後外臺。口。引備急作目。

灸手足兩爪後十四壯了。飲以五毒諸膏散。〔原註〕有巴豆者。○外臺。爪下。有各字。注四字爲原文。肘后同。

〔程〕灸手足兩爪後。當是灸兩手足爪後。其文則順。以十爪甲爲十二經之終始。灸之以接引陽氣。而回卒死。此惡氣中於太陽。令卒死而開口反張也。五毒諸膏散方未見。

案肘後卒死門云。有三物備急丸散。及裴公膏。救卒死尤良。裴氏五毒神膏見于百病備急散膏。無巴豆。而千金。加巴豆莽草薤白。爲裴公八毒膏。所謂五毒諸膏散。蓋此類也。五毒。周禮鄭註。石膽丹砂雄黃礜石慈石。今考五毒膏八毒膏。但用丹砂雄黃耳。其餘並他品。而爲五味八味也。

救卒死而四肢不收。失便者方。

馬屎一升。水三斗。煮取二斗。以洗之。又取牛洞〔原註〕稀糞也。一升。溫酒灌口中。灸心下一寸。臍上三寸。臍下四寸。各一百壯。差。洗之。外臺。作洗足。

〔程〕卒死而四肢不收者。無陽以行四末也。失便者。正氣衰微。不能約束便溺也。物之臭者。皆能解毒殺邪。故以牛馬糞及後條狗糞治之。心下一寸。當是上脘穴。臍上三寸。當是中脘穴。臍下四寸。當是關元穴。灸之以復三焦之陽。而回其垂絕之氣。

救小兒卒死而吐利。不知是何病方。　狗屎一丸。絞取汁。以灌之。無濕者。水煮乾者取汁。肘後用馬屎。沈本。無乾者二字。

〔鑑〕凡屎皆發陽氣。用狗屎。亦取發陽氣也。

尸蹷。脈動而無氣。氣閉不通。故靜而死也。治方。〔原註〕脈證見上卷〇徐鎔附遺云。見上卷。即第三葉。問曰寸口脈沉大而卒厥證一條是也。案肘後外臺。冠張仲景云四字。

菖蒲屑。內鼻兩孔中吹之。令人以桂屑著舌下。肘後外臺。舌下下。有又云扁鵲法。治楚王效九字。〇案說苑。扁鵲治虢太子尸蹷。子明吹耳。三因方。名內鼻散。

〔程〕甲乙經曰。尸蹷者。死不知人。脈動如故。傷寒論曰。尸蹷者。令人不仁。即氣閉不通。靜而死之謂也。菖蒲內鼻中。以通其肺氣。桂內舌下。以開其心竅。心肺開。則上焦之陽自能開發。尸厥之疾可愈。

又方　外臺宋本云。集驗療尸厥方。肘後千金文仲備急必効同。此本出素問。　鬄取左角髮方寸。燒末酒和。灌令入喉。立起。方寸。肘後。作方二寸。外臺宋本。作方寸七。燒灰以酒和。鬄。素問作鬄。音剃。同剃。韓非子。嬰兒不鬄首則腹痛。

〔程〕內經曰。邪客於手足少陰太陰足陽明之絡。此五絡皆會於耳中。上絡左角。五絡皆竭。令人身脈皆動。而形無知也。其狀若尸。或曰尸厥。以竹管吹其兩耳。鬄其左角之髮。方一寸。燔治。飲以美酒一杯。不能飲者灌之。立已。見繆刺論。　今仲景亦鬄左角之髮治者。以左角為陽氣之所在。五絡之所繞。五絡皆竭。故鬄其五絡之血餘以治之。和以酒灌者。助藥力而行氣血也。

肘後云尸蹷之病。卒死而脈猶動。聽其耳中。循循如嘯聲。而股間暖是也。耳中雖然嘯聲。而脈動者。故當以尸蹷救之。巢源云。尸厥者。陰氣逆也。此由陽脈卒下墜。陰脈卒上升。陰陽離合。榮衛不通。真氣厥亂。客邪乘之。其狀如死。猶微有息而不常。脈尚動而形無知也。聽其耳內。循循有如嘯之聲。而股間暖者是也。

救卒死客忤死。還魂湯主之方。肘後無方名。冠張仲景諸要方六字。三因名追魂湯。〔原註〕千金方云。主卒忤鬼擊。飛尸。諸奄忽。氣絕無復覺。或已無脈。口噤拗不開。去齒下湯。湯下口不下者。分病人髮左右。捉搶肩引之。藥下。復增取一升。須臾立愈。○案千金無脈。作死一字。無拗字。捉搶。作捉踏。取下有盡字。

麻　黃三兩去節一方四兩○肘後千金翼用四兩　杏　仁去皮尖七十箇　甘　草一兩炙

〔原註〕千金。用桂心二兩。○案外臺。引肘後。療中惡短氣欲絕方。用桂心二兩。今本肘後。不用桂。

右三味。以水八升。煮取三升。去滓。分令咽之。通治諸感忤。外臺。引肘後云。通療諸昏客忤良。

案驗。張文仲備急同。

〔徐〕凡卒死及客忤死。總是正不勝邪。故陽氣驟閉而死。肺朝百脈爲一身之宗。麻黃杏仁利肺通陽之君藥。合炙甘以調中。故爲救卒死主方。名曰還魂湯。著其功也。〔鑑〕中惡客忤。便閉裏實者。仲景用備急丸。可知無汗表實者。不當用備急丸通裏。當用還魂湯以通表也。通裏者。抑諸陰氣也。通表者。扶諸陽氣也。昧者不知。以麻黃爲入太陽發汗之藥。抑知不溫覆取汗。則爲入太陰通陽之藥也。陽氣通動。魂可還矣。

又方肘後。冠張仲景諸要方。外臺引肘後。

韭　根一把　烏　梅二七箇○肘后作二十箇　吳茱萸半升炒○肘後作半斤

右三味。以水一斗。煮之。以病人櫛內中。三沸。櫛浮者生。沉者死。煮取三升。去滓。分飲之。水一斗。外臺。作勞水一升。

〔徐〕韭根有薤白之功。烏梅有開關之力。吳茱萸能降濁陰。陰降而關開。則魂自還。故亦取之。然櫛浮則生。沈則死。蓋櫛爲本人日用之物。氣之所及也。浮則其人陽氣未絕。沉則久已有陰無陽。故主死。然仍分飲之。信櫛無寧信藥耳。〔程〕方亦可解。而櫛之浮沉。則不可解也。

肘後云。客忤者。中惡之類也。多於道間門外得之。令人心腹絞痛。脹滿。氣衝心胸。不卽治。亦殺人。又云。客者客也。忤者犯也。謂客氣犯人也。

救自縊死。旦至暮。雖已冷。必可治。暮至旦。小難也。恐此當言忿氣盛故也。然夏時夜短於晝。又熱。猶應可治。又云。心下若微溫者。一日以上。猶可治之方。救。外臺。作仲景云三字。忿。趙本外臺。作陰。爲是。○案巢源云。自縊死。旦至暮。雖已冷。必可治。暮至旦則難治。此謂其晝則陽盛。其氣易通。夜則陰盛。其氣難通。可以證也。治之方。外臺。作活一字。

徐徐抱解。不得截繩。上下安被臥之。一人以脚踏其兩肩。手少挽其髮。常弦弦勿縱之。一人以手按據胸上。數動之。一人摩捋臂脛屈伸之。若已殭。但漸漸強屈之。并按其腹。如此一炊頃。氣從口出。呼吸眼開。而猶引按莫置。亦勿苦勞之。須臾可少桂湯及粥清。含與之。令濡喉。漸漸能嚥。及稍止。若向令兩人以管吹其兩耳。罙好。此法最善。無不活者。據。程金鑑。作揉。及稍。外臺作乃稍。若向二字。程金鑑。作更一字。外臺作緣一字。罙。程金鑑。作罙。無好字。外臺。作彌。趙本音釋。罙。莫分切。罙入也。並義難通。外臺爲是。

〔鑑〕觀此諄諄告切、仲景仁心。惟恐人畏其繁瑣、而不治也、此法嘗試之、十全八九、始知言果不謬、弦弦猶言緊緊也。揉胸按腹。摩臂脛屈伸之。皆引導其氣之法也。

巢源云。徐徐捧下。其陰陽經絡。雖暴壅閉。而藏府真氣。故有未盡。所以猶可救療。故有得活者。若見其懸枉。便忽遽截斷其繩。舊云則不可救。此言氣已壅閉。繩忽暴斷。其氣雖通。而奔走運悶。故則氣不能還。即不得復生。千金治自縊死方。凡救自縊死者。極須按定其心。勿截繩。手抱起。徐徐解之。心下尚溫者。以氈覆口鼻。兩人吹其兩耳。

肘後。療自縊死。心下尚微溫久猶可治方。徐徐抱解其繩。不得斷之。懸其髮。令足去地五寸許。塞兩鼻孔。以蘆管內其口中至咽、令人噓之。有頃、其腹中礱礱。或是通氣也。其舉手撈人。當益堅捉持。更遞噓之。若活了能語。乃可置。若不得懸髮。可中分髮。兩手牽強耳。又方。皂莢末。葱葉吹其兩鼻孔中。逆出復內之。又方。以蘆管。吹其兩耳。極則易人吹。取活乃止。若氣通者。以少桂湯稍稍嚥之。徐徐乃以少粥清與之。出外臺。今本肘后無考。

菅氏五絕治法云。徐徐放下。將喉氣管捻圓。揪髮向上揉擦。用口對口接氣。糞門用火筒吹之。以半夏皂角搐鼻。以薑汁調蘇合香丸灌之。或煎水香細辛湯。調灌亦得。如甦可治。繩小痕深。過時身冷者不治。〇程氏醫學心悟云。予嘗見自暮至旦。而猶救活者。不可輕棄也〇顧氏瘍醫大全云。必須心口尚溫。大便未下。舌未伸出者救活。

案桂湯。諸書無攷。蓋此單味桂枝煎湯耳。而洗寃錄、引本經之文。後載官桂湯方、未知何本。錄左備攷。

洗寃錄。官桂湯。

廣陳皮八分　厚朴　半夏各一錢

肉桂　乾薑各五分　甘草三分

凡中暍死。不可使得冷。得冷便死。療之方。外臺。引肘後。今本肘後無攷。屈草帶。繞暍人臍。使三兩人溺其中。令溫。亦可用熱泥和屈草。亦可扣瓦椀底按及車缸以著暍人。取令溺。須得流去。此謂道路窮卒無湯。當令溺其中。欲使多人溺。取令溫。若湯便可與之。不可泥及車缸。恐此物冷。暍既在夏月。得熱泥土。暖車缸。亦可用也。外臺。屈草帶。作屈草帶。按及作若脫。著暍人。作著暍人臍上。須得。作不得。令溺其中。作令人溺其中。欲使上。有仲景云三字。若湯間。有有字。與之下。有仲景云三字。不可下。有用字。

〔程〕中暍不可得冷。猶被凍不可沃以熱湯。寒熱拒隔。反為大害。本草。車轄。一名車缸。即車軸鐵鐺頭。

巢源云。夏月炎熱。人冒涉途路。熱毒入內。與五藏相并。客邪熾盛。或鬱瘀不宣。致陰氣卒絕。陽氣暴壅。經絡不通。故奄然悶絕。謂之暍。然此乃外邪所擊。真藏未壞。若遇便治救。氣宣則蘇。夫熱暍不可得冷。得冷便死。此謂外卒以冷。觸其熱。蘊積於內。不得宣發故也。

三因方云。中暑悶倒。急扶在陰涼處。切不可與冷。當以布巾衣物等蘸熱湯。熨臍中及氣海。續以湯淋布上。令徹臍腹。暖即漸惺。如倉卒無湯處。掬道上熱土於臍上。仍撥開作窩子。令人更溺於其中。以代湯。急嚼生薑一大塊。冷水送下。如已迷亂悶。嚼大蒜一大瓣。冷水送下。如不能嚼。即用水研灌之。立醒。

葉氏避暑錄話云。道路城市間。中暑昏仆而死者。此皆虛人勞人。或饑飽失節。或素有疾。一為暑氣所中。不得泄則關竅皆窒。非暑氣使然。氣閉塞而死也。大蒜一握。道上熱土雜研爛。以新水和之。濾去滓。抉其齒灌之。有頃即蘇。

救溺死方（外臺。引小品云。療溺死。若身尚暖者方。）取竈中灰兩石餘。以埋人。從頭至足。水出七孔。即活。

〔鑑〕嘗試蠅子落水而死者。用竈灰埋之自治。（案出本草綱目冬灰條。）李彣曰。竈灰得火土相生之氣。以埋人。則外温衛氣。而內滲水濕。故能使水出七孔而活。

巢源云。人爲水所沒溺。水從孔竅入。灌注府藏。其氣壅閉。故死。若早拯救得出。即泄瀝其水。令氣血得通。便得活。經半日及一日。猶可活。氣若已絕。心上暖。亦可活。

千金。治落水死方。以竈中灰。布地令厚五寸。以甑側著灰上。令死者伏於甑上。使頭少垂下。炒鹽二方寸匕。內竹管中。吹下孔中。即當吐水。水下因去甑。下死者著灰中。壅身使出鼻口。即活。○又方。掘地作坑。熬數斛灰。內坑中。下死人。覆灰。濕徹即易。勿令大熱煿人。灰冷更易。半日即活。

右療自縊溺暍之法。並出自張仲景爲之。其意殊絕。殆非常情所及。本草所能關。實救人之大術矣。傷寒家數有暍病。非此遇熱之暍。（〔原註〕見外臺肘後目。○案外臺。引肘後。今本肘後無攷。意下。有理字。程所能下句。實。作係。外臺作亦非本草之所能開悟。實下。有拯字。程本無數字。外臺作別復二字。又暍病下。有在上仲景論中六字。程之暍下。有詳之二字。沈本金鑑。不載。此條。原註。目字。疑是同字訛。俞本無目字。是。）

案三因方云。傷暑中暍。其實一病。但輕重不同。新校正要略者。乃云傷寒家別有暍病。非也。又本草綱目。人屎附方。引此條。亦為林億語。並誤。殊不知此附後文。外臺已引之。疎亦甚。

治馬墜及一切筋骨損方。〔原註〕見肘後方○案今本肘後無考。千金傷損門。治腕折瘀血。三味桃仁湯方註。引肘後云。仲景方。用大黃云云。詳註左。

大　黃 一兩切浸湯成下○肘後用三兩　緋　帛 如手大燒灰　亂　髮 如雞子大燒灰用

久用炊單布 一尺燒灰○肘後一尺上有方字　敗　蒲 一握三寸○肘後寸下有切字　桃　仁 四十九箇去皮尖熬

甘　草 如中指節炙剉

右七味。以童子小便量多少。煎湯成。內酒一大盞。次下大黃。去滓。分溫三服。先剉敗蒲席半領。煎湯浴。衣被蓋覆。斯須通利數行。痛楚立差。利及浴水赤。勿怪。即瘀血也。肘後。先字。作別。斯字。作服藥二字。

〔徐〕從高墜下。雖當救損傷筋骨為主。然頓跌之勢。內外之血。必無不瘀。瘀不去則氣不行。氣不行則傷不愈。故以桃仁大黃逐瘀為主。緋帛。紅花之餘。亂髮。血之餘。合童便以消瘀血。敗蒲亦能破血行氣。故入煎。能療腹中損傷瘀血。湯浴能活周身血氣。然筋骨瘀血。必有熱氣滯鬱。故以炊單布受氣最多而易消者。以散滯通氣。從其類也。加少炙甘草。補中以和諸藥也。

千金桃仁湯。治腕折瘀血方。

桃　仁 四十枚　亂　髮 一握　大　黃 如指節大一枚

右三味。以布方廣四寸。以繞亂髮燒之㕮咀。大黃桃仁。以酒三升。煮取一升。盡服血盡出。

禽獸魚蟲禁忌幷治第二十四

論辨二首　合九十法　方二十一首

金鑑云。金匱要略廿四廿五兩門。原列在卷末。其文似後人補入註家或註或刪。但傳世已久。難以削去。茲仍附原文。另爲一篇。以存參考云。

凡飮食滋味。以養於生。食之有妨。反能爲害。自非服藥煉液。焉能不飮食乎。切見時人不閑調攝。疾疢競起。若不因食而生。苟全其生。須知切忌者矣。所食之味。有與病相宜。有與身爲害。若得宜則益體。害則成疾。以此致危。例皆難療。凡煮藥飮汁。以解毒者。雖云救急。不可熱飮。諸毒病得熱更甚。宜冷飮之。若不因食之若字。徐云。恐是無字。沈云。恐是莫字。

〔程〕凡物之毒者。必熱。熱飮則助其毒勢也。

案王充論衡。言毒篇云。夫毒太陽之熱氣也。中人人毒。人食湊懣者其不堪任也。不堪任則謂之毒矣。又云。天下萬物。含太陽氣而生者。皆有毒螫。在蟲則爲蝮蛇蜂蠆。在草則爲巴豆冶葛。在魚則爲鮭與鯸鮧。乃知毒物皆熱也。

肝病禁辛。心病禁鹹。脾病禁酸。肺病禁苦。腎病禁甘。春不食肝。夏不食心。秋不食肺。冬不食腎。四季不食脾。辯曰。春不食肝者。爲肝氣王。脾氣敗。若食肝則又補肝。脾氣敗尤甚。不可救。又肝王之時。不可以死氣入肝。恐傷魂也。若非王時。卽虛以肝補之佳。餘藏準此。傷。原本徐程作復。今依趙本金鑑改定。

〔程〕上段以生尅言。下段以禁忌言。六畜六獸。聖人以之養生事死。其食忌亦不可不察。

案漢書藝文志神農黃帝食禁十二卷。此篇所載。豈其遺歟。

凡肝藏自不可輕噉。自死者彌甚。肘後云。擣附子末。服一刀圭。日三服。

〔鑑〕謂諸畜獸臨殺之時。必有所驚。肝有所忿。食之俱不利。故曰不可輕噉。如獸自死者。必中毒。或疫癘而死。更不可食也。

外臺引張文仲云。又食生肝中毒方。服附子方寸七。日三。須以生薑湯服之。不然自生其毒。

案三元延壽書云。臨死驚風入心。絕氣歸肝。俱不可多食。必傷人。

凡心皆爲神識所舍。勿食之。使人來生復其報對矣。

〔程〕畜獸雖異於人。其心亦神識所舍。勿食之。生殺果報。諒不誣也。

凡肉及肝。落地不著塵土者。不可食之。　猪肉落水浮者。不可食。

〔程〕皆涉怪異。食之必有非常之害。下見水自動。熱血不斷。塵土不污。並同。

諸肉及魚。若狗不食。鳥不啄者。不可食。諸。徐沈作猪。非也。下同。

〔鑑〕凡禽獸不食之肉。必有毒。不可食之。

諸肉不乾。火炙不動。見水自動者。不可食。不動。程金鑑。作而動。食下。趙有之字。　肉中有如朱點者。不可食之。

〔鑑〕朱點惡血所聚，此色惡不食也。

六畜肉，熱血不斷者，不可食之。 父母及身本命肉，食之令人神魂不安。

〔程〕仁人孝子，當自識之。

隋蕭吉五行大義云：十二屬，並是斗星之氣，散而爲人之命，係於北斗，是故用以爲屬。春秋運斗樞曰：樞星散爲龍馬，旋星散爲虎，機星散爲狗，摧星散爲蛇，玉衡散爲鷄兔鼠，闓陽散爲羊牛，摇光散爲猴猿。此等皆上應天星，下屬年命也。

食肥肉及熱羹，不得飲冷水。

〔鑑〕食肥肉熱羹，後繼飲冷水，冷熱相搏，膩膈不行，不腹痛吐利，必成痞變，慎之慎之。

諸五藏及魚，投地塵土不污者，不可食之。 穢飯餒肉臭魚，食之皆傷人。

〔程〕物已敗腐，必不宜於藏府，食之則能傷人，臭惡不食也。

自死肉，口閉者，不可食之。

〔程〕自死既已有毒，口閉則其毒不得泄，不可食之。

六畜自死，皆疫死，則有毒，不可食之。

〔鑑〕疫毒能死六畜，其肉必有疫毒，故不可食。

獸自死，北首及伏地者，食之殺人。

〔程〕首，頭向也。凡獸向殺方以自死，及死不僵直斜倒，而伏地者，皆獸之有靈知，故食之殺人。檀公曰：狐死正丘首。豹死首山。樂其生不忘本也。獸豈無靈知者邪。

食生肉飽飲乳。變成白蟲。(原註)一作血蠱。

(程)生肉非人所食。食生肉而飲乳汁。西北人則有之。脾胃弱者。未有不爲蟲爲蠱。(鑑)食生肉飽。即飲乳酪。則成濕熱。必變生白蟲。

疫死牛肉。食之令病洞下。亦致堅積。宜利藥下之。

(鑑)疫死牛肉有毒。不可食。食之若洞瀉。爲其毒自下。或致堅積。宜下藥利之。

脯藏米甕中有毒。及經夏食之。發腎病。

(鑑)脯肉藏米甕中。受濕熱鬱蒸之氣。及經夏已腐者。食之腐氣入腎。故發腎病。

治自死六畜肉中毒方。案據千金。治下。脫食字。　黃蘗屑搗服方寸匕。千金云。水服黃蘗末方寸匕。

治食鬱肉漏脯中毒方。(原註)鬱肉。密器蓋之。隔宿者是也。漏脯。茅屋漏下沾著者。是也。　燒犬屎酒服方寸匕。每服人乳汁。亦良。○飲生韭汁三升。亦得。肘後。升下。有以少水和之五字。犬。作人。韭。作薤。

巢源云。鬱肉毒者。謂諸生肉及熟肉。內器中密閉頭。其氣壅積不泄。則爲鬱肉有毒。不幸而食之。乃殺人。其輕者亦吐利煩亂不安。又云。凡諸肉脯。若爲久故茅草屋漏所浸。則有大毒。食之三日。乃成暴癥。不可治。千金註。張文仲云。茅室諸水。迷脯爲漏脯。又云。肉閉在密器中。經宿者爲漏脯。

治黍米中藏乾脯。食之中毒方。肘後云。此是鬱脯。　大豆濃煮汁。飲數升。即解。亦治狸肉漏脯等毒。狸。肘後。及外臺。引張文仲作諸。千金不載此方。云。麴一兩。鹽兩撮。以水一升。煮服之良。

治食生肉中毒方。　掘地深三尺。取其下土三升。以水五升。煮數沸。澄清汁。飲一升卽愈。

〔程〕三尺以上曰糞。三尺以下曰土。土能解一切毒。非止解肉毒也。〔鑑〕地漿能解諸毒。掘得黃土。有泉滲出。謂之地漿。三尺大概言也。未見黃土。皆穢土。得黃土乃可取用。

案證類本草弘景地漿註云。此掘地作坎深三尺。以新汲水沃入。攪濁少頃。取清用之。故曰地漿。亦曰土漿。金鑑之說。未見所本。

治六畜鳥獸肝中毒方。外臺。引張文仲同。　水浸豆豉。絞取汁。服數升愈。

〔程〕豆豉。爲黑大豆所造。能解六畜胎子諸毒。案本于別錄豆豉主治。

馬脚無夜眼者。不可食之。

〔程〕夜眼在馬前兩足膝上。馬有此能夜行。一名附蟬尸。〔鑑〕凡馬皆有夜眼。若無者。其形異。故勿食之。

本綱張鼎云。馬生角。馬無夜眼。白馬青蹄。白馬黑頭者。並不可食。令人癲。

食酸馬肉。不飲酒則殺人。程本。酸。作駿。徐沈云。酸。當作駿。出秦穆公岐下野人傳。蓋馬肉無不酸者。外臺。引張文仲。亦作駿。

〔程〕馬肉苦冷有毒。故飲酒以解之。孟詵曰。食馬肉毒發心悶者。飲清酒則解。飲濁酒則加。韓非子曰。秦穆公亡駿馬。見人食之。繆公曰。食駿馬肉。不飲酒者殺人。卽飲之酒。居三年。食駿馬肉者。出死力解繆公之圍。

案穆公事。又見呂氏春秋。而巢源亦云。凡駿馬肉及馬鞍下肉。皆有毒。不可食之。食之則死。程註爲是。

馬肉不可熱食。傷人心。

〔鑑〕馬屬火。肉熱火甚。恐傷心。當冷食之。

馬鞍下肉。食之殺人。外臺。引文仲。千金黃帝云。白馬鞍下。烏色徹肉裏者。食之傷人五藏。

〔程〕馬鞍下肉。多臭爛有毒。食之必殺人。

白馬黑頭者。不可食之。外臺。引肘後。下同。白馬青蹄者。不可食之。

〔程〕虎鈐經曰。白馬青蹄。皆馬毛之利害者。騎之不利人。若食之。必能取害也。

馬肉㹠肉共食飽。醉臥大忌。

〔鑑〕馬肉屬火。㹠肉屬水。共食已屬不和。若醉飽卽臥。則傷脾氣。故曰大忌。

本綱孟詵云。馬肉同㹠肉食。成霍亂。

驢馬肉。合猪肉食之。成霍亂。

〔程〕諸肉雜食。傷損腸胃。撩亂藏府。故成霍亂。

馬肝及毛。不可妄食。中毒害人。

〔程〕馬肝及毛。皆有大毒。不可妄食。馬肝一名懸烽。

王充論衡云。馬肝。氣勃而毒盛。故食走馬肝殺人。

治馬肝毒中人未死方。外臺。引張文仲云。仲景同。

雄鼠屎二七粒。末之。水和服。日再服。

〔原註〕屎尖者是。○是。程作雄。肘後千金外臺。並作兩頭尖。

〔程〕馬稟火氣而生。火不能生水。故有肝無膽。而木藏不足。故食其肝者死。漢武帝云。食肉無食馬肝。又云。文成食馬肝而死。韋莊云。食馬留肝。則其毒可知矣。馬食鼠屎則腹脹。故用鼠屎而治馬肝毒。以物性相制也。

案食肉無食馬肝。見史記儒林傳。景帝語。程誤。又云乃是武帝語。

又方 人垢取方寸匕。服之佳。

〔程〕人垢。汗所結也。味鹹有毒。亦以毒解毒之意。〔鑑〕人垢。卽人頭垢也。用方寸匕酒化下。得吐爲佳。

案千金云。治食野菜馬肝肉。諸脯肉毒方。取頭垢。如棗核大。呑之起死人。肘後云。食六畜鳥獸。幞頭垢一錢匕。外臺引張文仲云。服頭垢一錢匕差。仲景千金同。又本草附方。自死肉毒。故頭巾中垢一錢。熱水服取吐。大明云。頭垢中蠱毒蕈毒。米飲或酒化下。並取吐爲度。依以上諸方。則金鑑爲是。然人垢亦吐人。見儒門事親。

治食馬肉中毒欲死方。外臺。引張文仲云。食馬肉。洞下欲死者方。仲景同。案肘後亦同。

香　豉二兩〇外臺作二百粒。　杏　仁三兩〇外臺作二十枚。

右二味。蒸一食頃。熟杵之服。日再服。外臺。作右二味。合於炊飯中蒸之。擣丸服之。立差。肘後作蒸之五升飯下。熟合搗之。兩朝服令盡。

〔程〕香豉解毒。杏仁利氣。則毒可除。

又方 煮蘆根汁飲之良。千金云。蘆根汁。飲以浴卽解。

〔鑑〕蘆根味甘性寒。解諸肉毒。

疫死牛。或目赤或黃。食之大忌。

〔程〕牛疫死而目赤黃者。疫厲之毒不去也。食之大忌。

牛肉共猪肉食之。必作寸白蟲。千金黃帝云。

〔程〕牛肉性滯。猪肉動風。入胃不消。釀成濕熱。則蟲生也。亦有共食而不生蟲者。視人之胃氣何如耳。

青牛腸。不可合犬肉食之。

〔程〕青牛。水牛也。其腸性溫。犬肉性熱。溫熱之物。不可合食。

牛肺。從三月至五月。其中有蟲。如馬尾。割去勿食。食則損人。

〔程〕春夏之交。濕熱蒸鬱。牛感草之濕熱。則蟲生於胃。而緣入肺竅。故勿食之。

牛羊猪肉。皆不得以楮木桑木蒸炙食之。令人腹內生蟲。

〔鑑〕古人煉藥。多用桑柴火。楮實子。能健脾消水。楮木亦可燒用。何以蒸炙諸肉食之。即生蟲乎。其或物性相反也。

噉蛇牛肉殺人。何以知之。噉蛇者。毛髮向後順者是也。

巢源云。凡食牛肉有毒者。由毒蛇在草。牛食因誤噉蛇則死。亦有蛇吐毒著草。牛食其草亦死。此牛肉有大毒。

治噉蛇牛肉。食之欲死方。　飲人乳汁一升。立愈。

又方　以泔洗頭。飲一升。愈。　牛肚細切。以水一斗。煮取一升。煖飲之。大汗出者愈。

〔程〕藏器曰。北人牛瘦。多以蛇從鼻灌之。其肝則獨。乳汁能解獨肝牛肉毒。噉蛇牛。當是獨肝牛也。以泔洗頭飲者。取頭垢能吐所毒也。以牛肚煑服者。取其同類相親。同氣相求。大發其汗。以出其毒也。〔鑑〕用牛肚不甚善。

本草人乳條別錄云。解獨肝牛肉毒。合濃豉汁服之神效。案牛肚即牛胃。本綱牛胃附方引本方。

治食牛肉中毒方。　甘草。煑汁飲之。即解。肘後云。飲一二升。

〔程〕甘草能解百毒。

羊肉。其有宿熱者。不可食之。

〔程〕羊之五藏皆平温。唯肉屬火而大熱。人宿有熱者。不可食之。

時珍云。羊肉大熱。熱病及天行病。瘧疾病後。食之必發熱致危。

羊肉不可共生魚酪食之。害人。千金黃帝云。

〔程〕生魚鮓之屬。酪。乳之屬。生魚與酪。食尚成內瘕。加以羊肉食之。必不益也。

羊蹄甲中。有珠子白者。名羊懸筋。食之令人癲。徐沈。懸上。無羊字。千金黃帝云。

〔程〕〔鑑〕此義未詳。

白羊黑頭。食其腦。作腸癰。千金黃帝云。下同。

〔程〕羊腦有毒。食之發風疾。損精氣。不唯作腸癰也。方書祇用為外敷藥。

羊肝。共生椒食之。破人五藏。

〔鑑〕羊肝生椒。皆屬於火。共食恐損傷人五藏。

猪肉共羊肝和食之。令人心悶。

〔程〕猪肉能閉血脈。與羊肝合食。則滯氣。故令人心悶。

猪肉以生胡荽同食。爛人臍。

〔程〕胡荽損精神。發痼疾。猪肉。令人乏氣少精。發痼疾。宜其不可共食。若爛臍則不可解。

猪脂不可合梅子食之。

〔鑑〕猪脂滑利。梅子酸濇。性相反也。故不可合食。

猪肉和葵食之少氣。

〔程〕葵性冷利。生痰動風。猪肉令人乏氣。合食之。非止於少氣也。〔鑑〕此義未詳。

鹿肉不可和蒲白作羹食之。發惡瘡。肉。原本作人。今依徐程沈金鑑改。和。金鑑。作合。千金黃帝云。

〔程〕鹿肉九月已後。至正月已前。堪食。他月食之。則發冷痛。蒲白想是蒲筍之類。當詳之。〔鑑〕發惡瘡。此義未詳。

案本草蘇敬云。香蒲可作薦者。春初生取白為葅。又蘇頌云。其中心入地。白蒻大如匕柄者。生噉之。知是蒲白乃蒲蒻。一名蒲筍。

麋脂及梅李子。若妊婦食之。令子青盲。男子傷精。外臺。引肘後云。麋脂不可合梅李食。

〔程〕麋脂忌梅李。故不可合食。按麋蹄下有二竅。為夜目。淮南子曰。孕女見麋而子四目。今食麋脂而令子青盲。物類相感。了不可知。其於胎教。不可不慎也。又麋脂能萎陽傷精。麋角能興陽益髓。何一體中。而性治頓異耶。

案李時珍云。麋似鹿而色青黑。大如小牛。肉蹄。目下有二竅爲夜目。程云。蹄下有二竅恐誤。

麞肉。不可合蝦及生菜梅李果食之。皆病人。

〔程〕麞肉。十二月至七月食之。動氣。蝦能動風熱。生菜梅李。動痰。合食之。皆令人病。

痼疾人。不可食熊肉。令終身不愈。

〔程〕張鼎云。腹中有積聚寒熱者。食熊肉。永不除。

白犬自死不出舌者。食之害人。

〔鑑〕凡犬死。必吐舌。惟中毒而死。其舌不吐。毒在內也。故食之害人。

食狗鼠餘。令人發瘻瘡。

〔程〕餘。狗鼠之剩食也。其涎毒在食中。人食之則毒散於筋絡。令發瘻瘡。

巢源。養生方云。正月勿食鼠殘食。作鼠瘻。發於頸項。或毒入腹。下血不止。或口生瘡。如有蟲食。

治食犬肉不消。心下堅。或腹脹口乾大渴。心急發熱。妄語如狂。或洞下方。千金同。

杏仁一升合皮熟研用

以沸湯三升。和取汁。分三服。利下肉片。大驗。

（程）犬肉。畏杏仁。故能治犬肉不消。近人以之治狂犬咬。皆此意。

婦人妊娠。不可食兔肉山羊肉。及鱉雞鴨。令子無聲音。

（程）妊娠食兔肉。則令子缺脣。食羊肉。則令子多熱。食鱉肉。則令子項短。不令無聲音也。若食犬肉。則令子無聲音。雞鴨肉。胎產需以補益。二者不必忌之。（鑑）此數者。姙婦皆不當食也。

案二說未詳孰是。故兩存之。

兔肉。不可合白雞肉食之。令人面發黃。外臺引肘後云。兔肉。不可雜獺肉及白雞心食。

（鑑）二物合食。動脾氣而發黃。故不可合食。

千金黃帝云。兔肉和獺肝食之。三日必成遁尸。共白雞肝心食之。令人面失色。一年成癉黃。

兔肉。著乾薑食之。成霍亂。

（程）兔肉味酸。乾薑味辛。辛能勝酸。故合食之。成霍亂。陶弘景曰。并不可與橘芥同食。二味亦辛物也。

凡鳥自死。口不閉。翅不合者。不可食之。外臺。引肘後。閉作開。

（程）鳥自死。必斂翅閉口。若張翅開口。其死也異。其肉也必毒。不可食之。

諸禽肉。肝青者。食之殺人。

（程）青者。必毒物所傷。故食之能殺人。

雞有六翮四距者。不可食之。千金。引黃帝。作六距。本草。引食療。作六指。

（鑑）距。雞脚爪也。形有怪異者。有毒。故不可食。

烏鷄白首者。不可食之。

〔鑑〕色有不相合者。有毒。不可食。

鷄不可共葫蒜食之。滯氣。〔原註〕一云。鷄子。○案葫蒜。卽大蒜。

〔程〕鷄。能動風。蒜。能動痰。風痰發動。則氣壅滯。

山鷄。不可合鳥獸肉食之。

〔程〕山鷄。鸐鷄也。小於雉而尾長。人多畜之樊中。性食蟲蟻而有毒。非啻不可共鳥獸肉同食。卽單食亦在所忌也。

雉肉。久食之。令人瘦。

〔程〕雉肉。有小毒。發瘡疥。生諸蟲。以此則令人瘦。

鴨卵不可合鱉肉食之。

〔程〕鴨卵性寒。發冷氣。鱉肉性冷。亦發冷氣。不可合食。

婦人妊娠。食雀肉。令子淫亂無恥。金鑑。肉下。有飲酒二字。案此依陶弘景註而補之。

〔程〕雀性最淫。周書云。季秋雀入大水爲蛤。雀不入水。國多淫泆。物類相感。理所必然。妊娠當戒食之。古愼胎教也。

雀肉。不可合李子食之。

〔程〕雀肉壯陽益氣。得李子酸濇。則熱性不行。故不可共食。

燕肉。勿食入水。爲蛟龍所啗。

〔程〕淮南子曰。燕入水爲蜃蛤。高誘註。謂蛟龍嗜燕。人食燕者。不可入水。而祈禱家。用燕召龍。能興波祈雨。故名游波。雷公曰。海竭江枯。投游波而立泛。其召龍之說。似亦有之也。

鳥獸有中毒箭死者。其肉有毒。解之方。　大豆煮汁。及鹽汁。服之解。

〔程〕箭藥多是射罔毒。射罔。乃烏頭所熬。大豆汁。能解烏頭毒故也。鹹能勝熱。故鹽亦解其毒。

巢源云。射獵人。多用射罔藥。塗箭頭。以射蟲鹿。傷皮則死。以其有毒故也。人獲此肉。除箭處。毒肉不盡。食之則被毒致死。其不死者。所誤食肉處。去毒箭遠。毒氣不深。其毒則輕。雖不死。猶能令人困悶吐利。身體痺不安。罔藥以生烏頭擣汁。用作之是也。

案肘後云。肉有箭毒。以藍汁大豆。解射罔毒。又外臺引張文仲云。禽獸有中毒箭死者其肉有毒。可以藍汁大豆。解射罔也。依此則鹽是藍之訛。字形相似也。

千金云。甘草解百藥毒。方稱大豆汁解百藥毒。余試之大懸絕不及甘草。又能加之爲甘豆湯。其驗尤奇。

魚頭正白。如連珠。至脊上。食之殺人。以下四條。外臺。引肘後。

魚頭中無腮者。不可食之。殺人。〔程〕能殺人。詳酉陽雜俎。

魚無腸膽者。不可食之。三年陰不起。女子絕生。

魚頭似有角者。不可食之。

魚目合者。不可食之。

〔鑑〕以上皆怪異之形色。必有毒也。

六甲日。勿食鱗甲之物。

〔程〕六甲日。有六甲之神。以直日。食鱗甲。則犯其忌也。

本草思邈云。損人神。

魚不可合鷄肉食之。外臺。引肘後。

〔程〕今人常合食之。亦不見爲害。或飛潛之物。合食所當忌耶。或過之不消。則魚能動火。鷄能動風。能令作病耶。

本草弘景云。鷄同魚汁食。成心瘕。

魚不得合鸕鷀肉食之。外臺。引肘後。

〔程〕鸕鷀食魚物。相制而相犯也。不可合食。

本草孟詵云。鸕鷀性制魚。若合食不利人。

鯉魚鮓。不可合小豆藿食之。其子不可合猪肝食之。害人。

〔程〕鯉魚鮓。小豆藿。味皆鹹。鹹能勝血。故陶弘景云。合食成消渴。其子合猪肝食。傷人神。〔鑑〕小豆藿。即小豆葉也。

鯉魚。不可合犬肉食之。外臺。引肘後。犬上。有白字。

〔程〕鯉魚犬肉。俱令熱中。不可合食。

鯽魚。不可合猴雉肉食之。一云。不可合猪肝食。外臺。引肘後。雉肉。作猪肝。

（程）鯽魚。同猴雉肉猪肝食。生癰疽。

鯷魚。合鹿肉生食。令人筋甲縮。外臺。引肘後云。鯷魚不可合鹿肉食之。

（程）鯷魚。鮎魚也。鯷魚鹿肉。皆能治風。生食反傷其筋脈。致令筋甲縮。

青魚鮓。不可合生葫荽。及生葵。并麥醬食之。醬。原本作中。今依程本金鑑改之。外臺。引肘後。作醬。

（程）青魚鮓。不益人。胡荽生葵。能動風。發痼疾。必與青魚鮓不相宜。鮓味鹹。麥醬亦鹹。合食必作消渴。

鰌鱔。不可合白犬血食之。

（程）鰌鱔。爲無鱗魚。白犬血。爲地厭。非唯不可合食。抑衛生家所當忌也。又鰌鱔善竄。能動風。白犬血。性熱能動火。是不可合食。

龜肉。不可合酒菓子食之。外臺。引肘後云。不可合瓜。及飲酒。

（程）仲景以龜肉忌酒菓子。而蘇恭以龜肉釀酒。治大風。陶弘景曰。龜多神靈。人不可輕殺。更不可輕噉也。菓子亦不知何菓。

鱉目凹陷者。及厭下有王字形者。不可食之。凹。趙作回。非。厭。趙及外臺。引肘後。作壓。程金鑑。作腹。

（程）淮南子曰。鱉無耳。以目爲聽。目凹陷則歷年多。而神內守。故名曰神守。若有王字。則物已靈異矣。食之有害。

案厭壓。並與厴同。唐韻。厴於琰反。腹下厴。

其肉不得合鷄鴨子食之。外臺。引肘後。趙其上。有又字。

〔程〕鱉肉令人患水。鷄子令人動風。鴨子令人氣短。不可合食。

龜鱉肉。不可合莧菜食之。外臺。引肘後。

〔程〕龜鱉肉。皆反莧菜。食之成鱉瘕。

陶弘景云。昔有人剉鱉。以赤莧同包。置濕地。經旬皆成生鱉。

鰕無須。及腹中通黑。煮之反白者。不可食之。外臺。引肘後。

〔程〕無鬚。失鰕之形。腹黑。必鰕之毒。色白反鰕之色。物既反常。必不可食。

食膾。飲乳酪。令人腹中生蟲爲瘕。

〔程〕膾乃生魚所作。非胃弱所宜。乳酪之性粘滯。合而食之。則停留於胃。爲瘕爲蟲也。

鱠。食之在心胸間不化。吐復不出。速下除之。久成癥病。治之方。

橘皮一兩　朴消二兩　大黃二兩〇肘後千金用三兩

右三味。以水一大升。煮至小升。頓服卽消。案據千金。大升。當二升。小升。當一升。

〔程〕橘皮能解魚毒。硝黃能下癥瘕。

千金。治食魚鱠。及生肉。在胸膈中不化。吐之不出。便成癥瘕方。

厚朴三兩　大黃二兩

右二味。㕮咀。以酒二升。煮取一升。盡服立消。人強者。倍大黃。用酒三升。

煮取二升。再服之。

又治食魚鱠不消方。

大黃三兩切 朴硝二兩

右二味。以酒二升。煮取一升。頓服之註云。仲景方。有橘皮一兩。

肘後。食猪肉。遇冷不消。必成蟲癥。下之方。

大黃。朴硝。各一兩。芒硝亦佳。煮取一升。盡服之。若不消。幷皮研杏子。湯三升和。三服。吐出。神驗。

食鱠多不消。結爲癥病。治之方。外臺。引肘後。作療食鱠過多。冷不消。不療必成蟲瘕。

馬鞭草

右一味。搗汁飲之。○或以薑葉汁。飲之一升。亦消。○又可服吐藥吐之。

外臺。引肘後。作馬鞭草。搗絞取汁。飲一升。即消去。亦宜服諸吐藥吐之。千金同。云生薑亦良。

〔程〕馬鞭草。味苦寒。下癥瘕。破血。薑葉亦能解魚毒。

食魚後。食毒。兩種煩亂。治之方。千金註。引肘後云。治食魚中毒。面腫煩亂者。今本。面腫以下無。

橘皮

濃煎汁。服之卽解。千金云。煮橘皮。停極冷飲。立驗。

〔程〕神農經曰。橘皮。主胸中瘕熱逆氣。通神明。魚毒食毒。俱可解。

食鯸鮧魚中毒方。徐沈無鮧字。非。

蘆根

煮汁服之。即解。肘後云。食鱸魚肝。及鯸鮧魚。中毒。剉蘆根。煮汁飲一二升。良。

〔鑑〕鯸鮧即河豚魚。味美。其腹腴呼爲西施乳。頭無腮。身無鱗。其肝毒血殺人。脂令舌麻。子令腹脹。眼令目花。惟蘆根汁能解之。〔程〕河豚。畏蘆根。故其汁可解其毒。

巢源云。此魚肝。及腹内子。有大毒。不可食。食之往往致死。

蟹目相向。足班。目赤者。不可食之。外臺引肘後。

〔程〕蟹骨眼而相背。相向者其蟹異。足班目赤者。其蟹毒。故不可食。

食蟹中毒治之方。

紫蘇

煮汁。飲之三升。○紫蘇子。擣汁飲之。亦良。徐沈。脫子字。

外臺。引肘後。療食蟹及諸肴膳中毒方。濃煮香蘇。飲汁一升解。本仲景方。證類本草。引金匱方。三升下云。以子汁飲之。亦治凡蟹未經霜多毒。

又方 冬瓜汁。飲二升。食冬瓜。亦可。

〔程〕紫蘇。冬瓜。并解魚蟹毒。

傳肱蟹譜云。不可與柹子同食。發霍亂。孟詵云。大黄紫蘇冬瓜汁。解之即差。

凡蟹。未遇霜多毒。其熟者乃可食之。外臺。引肘後。者。作煮。

〔程〕未遇霜者。霜降節前也。節前食水莨菪。故有毒。霜降節後。食稻將蟄。則熟而味美。乃可食也。莨菪。生水濱。有大毒。

巢源云。此蟹食水莨。水莨有大毒。故蟹亦有毒。則悶亂欲死。若經霜已後。遇毒。卽不能害人。未被霜蟹。煑食之則多有中毒。令人悶亂。精神不安。肘後云。是水莨所爲。彭蜞亦有毒。蔡謨食之幾死。本草云。未被霜。甚有毒。食水莨菪所致。人中之多死。霜後將蟄。故味美。乃可食之。案熟字。外臺巢源爲熟煑之義。然蟹非可生食物。則其不熟煑者。人亦不食。因疑熟。或是蟄之訛。

蜘蛛落食中。有毒勿食之。

〔程〕蜘蛛有毒。落食中。或有屎有絲。粘食上。故不可食。

凡蜂蠅蟲蟻等。多集食上。食之致瘻。

〔程〕蜂蠅蟲蟻。稟濕熱而有毒。集食上而人食之。濕熱之毒。傳於肌肉。致生瘻瘡。

案巢源。有蜂瘻蠅瘻蟻瘻。皆由飲食內有蜂蠅等。因誤食之。毒入於五藏。流出經絡。變生諸瘻。證証各異。今不繁引。

果實菜穀禁忌幷治第二十五

果子生食。生瘡。

〔程〕諸果之實。皆成於夏秋。稟濕熱之性。食之故令生瘡。

果子落地經宿。蟲蟻食之者。人大忌食之。

〔程〕落地經宿。則果壞。蟲蟻食之。則果毒。在人大忌食之。令人患九漏

生米。停留多日。有損處。食之傷人。

〔程〕有損處。謂爲蟲鼠所食。皆有毒。故傷人。

桃子。多食令人熱。仍不得入水浴。令人病淋瀝寒熱病。沈無寒字。程金鑑。作寒熱淋瀝病。並非。

〔程〕桃實酸甘辛。生於春則味酸。成於夏則酸甘。成於秋則酸辛。其性熱。故多食令人熱也。若多食而入水浴。則酸味不得內泄。多令人癃。水寒之氣。因而外客。故令人寒熱也。

案淋瀝。寒熱連綿不已之謂。肘後云。尸注。大略使人寒熱淋瀝。怳怳默默。不的知其所苦。又外臺云。勞極之病。吳楚謂之淋瀝是也。程及金鑑。以爲癃誤。千金。黃帝云。飽食桃。入水浴。成淋病。此是別義。

杏酪不熟傷人。金鑑。一云。殺人。

〔程〕古人杏酪。以酒蜜釀成。亦有甘草生薑汁熬成者。以杏仁有毒。半生半熟。皆能害人也。今人另有製法。

案杏酪。一名杏酥。藏器云。服之潤五藏。去痰嗽。生熟吃俱可。若半生半熟。服之殺人。金鑑。爲杏酪二物誤。

梅多食。壞人齒。千金食治同。

〔程〕梅實能致津液。津液出則骨傷。以腎主五液。齒爲腎之標故也。案時珍發明。詳論此理。程註本之。當參考。

案本草。食梅齒𪘂者。嚼胡桃肉解之。蓋胡桃補腎也。

李不可多食。令人臚脹。

〔鑑〕李味酸澁。若多食則中氣不舒。故令人腹脹。

林檎。不可多食。令人百脈弱。千金同。

〔程〕林檎。酸濇而閉百脈。故多食令人百脈弱。

橘柚。多食。令人口爽。不知五味。

〔程〕橘柚。味酸能戀膈生痰。聚飲。飲聚膈上。則令口爽不知味。〔鑑〕尚書註。小曰橘。大曰柚。二者其味皆酸。而性寒。若過食則口雖爽。而五味不知焉。

案時珍云。橘皮。下氣消痰。其肉生痰聚飲。表裏之異如此。程註本之。但爽字未妥。案爾雅釋言。爽。差也。忒也。老子。五味令人口爽。乃爲口失味之義。

梨。不可多食。令人寒中。金瘡產婦。亦不宜食。千金云。金瘡產婦。勿食。令人萎困寒中。

〔程〕梨性大寒。故令人寒中。寒能凝血脈。故金瘡產婦。不宜食。

櫻桃杏。多食。傷筋骨。

〔鑑〕櫻桃杏。味酸性寒。若過食則傷筋骨。內經云。酸則傷筋。寒主傷骨。故傷筋骨。

安石榴。不可多食。損人肺。肺。徐沈作腹。千金。與原文同。

〔鑑〕安石榴。味酸澁。酸澁則氣滯。肺主氣。宜利而不宜滯。滯則傷損矣。故不可過食也。

本草震亨云。榴者。留也。其汁酸。性滯戀成痰。

胡桃。不可多食。令人動痰飲。千金云。動痰飲。令人惡心吐水吐食。

〔程〕胡桃能潤肺消痰。今令人動痰飲。何也。以胡桃性熱。多食則煎熬津液。而爲痰飲矣。

生棗多食。令人熱渴氣脹。寒熱。羸瘦者。彌不可食。傷人。千金。食治方。

〔程〕生棗味甘辛氣熱。以辛熱則令人渴。甘則令人氣脹也。羸弱者。內熱必盛。而脾胃必虛。故彌不可食。

食諸果中毒。治之方。

猪　骨　燒過〇過。趙作灰。金鑑二字作煅黑

右一味。末之。水服方寸匕。〇亦治馬肝漏脯等毒。

〔程〕猪骨治諸果毒。亦治馬肝漏脯毒。其義不可曉。〔鑑〕以猪骨治果子毒。物性相制使然。治馬肝毒者。以猪畜屬水。馬畜屬火。此水尅火之義也。治漏脯毒者。亦骨肉相感之義也。

木耳赤色及仰生者。勿食。〇菌仰卷及赤色者。不可食。證類。引金匱玉函。耳下。赤字。作青。

〔程〕木耳諸菌。皆覆卷。仰卷則變異。色赤則有毒。故不可食。

食諸菌中毒。悶亂欲死。治之方。

人糞汁。飲一升。　　土漿。飲一二升。

大豆濃煮汁。飲之。　　服諸吐利藥。並解。

〔鑑〕李彣曰。悶亂欲死。毒在胃也。服吐利藥。並解使毒氣上下分消也。

巢源云。凡園圃所種之菜。本無毒。但蕈菌等物。皆是草木變化所生。出於樹者爲蕈。生於地者爲菌。並是鬱蒸濕氣。變化所生。故或有毒者。人食遇此毒。多致死。甚疾速。其不死者。猶能令煩悶吐利。良久始醒。

千金。治食山中樹菌中毒方。

人屎汁。服一升良。

又解諸菌毒。

掘地作坑。以水沃中攪令濁。澄清飲之。名地漿。

本草。陳藏器云。菌冬春無毒。秋有毒。有蛇蟲從下過也。夜中有光者。欲爛無蟲者。煑之不熟者。煑訖照人無影者。上有毛下無紋者。仰捲赤色者。並有毒殺人。中其毒者。地漿及糞清解之。

宋周密癸辛雜識云。嘉定乙亥歲。楊和王墳上感慈菴僧德明。遊山得奇菌。歸作糜供家。毒發。僧行死者十餘人。德明亟嘗糞獲免。有日本僧定心者。寧死不汚。至膚理坼裂而死。

清吳林吳蕈譜云。鏡水忍可禪師。在寧國山中。一日與僧三四人。食蕈俱中毒。剎那間二便頻遺。身軟口呿。正窘急時。歘有市藥者上山。僧衆言其故。隨以甘草濃煎灌之。同時獲愈。又陽山西花巷有人在一荒墩上。采菌一叢。煑而食之。卒然毒發。膚如琉璃。使人往采蕈處察之。見菌叢生如故。即掘見一古塚。滿中是蛇。即以甘草煎湯啜之。尋愈。故余每於臘月中糞坑內浸甘草人中黃。以治蕈毒及天行疫毒伏氣熱病。痘科毒甚不能貫漿者。忍有神效。其法。用甘草爲末。將毛竹筒一段。兩頭留節。刮去青皮。節上開一竅。納甘草于中。仍以芭蕉葉柄削針閉竅。浸糞坑中。四十九日。須至立春日取出陰乾。任用。

食楓樹菌而笑不止。治之以前方。樹。笑。並原本作柱哭。今據程本金鑑改之。

〔程〕弘景曰。楓木上生者。令人笑不止。以地漿解之。〔鑑〕李彣曰。心主笑。笑不止。是毒氣入心也。

張氏醫說云。四明温台間山谷。多生菌。然種類不一。食之間有中毒。往往至殺人者。蓋蛇毒氣所薰蒸也。有僧教掘地。以冷水攪之令濁。少頃取飲者。皆得全活。此方見本草。陶隱居注。謂之地漿。亦治楓樹菌。食之笑不止。俗言食笑菌者。居山間。不可不知此法。案陶穀清異錄云。菌蕈有一種。食之令人得乾笑疾。士人戲呼爲笑矣乎。此間無楓樹。然間有食菌而笑不已者。此豈所謂笑矣乎者耶。

誤食野芋。煩毒欲死。治之方。〔原註〕以前方。其野芋根。山東人名䰯芋。人種芋三年不收。亦成野芋。並殺人。

〔程〕野芋三年不收。又名梠芋。味辛冷有毒。只可敷瘳瘡腫。人若食之中其毒。土漿豆汁。糞汁。俱可解也。

本草陶弘景云。野芋形葉與芋相似。芋種三年不采。成梠音呂芋。並能殺人。誤食之。煩悶垂死者。惟以土漿及糞汁大豆汁飲之。則活矣。程註摩傅瘡腫。出于時珍。

蜀椒閉口者有毒。誤食之戟人咽喉。氣病欲絕。或吐下白沫。身體痺冷。急治之方。病。肘後。作便。外臺作戟人咽。使不得出氣。便欲絕。肘後。下字無。

肉桂煎汁飲之。肘後無肉字　多飲冷水一二升。肘後多作若外臺同

或食蒜。肘後作大蒜　或飲地漿。肘後云愼不可飲熱殺人

或濃煮豉汁飲之。並解。外臺。引肘後云。又急飲酢。又食椒不可飲熱。飲熱殺人。

〔程〕蜀椒氣大熱。有毒。味辛麻。閉口者毒更甚。辛則戟人咽喉。麻則令人吐下白沫。身體痺冷也。冷水地漿。豉汁。寒涼能解熱毒。其桂蒜大熱。而肘後諸方。亦云解椒毒。不知其義。豈因其氣欲絕。身體冷痺而用耶。〔鑑〕如桂與蒜。皆大辛大熱之物。通血脈辟邪穢。以熱治熱。是從治之法也。

正月勿食生葱。令人面生游風。

（程）正月甲木始生。人氣始發。葱能走頭面。而通陽氣。反引風邪。而病頭面。故令生游風。

案游風。未詳。千金頭面風鵄頭酒。治風頭眩轉。面上遊風方。又菊花散。治頭面遊風方。又本事方。知母湯。治遊風攻頭面。或四肢作腫塊。此似指頭風眩運。又千金面藥門。有治面上風方。卽指鼻皰等。此云生遊風。則當是鼻皰面皯粉刺等之謂。

二月勿食蓼。傷人腎。

（程）扁鵲云。食蓼。損髓少氣減精。二月木正王。若食蓼以傷腎水。則木不生。故二月勿食。

三月勿食小蒜。傷人志性。千金。黃帝云。

（程）小蒜。辛熱有毒。三月爲陽氣長養之時。不可食此奪氣傷神之物。

四月八月勿食胡荽。傷人神。

（程）胡荽。葷菜也。辛芳之氣。損人精神。四月心火正王。八月肺將斂。以心藏神。而肺藏魄。食此走散之物。必能傷神也。

五月勿食韭。令人乏氣力。

（程）韭菜。春食則香。夏食則臭。脾惡臭而主四肢。是以令人乏氣力。

案春香夏臭。出于寇宗奭。

五月五日。勿食一切生菜。發百病。千金。黃帝云。

〔程〕五月五日。爲天中節。爲純陽日。人當養陽以順令節。若食生菜。則伐天和。故生百病。

六月七月。勿食茱萸。傷神氣。千金。引黃帝。氣下。有起伏氣三字。

〔程〕六七月陽氣盡發。吳茱萸辛熱。辛能走氣。故傷神氣。

八月九月。勿食薑。傷人神。

〔程〕八九月。人氣收斂。薑味辛發。食之則傷神也。雲笈七籤曰。九月食生薑。成痼疾。孫真人曰。八九月。食薑。至春多患眼。損筋力減壽。朱晦菴有秋薑夭人天年之語。謂其辛走氣瀉肺也。

案秋不食薑。令人瀉氣。出于本綱李杲之說。

十月勿食椒。損人心。傷心脈。千金。黃帝云。案自正月止于勿食椒。外臺引仲景方。

〔程〕內經曰。九月十月。人氣在心。椒能走氣傷心。故傷心脈。

十一月十二月。勿食薤。令人多涕唾。

〔程〕薤白氣味冷滑。能引涕唾。非獨十一月十二月然也。

四季勿食生葵。令人飲食不化。發百病。非但食中。藥中皆不可用。深宜慎之。

〔程〕脾王四季。生葵冷滑。非脾所宜。發病之物。藥餌中皆不宜也。

時病差未健。食生菜。手足必腫。千金引黃帝。必下。有青字。

〔程〕時病。熱病也。熱病所差。而脾胃尚弱。食生菜則傷脾。故令手足浮腫。

夜食生菜。不利人。

〔程〕夜食生菜。則易停留而難轉化。不利於人也。

十月勿食被霜生菜。令人面無光。目澀心痛腰疼。或發心瘧。瘧發時。手足十指爪皆青。困委。千金。黃帝云。

〔程〕道藏云。六陰之月。萬物至此歸根復命。以待來復。不可食寒冷。以伐天和。生菜性冷。經霜則寒。寒冷之物。能損陽氣。食之能發上證。

素刺瘧論云。心瘧者。令人煩心。甚欲得清水。反寒多。不甚熱。刺手少陰。三因云。病者心煩。欲飲清水。反寒多。不甚熱。乍來乍去。以喜傷心。心氣耗散所致。名曰心瘧。

葱韭初生芽者。食之傷人心氣。

〔程〕萌芽含抑鬱之氣未伸。食之能傷心氣。

飲白酒。食生韭。令人病增。

〔鑑〕酒多濕。韭性熱。濕熱相合。令人病增。

生葱不可共蜜食之。殺人。獨顆蒜彌忌。

〔程〕孫真人曰。葱同蜜食。令人利下。獨蒜氣味辛臭。與蜜更不宜也。

案本草思邈曰。燒葱同蜜食。壅氣殺人。又云。大蒜合蜜食殺人。

棗。合生葱食之。令人病。

〔程〕棗與葱食令人五藏不和。〔鑑〕此義未詳。

生葱和雄鷄雉白犬肉食之。令人七竅經年流血。

〔鑑〕李彣曰。此皆生風發火之物。若合食則血氣更淖溢不和。故七竅流血。

食糖蜜後四日內食生葱韭。令人心痛。韭。趙作蒜。

〔程〕蜜與葱韭蒜皆相反。雖食蜜後四日內。尤忌之。相犯仍令人心痛。

千金黃帝云。食生葱卽啖蜜。變作下利。食燒葱。并啖蜜。擁氣而死。案糖。說文飴也。方言。餳謂之糖。明是糖與蜜各別。程金鑑言蜜而不及糖何。

夜食諸薑蒜葱等。傷人心。

〔程〕人之氣。晝行於陽。而夜行於陰。夜食辛物。以擾乎陽。則傷上焦心膈之陽氣也。

蕪菁根多食。令人氣脹。千金同。

〔程〕蕪菁。卽蔓菁也。多食動氣。

案多食動氣。出于宗奭。

薤不可共牛肉作羹食之。成瘕病。韭亦然。千金。黃帝云。

〔程〕薤韭牛肉。皆難剋化之物。積而不消。則爲癥瘕。

蓴多食。動痔疾。食。原本。沈。作病。非。今改之。千金同。

〔程〕李廷飛曰。蓴性滑。故發痔疾。〔鑑〕滑而易下。故發痔疾。

野苣不可同蜜食之。作內痔。千金。引黃帝。無內字。本綱。引本經。作肉痔。

（程）野苣。苦藚也。性苦寒。能治痔。與蜜同食。復生內痔。物性相忌。則易其性也。

白苣不可共酪同食。作䘌蟲。千金。引黃帝。無䘌字。

（程）白苣苦寒。乳酪甘寒。合食停於胃中。則生蝕䘌。

時珍云。白苣處處有之。似萵苣而葉色白。折之有白汁。四月開黃花。如苦藚結子。

黃瓜食之。發熱病。

（程）黃瓜。動寒熱虛熱。天行熱病後。皆不可食。案此註本于孟詵。

案藏器曰。胡瓜北人避石勒諱。改呼黃瓜。至今因之。而今此稱黃瓜。則避石勒諱之說。難信歟。

葵心不可食。傷人。葉尤冷。黃背赤莖者。勿食之。

（程）葵心有毒。其葉黃背赤莖者。亦有毒。不可食。

案弘景云。葵葉尤冷利。不可多食。葵心。此猶尊心。桃葉心之心。謂葵菜嫩心也。

胡荾久食之。令人多忘。千金同。

（程）胡荾開心竅傷神。久食之。故令人多忘。

病人不可食胡荾及黃花菜。

（鑑）胡荾耗氣。黃花菜破氣耗血。皆病人忌食。

案本綱。黃瓜菜。一名黃花菜。始出于汪穎食物本草。本經所指。未知此物否。

芋不可多食。動病。案千金云。動宿冷。

〔程〕芋難尅化。滯氣困脾。案此註。本于宗奭。

妊婦。食薑。令子餘指。

〔程〕餘指。六指也。薑形如列指。物性相感也。

博物志云。妊娠啖生薑。令兒多指。

蓼多食。發心痛。

〔程〕孫真人曰。黃帝云。食蓼過多。有毒。發心痛。以氣味辛溫故也。

蓼。和生魚食之。令人奪氣。陰欬疼痛。欬。程金鑑。作核。是。

〔程〕生魚。鮓之屬。合食則相犯。令人脫氣陰核痛。〔鑑〕陰核痛。亦濕熱致病耳。

案千金云。黃帝書曰。食蓼過多。有毒。發心痛。和生魚食。令人脫氣陰核痛求死。又黃帝云。食小蒜啖生魚。令人奪氣。陰核疼求死。陰核。卽陰丸也。

芥菜。不可共兔肉食之。成惡邪病。千金。黃帝云。

〔程〕芥菜昏人眼目。兔肉。傷人神氣。合食必爲惡邪之病。

小蒜多食。傷人心力。

〔程〕小蒜。辛溫有小毒。發痼疾。多食氣散。則傷心力。

食躁或躁方。或。趙徐作式。

豉

濃煮汁飲之。

〔程〕豉汁雖能解毒。而躁字有誤。〔鑑〕食躁或躁者。即今之食後時或惡心。欲吐不吐之病也。故以豉湯吐之。

鉤吻與芹菜相似。誤食之殺人。解之方。〔原註〕肘後云。與茱萸食芹相似。○今本肘後。芹。作芥。無茱萸二字。千金引肘後云。鉤吻茱萸食芥。相似。外臺引肘後云。鉤吻與食芹相似。肘後又云。此非鉤吻。

薺　苨八兩

右一味。水六升。煮取二升。分溫二服。〔原註〕鉤吻生地傍無他草。其莖有毛。以此別之。○案此註千金外臺。引肘後。接前與食芹相似爲一條。千金云。煮取三升。冷如人體。服五合。日三夜二。凡煮薺苨。惟令濃佳。肘後外臺。無此文。

案外臺。引肘後又云。此多生籬埒水瀆邊。絕似茶。人識之無敢食。但不知之。必是鉤吻。按本草。鉤吻。一名野葛。又秦鉤吻。乃並入藥用。非此。又一種。葉似黃精。唯花黃莖紫。亦呼爲鉤吻。不可食。故經方引與黃精爲比。言其形色相似也。本經所謂與芹菜相似者。別是一種。陶氏於本草。則云鉤吻是毛茛。而於肘後。則云此非鉤吻。蓋以蔓生者爲鉤吻。以似芹者爲毛茛耶。唐本註。已辨其非。當攷本草。蓋鉤吻有數種。故古人所說不一者。以其所見各不同也。今以此間所有考之。藤本之外。草本木本黃精葉。及芹葉。凡五種。皆見有俚人誤食中毒者。則知當據各書所論。而辨其物也。若欲強併爲一草。則謬矣。

菜中有水莨菪。葉圓而光。有毒。誤食之。令人狂亂。狀如中風。或吐血。治之方。

甘　草

煮汁服之卽解。

〔程〕薺苨。甘草。解百藥毒。

蘇敬唐本註云。毛茛是有毛石龍芮也。百一方云。菜中有水茛。葉圓而光。生水旁。其毒如茛菪。故名之水茛菪。蘇氏以爲毛茛。引百一方。此豈水茛下脫菪字耶。外臺。引肘後亦云。食蟹中毒。或云。是水茛所爲。時珍不辨茛莨。作水茛。附于釋名中。恐踈。案茛音溷。茛音艮。云葉圓而有光。則水茛菪。卽是石龍芮。而毛茛。葉有毛而無光。

千金。治食茛菪。悶亂如卒中風。或似熱盛狂病。服藥卽劇。

飲甘草汁。藍汁。

肘後。療食野葛已死者。

飲甘草汁。但唯多更善。

外臺備急。療諸藥各各有相解。然難常儲。今但取一種。而兼解衆毒。求之易得者。

甘草濃煑汁多飲之。無不生也。又食少蜜佳。

甘　草二兩

千金甘草湯。主天下毒氣及山水露霧毒氣。去地風氣瘴癘等毒方。

右一味。以水二升。煮取一升。分服。

春秋二時。龍帶精入芹菜中。人偶食之爲病。發時手青腹滿痛不可忍。名蛟龍病。治之方。青。原本作背。今據趙本及證類本草改之。

硬　糖二三升〇千金云服寒食餳三斗大驗

右一味。日兩度服之。吐出如蜥蜴三五枚差。

〔程〕芹菜。生江湖陂澤之涯。蛟龍雖云變化莫測。其精那能入此。大抵是蜥蜴虺蛇之類。春夏之交。遺精於此故耳。且蛇嗜芹。尤爲可證。按外臺秘要云。蛟龍子生在芹菜上。食之入腹。變成龍子。須慎之。飴粳米杏仁乳餅煑粥食之。吐出蛟子。大驗。仲景用硬糖治之。余考之本草。並無硬糖。當是粳米飴餹無疑。二物味甘。甘能解毒故也。金鑑同。案程所引外臺文。並無攷。詳見下。

案劉熙釋名云。餹之清者曰飴。形怡怡然也。稠者曰餳。強硬如錫也。時珍云。古人寒食多食餳。故醫方亦收用之。明硬糖。即是餳。程註殆妄矣。

千金云。開皇六年三月八日。有人食芹得之。其人病發似癲癇。面色青黃。因食寒食餳過多。便吐出狀似蛟龍。有頭有尾。

外臺廣濟。療蛟龍病。三月八月。近海及水邊。因食生芹。爲蛟龍子生在芹菜上。食入人腹。變成龍子。須慎之。其病發似癲。面色青黃。少腹脹。狀如懷妊。宜食寒食餳方。

寒食粥餳三升。日三服之。吐出蛟龍。有兩頭及尾。開皇六年。又賈橋有人吃餳。吐出蛟龍。大驗。

醫說云。古有患者。飲食如故。發則如癲。面色青黃。小腹脹滿。狀如妊孕。醫者診其脈。與證皆異。而難明主療。

忽有一山叟曰。聞開皇六年。灞橋有人患此病。蓋因三月八日。水邊食芹菜得之。有識者曰。此蛟龍病也。爲龍遊於芹菜之上。不幸食之而病也。遂以寒食餳。每劑五合。服之數劑。吐出一物。雖小但似蛟龍狀。而有兩頭。其病者依而治之。獲愈。出名醫錄。

食苦瓠中毒治之方。

黍　穰（黍原本作黎今依程本金鑑及肘後外臺改之案穰禾莖也黎何有穰其訛明矣）

煮汁。數服之解。（肘後。外臺。作飲濃汁數升。）

〔程〕苦瓠。匏也。詩云。匏有苦葉。國語云。苦匏不材。於人共濟而已。此苦瓠也。黍穰。能解苦瓠毒者。風俗通云。燒穰可以殺瓠。或云種瓠之家。不燒穰。種瓜之家。不燒漆。物性相畏也。人食苦瓠過分。吐利不止者。以黍穰汁解之。本諸此。（程注本于時珍。）

蘇敬云。服苦瓠過分。吐利不止者。以黍穰灰汁解之。

扁豆。寒熱者不可食之。（本草。引弘景。）

〔鑑〕扁豆性滯而補。如患寒熱者忌之。

久食小豆。令人枯燥。

〔程〕小豆。逐津液。利小便。津液消減。故令肌膚枯燥。

千金云。赤小豆。不可久服。令人枯燥。

食大豆屑。忌噉猪肉。（屑。原本作等。今據徐程及千金改之。）

〔程〕大豆壅氣。猪肉滯膈。故忌之。小兒十歲以下。尤忌。

千金云。大豆黃屑。忌猪肉。小兒以炒豆猪肉同食。必壅氣致死。十有八九。十歲以上不畏也。

大麥久食。令人作癖。沈作癬。

〔程〕大麥下氣。久食令手足痿弱。而懈惰。〔鑑〕李彣曰。癬疥同。蓋麥入心。久食則心氣盛。而內熱。內經曰。諸瘡瘍皆屬心火。故作癬。

案癬字典俗疥字。而農家多常食大麥。未盡患疥。李註不可從。孟詵云。暴食似脚弱。爲下氣故也。程則本此。

白黍米不可同飴蜜食。亦不可合葵食之。

〔程〕黍米令人煩熱。飴蜜令人中滿。故不可同食。黍米合葵食。成痼疾。亦不可合食。

千金。黃帝云。五種黍米合葵食之。令人成痼疾。

莜麥麪。多食之。令人髮落。

案本綱蕎麥。一名莜（音翹）麥。千金黃帝云。蕎麥作麪。和猪羊肉熱食之。不過八九。頓作熱風。令人眉鬚落。又還生仍希少。涇邠已北。多患此疾。今蕎麥麪。人多食之。未有髮落者。此必脫和猪羊肉等字。程金鑑並云。莜字有誤。當詳之。蓋失考耳。

鹽多食。傷人肺。

〔程〕鹽味鹹。能傷腎。又傷肺。多食發哮喘。爲終身痼疾也。

千金云。鹽不可多食。傷肺喜咳。令人色膚黑。損筋力。

食冷物。冰人齒。

食熱物。勿飲冷水。

〔鑑〕寒熱相搏。脾胃乃傷。

飲酒。食生蒼耳。令人心痛。

〔鑑〕酒性純陽。蒼耳味苦有毒。苦先入心。飲酒以行其毒。故心痛。

夏月大醉。汗流。不得冷水洗著身。及使扇。即成病

〔程〕夏月大醉。汗流浴冷水。即成黃汗。扇取涼。即成漏風。

飲酒。大忌灸腹背。令人腸結。程金鑑無忌字。

〔程〕毋灸大醉人。此灸家所必避忌也。

資生經。下經云。灸時不得傷飽大飢飲酒。

醉後勿飽食。發寒熱。

〔鑑〕醉則肝膽之氣肆行。木來侮土。故曰勿食飽。發寒熱。

飲酒食猪肉。臥秫稻穰中。則發黃。

〔程〕飲酒而食肉。則腠理開。臥稻穰中。則濕熱入。是以發黃也。

食飴。多飲酒大忌。

〔鑑〕諺云。酒家忌甘。此義未詳。

凡水及酒。照見人影動者。不可飲之。

〔程〕此涉怪異。宜不可飲。

醋合酪食之。令人血瘕。

〔程〕醋酸斂。而酪粘滯。令作血瘕。

千金黃帝云。食甜酪竟。卽食大酢者。變作血瘕。及尿血。

食白米粥。勿食生蒼耳。成走疰。

〔程〕白米粥能利小便。蒼耳子能搜風。小便利。而食搜風之物。虛其經絡。反致走注疼痛。〔鑑〕同食成走注病。然必性味不合也。

巢源云。走注候。注者。住也。言其病連滯停住。死又注易傍人也。人體虛受邪氣。邪氣隨血而行。或淫奕皮膚。去來擊痛。遊走無有常所。故名爲走注。千金黃帝云。食甜粥。復以蒼耳甲下之。成走注。

食甜粥已。食鹽卽吐。

〔程〕甘者令人中滿。食甜物。必泥於膈上。隨食以鹽。得鹹則涌泄也。

犀角筯。攪飲食。沫出。及澆地墳起者。食之殺人。

〔鑑〕抱朴子云。犀食百草及衆木之棘。故知飲食之毒。若攪飲食沫出者。必有毒也。澆地墳起者。此怪異也。故食之殺人。

抱朴子云。蠱之鄉有飲食。以此角攪之。有毒則生白沫。無毒則否。國語云。寘鴆於酒。置菫於肉。公祭之地。地墳。與犬犬斃。韋昭註。墳。起也。又范甯注穀梁云。地賁。賁。沸起也。

飲食中毒煩滿。治之方。千金。滿。作懣。外臺引千金。

苦參三兩　苦酒一升半〇千金用酒二升半不用苦酒外臺同

右二味。煮三沸。三上三下。服之吐食出。卽差。或以水煮亦得。

〔程〕酸苦涌泄爲陰。苦參之苦。苦酒之酸。所以涌泄煩滿而除食毒。

又方。犀角湯亦佳。肘後附方。引梅師方云。或取煮犀角汁一升。亦佳。

〔鑑〕中毒煩滿毒在胃中。犀角解胃中毒。

千金。治諸食中毒方。

飲黃龍湯及犀角汁。無不治也。飲馬尿亦良。

貪食。食多不消。心腹堅滿痛。治之方。

鹽一升　水三升

右二味。煮令鹽消。分三服。當吐出食。便差。

〔程〕鹹味涌泄。鹽水以越心腹堅滿。

千金。治霍亂蠱毒。宿食不消。積冷心腹煩滿。鬼氣方。

用極鹹鹽湯三升。熱飲一升。以指刺口。令吐宿食使盡。不吐。更服。訖。復飲。三吐乃住。此法大勝諸治。俗人以爲田舍淺近法。鄙而不用。守死而已。凡有此病。卽須先用之。

礬石。生入腹。破人心肝。亦禁水。

〔程〕礬石。傷骨蝕肉。内用必傷心肝也。礬石得水則化。故亦禁水。

本草吳普云。礬石久服傷人骨。宗奭云。礬石不可多服。損心肺。却水故也。水化書紙上。乾則水不能濡。故知其性却水也。

商陸。以水服。殺人。

〔程〕商陸有大毒。能行水。而忌水服。物性相惡而然也。

葶藶子。傅頭瘡。藥成入腦。殺人。徐沈並云。成、恐是氣字。程金鑑。作氣。

〔鑑〕葶藶大寒。雖能傳瘡殺蟲。然藥氣善能下行。則瘡毒亦攻入腦矣。故殺人。

水銀。入人耳。及六畜等。皆死。以金銀著耳邊。水銀則吐。徐沈並云。吐。疑是出。

〔鑑〕水銀大毒。入耳則沉經墜絡。皆能死人。以金銀著耳門。引之則吐出。此物性感召之理。猶磁石之引針也。

苦練。無子者。殺人。

〔程〕苦練有雌雄兩種。雄者無子。根赤有毒。服之使人吐不能止。時有至死者。雌者有子。根白微毒。可入藥用案此註本于宗奭。

凡諸毒。多是假毒。以投无知。時宜煮甘草薺苨汁飲之。通除諸毒藥。案无。原本。作元。无元字形相似。故訛耳。程金鑑。作無。是也。投先。徐沈作損元。不可從。

〔程〕凡諸毒。多借飲食以投毒。而服毒之人。原自不知。若覺之。則時時煮甘草薺苨湯飲之。以二物能解草石百毒也。

外臺引肘後云。諸饌食直爾何容有毒。皆是以毒投之耳。既不知是何處毒。便應煎甘草薺苨湯療之。漢質帝食餅。魏任城王啖棗。皆致死。即其事也。

證類本草云。金匱玉函。治誤飲饌中毒者。未審中何毒。卒急無藥可解。只煎甘草薺苨湯服之。入口便活。案與本經文頗異。故錄備考。

巢源云。凡人往往。因飲食忽然困悶。少時致甚。乃至死者。名爲飲食中毒。言人假以毒物。投食裏而殺人。但其病頰內。或懸壅內。初如酸棗大。漸漸長大。是中毒也。急治則差。久不治。毒入腹則死。但診其脈。浮之無陽。微細而不可知者。中毒也。

跋

金匱玉函要略輯義者。先考櫟窗君所著也。庚午仲冬將刻。命胤跋之。胤辭以資鈍學陋。有辱家聲。亡幾先考以暴疾棄諸孤。今也刻成。而先考不在。先考不在。而言猶在耳。嗚呼悲夫。先考嘗謂。註書難矣。至于吾醫家之書。最爲難矣。苟有紕繆乖理。後生襲之。其爲遺孽不尠矣。若金匱要略。論雜病之治。而實爲羣方之祖。其文雖樸。其辭雖約。而其理邃以弘。非淺學可能解者。且自晉至乎唐季。顯晦不一。宋詞臣等。雖爲校正。佚篇壞字。殆居其半。去古益遠。失眞益多。竟不得復于舊觀。是以註之。又爲難中之難矣。故先考之著是書也。以經解經。以方釋方。鈎稽奧旨。折衷諸家。疑者整之。逸者補之。考據詳核。義明理悉。使病情藥性。莫不纖悉。蓋其書自明以來。註者陸續輩出。各有所濬發。然徒釋其文辭。不留意於考據。故迂論強解。鑿空無根。不失之浮。則失之隘矣。今是書也。芟其榛莽。而闢其藩籬。迥出諸家註釋之上矣。後之業醫者。或讀是書。而神會智啓。憬然覺悟。用施于診候處療之際。有所濟救。此先考之志也。若唯謂博綜廣摭。辨訂之勤。與裴松之酈道元相伯仲。則非其志也。嗚呼。使此刻竣工於先考存在之日。

必一展卷。喜氣揚揚于眉宇間焉。每念及之。拊膺而慟哭。悲夫。胤雖弇陋不文。不忍以廢其遺命。於是乎苦塊之餘。雪涕題諸筴尾云

文化辛未春三月不肖男元胤奕禩拜撰

陳存仁編校

皇漢醫學叢書

長沙證彙

田中榮信編

長沙證彙

提要

治國醫學者、莫不宗張長沙爲醫中之聖。而傷寒金匱兩書。亦爲必讀之經。故注疏是兩書者。奚啻百數十輩。要皆爲讀者謀便利計爲。然吾人嘗主張須用科學法整理古醫書。俾一覽瞭然。無望洋生嘆之感。是書爲東洋傳本。將長沙書中各證因類而彙之。某證用某方。一考即得。若有能仿其式而編各書則研究古醫書自易入手也。

長沙證彙序

夫物之爲物也。有本乎天者也。有成乎人者也。本乎天者爲性能之用。而成乎人者致性外之用也。水雖清冷。火蒸則爲熱。金雖堅剛。鑄瀉則如泥。是合和之妙用。而人功之所以並於天地也。蓋醫之於藥。制之於方。則人巧既加。而功用自異。雖知其一藥之能。不審方法之道。得其功也難矣。世之庸醫。曾不留意於茲。預寫病證。漫投藥劑。其驗不見。則爲方之咎。屢移其治。譬於射者。射而不中。反修於招也。何功之有哉。夫欲爲良醫者。不可不先達方法之道。熟視病證之變。凡病有內同而外異。亦有內異而外同。同不同。異不異。皆證之相似也。故玉人患石之似玉。相劍者患劍之似刀。相似之物。愚者之所大惑。而智者之所加慮也。頃者播之田愿仲作一冊子。名曰長沙證彙。蓋此著也。集長沙論中其病狀之相似者。建門分類。各載其主方。欲使無疑惑之患。是田氏之所篤於醫而猷之所以好其志也。書以題此卷首。

寬政二年庚戌之春平安吉益猷修夫題

長沙正經證彙序

夫仲景氏方論。悉古之遺訓。而對證奏效焉。後之業醫者。亦莫不講焉。然其文高古。往往意在文外。得其旨趣最難矣。且雜之以陰陽傳經脈說。或曰補曰能曰寒熱。相協成說。是皆古疾醫所不論。大失經義矣。遂使後人不知古之方方各有妙。而存者二千有餘年矣。舉世莫能覺悟焉。方今國運隆盛。醫亦益造其道。然多拘因名而隨證案方者。特鈔矣。間有知之者。亦不察依證之淺深緩急。而方亦異焉。余深以爲憂。於是就仲景氏書輯其方證相對者。分門聚類。始能爲編藏之家久矣。近濱天祐奧元純二生請梓以公之世。使一時醫者。知治術妙用。唯在證方相的當。而無復餘論也已。余深好其志。再加釐正以授之。雖未能盡得方意。庶幾乎免舍本求末之譏云爾。

日本寬政庚戌春三月田中榮信撰

長沙證彙序

方法醫本也。古今無有異議焉。但唐宋以還。名家方論方彙陸續鄭重。奚翅千百云也乎。從乎由漢以前。周秦疾醫之道。史傳不載。廑廑乎其方甚深。後世安得廣施之人邪。纔有仲景氏遺論傷寒金匱二書而見之而已。今閱此册。則分證立病門。參照彼二書。錄各方於其下。錯綜銓次。深造其理。因命曰長沙證彙。識前人所以悉後。今人所以識古。乃本立道生。是作者微旨也。作者則播州暈浦老醫田中愿仲矣。予素不解方伎。然唯喜此人有好古之名。而獎就四方之士。敢附一辭云。

寬政三年辛亥十月穀旦浪華後學播州奧田元繼識

凡例

一此編摭長沙氏正經。檃括諸章。去煩歸簡。欲易見也。如其傷寒論辨別。有逢原撰。不贅於此。

一世有傷寒類證者。其書本陰陽六經主脈狀。其杜撰謬妄不可勝計。且與仲景氏之意大有逕庭也。不必取。

一編中有證同方異者。蓋依有病毒之淺深緩急也。又不立發熱門者。熱之於病十八九。仲景氏依熱之大小有無耳。別無可處之方。無可加減之藥。病愈熱從之。

一此編傷寒金匱中或有證無方。或有方無證者。其他可疑者皆不載之。以竢識者耳。

男田中榮恒謹識

目次

諸方目次

長沙證彙

播磨　田中榮信愿仲編選

南部　村尾茂喬維遷
越後　奥田邦憲祐菴
播磨　菅原成美專輔
播磨　河野敬明淳治　同校

嘔吐門（附唾涎沫噫噦）

諸嘔吐。穀不得下者。小半夏湯。嘔家本渴。渴者爲欲解。今反不渴。心下有支飲故也。同方。胃反嘔吐者。大半夏湯。食穀欲嘔者。吳茱萸湯。食已卽吐者。大黃甘草湯。嘔而發熱者。小茈胡湯。傷寒五六日。嘔而發熱者。同方。妊娠嘔吐不止。乾薑人參半夏丸。傷寒本自寒下。醫復吐下之。寒格更逆。吐下。若食入口卽吐。乾薑黃連黃芩人參湯。太陽與陽明合病。不下利。但嘔者。葛根加半夏湯。太陽中風。汗自出。淅淅惡風。翕翕發熱。鼻鳴乾嘔者。桂枝湯。產後中風續得之。數十日不解。頭微痛惡寒。時時有熱。心下悶。乾嘔。汗出者。同方。

右十二法嘔吐不得食或發熱證

嘔。心下痞鞕者。大半夏湯。嘔而腸鳴。心下痞者。半夏瀉心湯。傷寒中風。醫反下之。其人下利日數十行。穀不化。腹下雷鳴。心下痞鞕而滿。乾嘔心煩不得安。甘草瀉心湯。太陽中風。下利嘔逆。表解者。乃可攻之。其人漐漐汗出。發作有時。頭痛。心下痞鞕滿。引脇下痛。乾嘔。短氣。汗出。不惡寒者。十棗湯。傷寒發熱。汗出不解。心下痞鞕。嘔吐而下利者。大茈胡湯。太陽病過經十餘日。反二三下之。後四五日。茈胡證仍在者。先與小茈胡湯。嘔不止。心下急。鬱鬱微煩者。大茈胡湯。卒嘔吐。心下痞。膈間有水。眩悸者。小半夏加茯苓湯。乾嘔下利者。黃芩人參湯。乾嘔而利者。黃芩加半夏生薑湯。

右九法嘔吐心下痞鞕下利證

少陰病吐利。手足厥冷。煩躁欲死者。吳茱萸湯。嘔而脈弱。小便復利。身有微熱見厥者。四逆湯。既吐且利。小便復利。而大汗出下利清穀。內寒外熱。脈微欲絕者。同方。吐利。汗出發熱惡寒。四肢拘急。手足厥冷者。同方。少陰病飲食入口則吐。心中溫溫欲吐。復不能吐。若膈上有寒飲乾嘔者。不可吐也。急溫之。同方。少陰病下利清穀。裏寒外熱。手足厥逆。或乾嘔。或咽痛。通脈四逆湯。少陰病下利不止。厥逆無脈。乾嘔煩者。白通加猪膽汁湯。

右七法嘔吐下利厥逆證

腹中寒氣雷鳴切痛。胸脇逆滿。嘔吐者。附子粳米湯。傷寒胸中有熱。胃中有邪氣。腹中痛欲嘔吐者。黃連湯。諸黃腹痛而嘔者。小茈胡湯。

右三法腹痛嘔吐證

胃反吐而渴欲飲水者。茯苓澤瀉湯。吐後渴欲得水而貪飲者。文蛤散。少陰病下利六七日。欬而嘔渴。心煩不得眠者。猪苓湯。嘔吐而病在膈上。後思水者。猪苓散。先渴後嘔。爲水停心下。小半夏加茯苓湯。中風發熱六七日不解。而煩。有表裏證。渴欲飲水。水入則吐者。名曰水逆。五苓散。

右六法嘔吐渴證

傷寒六七日。中風往來寒熱。胸脇苦滿。默默不欲飲食。心煩喜嘔。小茈胡湯。陽明病脇下鞕滿。不大便而嘔。舌上胎者。同方。本（按本字玉函無）太陽病不解。脇下鞕滿。乾嘔不能食。往來寒熱。同方。產婦云云。大便堅。嘔不能食者。同方。傷寒十三日不解。胸脇滿而嘔。日晡所發潮熱。已而微利。茈胡加芒硝湯。嘔而胸滿者。吳茱萸湯。

右六法胸脇苦痛嘔證

少陰病腹痛。小便不利。四肢沈重疼痛。自下利。或嘔者。真武湯。溫瘧者身無寒但熱。骨節疼煩。時嘔者。白虎加桂枝湯。傷寒六七日。發熱微惡寒。支節疼煩。微嘔。心下支結者。茈胡加桂枝湯。

右三法支節疼痛嘔證

傷寒解後。虛羸少氣。氣逆欲吐者。竹葉石膏湯。傷寒云云。得之便厥。咽中乾。煩躁吐逆者。甘草乾薑湯。

右二法吐逆證

乾嘔吐涎沫。頭痛者。吳茱萸湯。婦人吐涎沫。小青龍湯。傷寒表不解。心下有水氣。乾嘔發熱而欬。或喘者。同方。乾嘔吐逆吐涎沫者。半夏乾薑散。欬逆上氣。時時唾濁。但坐不得眠者。皂莢丸。欬逆倚息不得臥。小青龍湯。時復冒者。苓桂五味甘草湯。反更欬。胸滿者。苓甘五味薑辛湯。冒者必嘔。嘔者復內半夏苓甘薑味辛夏湯。假令瘦人臍下悸。吐涎沫而癲眩。此水也。五苓散。蚘蟲之爲病。令人吐涎沫。心痛發作有時。甘草粉蜜湯。大病差後喜唾。久不了了者。理中丸。

右九法乾嘔咳吐涎沫證

肺痿吐涎沫者。桂枝去芍藥加皂莢湯。肺痿欬唾。涎沫不止。咽燥而渴者。生薑甘草湯。肺痿吐涎沫而不咳者。甘草乾薑湯。欬而胸滿振寒。咽乾不渴。時出濁唾。腥臭。久久吐膿如米粥者。爲肺癰。桔梗湯。同證。桔梗白散。

右五法肺痿肺癰涎沫濁唾證

發汗吐下後。虛煩不得眠。心中懊憹。若嘔者。梔子生薑豉湯。胸滿心下堅。咽中怗怗。如有炙肉。吐之不出。吞之不下者。半夏厚朴湯。心胸中有停痰宿水。自吐出後。心胸間虛氣滿不能食。茯苓飲。鱠食之在心胸間不化。吐復不出。速下除之。橘皮大黃朴硝湯。病人胸中似喘不喘。似嘔不嘔。似噦不噦。徹心中憒憒然無奈。生薑半夏湯。太陽病過經十餘日。心下溫溫欲吐。而胸中痛。大便反溏。腹微滿。鬱鬱微煩者。調胃承氣湯。陽明病不吐不下。心煩者。同方。

右七法病在心胸中欲嘔吐不出證

傷寒發汗。若吐若下。解後心下痞鞕。噫氣不除者。旋覆代赭石湯。傷寒汗出解之後。胃中不和。心下痞鞕。乾（按乾字下脫嘔字。）噫食臭。脇下有水氣。腹中雷鳴下利者。生薑瀉心湯。

右二法心下痞鞕噯證

乾嘔噦若手足厥者。橘皮湯。噦逆者。橘皮竹茹湯。黃疸病。小便色不變。欲自利。腹滿而喘噦者。小半夏湯。大便不通。噦數讝語者。小承氣湯。

右四法噦逆證

大便不通門（附鞕難）

中惡心痛腹脹。大便不通者。走馬湯。少陰病六七日。腹脹不大便者。急下之。大承氣湯。大下後六七日不大便。煩不解。腹滿痛者。此有燥屎也。同方。陽明病脈遲。雖汗出不惡寒者。其身必重。短氣腹滿而喘有潮熱者。可攻裏。大承氣湯發熱惡寒。若腹大滿不通者。小承氣湯。

右四法大便不通腹脹滿證

傷寒若吐若下後。不解。不大便五六日。上至十餘日。日晡所發潮熱。不惡寒。獨語如見鬼狀。但發熱讝語者。大承氣湯。陽明病讝語有潮熱。反不能食者。胃中必有燥屎也同方。二陽併病。太陽證罷。但發潮熱手足漐漐汗出。大便難而讝語者。下之則愈。同方。產後七八日。無太陽證。少腹堅痛。此惡露不盡。不大便。煩躁發熱者。不食。食則讝語。同方。傷寒六七日目中不了了。睛不和。無表裏（按裏字衍）證。大便難。身微熱者。同方。病人小便不利。大便乍難乍易。時有微熱。喘冒不能臥者。有燥屎也。同方。得病二三日云云。須小便利。屎定鞕。乃可攻之。同方。陽明病潮熱。大便微鞕者。可與大承氣湯。不鞕者。不與之。陽明病其人多汗。以津液外出。胃中燥。大便必鞕。鞕則讝語。小承氣湯。大便不通。噦數讝語者。同方。太陽病若吐若下若發汗。微煩。小便數。大便因鞕者。同方。傷寒不大便六七日。頭痛有熱者。同方。

右十二法不大便讝語有燥屎證

傷寒八九日。風濕相搏。身體疼煩。不能自轉側。不嘔不渴。若其人大便鞕。小便自利者。桂枝附子去桂加朮湯。陽明病自汗出。若發汗。小便自利者。此爲津液內竭。雖硬不可攻之。當須自欲大便。宜蜜煎導而通之。若土瓜根及與大猪膽汁。皆可爲導。太陽病云云。小便數者。大便必鞕。不更衣十日。無所苦也。渴欲飲水者。五苓散。大便則難。其脾爲約。麻仁丸。痛而閉者。厚朴三物湯。

右五法不大便鞕難證

陽明病脇下鞕滿。不大便。而嘔。舌上白胎者。小柴胡湯。產婦云云。大便堅嘔不能食者。同方。

右二法不大便嘔證

陽明證。其人喜忘者。必有畜血。屎雖鞕。大便反易。其色必黑。抵當湯。病人無表裏證。發熱七八日。雖脈浮數者。可下之。不大便者。有瘀血。同方。

右二法大便鞕有瘀血證

小便不利門（附難自利自調）

小便不利者。茯苓戎鹽湯。小便不利者。蒲灰散。小便不利者。滑石白魚散。服桂枝湯或下之。仍頭項强痛。翕翕發熱無汗。心下滿微痛。小便不利者。桂枝去桂加苓朮湯。病人小便不利。大便乍難乍易。時有微熱。喘冒不能臥者。有燥屎也。大承氣湯。少陰病二三日至四五日。腹痛。小便不利。下利便膿血者。桃花湯。虛勞腰痛。小腹拘急。小便不利者。八味丸。

右七法小便不利或腹痛證

傷寒表不解。心下有水氣。乾嘔發熱而咳。或小便不利。少腹滿或喘者。小青龍湯。風濕相搏。骨節煩疼。掣痛不得屈伸。近之則痛劇。汗出短氣。小便不利。惡風不欲去衣。或身微腫者。桂枝甘草附子湯。妊娠有水氣。身重。小便不利。洒淅惡寒。起即頭眩者。葵子茯苓散。少陰病二三日不已。至四五日。腹痛。小便不利。四肢沈重疼痛。自下利者。真武湯。

右四法小便不利有水氣證

黃疸腹滿。小便不利而赤。自汗出。大黃硝石湯。裏水者。一身面目黃腫。其脈沈。小便不利。故令病水。越婢加朮湯。黃汗之病。兩脛自冷。又從腰以上必汗出。下無汗。腰髖弛痛。如有物在皮中狀。劇者不能食。身疼重。煩躁。小便不利。桂枝加黃芪湯。傷寒七八日。身黃如橘子色。小便不利。腹微滿者。茵蔯蒿湯。陽明病發熱汗出。此爲熱越。不能發黃也。但頭汗出。身無汗。劑頸而還。小便不利。渴引水漿者。此爲瘀熱在裏。身必發黃。同方。太陽病身黃。脈沈結。少腹鞕。小便不利者。爲無血也。小便自利。其人如狂者。血證諦也。抵當湯。男子黃。小便自利。小建中湯。黃疸病。小便色不變。欲自利。腹滿而喘。不可除熱。除熱必噦。噦者小半夏湯。

右八法小便不利或自利黃疸證

傷寒五六日。中風往來寒熱。胸脇苦滿。默默不欲飲食。心煩喜嘔。或心下悸。小便不利者。小茈胡湯。傷寒五六日。已發汗而復下之。胸脇滿微結。小便不利。渴而不嘔。茈胡桂薑湯。傷寒八九日下之。胸滿煩驚。小便不利。譫語。一身盡重。不可轉側者。茈胡加龍骨牡蠣湯。

右三法胸脇苦滿小便不利證

太陽病發汗後。若脈浮。小便不利。微熱消渴者。五苓散。本以下之。故心下痞。與瀉心湯。痞不解。渴而口燥煩。小便不利者。五苓散。陽明病脈浮而緊。咽燥口苦。腹滿而喘。若脈浮發熱。渴欲飲水。小便不利者。猪苓湯。小便不利者。有水氣。其人若渴者。括蔞瞿麥丸。

右四法小便不利渴證

太陽病發汗。遂漏不止。其人惡風。小便難。四肢微急。難屈伸者。桂枝加附子湯。欬逆倚息不得臥云云。手足厥逆。氣從小腹上衝胸咽。手足痺。其面翕然如醉狀。因復下流陰股。小便難。時復冒者。苓桂五味甘草湯。妊娠小便難。飲食如故者。歸母苦參丸。婦人少腹滿如敦狀。小便微難而不渴。生後者。此爲水與血俱結在血室也。大黃甘遂湯。

右四法小便難證

傷寒八九日。風濕相搏。身體疼煩。不能自轉側。不嘔不渴。脈浮虛而濇者。桂枝附子湯主之。若其人大便鞕。小便自利者。桂枝附子去桂加朮湯。陽明病自汗出。若發汗。小便自利者。此爲津液內竭。雖硬不可攻之。當須自欲大便。宜蜜煎導而通之。大猪膽汁方。及土瓜根方。若腎著之病。其人身體重。腰中冷。如坐水中。形如水狀。反不渴。小便自利。飲食如故。苓薑朮甘湯。太陽病六七日。表證仍在。脈微而沈。反不結胸。其人發狂者。以熱在下焦。少腹當鞕滿。小便自利者。下血乃愈。抵當湯。

右四法小便自利證

太陽病若吐若下。若發汗微煩。小便數。大便因鞕者。小承氣湯。傷寒脈浮。自汗出。小便數。心煩。微惡寒。脚攣急云云。甘草乾薑湯。芍藥甘草湯。肺痿吐涎沫而不咳者。其人不渴。必遺尿小便數者。甘草乾薑湯。

右三法小便數證

夫短氣有微飲。當從小便去之。八味丸。婦人病飲食如故。煩熱不得臥。而反倚息者。但利小便則愈。同方。夫短氣有微飲。當從小便去之。苓桂朮甘湯。諸病黃家。但利其小便。假令脈浮。當以汗解之。桂枝加黃芪湯。

右四法當利小便證

太陽病無汗。而小便反少。氣上衝胸。口噤不得語。欲作剛痓。葛根湯。陽明病發潮熱。大便溏。小便自可。胸脇滿不去者。小柴胡湯。傷寒不大便六七日。頭痛有熱者。與承氣湯。其小便清者。知不在裏。仍在表也。桂枝湯。腸癰者。小腹腫。按之卽痛。如淋。小便自調。時時發熱。自汗出。復惡寒。大黃牡丹湯。

右四法小便自可證

嘔而脈弱。小便復利。身有微熱見厥者。四逆湯。既吐且利。小便復利。而大汗出。下利清穀。同方。傷寒有熱。少腹滿。應小便不利。今反利者。爲有血也。抵當丸。男子消渴。小便反多。以飲一斗小便一斗。八味丸。

右四法小便復利證

上衝門（附上氣氣逆）

太陽病下之後。其氣上衝者。可與此方。桂枝湯。燒針令其汗。針處被寒。核起而赤者。必發奔豚。氣從少腹上衝心者。桂枝加桂湯。傷寒若吐若下後。心下厥滿。氣上衝胸。起則頭眩。苓桂朮甘湯。欬逆云云。手足厥逆。氣從小腹上衝胸咽。手足痺。其面翕然如醉狀。因復下流陰股。小便難。時復冒者。苓桂五味甘草湯。治其氣衝。若面熱如醉狀。此爲胃熱上衝熏其面。加大黃以利之。苓乾薑味辛夏仁黃湯。心胸中大寒痛。嘔不能飲食。腹中寒上衝。皮起出見有頭足。上下痛而不可觸近者。大建中湯。太陽病無汗。而小便反少。氣上衝胸。口噤不得語。葛根湯。病如桂枝證。頭不痛。項不強。胸中痞鞕。氣上衝咽喉不得息者。瓜蒂散。

右七法上衝心胸證

大逆上氣。咽喉不利者。麥門冬湯。欬逆上氣。時時唾濁。但坐不得眠者。皂莢丸。欬而上氣。此爲肺脹。其人喘。目如脫狀。越婢加半夏湯。肺癰胸滿脹。一身面目浮腫。鼻塞。清涕出。不聞香臭酸辛。欬逆上氣。喘鳴迫塞。葶藶大棗湯。心下痞。諸逆心懸痛者。桂枝枳實生薑湯。傷寒解後。虛羸少氣。氣逆欲吐者。竹葉石膏湯。胸痺心中痞。留氣結在胸。胸滿。脇下逆搶心者。人參湯。同證。枳實薤白桂枝湯。

右八法上氣氣逆證

腹痛門（附滿脹少腹滿痛）

心腹諸卒暴百病。若中惡客忤。心腹脹滿。卒痛如錐刺。氣急口噤。停尸卒死者。三物備急圓。心腹卒中痛者。茈胡桂枝湯。治中惡心痛。腹脹大便不通。走馬湯。

右三法心腹卒痛證

腹中寒氣雷鳴切痛。胸脇逆滿。嘔吐者。附子粳米湯。心胸中大寒痛嘔。不能飲食。腹中寒上衝皮起出見有頭足。上下痛而不可觸近。大建中湯。傷寒五六日。中風往來寒熱。胸脇苦滿。默默不欲飲食。心煩喜嘔。或腹中痛者。小茈胡湯。諸黃腹痛而嘔者。同方。傷寒胸中有熱。胃中有邪氣。腹中痛欲嘔吐者。黃連湯。

右五法腹中痛嘔吐證

婦人懷妊。腹中㽲痛。當歸芍藥散。婦人腹中諸疾痛者。同方。婦人有漏下。或妊娠下血。若腹中痛者。芎歸膠艾湯。產後腹痛煩滿不得臥。枳實芍藥散。產後腹痛。以枳實芍藥散不愈者。此爲腹中有乾血著臍下。瘀血湯。

右五法婦人腹中痛證

寒疝腹中痛。逆冷。手足不仁。若身疼痛。灸刺諸藥不能治。烏頭桂枝湯。腹痛云云。寒疝遶臍苦痛。發則自汗出。手足厥冷。大烏頭煎。寒疝腹中絞痛。拘急不得轉側。發作有時。使人陰縮。手足厥逆。烏頭湯。寒疝腹中痛及脇痛。裏急者。當歸生薑羊肉湯。產後腹中㽲痛。並治寒疝。同方。

右五法寒疝腹中痛證

傷寒腹中急痛者。先與小建中湯。不差者。與小柴胡湯。虛勞裏急悸衄。腹中痛。夢失精。四肢痠痛。手足煩熱。咽乾口燥。小建中湯。婦人腹中痛。同方。治婦人產後虛羸不足。腹中刺痛不止。吸吸少氣。或苦少腹中急摩痛引腰背。不能食飲。當歸建中湯。

右四法腹中裏急痛證

少陰病至四五日。腹痛。小便不利。四肢沈重。疼痛自下利者。真武湯。少陰病至四五日。腹痛小便不利。下利不止。便膿血者。桃花湯。

右二法腹痛小便不利證

發汗不解。腹滿痛者。急下之。大承氣湯。病腹中滿痛者。此爲實也。同方。大下後六七日不大便。煩不解。腹滿痛者。此有燥屎也。同方。本太陽病。醫反下之。因爾腹滿時痛者。桂枝加芍藥湯。大實痛者。桂枝加大黃湯。痛而閉者。厚朴三物湯。陽明中風。脈弦浮大而短氣。腹都滿。脇下及心痛。小柴胡湯。

右七法腹滿痛證

腹滿不減。減不足言。大承氣湯。少陰病六七日。腹脹不大便者。同方。陽明病脈遲。雖汗出不惡寒者。其身必重。短氣腹滿而喘。有潮熱者。此外欲解。可攻裏也。同方。若腹大滿不通者。可與小承氣湯。病腹滿發熱十日。脈浮而數。飲食如故。厚朴七物湯。傷寒吐後。腹脹滿者。調胃承氣湯。太陽病過經十餘日。心下溫溫欲吐。而胸中痛。大便反溏。腹微滿。鬱鬱微煩。同方。發汗後腹脹滿者。朴薑甘半參湯。腹滿口舌乾燥。此腸間有水氣。己椒藶黃丸。二陽合病。腹滿身重。難以轉側。口不仁而面垢。譫語遺尿。白虎湯。傷寒下後。心煩腹滿。臥起不安者。梔子厚朴湯。下利腹脹滿。身體疼痛者。先溫裏。乃攻其表。溫裏四逆湯。攻表桂枝湯。陽明病脈浮而緊。咽燥口苦。腹滿而喘。發熱汗出。不惡寒。反惡熱。身重。心中懊憹。舌上胎者。梔子豉湯。

右十二法腹脹滿或不大便證

黃疸腹滿。小便不利而赤。自汗出。大黃硝石湯。傷寒七八日。身黃如橘子色。小便不利。腹微滿者。茵蔯蒿湯。黃疸病小便色不變。欲自利。腹滿而喘噦者。小半夏湯。黃家日晡所發熱。而反惡寒。膀胱急。小腹滿如水狀。大便必黑時溏者。消礬散。

右四法腹滿黃疸證

太陽病不解。熱結膀胱。其人如狂血自下。下者愈。但少腹急結者。桃核承氣湯。虛勞腰痛。小腹拘急。小便不利者。八味丸。脚氣上入少腹不仁者。同方。夫失精家小腹弦急。陰頭寒目眩髮落。桂枝加龍骨牡蠣湯。天雄散。

右四法小腹拘急證

太陽病重發汗而復下之。不大便五六日。舌上燥而渴。日晡所小有潮熱。從心下至少腹鞕滿而痛。不可近者。大陷胸湯。傷寒有熱。少腹滿。應小便不利。今反利者。爲有血也。抵當丸。太陽病六七日。表證仍在。脈微而沈。不結胸。其人發狂者。以熱在下焦。少腹當鞕滿。小便自利者。下血乃愈。抵當湯。太陽病身黃。脈沈結。少腹鞕。小便不利者。爲無血也。小便自利。其人如狂者。血證諦也。同方。產後七八日。無太陽證。少腹堅痛。此惡露不盡。不大便。煩躁發熱云云。大承氣湯。帶下經水不利。少腹滿痛。經一月再見者。土瓜根散。婦人少腹滿如敦狀。小便微難而不渴生後者。此爲水與血俱結在血室也。大黃甘遂湯。腸癰者小腹腫痞。按之卽痛。如淋。小便自調。時時發熱。自汗出。復惡寒。大黃牡丹湯。傷寒表不解。心下有水氣。乾嘔發熱而咳。或小便不利。小腹滿或喘者。小青龍湯。

右九法少腹滿痛有瘀血證

結胸門（附胸痺）

傷寒六七日。結胸熱實。脈沈而緊。心下痛。按之石鞕者。大陷胸湯。傷寒五六日。嘔而發熱者云云。若心下滿而鞕痛者。此爲結胸也。同方。太陽病脈浮而動數。膈內拒痛。短氣躁煩。心中懊憹。心下因鞕。則爲結胸。同方。傷寒十餘日。熱結在裏。復往來寒熱者。與大茈胡湯。但結胸無大熱者。此爲水結在胸脇也。同方。結胸者項亦強。如柔痓狀。下之則和。大陷胸丸。小結胸病。正在心下。按之則痛。小陷胸湯。病在陽。應以汗解之云云。寒實結胸。無熱證者。同方。白散。病人手足厥冷。脈乍緊者。邪結在胸中。心中滿而煩。饑不能食者。當須吐之。瓜蔕散。病如桂枝證。頭不痛。

項不強。胸中痞鞕。氣上衝咽喉不得息者。同方

右九法結胸證

胸痺。胸中氣塞短氣者。茯苓杏仁甘草湯。胸痺。胸中氣塞短氣者橘皮枳實生薑湯。胸痺。心中痞。留氣結在胸。胸滿。脇下逆搶心。枳實薤白桂枝湯。同證。人參湯。胸痺緩急者。薏苡附子散。胸痺不得臥。心痛徹背者。括蔞薤白半夏湯。胸痺之病。喘息欬唾。胸背痛。短氣者。括蔞薤白白酒湯。

右七法胸痺證

心下痞鞕門（附痞心中痞堅滿）

傷寒中風。醫反下之。其人下利。日數十行。穀不化。腹中雷鳴。心下痞鞕而滿。乾嘔心煩不得安。甘草瀉心湯。傷寒汗出解之後。胃中不和。心下痞鞕。乾噫食臭。脇下有水氣。腹中雷鳴下利者。生薑瀉心湯。嘔而腸鳴。心下痞者。半夏瀉心湯。傷寒五六日。嘔而發熱。茈胡證具云云。若心下滿而鞕痛者。此爲結胸也。大陷胸湯主之。但滿而不痛者爲痞。半夏瀉心湯。嘔心下痞鞕者。大半夏湯。傷寒發汗。若吐若下。解後心下痞鞕。噫氣不除者。旋覆花代赭石湯。太陽病外證未除。而數下之。遂協熱而利。利下不止。心下痞鞕者。桂枝人參湯。傷寒發熱。汗出不解。心下痞鞕。嘔吐而下利者。大茈胡湯。傷寒服湯藥下利不止。心下痞鞕。服瀉心湯已。復以他藥下之。利不止。醫以理中與之。利益甚。赤石脂禹餘糧湯。太陽中風。下利嘔逆。表解者乃可攻之。其人漐漐汗出。發作有時。頭痛心下痞鞕滿引脇下痛。乾嘔短氣。汗出不惡寒者。十棗湯。

右十法心下痞鞕嘔下利證

卒嘔吐。心下痞。膈間有水。眩悸者。小半夏加茯苓湯。心下痞。按之濡者。大黃黃連瀉心湯。傷寒大下後。復發汗。心下痞。惡寒者。表未解也。表解乃可攻痞。攻痞瀉心湯。攻表桂枝湯。婦人吐涎沫。醫反下之。心下卽痞。當先治其吐涎沫。小青龍湯主之。涎沫止乃治痞。瀉心湯本以下之。故心下痞。與瀉心湯。痞不解。其人渴而口燥煩。小便不利者。五苓散。心下痞而復惡寒汗出者。附子瀉心湯。

右六法心下痞證

膈間支飲。其人喘滿。心下痞堅。面色黧黑。其脈沈緊。得之數十日。醫吐下之不愈者木防己湯。木防己去石膏加茯苓芒硝湯。心下堅大如盤。邊如旋杯。水飲所作。桂薑棗草黃辛附湯。同證。枳朮湯。太陽病脈浮而動數。短氣躁煩。心中懊憹。心下因鞕則爲結胸。大陷胸湯。傷寒五六日。嘔而發熱云云。若心下滿而鞕痛者。此爲結胸也。同方。傷寒六七日。結胸熱實。脈沈而緊。心下痛。按之石鞕者。同方。太陽病重發汗而復下之。不大便五六日。舌上燥而渴。日晡所小有潮熱。從心下至少腹鞕滿而痛不可近。同方。病者脈伏。其人欲自利。利反快。雖利心下續堅滿。甘遂半夏湯。下利按之心下鞕者。急下之。大承氣湯。

右九法心下堅鞕證

按之心下滿痛者。大茈胡湯。服桂枝湯或下之。仍頭項強痛。翕翕發熱。無汗。心下滿微痛。小便不利者。桂枝去桂加茯苓朮湯。傷寒若吐若下後。心下逆滿。氣上衝胸。起則頭眩。苓桂朮甘湯。心下有痰飲。胸脇支滿。目眩者。同方。心痛徹背。背痛徹心。赤丸。

右五法心下滿痛證

胸痺心中痞。留氣結在胸。胸滿脇下逆搶心。人參湯。同證。枳實薤白桂枝湯。心中痞。諸逆心懸痛者。桂枝枳實生薑湯。傷寒五六日大下之後。身熱不去。心中結痛者。梔子豉湯。

右四法下痞或痛證

胸脇苦滿門(附痛)

傷寒五六日。中風往來寒熱。胸脇苦滿。默默不欲飲食。心煩喜嘔者。小茈胡湯。太陽病十日以去。脈浮細而嗜臥者。外已解也。設胸滿脇痛者。與茈胡湯。六脈俱浮者。與麻黃湯。陽明病發潮熱。大便溏。小便自可。胸脇滿不去者。小茈胡湯。本太陽病不解。脇下鞕滿。乾嘔不能食。往來寒熱。同方。傷寒四五日。身熱惡風。頸項強。脇下滿。手足溫而渴者。同方。陽明病脇下鞕滿。不大便而嘔。舌上白胎者。同方。傷寒十三日不解。胸脇滿而嘔。日晡所發潮熱已而微利云云。先宜小茈胡湯以解外。後茈胡加芒硝湯。傷寒五六日巳發汗而復下之。胸脇滿。微結。小便不利。渴而不嘔。茈胡桂薑湯。腹中寒氣雷鳴。切痛。胸脇逆滿。嘔吐者。附子粳米湯。心下有痰飲。胸脇支滿目眩者。苓桂朮甘湯。

右十法胸脇滿或嘔證

支飲胸滿者。厚朴大黄湯。嘔而胸滿者。吳茱萸湯。太陽病下之後。脈促胸滿者。若惡寒者。加附子桂枝去芍藥湯。欬而倚息云云。而反更欬胸滿者。苓甘五味薑辛湯。欬而胸滿振寒。脈數咽乾。不渴。時出濁唾腥臭。久久吐膿。寒如米粥者爲肺癰。桔梗湯。同證。桔梗白散。太陽與陽明合病。喘胸滿者。麻黄湯。傷寒八九日下之。胸滿煩驚。小便不利。讝語。一身盡重。不可轉側者。茈胡加龍骨牡蠣湯。肺癰胸滿脹。一身面目浮腫。鼻塞。清涕出。不聞香臭酸辛欬逆。上氣喘鳴迫塞。葶藶大棗瀉肺湯。

右九法胸滿或欬證

夫有支飲家。欬煩胸中痛者。十棗湯。欬而引脇下痛者。同方。太陽中風。下利嘔逆云云。頭痛。心下痞鞕。滿引脇下痛。乾嘔短氣。汗出不惡寒者。同方。太陽病過經十餘日。心下温温欲吐。而胸中痛。大便反溏。腹微滿。鬱鬱微煩者。調胃承氣湯。欬有微熱。煩滿。胸中甲錯。是爲肺癰。葦莖湯。發汗若下之。而煩熱胸中窒者。梔子豉湯。病人胸中似喘不喘。似嘔不嘔。似噦不噦。徹心中憒憒然無奈。生薑半夏湯。心胸中大寒痛。嘔不能飲食。腹中寒上衝皮起出見有頭足。上下痛而不可觸近者。大建中湯。心胸中有停痰宿水。自吐出水後。心胸間虚氣滿不能食者。茯苓飲。脇下偏痛發熱。其脈緊弦者。大黄附子湯。病如桂枝證。頭不痛。項不強。胸中痞鞕。氣上衝咽喉不得息者。當吐之。瓜蔕散。

右十一法胸中痛或脇下痛證

心下悸門（附臍下悸）

心下悸者。半夏麻黄丸。傷寒厥而心下悸者。茯苓甘草湯。發汗過多。其人叉手自冒心。心下悸欲得按者。桂枝甘草湯。太陽病發汗。汗出不解。其人仍發熱。心下悸。頭眩。身瞤動。振振欲擗地者。真武湯。傷寒五六日。中風。往來寒熱。胸脇苦滿。默默不欲飲食。心煩喜嘔。或心下悸。小便不利。小茈胡湯。卒嘔吐。心下痞。膈間有水。眩悸者。小半夏加茯苓湯。

右六法心下悸證

傷寒二三日。心中悸而煩者。小建中湯。虛勞裏急。悸。衄。腹中痛。夢失精。四肢痠痛。手足煩熱。咽乾口燥。同方。發汗後。其人臍下悸者。欲作奔豚。苓桂甘棗湯。假令瘦人臍下有悸。吐涎沫而癲眩。此水也。五苓散。

右四法心中悸或臍下悸證

惡寒門（附惡風往來寒熱振寒）

太陽中風。嗇嗇惡寒。淅淅惡風。翕翕發熱。鼻鳴乾嘔者。桂枝湯。太陽病頭痛發熱。汗出惡風者。同方。陽明病脈遲汗出。多微惡寒者。同方。產後中風。續得之數十日不解。頭微痛。惡寒。時時有熱。心下悶。乾嘔。汗出者。同方。傷寒大下後。復發汗。心下痞。惡寒者。表未解也。不可攻痞。當先解表。表解乃可攻痞。解表桂枝湯。攻痞大黃黃連瀉心湯。心下痞而復惡寒汗出者。附子瀉心湯。太陽病脈浮而動數。頭痛發熱。微盜汗出。而反惡寒者。表未解也。醫反下之。膈內拒痛。短氣躁煩。心中懊憹。心下因鞕。則為結胸。大陷胸湯。陽明病脈遲。雖汗出不惡寒者云云。大承氣湯主之。若汗多微惡寒者。外未解也。若腹大滿不通者。小承氣湯。腸癰者。小腹腫痞。按之即痛。如淋。小便自調。時時發熱。自汗出。復惡寒也。大黃牡丹湯。

右九法惡寒發熱汗出證

太陽中風。脈緊。發熱惡寒。身疼痛。不汗出而煩躁。大青龍湯。傷寒六七日。發熱微惡寒。支節煩疼。微嘔。心下支結。外證未去者。茈胡加桂枝湯。太陽病發熱惡寒。熱多寒少。脈微弱者。桂枝二越婢一湯。太陽病得之七八日。如瘧狀。發熱惡寒。熱多寒少。其人不嘔。清便欲自可。一日二三度發。脈微緩者。為欲愈也。桂枝麻黃各半湯。

右四法惡寒發熱不汗出證

大汗出。熱不去。內拘急。四肢疼。又下利厥逆而惡寒者。四逆湯。吐利汗出。發熱惡寒。四肢拘急。手足厥冷者。同方。傷寒脈浮自汗出。小便數。心煩。微惡寒。脚攣急。反與桂枝湯。欲攻其表。此誤也。得之便厥。咽中乾。煩躁吐厥者。甘草乾薑湯。發汗病不解。反惡寒者。芍藥甘草附子湯。惡寒脈微而復利。四逆加人參湯。太陽病下之後。脈促胸滿而若惡寒者。桂枝去芍藥加附子湯。少陰病得之一二日。口中和。其背惡寒者。當灸之。附子湯。

右七法汗吐下後惡寒或厥冷證

黃家日晡所發熱而反惡寒。此爲女勞得之。膀胱急。少腹滿云云。消礬散。穀疸之爲病。寒熱不食。食則頭眩。心胸不安。久久發黃。茵蔯蒿湯。裏水者一身面目黃腫。其脈沈。小便不利。惡風者。越婢加朮湯。

右三法惡寒發黃證

太陽病項背強几几。反汗出惡風者。桂枝加葛根湯。太陽病發汗遂漏不止。其人惡風。小便難。四肢微急。難以屈伸者。桂枝加附子湯。風濕相搏。骨節煩疼掣痛。不得屈伸。近之則痛劇。汗出短氣。小便不利。惡風不欲去衣。身微腫者。桂枝甘草附子湯。風濕脈浮身重。汗出惡風者。防己黃芪湯。妊娠有水氣。身重。小便不利。洒淅惡寒。起即頭眩。葵子茯苓散。

右五法汗出惡風證

太陽病頭痛發熱。身疼腰痛。骨節疼痛。惡風無汗而喘者。麻黃湯。太陽病項背強几几。無汗惡風者。葛根湯。

右二法無汗惡風證

太陽中熱者暍是也。汗出惡寒身熱而渴者。白虎加人參湯。傷寒無大熱。口燥渴。心煩背微惡寒者。同方。傷寒病若吐若下後。七八日不解。熱結在裏。表裏俱熱。時時惡風。大渴。舌上乾燥而煩。欲飲水數升者。同方。

右三法惡寒渴證

傷寒五六日中風。往來寒熱。胸脇苦滿。默默不欲飲食。心煩喜嘔。小茈胡湯。傷寒四五日。身熱惡風。頸項強。脇下滿。手足溫而渴者。同方。婦人中風七八日。續得寒熱。發作有時。經水適斷者。此爲熱入血室。同方。本太陽病不解。脇下鞕滿。乾嘔不能食。往來寒熱者。同方。傷寒五六日。已發汗而復下之。胸脇滿微結。小便不利。渴而不嘔。但頭汗出。往來寒熱心煩者。茈胡桂薑湯。瘧寒多微有熱。或但寒不熱者。同方。傷寒十餘日。熱結在裏。復往來寒熱者。大茈胡湯。瘧多寒者名牡瘧。蜀漆散。牝瘧牡蠣湯。

右九法寒熱往來及瘧證

欬而胸滿振寒。咽乾不渴時出濁唾腥臭。久久吐膿。寒如米粥者。桔梗湯。同證。桔梗白散。

右二法振寒證

厥冷門（附厥逆）

吐利汗出。發熱惡寒。四肢拘急手足厥冷者。四逆湯。大汗出。大下利而厥冷者。同方。嘔而脈弱。小便復利。身有微熱見厥者。同方。大汗出。熱不去。內拘急。四肢疼。又下利厥逆而惡寒者。同方。下利清穀。裏寒外熱。汗出而厥者。通脈四逆湯。少陰病下利清穀。裏寒外熱。手足厥逆。脈微欲絕。身反不惡寒。同方。吐已下斷。汗出而厥。四肢拘急不解。脈微欲絕者。通脈四逆加猪膽汁湯。少陰病下利脈微者。與白通湯。利不止。厥逆無脈。乾嘔煩者。白通加猪膽汁湯。少陰病吐利手足厥冷。煩躁欲死者。吳茱萸湯。

右九法手足厥冷吐利證

寒疝腹中絞痛。拘急不得轉側。發作有時。使人陰縮。手足厥逆。烏頭湯。寒疝遶臍苦痛。發則自汗出。手足厥冷。其脈沈弦者。大烏頭煎。寒疝腹中痛。逆冷。手足不仁。若身疼痛。烏頭桂枝湯。寒氣厥逆者。赤丸。

右四法寒疝厥逆證

病人手足厥冷。脈乍緊者。邪結在胸中。心中滿而煩。瓜蒂散。乾嘔噦若手足厥者。橘皮湯。欬逆云云。手足厥逆。氣從小腹上衝胸咽。手足痺。其面翕然如醉狀。因復下流陰股。小便難。時復冒者。苓桂五味甘草湯。傷寒脈滑厥者。裏有熱也。白虎湯。手足厥寒。脈細欲絕者。當歸四逆湯。

右五法手足厥冷證

傷寒厥而心下悸者。茯苓甘草湯。傷寒脈浮。自汗出。小便數。心煩微惡寒云云。得之便厥。咽中乾。煩躁吐逆者。甘草乾薑湯。厥而皮水者。蒲灰散。蚘厥者。烏梅圓。少陰病飲食入口則吐。心中温温欲吐。復不能吐。始得之手足寒。脈弦遲者云云。若膈上有寒飲。乾嘔者。四逆湯。少陰病身體痛。手足寒骨節痛。脈沈者。附子湯。

右六法厥或手足寒證

煩門

太陽病初服桂枝湯。反煩不解者。先刺風池風府。卻與桂枝湯則愈。桂枝湯。傷寒發汗解。半日許復煩者。同方。傷寒八九日下之。胸滿煩驚。小便不利。讝語。一身盡重。不可轉側者。茈胡加龍骨牡蠣湯。傷寒二三日。心中悸而煩者。小建中湯。虛勞裏急悸衄。腹中痛。夢失精。四肢痠痛。手足煩熱。咽乾口燥者。同方。少陰病下利脈微者。與白通湯。利不止。厥逆無脈。乾嘔煩者。白通加猪膽汁湯。夫有支飲家。欬煩。胸中痛者。十棗湯。欬有微熱煩滿。胸中甲錯。是爲肺癰。葦莖湯。

右八法煩證

火逆下之。因燒鍼煩躁者。桂枝甘草龍骨牡蠣湯。太陽中風。脈緊發熱惡寒。身疼痛。不汗出而煩躁。大青龍湯。發汗若下之。病仍不解。煩躁者。茯苓四逆湯。少陰病吐利。手足厥冷煩躁者。吳茱萸湯。黃汗之病云云。劇者不能食。身疼重煩躁。小便不利。桂枝加黃芪湯。得病二三日。脈弱無太陽茈胡證。煩躁心下鞕云云。小承氣湯。大承氣湯。產後七八日。無太陽證。少腹堅痛。此惡露不盡。不大便。煩躁發熱云云。同方。大下後六七日。不大便。煩不解。腹滿痛者。同方。陽明病下之。心中懊憹而煩。胃中有燥屎者。同方。太陽病脈浮而動數。膈內拒痛。短氣躁煩。心中懊憹。心下因鞕則爲結胸。大陷胸湯。

右十法煩躁證

虛勞虛煩不得眠者。酸棗仁湯。發汗吐下後虛煩不得眠。若劇者。必反覆顛倒。心中懊憹。梔子豉湯。下利後更煩。按之心中濡者。爲虛煩。同方。下之後復發汗。晝日煩躁不得眠。夜而安靜。不嘔不渴。無表證。乾薑附子湯。傷寒脈浮。自汗出。小便數。心煩。微惡寒。脚攣急云云。得之便厥。咽中乾。煩躁吐逆者。甘草乾薑湯。產後腹痛。煩滿不得臥者。枳實芍藥散。婦人病飲食如故。煩熱不得臥。而反倚息者。但利小便則愈。八味丸。

右七法煩躁不得眠證

傷寒下後。心煩腹滿。臥起不安者。梔子厚朴湯。少陰病下利六七日。欬而嘔渴。心煩不得眠者。猪苓湯。少陰病得之二三日以上。心中煩不得臥者。黃連阿膠湯。陽明病不吐不下。心煩者。調胃承氣湯。病人手足厥冷。脈乍緊者。邪結於胸中。心中滿而煩。饑不能食者。瓜蒂散。傷寒中風。醫反下之。其人下利日數十行。穀不化。腹中雷鳴。心下痞鞕而滿。乾嘔。心煩不得安。甘草瀉心湯。傷寒五六日。巳發汗而復下之。胸脇滿。微結。小便不利。渴而不嘔。但頭汗出。往來寒熱。心煩者。茈胡桂薑湯。少陰病下利咽痛。胸滿心煩者。猪膚湯。傷寒五六日。中風往來寒熱。胸脇苦滿。默默不欲飲食。心煩喜嘔。或胸中煩而不嘔者。小茈胡湯。

右九法心煩證

服桂枝湯大汗出後。大煩渴不解。脈洪大者。白虎加人參湯。傷寒病若吐若下後七八日不解。熱結在裏。表裏俱熱。時時惡風。大渴。舌上乾燥而煩。欲飲水數升者。同方。傷寒無大熱。口燥渴。心煩。背微惡寒者。同方。發汗巳。脈浮數。煩渴者。五苓散。中風發熱六七日不解而煩者。有表裏證。渴欲飲水。水入則吐者。同方。本以下之故。心下痞。與瀉心湯。痞不解。其人渴而口燥煩。小便不利者。同方。病在陽。應以汗解之。反以冷水潠之。若灌之。其熱被劫不得去。彌更益煩。肉上粟起。意欲飲水。反不渴者。服文蛤散。不差者。五苓散。

右七法煩渴證

傷寒八九日。風濕相搏。身體疼煩。不能自轉側。不嘔不渴。桂枝附子湯。風濕相搏。骨節煩疼。掣痛不得屈伸。近之則痛劇。汗出短氣。小便不利。惡風不欲去衣。桂枝甘草附子湯。濕家身煩疼。麻黃加朮湯。傷寒六七日。發熱微惡寒。支節煩疼。微嘔。心下支結。茈胡加桂枝湯。溫瘧者其脈如平。身無寒但熱。骨節疼煩。時嘔。白虎加桂枝湯。

右五法煩疼證

病人煩熱。汗出則解。又如瘧狀。日晡所發熱。脈實者。宜下之。脈浮虛者。宜發汗。大承氣湯。桂枝湯。婦人在草蓐自發露得風。四肢苦煩熱。頭痛者。與小茈胡湯。頭不痛但煩者。三物黃芩湯。發汗若下之而煩熱。胸中窒者。梔子豉湯。

右三法煩熱證

太陽病過經十餘日云云。茈胡證仍在者。先與小茈胡湯。嘔不止。心下急。鬱鬱微煩者。大茈胡湯。太陽病若吐若下。若發汗。微煩。小便數。大便因鞕者。小承氣湯。太陽病過經十餘日。心下温温欲吐。而胸中痛。大便反溏。復微滿。鬱鬱微煩者。調胃承氣湯。傷寒醫以丸藥大下之。身熱不去。微煩者。梔子乾薑湯。

右四法微煩證

汗出門（附黄汗盜汗）

太陽病頭痛發熱。汗出惡風者。桂枝湯。太陽中風。汗自出。嗇嗇惡寒。淅淅惡風。翕翕發熱。同方。太陽病發熱汗出者。同方。陽明病脈遲。汗出多。微惡寒者。同方。產後中風。續得之。數十日不解。頭微痛。惡寒。時時有熱。心下悶。乾嘔。汗出證。同方。病常自汗出者。同方。病人藏無他病。時發熱。自汗出者。同方。病人煩熱。汗出則解。又如瘧狀。日晡所發熱者。脈實者宜下之。與大承氣湯。脈浮虛者宜發汗。桂枝湯。服桂枝湯。大汗出。脈洪大者。與桂枝湯。如前法。若形如瘧。日再發者。汗出必解。桂枝二麻黄一湯。太陽病項背強几几。反汗出惡風者。桂枝加葛根湯。太陽病發汗。遂漏不止。其人惡風。小便難。四肢微急。難以屈伸者。桂枝加附子湯。風濕相搏。骨節煩疼。掣痛。不得屈伸。近之則痛劇。汗出短氣。小便不利。惡風。桂枝甘草附子湯。心下痞而復惡寒汗出者。附子瀉心湯。風濕脈浮身重。汗出惡風者。防己黄芪湯。

右十四法汗出惡風發熱證

凡茈胡湯病證而下之。若茈胡證不罷者。復與茈胡湯。必蒸蒸而振。却發熱汗出而解。陽明病脇下鞕滿。不大便而嘔云云。身濈然而汗出解也。同方。傷寒發熱。汗出不解。心下痞鞕。嘔吐而下利者。大茈胡湯。陽明病發熱。汗出多者。急下之。大承氣湯。太陽病發汗。汗出不解。其人仍發熱。心下悸。頭眩。身瞤動。欲擗地者。真武湯。太陽中風。下利嘔逆。表解者乃可攻之。其人漐漐汗出。發作有時。頭痛。心下痞鞕滿。引脇下痛。乾嘔短氣。汗出不惡寒。十棗湯。

右六法汗出發熱證

太陽中熱者。暍是也。汗出惡寒。身熱而渴。白虎加人參湯。服桂枝湯。大汗出後。大煩渴不解。脈洪大者。同方。太陽病發汗後。大汗出。胃中乾燥不得眠。欲飲水者。少少與飲之。令胃氣和則愈。若脈浮。小便不利。微熱消渴者。五苓散。太陽病其人發熱汗出。復惡寒。不嘔云云。渴者同方。傷寒汗出而渴者。五苓散主之。不渴者。茯苓甘草湯。

右五法汗出渴證

汗出讝語者。以有燥屎在胃中也。大承氣湯。二陽併病。太陽證罷。但發潮熱。手足漐漐汗出。大便難而讝語者。同方。陽明病。其人多汗。以津液外出。胃中燥。大便必鞕。鞕則讝語。小承氣湯。

右三法汗出讝語證

發汗後不可更行桂枝湯。汗出而喘。無大熱者。麻黃杏仁甘草石膏湯。下後不可更行桂枝湯。汗出而喘。無大熱者。同方。陽明病脈遲。雖汗出不惡寒者。其身必重。短氣腹滿而喘。有潮熱者。此外欲解。可攻裏也。汗多微發熱惡寒。若腹大滿不通者。小承氣湯。陽明病脈浮而緊。咽燥口苦。腹滿而喘。發熱汗出。不惡寒反惡熱。身重。心中懊憹。舌上胎者。梔子豉湯。

右四法汗出喘證

吐利汗出。發熱惡寒。四肢拘急。手足厥冷者。四逆湯。既吐且利。小便復利而大汗出。下利清穀。內寒外熱。脈微欲絕者。同方。下利清穀。裏寒外熱。汗出而厥者。通脈四逆湯。吐已下斷。汗出而厥。四肢拘急不解。脈微欲絕者。通脈四逆加猪膽汁湯。

右四法汗出吐利厥冷證

風水惡風。一身悉腫。脈浮不渴。續自汗出。無大熱。越婢湯主之。惡風者。加附子。腸癰者。小腹腫。按之即痛如淋。小便自調。時時發熱。自汗出。復惡寒也。大黃牡丹湯。傷寒脈浮。自汗出。小便數。心煩。微惡寒。脚攣急。反與桂枝湯欲攻其表。此誤也。得之便厥。咽中乾。煩躁吐逆者。甘草乾薑湯。芍藥甘草湯。二陽合病。腹滿身重。難以轉側。口不仁而面垢。讝語遺尿。若自汗出者。白虎湯。寒疝遶臍苦痛。發則自汗出。手足厥冷。其脈沈弦者。大烏頭煎。陽明病自汗出。若發汗。小便自利者。此爲津液內竭。雖硬不可攻之。當須自欲大便。蜜煎導大猪膽汁方。

右六法自汗出證

黃汗之病。身體腫。發熱汗出而渴。狀如風水。汗沾衣色正黃如蘗汁。脈自沈。黃芪桂枝苦酒湯。黃汗之病云云。從腰以上必汗出。下無汗。腰髖弛痛。如有物在皮中狀。桂枝加黃芪湯。黃疸腹滿。小便不利而赤。自汗出。此爲表和裏實。大黃硝石湯。陽明病發熱汗出。此爲熱越不能發黃也。但頭汗出。身無汗。劑頸而還。小便不利。渴引水漿者。此瘀熱在裏。身必發黃。茵蔯蒿湯。

右四法黃汗證

傷寒五六日。已發汗而復下之。胸脇滿。微結。小便不利。渴而不嘔。但頭汗出。往來寒熱心煩者。茈胡桂薑湯。太陽病脈浮而動數云云。頭痛發熱。微盜汗出。而反惡寒云云。心下因鞕則爲結胸。大陷胸湯。傷寒十餘日。熱結在裏。復往來寒熱者。與大茈胡湯。但結胸無大熱者。此爲水結在胸脇。但頭微汗出者。同方。產婦鬱冒。其脈微弱。不能食大便反堅。但頭汗出。小茈胡湯。風水脈浮爲在表。其人或頭汗出。表無他病。病者但下重。從腰以上爲和。腰以下當腫及陰。難以屈伸。防己黃芪湯。陽明病下之。其外有熱。手足溫。不結胸。心中懊憹。饑不能食。但頭汗出者。梔子豉湯。

右六法頭汗出證

身疼痛門（附骨節痛）

少陰病身體手足寒。骨節痛。脈沈者。附子湯。病歷節不可屈伸。疼痛者。烏頭湯。脚氣疼痛。不可屈伸。同方。寒疝腹中絞痛。拘急不得轉側。發作有時。使人陰縮。手足厥逆。同方。寒疝腹中痛。逆冷手足不仁。若身疼痛。灸刺諸藥不能治。烏頭桂枝湯。少陰病二三日不已。至四五日。腹痛小便不利。四肢沈重。疼痛自下利者。真武湯。發汗後身疼痛。脈沈遲者。桂枝加芍藥人參生薑湯。霍亂頭痛發熱。身疼痛。熱多欲飲水者。五苓散主之。寒多不用水者。理中丸。病者一身盡疼。發熱日晡所劇者。麻黃杏仁薏苡甘草湯。病發熱頭痛。脈反沈。若不差。身體疼痛。四逆湯。

右十法身疼痛或腹痛證

下利後。身疼痛。清便自調者。急當救表。桂枝湯。吐利止而身疼痛不休者。同方。下利腹脹滿。身體疼痛者。先溫其裏。乃四逆湯。攻其表。桂枝湯。傷寒醫下之。續得下利清穀不止。身疼痛者。急當救裏。後身疼痛。清便自調者。急當救表。同方。

右四法下利身疼痛證

太陽病。頭痛發熱。身疼腰痛。骨節疼痛。惡風無汗而喘者。麻黃湯。太陽病脈浮緊。無汗發熱。身疼痛。八九日不解。同方。太陽中風。脈緊。發熱惡寒。身疼痛。不汗出而煩躁者。大青龍湯。

右三法無汗身疼痛證

太陽病發汗。遂漏不止。其人惡風。小便難。四肢微急。難以屈伸者。桂枝加附子湯。大汗出。熱不去。內拘急。四肢疼。又下利厥逆而惡寒者。四逆湯。黃汗之病。從腰以上必汗出。下無汗。腰髖弛痛。如有物在皮中狀。劇者。不能食。身疼重。煩躁。小便不利。桂枝加黃芪湯。其人身體重。腰中冷。如坐水中。形如水狀云云。苓薑朮甘湯。

右四法汗出身疼痛證

風濕相搏。骨節煩疼。掣痛不得屈伸。近之則痛劇。汗出短氣。小便不利。惡風。桂枝甘草附子湯。傷寒八九日。風濕相搏。身體疼煩。不能自轉側。不嘔不渴。若其人大便鞕。小便自利者。桂枝附子去桂加朮湯。濕家身煩疼。麻黃加朮湯。傷寒六七日。發熱微惡寒。支節煩疼。微嘔。心下支結。外證未去者。柴胡加桂枝湯。溫瘧者。其脈如平。身無寒但熱。骨節疼煩。時嘔者。白虎加桂枝湯。

右五法骨節煩疼證

頭痛門

太陽病頭痛發熱。汗出惡風者。桂枝湯。傷寒不大便六七日。頭痛有熱者。與承氣湯。其小便清者。知不在裏仍在表也。當須發汗。同方。產後中風續得之。數十日不解。頭微痛惡寒。時時有熱。同方。婦人在草蓐自發露得風。四肢苦煩熱。頭痛者。小茈胡湯。乾嘔吐涎沫頭痛者。吳茱萸湯。太陽病脈浮而動數。頭痛發熱。微盜汗出而反惡寒者。表未解也。膈內拒痛。心下因鞕。則爲結胸。大陷胸湯。病發熱頭痛。脈反沈者。若不差。身體疼痛。當救其裏。四逆湯。太陽中風。下利嘔逆。表解者。乃可攻之。其人漐漐汗出。發作有時。頭痛心下痞鞕滿。引脇下痛。十棗湯。頭風摩散。一方。霍亂頭痛。發熱身疼痛。熱多欲飲水者。五苓散主之。寒多不用水者。理中丸。

右十法頭痛證

頸項強門

傷寒四五日。身熱惡風。頸項強。脇下滿。手足溫而渴者。小茈胡湯。得病六七日。脈遲浮弱。惡風寒。手足溫。醫二三下之。不能食而脇下滿痛。面目及身黃。頸項強。小便難者。同方。結胸者項亦強。如柔痓狀。下之則愈。大陷胸丸。服桂枝湯或下之。仍頭項強痛。翕翕發熱無汗。心下滿微痛。小便不利者。桂枝去桂加茯苓朮湯。

右四法頸項強證

太陽病。項背強几几。無汗惡風者。葛根湯。太陽病項背強几几。反汗出惡風者。桂枝加葛根湯。太陽病。其證備。身體強几几然。脈反沈遲。此爲痓。括蔞桂枝湯。

右三法項背強證

渴門（附口乾舌燥）

渴欲飲水不止者。文蛤散。傷寒汗出而渴者。五苓散。霍亂頭痛發熱。身疼痛。熱多欲飲水者。同方。太陽病。小便數者。大便必鞕。不更衣十日。無所苦也。渴欲飲水。少少與之。但以法救之。渴者同方。病在陽應以汗解之。反以冷水潠之。若灌之。其熱被劫不得去。彌更益煩。肉上粟起。意欲飲水。反不渴者。服文蛤散。若不差者。五苓散。癉病發渴者。茈胡去半夏加括蔞湯。下利欲飲水者。以有熱故也。白頭翁湯。傷寒四五日。身熱惡風。頸項強。脇下滿。手足溫而渴者。小茈胡湯。傷寒五六日。中風。往來寒熱。胸脇苦滿。默默不欲飲食。心煩喜嘔。或渴者。同方。肺痿欬唾。涎沫不止。咽燥而渴者。生薑甘草湯。太陽病重發汗。而復下之。不大便五六日。舌上燥而渴。日晡所小有潮熱。大陷胸湯。黃汗之爲病。身體腫。發熱汗出而渴。狀如風水。汗沾衣。黃芪桂枝苦酒湯。

右十二法渴欲飲水證

胃反吐而渴欲飲水者、茯苓澤瀉湯、吐後渴欲得水而貪飲者。文蛤湯。傷寒表未解。心下有水氣。乾嘔發熱而咳。或渴。小青龍湯。先渴後嘔。爲水停心下。小半夏加茯苓湯。少陰病下利六七日。欬而嘔。渴。心煩不得眠者。猪苓湯。嘔吐而病在膈上。後思水者。猪苓散。中風發熱。六七日不解而煩。有表裏證。渴欲飲水。水入則吐。名曰水逆。五苓散。

右七法嘔吐渴證

小便不利者、有水氣。其人若渴者。括蔞瞿麥丸。若脈浮發熱。渴欲飲水。小便不利者。猪苓湯。太陽病發汗後大汗出。胃中乾。煩躁不得眠。欲飲水者。少少與飲之。令胃氣和則愈。若脈浮。小便不利。微熱消渴者。五苓散。本以下之故。心下痞。與瀉心湯。痞不解。其人渴而口燥煩。小便不利者。同方。發汗已。脈浮數煩渴者。同方。男子消渴。小便反多。以飲一斗。小便一斗。八味丸。

右六法渴小便不利證

服桂枝湯。大汗出後。大煩渴不解。脈洪大者。白虎加人參湯。傷寒病若吐若下後七八日不解。熱結在裏。表裏俱熱。時時惡風。大渴。舌上乾燥而煩。欲飲水數升者。同方。傷寒無大熱。口燥渴。心煩。背微惡寒者。同方。太陽中熱者。暍是也。汗出惡寒。身熱而渴。同方。傷寒脈浮。發熱無汗。其表不解者。不可與白虎湯。渴欲飲水。無表證者。同方。陽明病脈浮而緊。咽燥口苦。腹滿而喘。發熱汗出。不惡寒。反惡熱。身重。若渴欲飲水。口乾舌燥者。同方。

右六法大煩渴引飲證

虛勞裏急悸衄。腹中痛。夢失精。四肢痠痛。手足煩熱。咽乾口燥者。小建中湯。少陰病得之二三日。口燥咽乾者。急下之。大承氣湯。少陰病自利清水。色純青。心下必痛。口乾燥者。急下之。同方。傷寒脈浮。自汗出。小便數。心煩。微惡寒。腳攣急云云。便厥咽中乾。煩躁吐逆者。甘草乾薑湯。欬而胸滿振寒。脈數。咽乾不渴。時出濁唾。腥臭。久久吐膿。

桔梗湯。同證。桔梗白散。腹滿口舌乾燥。此膈間有水氣。己椒藶黃丸。陽明病脈浮而緊。咽燥口苦。腹滿而喘。發熱汗出。不惡寒。反惡熱。心中懊憹。舌上胎者。梔子豉湯。

右八法口舌咽乾燥證

頭眩門（附冒眩）

傷寒若吐若下後。心下逆滿。氣上衝胸。起則頭眩者。苓桂朮甘湯。心下有痰飲。胸脇支滿。目眩者。同方。太陽病發汗。汗出不解。其人仍發熱。心下悸。頭眩身瞤動。振振欲擗地者。真武湯。穀疸之爲病。寒熱不食。食則頭眩。心胸不安。久久發黃。茵蔯蒿湯。妊娠有水氣。身重。小便不利。洒淅惡寒。起卽頭眩。葵子茯苓散。

右五法頭眩證

假令瘦人臍下有悸。吐涎沫而癲眩。此水也。五苓散。心下有支飲。其人苦冒眩。澤瀉湯。卒嘔吐。心下痞。膈間有水眩悸者。小半夏加茯苓湯。夫失精家小腹弦急。陰頭寒。目眩髮落者。桂枝加龍骨牡蠣湯。發汗過多。其人叉手自冒心。心下悸。欲得按之者。桂枝甘草湯。欬逆倚息不得臥。小青龍湯主之。手足厥逆。氣從小腹上衝胸咽。手足痺。時復冒者。苓桂五味甘草湯。病人小便不利。大便乍難乍易。時有微熱。喘冒不得臥者。有燥屎也。大承氣湯。

右七法冒眩悸證

裏急門（附拘攣痛）

傷寒腹中急痛者。先與小建中湯。不愈者。與小茈胡湯主之。虛勞裏急悸衄。腹中痛。夢失精。四肢痠痛。小建中湯。虛勞裏急諸不足。黃芪建中湯。寒疝腹中痛。及脇痛裏急者。當歸生薑羊肉湯。夫失精家少腹弦急。陰頭寒。目眩髮落者。桂枝加龍骨牡蠣湯。天雄散。太陽病發汗。遂漏不止。其人惡風。小便難。四肢微急難而屈伸者。桂枝加附子湯。太陽病過經十餘日云云。嘔不止。心下急。鬱鬱微煩者。大茈胡湯。太陽病不解。熱結膀胱。其人如狂。血自下。下者愈。但少腹急結者。桃核承氣湯。黃家日晡所發熱。而反惡寒。此爲女勞得之。膀胱急。少腹滿。身盡黃。其腹脹如水狀。大便必溏。消礬散。

右九法裏急痛證

大汗出。熱不去。內拘急四肢疼。又下利厥逆而惡寒者。四逆湯。吐利汗出。發熱惡寒。四肢拘急。手足厥冷者。同方。吐已下斷。汗出而厥。四肢拘急不解。脈微欲絕者。通脈四逆加猪膽汁湯。寒疝腹中絞痛。拘急不得轉側。發作有時。使人陰縮。手足厥逆。烏頭湯。虛勞腰痛。小腹拘急。小便不利者。八味丸。

右五法拘急厥逆證

傷寒脈浮自汗出。小便數。心煩。微惡寒。脚攣急。芍藥甘草湯。痓爲病。胸滿口噤。臥不著席。脚攣急。必齘齒。大承氣湯。

右二法攣急證

轉筋之爲病。其人臂脚直。脈上下行微弦。轉筋入腹者。雞屎白散。

右一法轉筋證

喘門（附咳嗽）

喘家作桂枝加厚朴杏仁佳。太陽病下之微喘者。表未解故也。桂枝加厚朴杏仁湯。黃疸病小便色不變。欲自利。腹滿而喘噦者。小半夏湯。胸痺之病。喘息欬唾。胸背痛。短氣。括蔞薤白白酒湯。病人胸中似喘不喘。似嘔不嘔。似噦不噦。徹心中憒憒然無奈。生薑半夏湯。傷寒若吐若下後。不解大便五六日。發潮熱。微喘。直視脈弦者。大承氣湯。病人小便不利。大便乍難乍易。時有微熱。喘冒不能臥者。有燥屎也。同方。

右七法喘證

太陽病頭痛發熱。身疼腰痛。骨節疼痛。惡風無汗而喘者。麻黃湯。陽明病脈浮無汗而喘者。同方。太陽與陽明合病。喘而胸滿者。同方。

右三法無汗喘證

發汗後不可更行桂枝湯。汗出而喘。無大熱者。麻黄杏仁甘草石膏湯。下後不可更行桂枝湯。汗出而喘無大熱者。同方。太陽病桂枝證。醫反下之。利遂不止。喘而汗出者。葛根黄連黄芩湯。陽明病脈遲。雖汗出不惡寒者。其身必重。短氣腹滿而喘。有潮熱。大承氣湯。陽明病脈浮而緊。咽燥口苦。腹滿而喘。發熱汗出云云。心中懊憹。舌上胎者。梔子豉湯。

右五法汗出喘證

傷寒表未解。心下有水氣。乾嘔發熱而咳或喘者。小青龍湯。傷寒心下有水氣。欬而微喘。發熱不渴者。同方。欬逆倚息不得臥。小青龍湯主之云云。反更欬。胸滿者。用桂苓五味甘草湯。去桂加乾薑細辛以治其欬滿。欬而上氣。此爲肺脹。其人喘。目如脫狀。脈浮大者。越婢加半夏湯。傷寒五六日。中風往來寒熱。胸脇苦滿。默默不欲飲食。心煩喜嘔或咳者。小茈胡湯。少陰病二三日不已。至四五日。腹痛。小便不利。四支沉重疼痛。或咳者。真武湯。欬家其脈弦。爲有水。十棗湯。夫有支飲家欬煩胸中痛者。同方。欬逆上氣。時時唾濁。但坐不得眠。莢皂丸。

右九法咳喘或發熱證

欬而胸滿振寒。脈數。咽乾不渴。時出濁唾腥臭。久久吐膿如米粥者。爲肺癰。桔梗湯。同證。桔梗白散。肺癰喘不得臥者。葶藶大棗湯。肺癰胸滿脹。一身面目浮腫。鼻塞清涕出。不聞香臭酸辛。欬逆上氣喘鳴迫塞。同方。欬有微熱煩滿。胸中甲錯。是爲肺癰。葦莖湯。肺痿欬唾。涎沫不止。咽燥而渴者。生薑甘草湯。

右六法肺癰咳喘證

諸黄門

黄疸病。茵蔯五苓散。諸黄。瓜蒂湯。黄疸。麻黄醇酒湯。諸黄。猪膏髮煎。傷寒身黄發熱者。梔子蘗皮湯。諸黄家病。但利其小便。假令脈浮。當以汗解之。桂枝加黄耆湯。黄家日晡所發熱。而反惡寒。此爲女勞得之。膀胱急。少腹滿。身盡黄。消礬散。穀疸之爲病。寒熱不食。食則頭眩。心胸不安。久久發黄。蔯茵蒿湯。

右八法黄疸發熱證

黄疸腹滿。小便不利而赤。自汗出。大黄硝石湯。傷寒七八日。身黄如橘子色。小便不利。腹微滿者。茵蔯蒿湯。陽明病發熱汗出。此爲熱越。不能發黄也。但頭汗出。身無汗。劑頸而還。小便不利。渴引水漿者。此爲瘀熱在裏。身必發黄。同方。裏水者。一身面目黄腫。其脈沈。小便不利。故令病水。越婢加朮湯。得病六七日。脈遲浮弱。惡風寒。手足溫。醫二三下之。不能食而脇下滿痛。面目及身黄。頸項强。小便難者。小茈胡湯。

右五法身黄小便不利或難證

傷寒瘀熱在裏。身必發黄。麻黄連軺赤小豆湯。男子黄。小便自利。小建中湯。太陽病身黄。脈沈結。少腹鞕。小便不利者。爲無血也。小便自利。其人如狂者。血證諦也。抵當湯。黄疸病小便色不變。欲自利。腹滿而喘噦者。小半夏湯。

右四法身黄小便自利或瘀血證

諸黄腹痛而嘔者。小茈胡湯。酒黄疸心中懊憹。或熱痛者。梔子大黄豉湯。

右二法黄疸腹痛證

黄汗之爲病。身體腫。發熱汗出而渴。狀如風水。汗沾衣。色正黄如蘗汁。脈自沈。黄芪桂枝苦酒湯。黄汗之病云云。又從腰以上必汗出。下無汗。腰髖弛痛。如有物在皮中狀。桂枝加黄芪湯。

右二法黄汗證

下利門(附便膿血)

傷寒醫下之。續得下利清穀不止。身疼痛者。四逆湯。脈浮而遲。表熱裏寒。下利清穀者。同方。吐利汗出。發熱惡寒。四肢拘急。手足厥冷者。同方。既吐且利。小便復利。而大汗出。下利清穀。內寒外熱。脈微欲絕者。同方。大汗出。熱不去。內拘急。四肢疼。又下利厥逆而惡寒者。同方。大汗出。大下利而厥冷者。同方。下利腹脹滿。身體疼痛者。同方。少陰病下利清穀。裏寒外熱。手足厥逆。脈微欲絕者。通脈四逆湯。下利清穀。裏寒外熱。汗出而厥者。同方。少陰病。下利脈微者。與白通湯。利不止。厥逆無脈。乾嘔煩者。白通加猪膽汁湯。

右十法下利清穀厥逆證

乾嘔下利者。黃芩人參湯。太陽與陽明合病。自下利者。黃芩湯。若嘔者。黃芩加半夏生薑湯。乾嘔而下利者。同方。傷寒發熱。汗出不解。心下痞鞕。嘔吐而下利者。大柴胡湯。少陰病吐利。手足厥冷。煩躁欲死者。吳茱萸湯。少陰病下利六七日。欬而嘔渴。心煩不得眠者。猪苓湯

右六法嘔而下利證

太陽病外證未除。而數下之。遂協熱而利。利下不止。心下痞鞕。表裏不解者。桂枝人參湯。傷寒中風。醫反下之。其人下利日數十行。穀不化。腹中雷鳴。心下痞鞕而滿。乾嘔心煩不得安。甘草瀉心湯。傷寒汗出解之後。胃中不和。心下痞鞕。乾噫食臭。脇下有水氣。腹中雷鳴下利者。生薑瀉心湯。病者脈伏。其人欲自利。利反快。雖利心下續堅滿。此爲留飲欲去故也。甘遂半夏湯。下利。按之心下鞕者。急下之。大承氣湯。

右五法心下痞鞕而下利證

熱利下重者。白頭翁湯。下利欲飲水者。以有熱故也。同方。產後下利者。白頭翁加甘草阿膠湯。少陰病下利脈微者。與白通湯。利不止。厥逆無脈。乾嘔煩者。白通加猪膽汁湯。下利脈遲而滑者。內實也。利未欲止。當下之。大承氣湯。下利脈反滑。當有所去。下之乃愈。同方。下利不欲食者。當下之。同方。下利差後。至其年月日時復發者。以病不盡故也。同方。太陽與陽明合病者。必自下利。葛根湯。太陽病桂枝證。醫反下之。利遂不止。脈促者。表未解也。喘而汗出者。葛根黃連黃芩湯。少陰病二三日不已。至四五日。腹痛小便不利。四肢沈重疼痛。自下利者。眞武湯。傷寒服湯藥。下利不止。醫以理中與之。利益甚。赤石脂禹餘糧湯。少陰病。下利咽痛。胸滿心煩者。猪膚湯。

右十三法下利或熱或身疼證

少陰病下利便膿血者。桃花湯。少陰病二三日至四五日。腹痛小便不利。下利不止。便膿血者。同方。下利便膿血者。同方。

右三法便膿血證

水腫門（附身重）

風水惡風。一身悉腫。脈浮不渴。續自汗出。無大熱。越婢湯。裏水者一身面目黃腫。其脈沈。小便不利。故令病水。越婢加朮湯。裏水若惡風者。同方。加附子。裏水麻黃甘草湯。風水脈浮。爲在表。其人或頭汗出。表無他病。病者但下重。從腰以上爲和。腰以下當腫及陰。難以屈伸。防己黃芪湯。風濕（濕一作水）脈浮身重。汗出惡風者。同方。風濕相搏。骨節煩疼掣痛。不得屈伸。近之則痛劇。汗出短氣。小便不利。惡風不欲去衣。或身微腫者。桂枝甘草附子湯。皮水爲病。四肢腫。水氣在皮膚中。四肢聶聶動者。防己茯苓湯。水之爲病。其脈沈小。屬少陰。浮者爲風無水。虛脹者爲氣水。發其汗卽已。麻黃附子甘草湯。浮者杏子湯。黃汗之爲病。身體腫。發熱汗出而渴。狀如風水。汗沾衣。色正黃如蘗汁。黃芪桂枝苦酒湯。欬逆倚息不得臥云云。其人形腫者。苓甘薑味辛夏仁湯。大病差後。從腰巳下有水氣者。牡蠣澤瀉散。肺癰胸滿脹。一身面目浮腫。鼻塞。葶藶大棗湯。

右十三法一身水腫或小便不利證

妊娠有水氣。身重。小便不利。洒淅惡寒。起卽頭眩。葵子茯苓散。腎著之病。其人身體重。腰中冷。如坐水中。形如水狀。及不渴。小便自利。苓薑朮甘湯。黃汗之病云云。從腰以上必汗出。下無汗。腰髖弛痛。如有物在皮中狀。桂枝加黃芪湯。陽明病脈浮而緊。咽燥口苦。腹滿而喘。發熱汗出。不惡寒。反惡熱。身重。心中懊憹。舌上胎者。梔子豉湯。少陰病二三日不已。至四五日。腹痛小便不利。四肢沈重。疼痛自下利者。此爲有水氣。真武湯。陽明病。脈遲。雖汗出不惡寒者。其身必重。短氣。腹滿而喘。有潮熱。小承氣湯。傷寒八九日。下之胸滿煩驚。小便不利。讝語。一身盡重。不可轉側者。茈胡加龍骨牡蠣湯。

右七法一身重或痛證

短氣門

胸痹。胸中氣塞短氣者。苓杏甘草湯。同證。橘皮枳實生薑湯。夫短氣有微飲。當從小便去之。八味丸。同證。苓桂朮甘湯。風濕相搏。骨節煩疼。掣痛不得屈伸。近之則痛劇。汗出短氣。小便不利。惡風不欲去衣。桂枝甘草附子湯。陽明中風。脈弦浮大而短氣。腹都滿。脇下及心痛。小茈胡湯。麻黃湯。陽明病脈遲。雖汗出不惡寒者。其身必重。短氣腹滿而喘。有潮熱。大承氣湯。小承氣湯。太陽病脈浮而動數。膈內拒痛。短氣躁煩。心中懊憹。心下因鞕則爲結胸。大陷胸湯。胸痹之病。喘息欬唾。胸背痛。短氣者。括蔞薤白白酒湯。太陽中風下利嘔逆云云。乾嘔短氣。汗出不惡寒者。十棗湯。

右十法短氣或汗出身痛證

發汗吐下後。虛煩不得眠。心中懊憹。若少氣者。梔子甘草豉湯。傷寒解後。虛羸少氣。氣逆欲吐者。竹葉石膏湯。

右二法少氣證

咽痛門（附咽喉不利）

少陰病。咽中痛者。半夏散及湯。少陰病二三日咽痛者。甘草湯。同證不差者。桔梗湯。少陰病咽中傷生瘡。不能語言。聲不出者。苦酒湯主之。少陰病下利清穀。裏寒外熱。手足厥逆云云。或咽痛者。通脈四逆湯。少陰病下利咽痛。胸滿心煩者。猪膚湯。

右六法咽中痛證

病如桂枝證。頭不痛。項不強。胸中痞鞕。氣上衝咽喉。不得息者。瓜蒂散。欬逆倚息不得臥云云。手足厥逆。氣從小腹上衝胸咽。手足痹云云。苓桂五味甘草湯。

右二法上衝咽證

大逆上氣。咽喉不利者。麥門冬湯。婦人咽中如有炙臠。半夏厚朴湯。狐惑之爲病。狀如傷寒。默默欲眠。目不得閉。臥起不安。蝕於喉爲惑。蝕於陰爲狐。甘草瀉心湯。

右三法咽喉不利證

血證門（附經水不調）

心氣不定。吐血衄血者。瀉心湯。吐血不止者。柏葉湯。吐血衄血者。黃土湯。下血先便後血。此遠血也。同方。下血先血後便。此近血也。赤小豆當歸散。虛勞裏急。悸衄。腹中痛。夢失精云云。小建中湯。傷寒脈浮緊。不發汗。因致衄者。麻黃湯。傷寒不大便六七日。頭痛有熱者。與承氣湯。其小便清者。知不在裏。仍在表也。當須發汗。若頭痛者。必衄。桂枝湯。

右八法吐血衄血證

太陽病六七日。表證仍在。脈微而沈。反不結胸。其人發狂者。以熱在下焦。少腹當鞕滿。小便自利者。下血乃愈。抵當湯。太陽病身黃。脈沈結。少腹鞕。小便不利者。爲無血也。小便自利。其人如狂者。血證諦也。同方。陽明證其人喜忘者。必有畜血也。同方。病人無表裏證。發熱七八日至六七日。不大便者。有瘀血也。同方。產婦腹痛。以枳實芍藥散。假令不愈者。此爲腹中有乾血著臍下。下瘀血湯。傷寒有熱。少腹滿。應小便不利。今反利者。爲有血也。抵當丸。婦人少腹滿如敦狀。小便微難而不渴。生後者。此爲水與血俱結在血室也。大黃甘遂湯。太陽病不解。熱結膀胱。其人如狂。血自下。下者愈。但少腹急結者。桃核承氣湯。陽明病云云。但頭汗出。身無汗。劑頸而還。小便不利。渴引水漿者。此爲瘀熱在裏。身必發黃。茵蔯蒿湯。

右九法瘀血證

婦人中風七八日。續得寒熱。爲熱入血室。其血必結。小茈胡湯。婦人經水不利下者。抵當湯。經水不利。下瘀血湯。婦人宿有癥病。經水斷未及三月。而得漏下不止。胎動在臍上者。桂枝茯苓丸。婦人有漏下者。或半產後因續下血都不絕者。有妊娠下血者。芎歸膠艾湯。惡寒脈微而復利。利止亡血也。四逆加人參湯。婦人經水閉不利。藏堅癖不止。中有乾血。下白物者。礬石丸。帶下經水不利。少腹滿痛。經一月再見者。土瓜根散。

右八法經水不調或亡血證

不仁門

寒疝腹中痛逆冷。手足不仁。若身疼痛。灸刺諸藥不能治。烏頭桂枝湯。血痺病云云。身體不仁。如風痺之狀。黃芪桂枝五物湯。脚氣上入小腹不仁者。八味丸。二陽合病。腹滿身重。難以轉側。口不仁而面垢。譫語遺尿。白虎湯。

右四法不仁證

心中懊憹門

發汗吐下後。虛煩不得眠。若劇者。必反覆顛。倒心中懊憹者。梔子豉湯。若少氣者。梔子甘草豉湯。若嘔者。梔子生薑豉湯。陽明病下之。其外有熱。手足溫。不結胸。心中懊憹。饑不能食。但頭汗出者。梔子豉湯。陽明病脈浮而緊。咽燥口苦。腹滿而喘。心中懊憹。舌上胎者。同方。黃疸心中懊憹。或熱痛者。梔子大黃豉湯。陽明病下之。心中懊憹而煩。胃中有燥屎者。大承氣湯。太陽病脈浮而動數。膈內拒痛。短氣躁煩。心中懊憹。心下因鞕。則為結胸。大陷胸湯。

右六法心中懊憹證

身瞤門

太陽病發汗。汗出不解。其人仍發熱。心下悸。頭眩身瞤動。振振欲擗地者。真武湯。黃汗之病云云。若身重汗出已輒輕者。久久必身瞤。瞤卽胸中痛云云。桂枝加黃芪湯。太陽中風。脈緊發熱惡寒。身疼痛。不汗出而煩躁者。大青龍湯。若脈微弱。汗出惡風者。不可服。服之則厥逆筋惕肉瞤。此為逆也。

右三法身瞤證

不得眠門（附臥起不安）

虛勞虛煩不得眠者。酸棗仁湯。太陽病發汗後。大汗出。胃中乾。煩躁不得眠。若小便不利。微熱消渴者。五苓散。少陰病下利六七日。欬而嘔渴。心煩不得眠者。猪苓湯。下之後。復發汗。晝日煩躁不得眠。夜而安靜。不嘔不渴。無表證。乾薑附子湯。發汗吐下後。虛煩不得眠。若劇者。必反覆顛倒。心中懊憹者。梔子豉湯。若少氣者。梔子甘草豉湯。若嘔者。梔子生薑豉湯。陽明病脈浮緊。咽燥口苦。腹滿而喘云云。若加燒鍼。必怵惕不得眠云云。梔子豉湯。欬逆上氣。時時唾濁。但坐不得眠者。皂莢丸。

右七法煩躁不得眠證

產後腹痛煩滿不得臥者。枳實芍藥散。婦人病飲食如故。煩熱不得臥。而反倚息者。八味丸。少陰病得之二三日以上。心中煩不得臥者。黃連阿膠湯。胸痺不得臥。心痛徹背者。括蔞薤白半夏湯。肺癰喘不得臥者。葶藶大棗湯。欬逆倚息不得臥者。小青龍湯。病人小便不利。大便乍難乍易。時有微熱。喘冒不能臥者。有燥屎也。大承氣湯。

右七法不得臥證

傷寒下後。心煩腹滿。臥起不安者。梔子厚朴湯。狐惑之爲病。狀如傷寒。默默欲眠。目不得閉。臥起不安。蝕於喉爲惑。蝕於陰爲狐。蝕於上部則聲喝。甘草瀉心湯。蝕於下部咽乾。苦參湯洗之。蝕於肛者。雄黃薰之。傷寒脈浮。醫以火迫劫之。必驚狂。起臥不安者。桂枝去芍藥加蜀漆龍骨牡蠣湯。

右三法臥起不安證

譫語門

陽明病譫語有潮熱。反不能食者。胃中必有燥屎也。大承氣湯。汗出譫語者。以有燥屎在胃中也。同方。傷寒若吐若下後。不解不大便五六日。上至十餘日。日晡所發潮熱。不惡寒。獨語如見鬼狀。但發熱譫語者。同方。二陽併病。太陽證罷。但發潮熱。手足漐漐汗出。大便難而譫語者。同方。陽明病其人多汗。以津液外出。胃中燥大便必鞕。鞕則譫語者。小承氣湯。大便不通。噦數譫語者。同方。產後七八日無太陽證。少腹堅痛。此惡露不盡。不大便。煩躁發熱。食則譫語。至夜即愈。同方。下利譫語者。有燥屎也。同方。陽明病譫語發潮熱。脈滑而疾者。同方。傷寒十三日不解。過經譫語者。以有熱也。調胃承氣湯。傷寒脈浮自汗出。小便數。心煩。微惡寒。脚攣急。若胃氣不和。譫語者。同方。傷寒八九日下之。胸滿煩驚。小便不利。譫語。一身盡重。不可轉側者。茈胡加龍骨牡蠣湯。二陽合病。腹滿身重。難以轉側。口不仁而面垢。譫語遺尿。白虎湯。本（按本字玉函亡）太陽病不解。脇下鞕滿。乾嘔不能食。往來寒熱。尙未吐下者。小茈胡湯。若已吐下。發汗溫鍼。譫語。茈胡證罷。此爲壞病。以法治之。

右十四法譫語或有燥屎證

發狂門

太陽病。六七日表證仍在。脈微而沈。反不結胸。其人發狂者。以熱在下焦。少腹當鞕滿。小便自利者。下血乃愈。抵當湯。太陽病身黃脈沈結。少腹鞕。小便不利者。爲無血也。小便自利。其人如狂者。血證諦也。同方。太陽病不解熱結膀胱。其人如狂。血自下。下者愈。但小腹急結者。乃可攻之。桃核承氣湯。

右三法有瘀血發狂證

傷寒。醫以火迫刦之。必驚狂起臥不安者。桂枝去芍藥加蜀漆龍骨牡蠣湯。傷寒八九日。下之胸滿煩驚。小便不利。讝語。一身盡重。不可轉側者。柴胡加龍骨牡蠣湯。

右二法驚狂證

癰膿門（附肺痿）

欬而胸滿振寒。脈數。咽乾不渴。時出濁唾腥臭。久久吐膿。如米粥者。爲肺癰。桔梗湯。同證。桔梗白散。肺癰喘而不得臥者。葶藶大棗湯。肺癰胸滿脹。一身面目浮腫。鼻塞。清涕出。不聞香臭酸辛。欬逆上氣喘鳴迫塞。同方。欬有微熱煩滿。胸中甲錯。是爲肺癰。葦莖湯。癰膿以麥粥下之。枳實芍藥散。

右六法肺癰證

腸癰者。小腹腫。按之卽痛如淋。小便自調。時時發熱。自汗出。復惡寒也。大黄牡丹湯。腸癰之爲病。其身甲錯。腹皮急。按之濡如腫狀。腹無積聚。身無熱。脈數。此爲腸內有癰膿。薏苡附子敗醬散。

右二法腸癰證

肺痿吐涎沫者。桂枝去芍藥加皂莢湯。肺痿欬唾。涎沫不止。咽燥而渴者。生薑甘草湯。肺痿吐涎沫而不咳者。其人不渴。必遺尿。小便數。甘草乾薑湯。

右三法肺痿證

蚘蟲門

蚘之爲病。令人吐涎。心痛。發作有時。甘草粉蜜湯。小兒疳蟲蝕齒。一方蚘厥者。其人當吐蚘。令病者靜而復煩。烏梅圓。

右三法蚘蟲證

陰疾門

温陰中坐藥蛇牀子散。少陰脈滑而數者。陰中卽生瘡。陰中蝕瘡。爛者狼牙湯。陰狐疝氣者。偏有大小。時時上下。蜘蛛散。寒疝腹中絞痛。拘急不得轉側。發作有時。使人陰縮。手足厥逆。烏頭湯。夫失精家小腹弦急。陰頭寒。目眩髮落。桂枝加龍骨牡蠣湯。風水脈浮爲在表。其人或頭汗出。表無他病。病者但下重。從腰以上爲和。腰以下當腫及陰。難以屈伸。防己黃芪湯。狐惑之爲病。狀如傷寒。默默欲眠。目不得閉。起臥不安。蝕於陰爲狐。苦參湯洗之。雄黃薰陰癩腫。土瓜根散。胃氣下泄。陰吹而喧者。猪膏髮煎。

右九法陰病證

留飲門

病懸飲者。十棗湯。支飲胸滿者。厚朴大黃湯。支飲不得息者。葶藶大棗湯。病溢飲者。當發其汗。大青龍湯。小青龍湯。

右四法留飲證

宿食門

宿食在上脘。當吐之。瓜蒂散。有宿食當下之。大承氣湯。大病差後勞復者。若有宿食者。枳實梔子豉湯。

右三法宿食證

雜門

婦人藏躁。喜悲傷欲哭。象如神靈所作。數欠伸者。甘麥大棗湯。

火邪。桂枝去芍藥加蜀漆龍骨牡蠣湯。

脚氣冲心者。礬石湯。

右卷一法

長沙正經證彙諸方

播磨　田中榮信愿仲編選　攝津　奧田謙元純安原校

小半夏湯　半夏一升　生薑半斤　右二味。以水七升。煮取一升。分溫再服。
小半夏加茯苓湯　加茯苓三兩
大半夏湯　半夏二升　白蜜一升　人參三兩　右三味。以水一斗二升。和蜜揚之。二百四十遍。煮取二升半。溫服一升。餘分再服。
吳茱萸湯　吳茱萸一升　人參三兩　生薑六兩　大棗十二枚　右四味。以水七升。煮取二升。去滓。溫服七合。日三服。
大黃甘草湯　大黃四兩　甘草一兩　右二味。以水三升。煮取一升。分溫再服。
小茈胡湯　茈胡半斤　黃芩三兩　人參　甘草各三兩　半夏半升　大棗十二枚　生薑三兩　右七味。以水一斗二升。煮取六升。去滓。再煎。取三升。溫服一升。日三服。
乾薑人參半夏丸　乾薑　人參各一兩　半夏二兩　右三味。末之。以生薑汁糊爲丸。如梧子大。飲服十丸。日三服。
乾薑黃連黃芩人參湯　乾薑　黃芩　黃連　人參各三兩　右四味。以水六升。煮取二升。去滓。分溫再服。
葛根湯　葛根四兩　麻黃三兩　桂枝　芍藥各二兩　生薑三兩　甘草二兩　大棗十二枚　右七味。㕮咀。以水一斗。先煮葛麻。減二升。去沫。內諸藥。煮取三升。去滓。溫服一升。覆取微似汗。
葛根加半夏湯　加半夏半升
桂枝湯　桂枝　芍藥　生薑各三兩　甘草二兩　大棗十二枚　右五味。㕮咀。以水七升。微火煮取三升。去滓。適寒溫。服一升。服已須臾。歠熱稀粥一升餘。以助藥力。溫覆令一時許。

桂枝加桂湯　加桂二兩

桂枝加芍藥湯　加芍藥三兩

桂枝去芍藥湯　去芍藥

桂枝加葛根湯　加葛根四兩

桂枝加黄芪湯　加黄芪二兩

括蔞桂枝湯　加括蔞根二兩

桂枝加附子湯　加附子一枚

桂枝去芍藥加附子湯　去芍藥加附子一枚

桂枝加厚朴杏子湯　加厚朴二兩杏仁五十個

桂枝去芍藥加皂莢湯　去芍藥加皂莢二枚

桂枝加芍藥大黄湯　加大黄一兩芍藥三兩

桂枝加龍骨牡蠣湯　加龍骨牡蠣各三兩

桂枝加芍藥生薑人參湯　加芍藥生薑各一兩人參三兩

桂枝去桂加茯苓朮湯　加茯苓朮各三兩去桂

桂枝去芍藥加蜀漆龍骨牡蠣湯　桂枝　生薑　蜀漆各三兩。　甘草二兩　龍骨四兩　牡蠣五兩　大棗十二枚　右七味。以水一斗二升。先煮蜀漆減二升。内諸藥。煮取三升。去滓。温服一升。

半夏瀉心湯　半夏半升　黄連一兩　黄芩　人參　乾薑　甘草各三兩　大棗十二枚　右七味。以水一斗。煮取六升。去滓。再煮取三升。温服一升。日三服。

甘草瀉心湯　半夏瀉心湯方内加甘草一兩

生薑瀉心湯　半夏瀉心湯方内減乾薑二兩加生薑三兩

十棗湯　芫花　甘遂　大戟各等分　右上三味。各别擣爲散。以水一升半。先煮大棗肥者十枚。取八合。去滓。

內藥末。強人服一錢匕。羸人服半錢。温服之。平旦服。若下少病不除者。明日更服。加半錢。得快下利後。糜粥自養。

大茈胡湯　茈胡半斤　半夏半斤　黄芩　芍藥各三兩　生薑五兩　枳實四枚　大黄二兩　大棗十二枚　右八味。以水一斗二升。煮取六升。去滓。再煎取三升。温服一升。日三服。

黄芩人參湯　黄芩　人參　乾薑各三兩　桂枝一兩　半夏半升　大棗十二枚　右六味。以水七升。煮取三升。分温三服。

黄芩湯　黄芩三兩　芍藥　甘草各二兩　大棗十二枚　右四味。以水一斗。煮取三升。去滓。温服一升。

黄芩加半夏生薑湯　加半夏半升生薑三兩

四逆湯　甘草二兩　乾薑一兩半　附子一枚　右三味。㕮咀。以水三升。煮取一升二合。去滓。分温再服。強人可大附子一枚。乾薑三兩。

四逆加人參湯　加人參一兩

茯苓四逆湯　茯苓四兩　人參一兩　甘草二兩　乾薑一兩半　附子一枚　右五味。以水五升。煮取三升。去滓。温服七合。日三服。

通脈四逆湯　甘草二兩　乾薑三兩　附子一枚　右三味。以水三升。煮取一升二合。去滓。分温再服。

通脈四逆加猪膽汁湯　加猪膽汁半合。如無猪膽。以羊膽代之。

白通加猪膽汁湯　葱白四莖　乾薑一兩　附子一枚　人尿五合　猪膽汁一合　已上三味。以水三升。煮取一升。去滓。內膽汁人尿和令相得。分温再服。若無膽亦可用。

附子粳米湯　附子一枚　半夏半升　甘草一兩　大棗十枚　粳米半升　右五味。以水八升。煮米熟湯成。去滓温一升。日三服。

黄連湯　黄連　桂枝　甘草　乾薑各三兩　半夏半升　人參二兩　大棗十二枚　右七味。以水一斗。煮取六升。去滓。温服一升。日三服。夜二服。

茯苓澤瀉湯　茯苓半斤　澤瀉四兩　甘草　桂枝各二兩　朮三兩　生薑四兩　右六味。以水一斗。煮取三升。內澤瀉。再煎取二升半。温服八合。日三服。

文蛤散　文蛤五兩　右一味爲散。以沸湯和一錢匕服。湯用五合。

猪苓湯　猪苓　茯苓　阿膠　滑石　澤瀉各一兩　右五味。以水四升。先煑四味。取二升。去滓。內下阿膠烊消。温服七合。日三服。

猪苓散　猪苓　茯苓　朮各等分　右三味。杵爲散。飲服方寸匕。日三服。

五苓散　猪苓　茯苓　朮各十八銖　澤瀉一兩六銖半　桂枝半兩　右五味爲末。白飲和服方寸匕。日三服。多飲煖水。汗出愈。

茈胡加芒硝湯　於小茈胡湯方內加芒硝六兩

真武湯　茯苓　芍藥　生薑各三兩　朮二兩　附子一枚　右五味。以水八升。煮取三升。去滓。温服七合。日三服。

白虎加桂枝湯　於白虎湯內加桂枝一兩

茈胡加桂枝湯　茈胡四兩　半夏二合半　甘草一兩　大棗六枚　桂枝　人參　生薑　黃芩　芍藥各一兩半　右九味。以水七升。煮取三升。去滓。温服一升。日三服。

竹葉石膏湯　竹葉二把　石膏一斤　半夏半升　人參三兩　麥門冬一升　甘草二兩　粳米半升　右七味。以水一斗。煮取六升。去滓。內粳米煮米熟湯成。去米温服一升。日三服。

甘草乾薑湯　甘草四兩　乾薑二兩　右㕮咀。以水三升。煮取一升五合。去滓。分温再服。

小青龍湯　麻黃　芍藥　乾薑　桂枝　細辛　甘草各三兩　半夏　五味子各半升　右八味。以水一斗。先煮麻黃減二升。去上沫。內諸藥。煮取三升。去滓。温服一升。

半夏乾薑散　半夏　乾薑各等分　右二味。杵爲散。取方寸匕。漿水一升半煎取七合。頓服之。

皂莢丸　皂莢八兩　右一味末之。蜜丸。梧子大。以棗膏和湯服三丸。日三服。夜一服。

苓甘薑味辛夏湯　茯苓四兩　甘草　乾薑各二兩　五味子半升　細辛二兩　半夏半升　右六味。以水八升。煮取三升。去滓。溫服半升。日三服。

甘草粉蜜湯　甘草二兩　粉一兩　蜜四兩　右三味。以水三升。先煮甘草取二升。去滓。內粉蜜攪令和。煎如薄粥。溫服一升。

人參湯（一名理中丸）　人參三兩　甘草三兩　乾薑三兩　朮三兩　右四味。以水八升。煮取三升。溫服一升。日三服。

生薑甘草湯　生薑五兩　甘草四兩　人參三兩　大棗十五枚　右四味。以水七升。煮取三升。分溫三服。

桔梗湯　桔梗一兩　甘草二兩　右二味。以水三升。煮取一升。去滓。分溫再服。

桔梗白散　桔梗　貝母各三分　巴豆一分　右三味爲末。內巴豆更於臼中杵之。以白飲和服。強人飲服半錢匕。羸者減之。病在膈上者吐膿血。膈下者瀉出。

梔子生薑豉湯　於梔子豉湯方內加生薑五兩

半夏厚朴湯　半夏一升　厚朴三兩　茯苓四兩　生薑五兩　乾蘇葉二兩　右五味。以水七升。煮取四升。分溫四服。

茯苓飲　茯苓　人參　朮各三兩　枳實二兩　橘皮二兩半　生薑四兩　右六味。以水六升。煮取一升八合。分溫三服。如人行八九里進之。

橘皮大黃朴消湯　橘皮一兩　大黃　朴消各二兩　右三味。以水一大升煮至小升。頓服。

生薑半夏湯　半夏半升　生薑汁一升　右二味。以水三升。煮半夏取二升。內生薑汁煮取一升半。小冷分四服。日三服。夜一服。嘔止停後服。

調胃承氣湯　大黃四兩　甘草二兩　芒硝半斤　右三味。㕮咀。以水三升。煮取一升。去滓。內芒硝。更上火微煮令沸。少少溫服。

旋覆花代赭石湯　旋覆花　甘草各三兩　代赭石一兩　人參二兩　半夏半升　生薑五兩　大棗十二

枚　右七味。以水一斗。煮取六升。去滓。再煎取三升。温服一升。日三服。

橘皮湯　橘皮四兩　生薑半斤　右二味。以水七升。煮取三升。温服一升。下咽即愈。

橘皮竹茹湯　橘皮二斤一作升　生薑半斤　竹茹二升　大棗三十枚　甘草五兩　人參一兩　右六味。以水一斗。煮取三升。温服一升。日三服。

小承氣湯　大黃四兩　枳實三枚　厚朴二兩　已上三味。以水四升。煮取一升二合。去滓。分温二服。初服湯當更衣。不爾者盡飲之。若更衣者勿服之。

大承氣湯　大黃四兩　厚朴半斤　枳實五枚　芒硝三合　右四味。以水一斗。先煮二物。取五升。去滓。內大黃。煮取二升。去滓。內芒硝。更上火微一兩沸。分温再服。得下餘勿服。

桂枝附子湯　桂枝四兩　大棗十二枚　甘草　生薑各三兩　附子二枚　右五味。以水六升。煮取二升。去滓。分温三服。

桂枝附子去桂加朮湯　去桂加朮四兩　右五味。以水三升。煮取一升。去滓。分温三服。一服覺身痹。半日許再服。三服都盡。其人如冒狀。勿怪。即朮附並走皮中逐水氣未得除故耳。

蜜煎導　蜜七合　右一味。內銅器中。微火煎之。稍凝似飴狀。攪之勿焦。著欲可丸。併手捻作挺。令頭銳大如指長二寸許。當熱時。急作冷則硬。以內穀道中。以手急抱。欲大便時。乃去之。

猪膽汁方　大猪膽一枚　瀉汁和醋少許。以灌穀道中。如一食頃。當大便出。

麻仁丸　麻子仁二升　芍藥半斤　厚朴一尺　枳實半斤　大黃一斤　杏仁一升　右六味末之。煉蜜和丸。梧子大。飲服十丸。日三服。漸加。以知爲度。

厚朴三物湯　厚朴八兩　枳實五枚　大黃四兩　右三味。以水一斗二升。先煮二味。取五升。內大黃。煮取三升。温服一升。以利爲度。

抵當湯　水蛭　虻蟲各三十個　桃仁二十個　大黃三兩　右四味爲末。以水五升。煮取三升。去滓。温服一升。不下再服。

茯苓戎鹽湯　茯苓半斤　戎鹽彈丸大一枚　朮二兩　右三味。先將茯苓朮煎成。入鹽再煎。分温三服。

蒲灰散　蒲灰七分　滑石二分　右二味。杵爲散。飲服方寸匕。日三服。

滑石白魚散　滑石　白魚各二分　亂髮燒二分　右三味。杵爲散。飲服方寸匕。日三服。

桃花湯　赤石脂一斤　乾薑一兩　粳米一升　右三味。以水七升。煮米令熟。去滓。温服七合。內赤石脂末方寸匕。日三服。一服愈。勿服。

八味丸　乾地黃八兩　澤瀉　茯苓各三兩　山茱萸　薯蕷各四兩　桂枝　附子各一兩　牡丹皮三兩　右八味。末之。煉蜜和丸。梧子大。酒下十五丸。日再服。

桂枝甘草附子湯　甘草　朮各二兩　附子二枚　桂枝四兩　右四味。以水六升。煮取三升。去滓。温服一升。日三服。初服得微汗則愈。

葵子茯苓散　葵子一斤　茯苓三兩　右二味。杵爲散。飲服方寸匕。日三服。小便利則愈。

越婢湯　麻黃六兩　石膏半斤　生薑三兩　甘草二兩　大棗十五枚。　右五味。以水六升。先煮麻黃。上去沫。內諸藥。煮取三升。分温三服。

越婢加朮湯　加朮四兩又加附子一枚

越婢加半夏湯　加半夏半斤

大黃硝石湯　大黃　硝石　黃蘗各四兩　梔子十五枚　右四味。以水六升。煮取三升。去滓。內硝石。更煎。取一升頓服。

茵蔯蒿湯　茵蔯蒿六兩　梔子十四枚　大黃二兩　右三味。以水一斗。先煑茵蔯。減六升。內二味。煑取三升。去滓。分温三服。小便當利。尿如皂角汁狀。色正赤。一宿腹減。黃從小便去也。

小建中湯　桂枝　甘草　生薑各二兩　芍藥六兩　大棗十二枚　膠飴一升　右六味。以水七升。煑取三升。去滓。內膠飴。更上微火消解。温服一升。日三服。

柴胡桂枝乾薑湯　柴胡半斤　甘草二兩　黃芩　乾薑　桂枝　牡蠣各三兩　栝蔞根四兩　右七味。以水一斗二升。煑取六升。去滓。再煎取三升。温服一升。日三服。

茈胡加龍骨牡蠣湯　茈胡四兩　半夏二合　人參　桂枝　龍骨　牡蠣　茯苓　鉛丹　生薑各一兩半　大黃二兩　大棗六枚　右十一味。以水八升。煑取四升。內大黃。更煑取二升。去滓。温服一升。

括蔞瞿麥丸　括蔞根二兩　瞿麥一兩　附子一枚　茯苓　薯蕷各三兩　右五味末之。煉蜜丸。梧子大。飲服三丸。日三服。不知。增至七八丸。以小便利。腹中温爲知。

苓桂五味甘草湯　茯苓　桂枝各四兩　五味子半升　甘草三兩　右四味。以水八升。煑取三升。去滓。分温三服。

歸母苦參丸　當歸　貝母　苦參各四兩　右三味末之。煉蜜丸。如小豆大。飲服三丸。加至十丸。

大黃甘遂湯　大黃四兩　甘遂　阿膠各二兩　右三味。以水三升。煮取一升。頓服之。其血當下。

苓薑朮甘湯　茯苓　乾薑各四兩　朮　甘草各二兩　右四味。以水五升。煑取三升。分温三服。腰中即温。

芍藥甘草湯　芍藥　甘草各四兩　右二味㕮咀。以水三升。煑取一升半。去滓。分温再服之。

大黃牡丹湯　大黃四兩　牡丹一兩　桃仁五十個　瓜子半升　芒硝三合　右五味。以水六升。煑取一升。去滓。內芒硝。再煎沸。頓服之。有膿當下。如無膿當下血。

抵當丸　水蛭二十個　䗪蟲二十五個　桃仁二十個　大黃三兩　右四味。杵分爲四丸。以水一升。煑一丸。取七合。服之。晬時當下血。若不下。更服。

苓桂朮甘湯　茯苓四兩　桂枝三兩　朮二兩　甘草二兩　右四味。以水六升。煑取三升。去滓。分温三服。

苓甘薑味辛夏仁黃湯　茯苓四兩　甘草三兩　乾薑三兩　五味子半升　細辛三兩　半夏　杏仁各半升　大黃三兩　右八味。以水一斗。煑取三升。去滓。温服半升。日三服。

大建中湯　蜀椒二合　乾薑四兩　人參二兩　右三味。以水四升。煑取二升。去滓。內膠飴一升。微火煑取一升半。分温再服。如一炊頃。可飲粥二升。後更服。當一日飲糜温覆之。

瓜蒂散　瓜蒂　赤小豆各一分　右二味。各別擣篩爲散。已合治之。取一錢匕。以香豉一合。用熱湯七合。煑作稀糜。去滓。取汁。和散。温頓服之。不吐者少少加。得吐乃止。

麥門冬湯　麥門冬七升　半夏一升　人參　甘草各二兩　粳米三合　大棗十枚　右六味。以水一斗二升。煮取六升。温服一升。日三服。夜一服。

葶藶大棗湯　葶藶搗丸如彈丸大　大棗十二枚　右先以水三升煮棗。取二升。去滓。內葶藶煮取一升。頓服。

桂枝枳實生薑湯　桂枝　生薑各三兩　枳實五枚　右三味。以水六升。煮取三升。分温三服。

枳實薤白桂枝湯　枳實四枚　厚朴四兩　括蔞實一枚　薤白半斤　桂枝一兩　右五味。以水五升。先煮枳朴取二升。去滓。內諸藥。數沸。分温三服。

三物備急圓　大黃　乾薑各一兩　巴豆一分　右藥各須精新。先擣大黃乾薑爲末。研巴豆內中合治一千杵。用爲散。蜜和丸亦佳。密器中貯之。莫令洩氣。

走馬湯　巴豆　杏仁各二枚　右二味。以綿纏槌令碎。熱湯二合。捻取白汁飲之。當下。老少量之。

當歸芍藥散　當歸三兩　芍藥一斤　茯苓　朮各四兩　澤瀉半斤　芎藭半斤一作三兩　右六味。杵爲散。取方寸匕。酒和。日三服。

芎歸膠艾湯　芎藭二兩　阿膠　甘草　艾葉　當歸各二兩　乾地黃六兩　芍藥四兩　右七味。以水五升。清酒五升。合煮取三升。去滓。內膠令消盡。温服一升。日三服。不差更作。

枳實芍藥散　枳實　芍藥各等分　右二味。杵爲散。服方寸匕。日三服。并主癰膿。以麥粥下之。

下瘀血湯　大黃二兩　桃仁二十個　䗪蟲二十枚　右三味末之。煉蜜和爲四丸。以酒一升。煎一丸。取八合。頓服之。新血下如豚肝。

烏頭桂枝湯　烏頭五枚　右一味。以蜜二升。煎減半。去滓。以桂枝湯五合解之。得一升後。初服二合。不知卽服三合。又不知復加至五合。其知者如醉狀。得吐爲中病。

大烏頭煎　烏頭大者五枚　右以水二升。煮取一升。去滓。內蜜二升。煎令水氣盡。取二升。強人服七合。弱人五合。不差。明日更服。不可一日再服。

烏頭湯　麻黃　芍藥　黃芪　甘草各三兩　川烏頭五枚。㕮咀。以蜜二升煎取一升。即出烏頭。　右五味。㕮咀。四味以水三升煮取一升。去滓。內蜜煎中更煎之。服七合。不知。盡服之。

當歸生薑羊肉湯　當歸三兩　生薑五兩　羊肉一斤　右三味。以水八升。煮取三升。温服七合。日三服。

當歸建中湯　當歸四兩　芍藥六兩　桂枝　生薑各三兩　甘草二兩　大棗十二枚　右六味。以水一斗。煮取三升。分温三服。加飴糖六兩。湯成內之於火上。煖令飴消。

厚朴七物湯　厚朴半斤　枳實五枚　甘草　大黃各三兩　桂枝二兩　生薑五兩　大棗十枚　右七味。以水一斗。煮取四升。温服八合。日三服。

厚朴生薑甘草半夏人參湯　半夏半升　厚朴　生薑各半斤　人參一兩　甘草二兩　右五味。以水一斗。煮取三升。去滓。温服一升。日三服。

己椒藶黃丸　防己　椒目　大黃　葶藶各一兩　右四味末之。蜜丸如梧子大。先食飲服一丸。日三服。稍增。

梔子厚朴湯　梔子十四枚　厚朴四兩　枳實四枚　以上三味。以水三升半。煮取一升半。去滓。分三服。温服。

梔子豉湯　梔子十四枚　香豉四合　右二味。以水四升。先煮梔子得二升半。內豉煮取一升半。去滓。分為二服。温進一服。得吐者止後服。

硝礬散　硝石　礬石各等分　右二味為末。以大麥粥汁和服方寸匕。日三服。病隨大小便去。小便正黃。大便正黑。是候也。

桃核承氣湯　桃仁五十個　大黃四兩　桂枝　芒硝　甘草各二兩　右五味。以水七升。煮取二升半。去滓。內芒硝。更上火微沸。下火先食。温服五合。日三服。當微利。

天雄散　天雄　龍骨各三兩　桂枝六兩　朮八兩　右四味。杵為散。酒服半錢匕。日三服。不知。稍增之。

大陷胸湯　大黃六兩　芒硝一升　甘遂一錢　右三味。以水六升。先煮大黃取二升。去滓。內芒硝煮一兩沸。內甘遂末。温服一升。得快利。止後服。

土瓜根散　土瓜根　芍藥　桂枝　䗪蟲各三兩　右四味。杵為散。酒服方寸匕。日三服。

大陷胸丸　大黃半斤　葶藶半升　芒硝　杏仁各半升　右四味。擣篩二味。內杏仁芒硝。合研如脂。和散。取如彈丸一枚。別擣甘遂末一錢匕。白蜜二合。水二升。煮取一升。溫頓服之。一宿乃下。如不下。更服。取下爲度。

小陷胸湯　黃連一兩　半夏半升　括蔞實大者一枚　右三味。以水六升。先煮括蔞取三升。去滓。內諸藥。取二升。去滓。分溫三服。

茯苓杏仁甘草湯　茯苓三兩　杏仁五十個　甘草一兩　右三味。以水一斗。煮取五升。溫服一升。日三服。不差。更服。

橘皮枳實生薑湯　橘皮一斤　生薑半斤　枳實三兩　右三味。以水五升。煮取二升。分溫再服。

薏苡附子散　薏苡仁十五兩　附子十枚　右二味。杵爲散。方寸匕。日三服。

括蔞薤白半夏湯　括蔞實一枚　薤白三兩　半夏半升　白酒一斗　右四味。同煮。取四升。溫服一升。日三服。

括蔞薤白白酒湯　括蔞實一枚　薤白半升　白酒七升　右三味同煮。取二升。分服。再服。

桂枝人參湯　桂枝　甘草各四兩　朮　人參　乾薑各三兩　右五味。以水九升。先煮四味。取五升。內桂。更煮。取三升。溫服一升。日再服。夜一服。

赤石脂禹餘糧湯　赤石脂一斤　禹餘糧一斤　以上二味。以水六升。煮取二升。去滓。三服。

大黃黃連瀉心湯　大黃二兩　黃連一兩　右二味。以麻沸湯二升漬之。須臾絞去滓。分溫再服。

瀉心湯　大黃二兩　黃連　黃芩各一兩　右三味。以水三升。煮取一升。頓服之。

附子瀉心湯　黃連　黃芩各一兩　大黃二兩　附子一枚　右四味。切三味。以麻沸湯二升漬之。須臾絞去滓。內附子汁。分溫再服。

木防己湯　木防己三兩　石膏雞子大十二枚　桂枝二兩　人參四兩　右四味。以水六升。煮取二升。分溫再服。

木防己去石膏加茯苓芒硝湯　去石膏加茯苓四兩芒硝三合

桂薑棗草黃辛附湯　桂枝　生薑　甘草　麻黃各三兩　細辛二兩　大棗十二枚　附子一枚　右七味。以水七升。煮麻黃去上沫。內諸藥。煮取二升。分溫三服。當汗出如蟲行皮中。即愈。

枳朮湯　枳實七枚　朮二兩　右二味。以水五升。煮取三升。分溫三服。腹中耎。即當散也。

甘遂半夏湯　甘遂三枚　半夏十二枚　芍藥五枚　甘草指大一枚　右四味。以水二升。煮取半升。去滓。以蜜半升。和藥汁煎取八合。頓服之。

赤丸　茯苓　半夏各四兩一方用桂　烏頭　細辛各二兩　右四味末之。內真朱爲色。煉蜜丸。如麻子大。先食酒飲下三丸。日再服。夜一服。不知。消增之以知爲度。

麻黃湯　麻黃三兩　桂枝二兩　甘草一兩　杏仁七十個　右四味。以水九升。煮麻黃減二升。去上沫。內諸藥。煮取二升半。去滓。溫服八合。覆取微汗。

厚朴大黃湯　厚朴一尺　大黃六兩　枳實四枚　右三味。以水二升。煮取一升。分溫再服。

苓甘五味薑辛湯　茯苓四兩　甘草　乾薑　細辛各三兩　五味子半升　右五味。以水八升。煮取三升。去滓。溫服半升。日三服。

葦莖湯　葦莖二升　桃仁五十枚　薏苡仁　瓜瓣各半升　右四味。以水一斗。先煮葦莖得五升。去滓。內諸藥。煮取二升。服一升。再服當吐如膿。

大黃附子湯　大黃三兩　附子三枚　細辛二兩　右三味。以水五升。煮取二升。分溫三服。若強人煮取二升半。分溫三服。服後如人行四五里進一服。

半夏麻黃丸　半夏　麻黃各等分　右二味末之。煉蜜和丸。小豆大。飲服三丸。日三服。

茯苓甘草湯　茯苓　桂枝各二兩　甘草一兩　生薑三兩　右四味。以水四升。煮取二升。去滓。分溫三服。

桂枝甘草湯　桂枝四兩　甘草二兩　右二味。以水三升。煮取一升。去滓頓服。

苓桂甘棗湯　茯苓半斤　桂枝四兩　甘草三兩　大棗十五枚　右四味。以甘爛水一斗。先煮茯苓。減二升。內諸藥。煮取三升。去滓。溫服一升。日三服。作甘爛水法。取水二斗。置大盆內。以杓揚之。水上有珠子五六千顆

相逐。取用之

大青龍湯　麻黃六兩　桂枝　甘草各二兩　杏仁四十個　生薑三兩　大棗十二枚　石膏雞子大　右七味。以水九升。先煑麻黃減二升。去上沫。內諸藥。煑取三升。去滓。溫服一升。取微似汗。

桂枝二越婢一湯　桂枝　芍藥　甘草　麻黃各十八銖　生薑一兩三銖　石膏二十四銖　大棗四枚
右七味㕮咀。以五升水煑麻黃一二沸。去上沫。內諸藥。煑取二升。去滓。溫服一升。

桂枝麻黃各半湯　桂枝一兩十六銖　麻黃　芍藥　甘草　生薑各一兩　杏仁二十四個　大棗四枚
右七味。以水五升。先煑麻黃一二沸。去上沫內諸藥。煑取一升八合。去滓。溫服六合。

芍藥甘草附子湯　芍藥　甘草各三兩　附子一枚　已上三味。以水五升。煎取一升五合。去滓分溫服。

附子湯　附子二枚　人參二兩　朮四兩　茯苓　芍藥各三兩　右五味。以水八升。煑取三升。去滓。溫服一升。日三服。

防己黃芪湯　防己四兩　黃芪五兩　朮　生薑各三兩　甘草二兩　大棗十二枚　右六味。以水六升。煑取三升。分溫三服。

白虎加人參湯　於白虎湯方內加人參三兩

蜀漆散　蜀漆　雲母　龍骨各等分　右三味。杵爲散。未發前以漿服半錢。

牡蠣湯　牡蠣　麻黃各四兩　甘草二兩　蜀漆三兩　右四味。以水八升。先煑麻黃蜀漆。去上沫。得六升。內諸藥。煑取二升。若吐。則勿更服。

白通湯　葱白四莖　乾薑一兩　附子一枚　右三味。以水三升。煑取一升。去滓。分溫再服。

白虎湯　知母六兩　石膏一斤　甘草二兩　粳米六合　右四味。以水一斗。煑米熟湯成。去滓溫服一升。日三服。

當歸四逆湯　當歸　桂枝　芍藥各三兩　細辛　通草　甘草各二兩　大棗二十五個　右七味。以水八升。煑取三升。去滓。溫服一升。日三服。

當歸四逆加吳茱萸生薑湯　加吳茱萸二升　生薑半斤　右九味。以水六升。淸酒六升。和煮取五升。去滓。溫服分五服。一方水酒各四升。

烏梅圓　烏梅三百個　細辛六兩　乾薑十兩　黃連一斤　當歸　蜀椒各四兩　附子　桂枝　人參　黃蘗各六兩　右十味。異擣篩合治之。以苦酒漬烏梅一宿。去核蒸之五斗米下飯熟擣成泥。和藥令相得。內臼中與蜜杵二千下。圓如梧桐子大。先食飲服十圓。日三服。稍加至二十圓。

桂枝甘草龍骨牡蠣湯　桂枝一兩　甘草　龍骨　牡蠣各二兩　右四味。以水五升。煮取二升半。去滓。溫服八合。日三服。

酸棗仁湯　酸棗仁二升　甘草一兩　知母　芎藭　茯苓各二兩　右五味。以水八升。煑酸棗仁得六升。內諸藥。煑取三升。分溫三服。

乾薑附子湯　乾薑一兩　附子一枚　右二味。以水三升。煑取一升。去滓頓服。

黃連阿膠湯　黃連四兩　阿膠三兩　芍藥二兩　黃芩一兩　雞子黃二枚　右五味。以水五升。先煮三物。取二升。去滓。內膠烊盡。少冷。內雞子黃攪令相得。溫服七合。日三服。

猪膚湯　猪膚一斤　右一味。以水一斗。煑取五升。去滓。加白蜜一升。白粉五合。熬香和相得。溫分六服。

麻黃加朮湯　於麻黃湯方內加朮四兩

三物黃芩湯　黃芩一兩　苦參二兩　乾地黃四兩　右三味。以水六升。煑取二升。溫服。多吐下蟲。

梔子乾薑湯　梔子十四枚　乾薑二兩　以上二味。以水三升半。煑取一升半。去滓。分二服。溫進一服。

桂枝二麻黃一湯　桂枝一兩十七銖　芍藥一兩六銖　麻黃十六銖　生薑一兩六銖　杏仁十六個　甘草一兩二銖　大棗五枚　右七味。以水五升。先煑麻黃一二沸。去上沫。內諸藥。煑取二升。去滓溫服一升。日再服。

麻黃杏仁甘草石膏湯　麻黃四兩　杏仁五十個　甘草二兩　石膏半斤　右四味。以水七升。先煑麻黃減二升。去上沫。內諸藥。煑取二升。去滓。溫服一升。

黄芪桂枝苦酒湯　黄芪五兩　桂枝　芍藥各三兩　右三味。以苦酒一升。水七升。相和。煑取三升。温服一升。
當心煩。服至六七日乃解。若心煩不止者。以苦酒隔故也。

麻黄杏仁薏苡甘草湯　麻黄　薏苡仁各半兩　甘草一兩　杏仁十個　右剉麻豆大。每服四錢匕。水盞半。
煮八分。去滓温服。

頭風摩散　大附子一枚　鹽等分　右二味爲散。沐了以方寸匕已摩疾上。令藥力行。

茈胡去半夏加括蔞湯　於小茈胡湯方內去半夏加括蔞根四兩

白頭翁湯　白頭翁二兩　黄柏　黄連　秦皮各三兩　右四味。以水七升。煑取二升。去滓。温服一升。不愈。更
服一升。

白頭翁加甘草阿膠湯　加甘草　阿膠各二兩

文蛤湯　文蛤　石膏各五兩。麻黄　甘草　生薑各三兩　杏仁五十個　大棗十二枚　右七味。以水六
升。煑取二升。温服一升。汗出卽愈。

澤瀉湯　澤瀉五兩　朮二兩　右二味。以水二升。煑取一升。温再服。

雞屎白散　雞屎白　右一味。爲散。取方寸匕。以水六合。和温服。

葛根黄連黄芩湯　葛根半斤　黄連三兩　黄芩　甘草各二兩　右四味。以水八升。先煑葛根減二升。內諸
藥。煑取二升。去滓。分温再服。

一物瓜蒂湯　瓜蒂二十個　右剉以水一升。煑取五合。去滓頓服。

麻黄醇酒湯　麻黄三兩　右一味。以美清酒五升。煑取二升半。頓服盡。

猪膏髮煎　猪膏半斤　亂髮如雞子大三枚　右二味。和膏中煎之。髮消藥成分再服。病從小便出。

梔子蘗皮湯　梔子十五枚　黄蘗二兩　甘草一兩　右三味。以水四升。煑取一升半。去滓。分温再服。

麻黄連軺赤小豆湯　麻黄　連軺　生薑各二兩　甘草一兩　赤小豆　生梓白皮各一升　杏仁四十個
大棗十二枚　以上八味。以潦水一斗。先煑麻黄再沸。去上沫。內諸藥。煑取三升。分温三服。半日服盡。

梔子大黃豉湯　梔子十二枚　大黃一兩　枳實五枚　豉一升　右四味。以水六升。煑取二升。分温三服。

麻黃甘草湯　麻黃四兩　甘草二兩　右二味。以水五升。先煑麻黃去上沫。內甘草。煑取三升。温服一升。

防己茯苓湯　防己　黃芪　桂枝各三兩　甘草二兩　茯苓六兩　右五味。以水六升。煑取二升。分温三服。

麻黃附子甘草湯　麻黃　甘草各二兩　附子一枚　右三味。以水七升。先煑麻黃一兩沸。去上沫。內諸藥。煑取三升。去滓。温服一升。日三服。

黃芪建中湯　於小建中湯方內加黃芪一兩半

苓甘薑味辛夏仁湯　茯苓四兩　甘草　乾薑　細辛各三兩　五味子　半夏　杏仁各半升　右七味。以水一斗。煑取三升。去滓。温服半升。日三服。

牡蠣澤瀉散　牡蠣　澤瀉　括蔞根　商陸根　蜀漆　葶藶　海藻各等分　右七味。異擣下篩爲散。更入臼中治之。白飲和服方寸匕。小便利。止後服。日三服。

梔子甘草豉湯　於梔子豉湯內加入甘草二兩

半夏散及湯　半夏　桂枝　甘草各等分　以上三味。各別擣篩。已合治之。白飲和服方寸匕。日三服。若不能散服者。以水一升。煎七沸。內散兩方寸匕。更煎三沸。下火令冷。少少嚥之。

甘草湯　甘草二兩　右一味。以水三升。煑取一升半。去滓。温服七合。日二服。

苦酒湯　半夏十四枚　雞子一枚　右二味。內半夏著苦酒中。以雞子殼置刀環中。安火上。令三沸。去滓。少少含嚥之。不差。更作三劑。

柏葉湯　柏葉　乾薑各二兩　艾三把　右三味。以水五升。取馬通汁一升。合煑取一升。分温再服。

黃土湯　甘草　乾地黃　附子　朮　阿膠　黃芩各三兩　竈中黃土半斤　右七味。以水八升。煑取三升。分温二服。

赤小豆當歸散　當歸十兩　赤小豆三升　右二味。杵爲散。漿水服方寸匕。日三服。

桂枝茯苓丸　桂枝　茯苓　牡丹　桃仁　芍藥各等分　右五味末之。煉蜜和丸如兔屎大每日食前服一丸。不知加至三丸。

礬石丸　礬石三分　杏仁一分　右二味末之。煉蜜和丸。棗核大。內藏中。劇者再內之。

黃芪桂枝五物湯　黃芪　桂枝　芍藥各三兩　生薑六兩　大棗十枚　右五味。以水六升。煮取二升。溫服七合。日三服。

雄黃薰　雄黃　右一味爲末。筒瓦二枚。合之。燒向肛熏之。

蝕齒方　雄黃　葶藶　右二味。末之。取臘日猪脂鎔之。以槐枝綿裹頭四五枚。點藥烙之。

蛇牀子散　蛇牀子　右一味末之。以白粉少許。和令相得。如棗大。綿裹內之。自然溫。

狼牙湯　狼牙三兩　右一味。以水四升。煮取半升。以綿纏筯如繭。浸湯瀝陰中。日四遍。

蜘蛛散　蜘蛛十四枚　桂枝半兩　右二味爲散。取八分一匕飲和服。日再服。蜜丸亦可。

枳實梔子豉湯　枳實三枚　梔子十四枚　豉一升　右三味。以清漿水七升。空煮取四升。內枳實梔子煮取二升。下豉更煮五六沸。去滓溫分再服。覆令微似汗。

甘麥大棗湯　甘草三兩　小麥一升　大棗十枚　右三味。以水六升。煮取三升。分溫三服。

礬石湯　礬石二兩　右一味。以漿一斗五升。煎三五沸。浸脚良。

苦參湯　苦參半斤　槐白皮　狼牙根各四兩　右剉以水五升。煎三升半洗之。

薏苡附子敗醬散　薏苡仁十分　附子二分　敗醬五分　右三味。杵爲散取方寸匕。以水二升。煎減半頓服。

排膿湯　甘草二兩　桔梗三兩　生薑一兩　大棗十枚　右四味。以水三升。煮取一升。溫服五合。日再服。

排膿散　枳實十六枚　芍藥六分　桔梗二分　右三味。杵爲散。取雞子黃一枚。以藥散與雞黃相等。揉和令相得。飲和服之。日一服。

茵蔯五苓散　茵蔯蒿末十分　五苓散五分　右二物。和先食飲方寸匕。日三服。

杏子湯　方未見

跋

夫以唐宋以來。長沙道衰。世之習醫者。唯宗李朱焉。噫。不塞不流。滔滔者皆是也。獨我友張海田氏專精學醫。託志仲景氏。常自謂人是活物也。治方之妙在於此。此語豈容易也哉。此篇甫成。質諸東洞先生。先生大喜之。因將副一序。亡幾先生逝矣。其文亦不成焉。於今爲憾。予在同社。親與聞此事。因作一言。證張海子費力此書之始末云。

天明三年癸卯仲夏播磨醫菅松下原正跋

長沙正經證彙後序

古之良醫者。不察聲形。而分病之在膏肓矣。故苟欲爲良醫者。必先方法焉。曩日吾　張海先生就傷寒金匱二經。因證立門聚方。其亦示以人。小子名曰長沙正經證彙。閱而不出者數年所焉。古人所謂方證相的當者。目擊道存矣。雖秦漢疾醫。豈亦外於此也乎。頃日請之　先生。再加釐正。且附方劑書卷末。肇纏梓。庶乎使後學之士。解方證疑惑之憂焉爾。若夫先生之微旨。則有逢原一書。不具於此。於時寬政二年庚戌季春日受業門人浪速奥田元純謹題并書